UN CUERPO
A SU MEDIDA

UN CUERPO

A SU MEDIDA

El programa para
transformar nuestras zonas
problemáticas: los muslos, las
asentaderas y la barriga

por las editoras de
PREVENTION®
EN ESPAÑOL

RODALE

Título de la obra original: *Banish Your Belly, Butt and Thighs Forever!*

Publicado originalmente en inglés en 2000

© 2002 por Rodale Inc.

Todos los derechos de las ilustraciones están reservados por Karen Kuchar.

"Trabaje su técnica de caminar" en la página 250 fue reimpreso con la autorización de IDEA, the Health and Fitness Source (La fuente de Salud y Buena Forma Física), (800) 999-IDEA o (619) 535-8979.

Algunas de las recetas en este libro fueron tomadas del libro *Latina Lite Cooking*, © 1998, Warner Books, Inc., que originalmente fue publicado en 1998. Fueron reimpresas con la autorización de Warner Books, Inc.

ISBN 1–57954–487–8 tapa dura
ISBN 1–57954–604–8 rústica

Distribuido en las librerías por St. Martin's Press

2   4   6   8   10   9   7   5   3   1   tapa dura
2   4   6   8   10   9   7   5   3   1   rústica

Acerca de los libros de *Prevention en Español*

Las editoras de *Prevention en Español* estamos dedicadas a brindarle consejos bien fundamentados, confiables e innovadores para ayudarle a tener un estilo de vida activo y saludable. En todos nuestros libros nuestra meta es mantenerla informada acerca de los últimos avances en la curación natural, las investigaciones médicas, la medicina alternativa, las hierbas medicinales, la nutrición, la buena forma física y la pérdida de peso. Eliminamos la confusión que existe debido a los informes contradictorios sobre la salud que aparecen hoy en día en los medios de comunicación para darle información sobre salud que sea clara, concisa, definitiva y, sobre todo, confiable. Y le explicamos de manera sencilla y práctica lo que cada avance nuevo significa para usted de modo que pueda tomar medidas inmediatas y prácticas para mejorar su salud y aumentar su bienestar.

Todas las recomendaciones que aparecen en los libros de *Prevention en Español* se basan en fuentes confiables, lo que incluye entrevistas con expertos en salud altamente calificados. Asimismo, en la Junta de Asesores Médicos de la Editorial Rodale incluimos a los mejores profesionales de la salud. Los datos que aparecen en los libros de *Prevention en Español* se verifican de manera exhaustiva para asegurar su exactitud y hacemos el máximo esfuerzo posible para confirmar recomendaciones, dosis y precauciones.

Los consejos de este libro le mantendrán bien informada acerca de sus elecciones personales en cuanto al cuidado de la salud con el fin de ayudarle a tener una vida más feliz, saludable y larga.

PARA PRODUCTOS E INFORMACIÓN

WWW.RODALESTORE.COM
WWW.PREVENTION.COM

(800) 848-4735

Aviso

Este libro sólo debe utilizarse como volumen de referencia y no como manual de medicina. La información que se ofrece en el mismo tiene el objetivo de ayudarle a tomar decisiones con conocimiento de causa acerca de su salud. No pretende sustituir ningún tratamiento que su médico le haya indicado. Si sospecha que tiene algún problema de salud, le exhortamos a buscar la ayuda de un médico competente.

Equipo editorial

EDICIÓN: Abel Delgado
TRADUCCIÓN: Angelika Scherp
CORRECCIÓN DE ESTILO: Pilar Muelas, Mati Vargas
TIPOGRAFÍA: Linda J. Smith
CREACIÓN DEL ÍNDICE DE TÉRMINOS: Janet Perlman

Redacción de la obra original

EDICIÓN: Sharon Faelten
ESCRITORES COLABORADORES: Donna Raskin; Kristine Napier, R.D.;
Kim Galeaz, R.D.; Roberta Duyff, R.D.;
Elizabeth Ward, R.D.; Betsy Bates;
Judith Lin Eftekhar; Susan Huxley; Larry Keller
DISEÑO DE LA TAPA Y DEL INTERIOR: Carol Angstadt
EDITOR FOTOGRÁFICO: James A. Gallucci
FOTÓGRAFO DE LA IMAGEN EN LA TAPA: Mitch Mandel
ILUSTRADORA: Karen Kuchar
GERENTE ASISTENTE DE INVESTIGACIÓN: Anita C. Small
INVESTIGADORA PRINCIPAL: Teresa A. Yeykal
INVESTIGACIÓN EDITORIAL: Molly Donaldson Brown, Lori Davis,
Christine Dreisbach, Bella Hebrew,
Mary Kittel, Elizabeth B. Price, Staci Sander,
Elizabeth Shimer, Lucille Uhlman, Nancy Zelko
CORRECTORA DE ESTILO SÉNIOR: Amy K. Kovalski
GERENTE DE PRODUCCIÓN EDITORIAL: Marilyn Hauptly
DISEÑO: Keith Biery
ESPECIALISTAS DE PRODUCCIÓN: Brenda Miller, Jodi Schaffer

Prevention en Español

VICEPRESIDENTE Y DIRECTORA EDITORIAL: Elizabeth Crow
VICEPRESIDENTE Y EDITORA EN JEFE: Tammerly Booth
EDITORA GERENTE: Madeleine Adams
DIRECTORA DE INVESTIGACIÓN: Ann Gossy Yermish
DIRECTORA ARTÍSTICA: Darlene Schneck
PERSONAL ADMINISTRATIVO: Dawn Fiore, Cathy Fraschilla

Índice

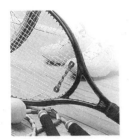

Cuarta Parte
Ejercicios aeróbicos que adelgazan

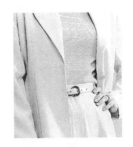

Quinta Parte
Automotivación

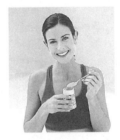

Sexta Parte
El programa integral

Prólogo

Primero que nada, tire esas blusas holgadas y sudaderas cubretodo. Ya no las va a necesitar. *Un cuerpo a su medida* le ofrece un programa integral que le enseña a "cincelar" su cintura, afinar sus asentaderas y moldear sus muslos para que *jamás* tenga que ocultar su cuerpo debajo de ropa holgada.

Aquí en *Prevention en Español*, todos los días nos escriben mujeres que, igual que usted, desean "dominar" estas zonas problemáticas. Aun las mujeres que no tienen sobrepeso quieren eliminar esa pancita o tonificar muslos o asentaderas fofas. ¡Y ahora por fin usted lo puede hacer! Entrevistamos a expertos en pérdida de peso, nutrición, buena forma física, psicología y moda para crear un programa que la conducirá desde el primer paseo alrededor de la manzana hasta un paseo final triunfante por el centro comercial en busca de ropa nueva para lucir su nueva figura. Sin importar que este sea su primer o el 50o intento de perder esas pulgadas (o centímetros) de más, *Un cuerpo a su medida* le dirá todo lo que necesita saber para transformar su silueta.

He aquí algunos comentarios de mujeres reales que probaron este programa y quedaron encantadas.

- "No puedo creer la gran diferencia que ha marcado un programa tan sencillo. ¡Y jamás me sentí que estuve a dieta!", dice Janine Slaughter, de 39 años.
- "¡Reboso de energía! Y mi marido se la pasa comentando sobre lo flaca que me estoy poniendo", dice Laura Kaplus, de 34 años.
- "Los ejercicios son sencillos y fáciles de seguir gracias a las fotos, y además, ¡funcionan!", dice Brooke Myers, de 33 años.

En primer lugar empezamos explicándole la diferencia que existe entre este libro y un libro de dieta común. Simplemente, las dietas no funcionan. . . y bien puede ser que se haya dado cuenta de eso. Muchísimas mujeres han probado docenas de dietas y siempre sale una nueva año tras año. Le vamos a explicar por qué no funcionan y lo que los estudios indican que sí da resultados favorables ¡y permanentes! Luego le hablamos de los otros factores que tienen que ver con bajar de peso y atacar las zonas problemáticas, usando ejemplos basados en mujeres reales cuyos casos bien puede reconocer como iguales al suyo. Además, le explicamos cómo esas mujeres —y probablemente usted— pueden vencer esos factores y cambiar tanto su vida como su reflejo en el espejo.

La Segunda Parte trata de algo que a la vez nos fascina y nos enloquece: la comida. Repasamos las opciones alimenticias de mayor uso en los hogares y explicamos cómo utilizar distintos tipos de comida, desde aliños (aderezos) y comida rápida hasta pizza y tortillas, para que funcionen a su favor y no en su contra. No se crea que eso significa comer algo aburrido o soso. Qué va. Al contrario, se trata de cambiar nuestros platos favoritos un poquito por aquí y por allá para mantener el sabor y al mismo tiempo, rebajar las calorías y la grasa. Incluimos docenas de recetas "remozadas" para ayudarle con este fin. Disfrutará lo mismo de alcapurrias que de picadillo que de tortas de jamón sin que su cintura, muslos y asentaderas tengan que atenerse a las consecuencias.

En la Tercera Parte tratamos algo que probablemente ni le fascina ni le enloquece pero que quizás le saque de quicio: el ejercicio. Bueno, no se preocupe. Sabemos bien que no se está entrenando para correr un maratón o competir en las Olimpiadas. Sin embargo, al mismo tiempo, quiere hacer algo para esas zonas problemáticas. Después de todo, comer bien es sólo una parte de la fórmula para tener un cuerpo a su medida. No le tonificará el cuerpo, por lo que a nosotras mismas nos toca hacerlo. Después de hablar con expertas en ejercicio y experimentar con muchas mujeres que probaron este programa antes de la publicación del libro, encontramos muchos ejercicios que dan excelentes resultados para las zonas problemáticas sin ser demasiado aburridos o difíciles. Aquí aprenderá cómo hacerlos con instrucciones sencillas y fotos.

En la Cuarta Parte tratamos otra faceta imprescindible del programa: el ejercicio aeróbico. Quizás le vengan a la mente imágenes de tener que sudar en una clase con unas mallas apretadas puestas bajo la tutela de una instructora flaca como un palo dando órdenes como un sargento. Pues tranquila. Verá en esta parte que "aeróbico" significa actividades que aceleran el ritmo cardíaco y queman calorías *sin* hacerle sudar la gota gorda. Se trata de escoger una actividad (o actividades) que le agraden y también quemen calorías. Aquí encontrará un surtido de más de 20 actividades que usted ni se imaginaba que aceleraban el ritmo cardíaco y quemaban calorías. Aunque por cierto las clases de aeróbicos son una de las opciones que repasamos, hay muchas más para todo tipo de intereses, como caminar, ciclismo, patinar y hasta saltar la cuerda (brincar la cuica). Sólo tiene que escoger la que más le guste y adaptarla a su rutina diaria y nivel de forma física.

La Quinta Parte ofrece un aspecto muy poco común en los libros para bajar de peso: cómo vestirse. Está muy bien darle ideas de cómo comer mejor y activarse más, pero hasta que logre tener un cuerpo a su medida, tiene que andar por el mundo. Quizás hasta se sienta incómoda al vestirse o agoniza frente a su clóset tratando de encontrar *algo* que le oculte los muslos o le disimule la pan-

cita. Pues olvídese de eso, no hay necesidad de pasar horas frente al espejo. En la Quinta Parte alistamos a expertas en moda para que aprenda cómo escoger ropa que le favorezca mientras sigue el programa. . . y va mucho más allá que decirle que se vista de negro, a no ser que se quiera vestir de luto porque perdió esas pulgadas de su cintura o la grasa de sus muslos.

Finalmente, la Sexta Parte le ofrece un programa de 28 días que integra los consejos sobre la alimentación más ejercicio para darle una rutina a seguir. Sin embargo, no es una obligación seguirlo al pie de la letra como si fuera un mandamiento. Se trata de darle un punto de partida para encaminarla hacia una nueva figura, nada más. Si no le gustan algunas de las comidas recomendadas, fácilmente puede remitirse a la Segunda Parte del libro y sustituirlas por unas de las que sí le gusten. En cuanto a los ejercicios, puede escoger la actividad que más le guste y los ejercicios moldeadores que le convengan. Tendrá muchas opciones aeróbicas para considerar y probar, como ya verá al hojear la Tercera Parte. A fin de cuentas, es *su* cuerpo. Y usted lo debe moldear a *su* manera para que al cabo de esos 28 días (y más allá de ellos), tenga un cuerpo a su medida. Sabemos que lo va a lograr. Así que ¿a qué espera? Pase la hoja, solucione esas zonas problemáticas y tenga el cuerpo que siempre ha anhelado.

—Las editoras de *Prevention en Español*

Agradecimientos

Queremos darle las gracias muy especialmente a **Marjorie Albohm**, fisióloga del ejercicio, entrenadora atlética certificada y directora de medicina deportiva en el Hospital Memorial Kendrick en Mooresville, Indiana, por haber creado los "Ejercicios moldeadores" de este programa. Además, queremos agradecer a las siguientes dietistas por crear y redactar la parte del programa denominada "Comer para perder".

Kristine Napier, R. D., dietista registrada y asesora alimenticia de Mayfield Village, Ohio; directora de asesores del Proyecto de Mejoramiento Nutritivo en el Centro Clínico Cardíaco de Cleveland, Programa Preventivo Cardiológico.

Kim Galeaz, R. D., dietista registrada y asesora de alimentación y nutrición de Indianápolis, Indiana.

Roberta Duyff, R. D., dietista registrada y asesora de alimentación y nutrición en San Luis, Misuri.

Elizabeth Ward, R. D., dietista registrada y asesora de nutrición en Stoneham, Massachusetts, y portavoz de la Asociación Dietética de los Estados Unidos.

UN CUERPO

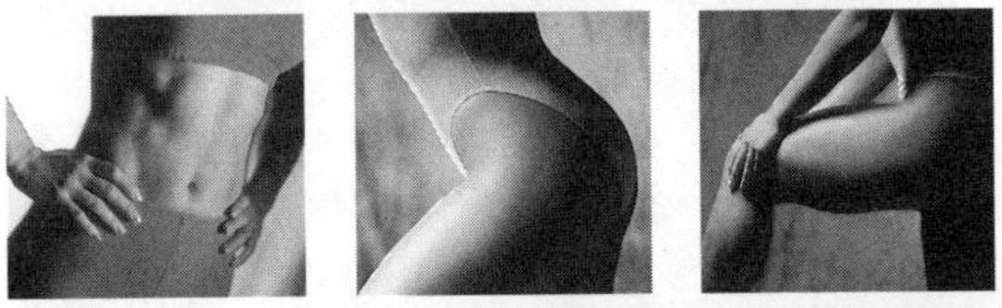

A SU MEDIDA

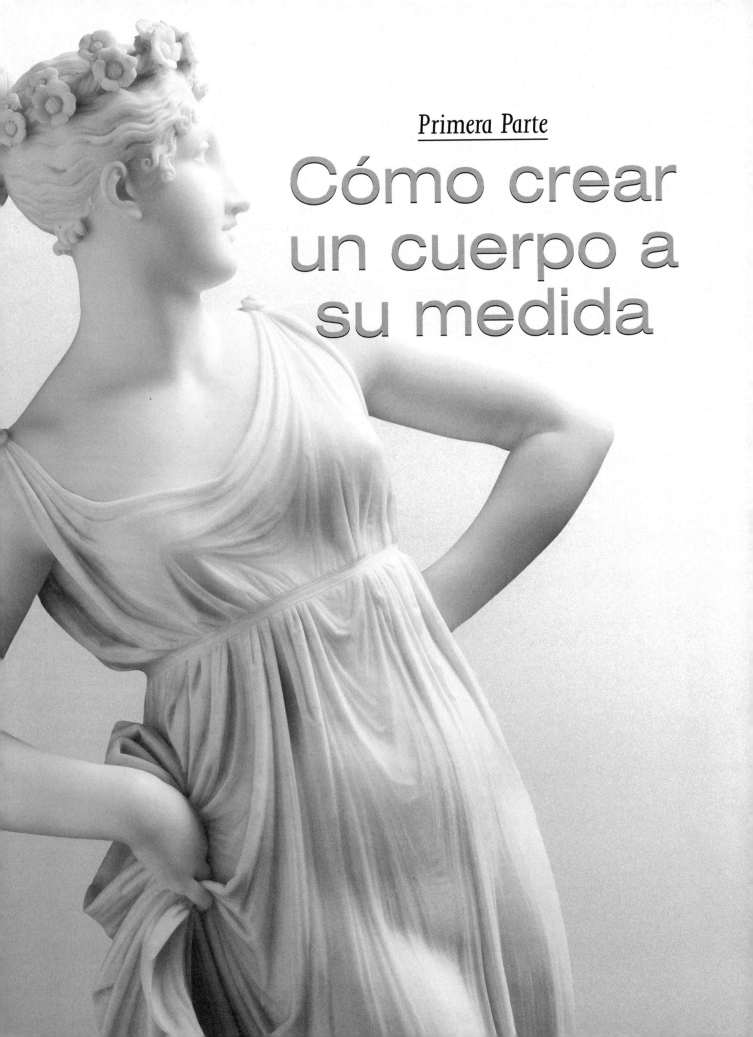

Primera Parte

Cómo crear un cuerpo a su medida

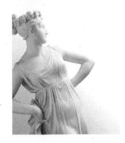

No es una dieta, sino un estilo de vida

Por la tarde, sacamos nuestros pantalones de mezclilla (mahones, *jeans*) de la secadora y al ponérnoslos no sube el cierre (cremallera, zíper). Al día siguiente nos vestimos para ir al trabajo y ahora es la falda la que no quiere cerrar. Por la noche sacamos nuestro vestido favorito del clóset y (¡por fin!) algo nos sirve. . . aunque no podemos negar que nos queda apretadísimo en la parte de las asentaderas.

¿Le resultan familiares estas situaciones? Probablemente (por desgracia) sí. Significan que ha subido de peso. . . de nuevo. Quizás la última dieta que probó funcionó, pero la dejó y volvió a subir. Lo peor del caso es que el peso adicional apareció justo donde menos lo quería: en su vientre, asentaderas y muslos. Si esto le ha pasado, por lo menos le podemos ofrecer este consuelo: no es la única mujer en este país en la lucha con las libras de más. Más de la mitad de las personas mayores de 20 años radicadas en los Estados Unidos tienen sobrepeso y de cada cuatro personas, una debe considerarse clínicamente obesa.

A pesar de la obsesión generalizada con bajar de peso, cada vez aumenta más el número de mujeres (y de hombres) con sobrepeso.

Y las dietas de moda al parecer no sirven de mucho. En los Estados Unidos gastamos hasta 40 mil millones de dólares al año en tratamientos para bajar de peso, principalmente en dietas y alimentos dietéticos. No nos cansamos de comprar libros de dietas que prometen milagros o una revolución. Probamos dietas altas en proteínas, basadas en sopa de repollo (col) e incluso en chicle (goma de mascar).

Lo malo es que a pesar de todo este esfuerzo nos hemos convertido en un país de personas regordetas con hijos igualmente rechonchos, pues la cuarta parte de los niños estadounidenses tienen sobrepeso o son obesos. Otras naciones han empezado inexorablemente a seguir nuestro ejemplo y sus poblaciones también están aumentando de talla. Si bien carecemos de información precisa, los datos indican que el número de personas obesas está aumentando en el Reino Unido, Brasil, Canadá y Tailandia (entre otros lugares).

Dicha tendencia parece sugerir que la expansión mundial de medidas de cintura, cadera y muslos podría extenderse igual que el calentamiento global del clima.

Porciones y presiones

No es difícil encontrar el origen de todo el exceso de peso: las superporciones y las megacomidas. Todo se vende en envases más grandes que antes, desde las barras de confitura hasta los cereales de caja para desayunar. Muchos restaurantes sirven porciones gigantescas. Una "porción" normal muchas veces alcanzaría para alimentar a una familia de cinco personas.

"Hay muchísima presión comercial para que la gente coma más —afirma Marion Nestle, Ph.D., profesora del departamento de Nutrición y Estudios de Alimentos en la Universidad de Nueva York—. Las empresas de alimentos compiten de dos formas por el dinero que se gasta en comida en los Estados Unidos. Cada una de ellas quiere que usted consuma su producto en lugar del de otra compañía. Y también quieren que coma más. La sociedad se va a confabular, de todas las formas posibles, para que usted coma más. Es bueno para los negocios".

¿Y cuál es la solución obvia? "Coma menos —sugiere la Dra. Nestle—. Aprenda a dejar de comer cuando se sienta satisfecha. Necesita estar atenta".

De acuerdo, del dicho al hecho hay mucho trecho. Pero es posible. La Dra. Nestle y varias compañeras de trabajo suyas han empezado a seguir su propio consejo de comer porciones más pequeñas. "Las libras simplemente desaparecen —declara la experta—. Estamos sorprendidísimas".

Tener conocimientos generales del contenido en grasa y calorías de los alimentos es útil a la hora de planear los menús, pero no se obsesione con medir y pesar todo lo que va a comer.

Cuando se come fuera es imposible contar las calorías porque no se sabe cómo se prepararon los alimentos, según explica la Dra. Nestle. Ella y otros nutriólogos participaron en un experimento que prueba esta afirmación. Un reportero los llevó a almorzar y les pidió que calcularan el número de calorías y de gramos de grasa de los alimentos que estaban comiendo.

"No lo pudimos hacer —admite la experta—. Ni siquiera nos acercamos. Fue inconcebible para mí que los alimentos que estábamos comiendo tuvieran tanta grasa y calorías como resultó ser".

Las dietas sólo decepcionan

Sin embargo, usted puede y debe hacer muchas cosas para luchar contra el sobrepeso. En la Segunda Parte de este libro, "Comer para perder", aprenderá a comprar los alimentos correctos preparados de manera que no la enjordarán, así como elegir comidas que sean consideradas con su cintura y caderas. Agregará ingredientes más sanos a su alimentación. Llevará un diario de alimentación. Consumirá más fibra y varias pequeñas comidas a lo largo del día. Descubrirá que no tiene por qué negarse flan (natilla) o un poco de tembleque de vez en cuando. Simplemente tendrá que ponerse límites y observarlos.

Y más nada. Digan lo que digan los libros o los llamados "expertos" que aparecen a cada rato en la tele, no tiene por qué comer pura sopa de repollo u otros alimentos especiales para bajar de peso. De hecho, no hay pruebas seguras de que las dietas beneficien a nadie. Es más, entre el 90 y el 95 por ciento de las mujeres que tratan de bajar de peso mediante una dieta fracasan. De acuerdo con datos que apenas se están produciendo, cuando las mujeres nos ponemos a dieta y luego bajamos de peso y volvemos a subir una y otra vez, es posible que el peso normal fijado por la naturaleza para nuestro cuerpo aumente. Además, ponerse a dieta repetidamente puede causar frustración e inducir a comer de más.

Los verdaderos expertos en bajar de peso son las mujeres comunes que han averiguado cómo deshacerse de las libras y bajar sus medidas sin sufrir. Cindi Arvanites y su esposo, por ejemplo, cambiaron su forma de preparar la comida y la figura de Cindi mejoró bastante. (Vea la página 155). Cambió los ingredientes altos en grasa por otros con menos grasa, o bien redujo la cantidad de los primeros, además de comer porciones más pequeñas. De esta forma, su alimentación se volvió más saludable y al mismo tiempo bajó de peso. Ahora bien, Cindi y su marido se siguen permitiendo algunos lujos, como agregarle mantequilla a sus recetas; lo único es que usan menos. Usted averiguará cómo lo logró Cindi y también aprenderá algunas técnicas de cocina que le ayudarán a mejorar su silueta.

Cómo ayudarse con la actividad

Cuidar lo que uno come sólo es la mitad de la ecuación. Únicamente funcionará si también quema más calorías. Quizá usted esté pensando en este momento: "Muy bien, pero yo odio el ejercicio". Hay mujeres que creen que se sentirán ridículas en una clase de aeróbicos con banca en compañía de un grupo de jóvenes vestidas de leotardos (mallas) que parecen haber salido de las páginas de una revista de modas. O bien piensa necesitará que pasar horas en el gimnasio sudando la gota gorda.

Este libro le enseñará que no tiene que correr maratones para ser más activa. De hecho, hacer ejercicio puede ser divertido. De verdad.

Y no tiene que seguir un régimen estricto a menos que lo desee. De acuerdo con los expertos, tiene más probabilidades de éxito si incorpora las actividades aeróbicas a su estilo de vida. Salga a caminar durante 30 minutos a la hora del almuerzo, por ejemplo. Es posible que usted, al igual que muchas otras mujeres, relacione el término *aeróbico* con ejercicio acompañado de música en una clase especial. Sin embargo, estrictamente hablando, cualquier actividad continua que ponga a latir su corazón puede ayudarle a bajar de peso. Y no tiene que esforzarse durante horas enteras: 30 minutos de actividad aeróbica la mayoría de los días de la semana puede ser suficiente, según afirma Laurie L. Tis, Ph.D., profesora adjunta del departamento de Kinesiología y Salud en la Universidad Estatal de Georgia en Atlanta.

Es más, hay docenas de formas de integrar el ejercicio en su vida. Una de ellas es las clases de aeróbicos, pero definitivamente no es la única. Por ejemplo:

- Si es muy hogareña, puede ponerse a trabajar en su jardín o casa.
- Si tiene hijos adolescentes, puede salir a andar en bicicleta, patinar o esquiar a fondo (a campo traviesa) con ellos.
- Si le gusta competir, puede jugar ping-pong (tenis de mesa), bádminton, tenis o *racquetball*.
- Si le gusta bailar, hágalo.
- Si le gusta hacer ejercicio en su casa o no puede ir a un gimnasio, salte la cuerda (brinque la cuica) o use un *stepper* o una máquina de remos.
- Si tiene problemas con las rodillas o la espalda, puede nadar.
- Si le encanta irse de vacaciones a las playas tropicales, puede bucear con esnórquel. Cuando vaya de vacaciones a las montañas, haga excursiones a pie.

La lista continúa y es extensa.

Cuando hablamos de los asuntos relacionados con un estilo de vida saludable y con la calidad de vida, nos damos cuenta de que algunas de la pautas han cambiado. Antes, se consideraba que uno debería realizar 20 minutos de ejercicio aeróbico tres veces a la semana. Además, tenía que hacerlo con una intensidad en la que su ritmo cardíaco estuviera al 75 por ciento de su nivel máximo. Hoy en día, los expertos como la Dra. Tis afirman que un estilo de vida saludable consiste en "simplemente mantenerse activa en general". Actualmente se recomienda que sume por lo menos 30 minutos de actividad moderada a lo largo del día.

En la página 282 usted conocerá a Kate Flynn, cuya historia muestra cómo un cambio en el estilo de vida puede mejorar el aspecto físico. Esta madre soltera de dos hijos disfrutaba las clases de aeróbicos, pero le costaba trabajo encontrar el tiempo y el dinero para tomarlas. Le interesaba mantenerse en buena forma física así que intentó correr, pero se lastimó las rodillas. Sin embargo, no se dio por vencida en su lucha por adelgazar. Finalmente se convirtió en una jardinera entusiasta que se ha mantenido en forma desherbando, barriendo las hojas y realizando otras actividades semejantes.

Kate es un ejemplo de lo que un número cada vez mayor de expertos en el ejercicio y la pérdida de peso están recomendando: pruebe diversas formas de actividad física hasta encontrar una o varias que le gusten. La ventaja de esto es que habrá mayor probabilidad de que no las abandone, según indica Charles Corbin, Ph.D., profesor del departamento de Ciencias del Ejercicio y Educación Física en la Universidad Estatal de Arizona en Tempe. "La actividad no tiene por qué ser enérgica", agrega el experto. Si más o menos equivale al esfuerzo de caminar a paso rápido, podrá dedicarse al ejercicio por bastante tiempo sin cansarse.

"A usted le gustaba estar activa de niña —señala el Dr. Corbin—. Si logra reencontrar ese gusto, posiblemente le vaya mucho mejor que si se inscribe en cuatro gimnasios diferentes, se pasa todo el tiempo en esteras mecánicas (caminadoras, *treadmills*) y haciendo calistenia. Lo mejor es encontrar algo que realmente disfrute".

Progresará incluso con poco

¿Aún no está convencida de esto de hacer ejercicio? Fíjese bien: hay cantidad de investigaciones que sugieren que hasta un incremento moderado en la actividad física vale la pena. En un estudio, por ejemplo, 40 mujeres que tenían todas un sobrepeso de por lo menos 33 libras (15 kg) fueron asignadas a dos grupos. Uno de estos grupos realizó ejercicios aeróbicos estructurados durante 16 semanas y consumió un total de 1,200 calorías diarias, mientras que el otro agregó 30 minutos de actividad física de intensidad moderada a su rutina diaria la mayor parte de los días de la semana y también consumió un total de 1,200 calorías diarias durante 16 semanas.

El primer grupo participó en una clase de aeróbicos con banca, alcanzando su nivel máximo de 45 minutos de ejercicio en la octava semana. Al segundo grupo se le animó a caminar distancias cortas en lugar de usar el coche, a subir por la escalera en lugar del elevador y otras actividades semejantes. Después de 16 semanas, las mujeres de ambos grupos habían bajado de peso, pero no había diferencias significativas entre ellas.

En otro estudio de 2 años de duración, 235 hombres y mujeres sedentarios con sobrepeso fueron divididos en grupos semejantes a los de la investigación descrita. Al concluir ese tiempo, el grupo que simplemente había integrado más actividad física en su estilo de vida había perdido un poco más de peso y un mayor porcentaje de grasa corporal que el grupo que participó en el programa estructurado de ejercicio.

En un tercer estudio, un grupo de investigadores de la Clínica Mayo alimentaron a 16 mujeres y hombres de peso medio con 1,000 calorías por encima de las requeridas diariamente para mantener su peso, además de limitarlos a poco ejercicio. Luego midieron cuáles de los participantes habían almacenado la mayor y la menor cantidad de las calorías adicionales en forma de grasa.

Los participantes voluntarios en este estudio subieron un promedio de 10 libras (4.5 kg) en 2 meses. Sin embargo, los que estuvieron más activos sin hacer ejercicio —moviéndose inquietos en sus sillas, haciendo más movimientos de los necesarios al realizar tareas cotidianas, cambiando de postura, etcétera— subieron menos. Un voluntario quemó un promedio de 692 calorías diarias con este tipo de movimientos sencillos. Por el contrario, los participantes que se movieron menos subieron más de peso.

Por último, otro estudio más observó durante un año a más de 1,000 mujeres y hombres que estaban tratando de mantener su peso. Los investigadores encontraron que quienes dedicaban más tiempo a la televisión aumentaban más de peso. Entre las mujeres de ingresos altos, cada hora de televisión vista diariamente equivalía a ½ libra (¼ kg) de más al concluir el año.

Desde luego la televisión no tiene la culpa. Sin embargo, no deja de tratarse de una actividad sedentaria. De acuerdo con la Dra. Nestle, es posible salir de ese estado de aletargamiento levantándose durante los comerciales para meter los platos (trastes) al lavaplatos, doblar la ropa o hacer un poco de ejercicio, como brincar juntando las manos arriba de la cabeza o corriendo en un solo lugar.

Quizá a usted le parezca que la vanidad es una mala razón para bajar de peso. Puede ser, pero la mejora en su aspecto físico no es el único beneficio que obtendrá al adelgazar. Piense en su salud. Las mujeres que son activas físicamente corren menos riesgo de morir de una cardiopatía coronaria así como de presentar presión arterial alta (hipertensión), cáncer de colon y diabetes. Y es posible que el movimiento apoye a la terapia de reposición de estrógeno en su tarea de disminuir la pérdida de masa ósea después de la menopausia.

De hecho la mayoría de nosotras podríamos mejorar en lo que a actividad física se refiere. Más de tres de cada cinco mujeres en los Estados Unidos no cumplen con la cantidad recomendada de actividad física. La Dirección General de Salud Pública define la actividad física moderada como la que quema 150 calorías diarias o 1,000 calorías por semana. Esto corresponde a entre 30 y 45 minutos de trabajo de jardín o de jugar ping pong 6 días a la semana.

Cuando pensamos en el término "papa de sillón", probablemente visualicemos un hombre barrigón arrellanado delante del televisor. Sin embargo, los expertos informan que las mujeres tendemos más a la inactividad física que los hombres. Por más se la pase corriendo todo el día que para cuidar de su trabajo y familia, no necesariamente se trata del tipo de actividad que pueda mejorar su figura.

Es posible que usted esté pensando: "No tengo tiempo para hacer ejercicio". O bien: "No tengo tiempo para comprar comida especial. Tengo que comer lo mismo que mi familia".

No hay problema. En la página 349 aprenderá de qué forma cualquier mujer, sin importar lo ocupada que esté, puede incorporar el ejercicio a su rutina diaria. Y en la Segunda Parte del libro encontrará los consejos innovadores de dietistas especializados en enseñar a las mujeres a comprar y preparar alimentos que toda la familia disfrutará.

Finalmente, en la página 369 descubrirá un programa de 4 semanas que la ayudará a integrar tanto su alimentación como un estilo de vida más activo de manera fácil. Olvídese de las dietas. Se trata de una nueva forma de pensar —y de vivir— que le permitirá controlar su peso de una vez por todas.

(*Nota*: Si no reconoce algún término en este capítulo, vea el glosario en la página 404).

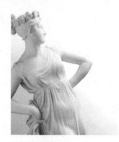

Su cuerpo único

Tres mujeres se reúnen para almorzar. Una de ellas, una mujer con una vida ajetreada debido a sus hijos pequeños y un trabajo de tiempo completo, pide un sándwich (emparedado) de pavo (chompipe) sin mayonesa y la carta de los postres. La mujer de mayor edad, que trabaja media jornada cuando no está dedicada a su hogar, pide el plato dietético: una ensalada de frutas con requesón. La mujer más joven, que es activa y disfruta mucho su vida de soltera, no ha comido nada en todo el día y se muere de hambre. Pide una ensalada para tacos en su envoltura.

Las tres creen estar a dieta.

Queremos presentarle a María, Sarah y Ana, tres mujeres completamente diferentes que tienen una cosa en común: todas quieren bajar de peso.

- María tiene 40 años y quiere perder 20 libras (9 kg) de las caderas y las asentaderas. Ahí es donde se le ha acumulado el peso desde que tuvo a sus dos hijos.

- Sarah, de 52 años, ha estado haciendo dieta desde muy joven. Su rutina es casi siempre la misma: se mete a dieta, pierde peso y luego deja la dieta porque se aburre o se le hace muy difícil. Aumenta de peso y vuelve a ponerse a dieta, a veces quedándose con la dieta anterior, otras veces experimentando con una nueva. Ahora tiene que deshacerse de las mismas 30 libras (14 kg) que ha perdido y vuelto a ganar. Como si eso fuera poco, durante las últimas veces que ha dejado la dieta, ha ganado esas 30 libras más unas cuantas adicionales. Por lo tanto, ahora le toca perder más de 30 libras.

- Por último está Ana, una soltera de 29 años. Sólo tiene que bajar 10 libras (5 kg). El problema está en que este peso se le ha depositado principalmente en los muslos y las asentaderas durante los últimos años.

¿Acaso estas mujeres le recuerdan a sus amigas o incluso su propio caso? Así debe ser. De hecho María, Sarah y Ana son personajes que hemos armado de acuerdo con lo que las encuestas revelan —y los expertos en pérdida de peso confirman— acerca de los tipos de mujer que más comúnmente se ponen a dieta. María es la profesionista estresada que le echa la culpa de su sobrepeso a sus embarazos. Sarah es la madre de familia atenta, sedentaria y regordeta que pasa demasiado tiempo en la cocina. Ana es la mujer soltera que disfruta su vida al máximo y rara vez piensa en su salud. Todas conocemos a María, Sarah y Ana, y todas estamos familiarizadas con su preocupación por bajar de peso.

De hecho, lo más probable es que ya se haya reconocido a sí misma —completamente o en parte— en una o varias de estas mujeres. Eso está bien, porque en este capítulo usted conocerá íntimamente a María, Sarah y Ana: sus cuerpos, sus hábitos alimenticios, sus necesidades de ejercicio, sus metas y sus luchas. Lo que es más importante, encontrará consejos de los expertos acerca de cómo cada una de ellas debe diseñar un programa personal ideal para bajar de peso y crear un cuerpo a su medida. Usted averiguará cómo pueden hacerle para comer bien, llevar vidas activas y sentirse mejor. Con María, Sarah y Ana como ejemplos, usted podrá aprovechar las recomendaciones de los expertos y aplicarlas a sus propios esfuerzos para bajar de peso y crear un cuerpo a su medida. Si ellas pueden hacerlo, usted también.

Saber adaptar lo general es chue para adelgazar

¿Para qué nos servirá este ejercicio? Para entender un hecho muy sencillo: si bien los principios básicos de la pérdida de peso tienen validez general —coma mejor y muévase más—, cada persona tiene que aplicarlos a su manera, de acuerdo con las necesidades particulares de su cuerpo y sus circunstancias.

"Una de las consideraciones más importantes en relación con la pérdida de peso es recordar que cada una de nosotras posee una bioquímica única, de la misma forma en que todas tenemos huellas digitales únicas —afirma el Dr. Michael Steelman, un especialista en pérdida de peso de Oklahoma City, Oklahoma—. Si bien hay ciertos cambios evidentes que todas debemos hacer a nuestra alimentación y estilo de vida, también tenemos que recordar que cada persona realizará estos cambios de forma única e individual".

Esto significa que lo que le funcione a María no le servirá a Ana y lo que le funcione a Ana no le servirá a Sarah. Veamos el desayuno, por ejemplo. María podría agregar una fruta y cambiar su cereal con alto contenido de azúcar por uno con poca azúcar y mucha fibra. Sarah podría optar por un huevo escalfado y tocino de pavo en lugar de los huevos fritos con salchicha que su esposo le pide. Y Ana debería empezar a desayunar, en lugar de quedarse sin comer hasta el almuerzo.

"Los fundamentos para bajar de peso en realidad son los mismos para todas —indica el Dr. Steelman—. La 'receta' incluye alimentos nutritivos, ejercicio, un estilo de vida activo y lidiar bien con el estrés. No obstante, para bajar de peso cada mujer tiene que agregar el porcentaje indicado de ingredientes específicos para adaptar la receta al gusto de su paladar".

¿Cómo le puede hacer para empezar a construir el programa apropiado para usted? Averigüe por qué subió de peso. Al igual que muchas mujeres, María, Sarah y Ana le han dedicado mucho tiempo a pensar en cómo perder las libras de más, pero no se han tomado la molestia de analizar por qué tienen problemas de peso.

Para formular un programa de pérdida de peso y crear un cuerpo a su medida de una manera que le funcione a usted, ponga mucha atención a las historias de estas mujeres. Si usted es la mujer típica que lucha con su peso, llena de frustración,

ciertos aspectos de estos casos reflejarán su propia experiencia. ¿Atribuye su sobrepeso a las hormonas, como lo hace María? ¿Ha estado a dieta desde siempre y ahora se preocupa por su salud, como Sarah? ¿Se salta las comidas y luego le entra con fe a la comida por la noche, como es el caso de Ana? Quizá usted combine los tres factores o sólo dos de ellos. Cualquiera que sea su situación, estos ejemplos probablemente le servirán para encontrar algunas de las razones ocultas por las que le cuesta trabajo bajar de peso.

María desea despedirse de los depósitos "maternales" de grasa

A sus 40 años, María tiene dos hijos maravillosos, un empleo que le exige mucho, un marido sensacional y 20 libras adicionales acumuladas en su cuerpo. Tiene las caderas más anchas que antes y no soporta verse las asentaderas en el espejo.

María atribuye su sobrepeso a los cambios hormonales que son una parte normal del embarazo, además de ciertos ajustes en su estilo de vida que se deben a la responsabilidad de criar a sus hijos. Por ejemplo, muchas veces termina comiendo en restaurantes de comida rápida por tener que llevar a sus hijos a sus actividades especiales después de la escuela o los fines de semana. A fin de respetar su "dieta" trata de reducir las calorías al mínimo pidiendo poco: una hamburguesa, una orden pequeña de papas a la francesa y un refresco (soda) de dieta. Ya sea poca o no, la comida que pide le aporta más grasa y calorías que una comida casera bien planeada.

Al igual que muchos oficinistas, María también debe hacer frente al interminable desfile de pasteles (bizcochos, tortas, *cakes*) y galletitas (*cookies*) en el trabajo: el pastel de chocolate de despedida, el pastel de zanahoria de cumpleaños y los *donuts* (donas) de las reuniones (juntas) semanales. María cree que ha logrado controlar la situación bastante, ya que se limita a una o dos galletitas o un trozo pequeño de pastel cada vez.

El problema es que no son los únicos dulces que come. Nunca se lo diría a nadie, pero cuando se pelea con su esposo o tiene problemas en el trabajo, pasa por la tienda a comprarse algo dulce. A veces son dulces y a veces un postre preparado, pero siempre es algo rico en grasa y calorías. Cuando la vida no le sonríe a María, busca consuelo en la comida.

María cree que está a dieta, pero se está engañando a sí misma. Un menú basado en pequeñas porciones de esto y de aquello —incluyendo la comida rápida y los dulces— no es una dieta, por muy pequeñas que sean las porciones.

¿Tienen la culpa las criaturas?

En cosas de sobrepeso, el embarazo sólo es un pretexto. Una mujer puede tener hijos sin sacrificar su físico.

No obstante, al igual que muchas mujeres, María está segura de que sus embarazos la hicieron subir de peso. "No es cierto —declara Blenda Eckert, R.D., una dietista de Clarksville, Maryland—. La Madre Naturaleza ha organizado las cosas de tal modo que si cuidamos nuestras calorías antes del embarazo y durante el mismo, durante la lactancia y después de ella, nuestro peso debe volver a su estado previo al embarazo".

En opinión de Eckert, María debería darse cuenta de que no hubiera subido de peso de haber puesto atención a la cantidad y el tipo de alimentos que comía al igual que a su actividad física. Tiene sobrepeso porque come comida rápida alta en grasa y calorías y nada nutritiva junto con sus hijos y porque no hace ejercicio. Tendrá que enfrentar las causas ocultas del hecho de comer por razones emocionales, aprender a comer de manera más saludable y realizar más actividad física.

Sarah: dominada por las dietas

Sus cuatro hijos adultos ya no están en casa y Sarah, de 52 años de edad, trabaja 3 días a la semana en un consultorio médico. Por fin lleva una vida tranquila. Ella y su esposo se contentan con ver un poco de televisión por la noche y de reunirse con sus amistades y nietos los fines de semana y los días de fiesta.

Sarah ha probado todas las dietas habidas y por haber. Ha perdido y vuelto a subir las mismas 30 libras (14 kg) cada vez. Desde luego nunca dejó de prepararles comidas de verdad a su marido e hijos mientras estaba a dieta. Siempre les servía huevos con tocino a la hora del desayuno y carne con papas para cenar. A su esposo le gustaba así. De hecho sigue gustándole así, aunque a él también le convendría bajar unas 30 libras. Sarah odia admitirlo, pero incluso le da demasiado de comer al perro, según se lo señaló el veterinario recientemente.

A estas alturas de sus vidas, Sarah está empezando a preocuparse por los efectos que el sobrepeso pudiera tener en su salud y en la de su marido. Por lo menos él hace un poco de ejercicio cuando juega a los bolos (al boliche) cada semana, pero los pasatiempos de Sarah son sedentarios e incluso engordan. Le gusta coser. . . ¡y cocinar! Está dispuesta a probar cualquier receta nueva si cree que le gustará a su esposo.

El reto de los rebotes

Para ponerse a dieta Sarah compra lo último en preparados para bajar de peso, ya sean batidos (licuados), pastillas o fórmulas. Cuando era más joven le funcionaban, al menos por un tiempo. Sabía que cuando le hacía falta bajar de peso podía adquirir el producto más reciente para adelgazar y perder unas cuantas libras rápidamente.

Ahora le cuesta más trabajo bajar de peso, sin importar qué producto pruebe. Después de años de bajar de peso y sufrir rebotes una y otra vez, subiendo de peso nuevamente, Sarah está convencida de haber echado a perder para siempre el mecanismo con que su cuerpo regulaba la acumulación de grasa. Está segura de que el peso adicional que le quedó después de su última dieta llegó para quedarse. Pero los expertos le tienen buenas noticias: el sobrepeso de Sarah no se debe a los años de subir y bajar de peso por medio de dietas. No es posible echar a perder el metabolismo. "Sí, la composición de su cuerpo probablemente cambie cada vez que pierda peso y lo vuelva a ganar —dice Eckert—. Pero eso no significa que la situación no tenga remedio".

El principal problema de Sarah, según Eckert, es que piensa en bajar de peso como si se tratara del apagador de la luz, que sólo puede estar prendido o apagado. "Ese es un camino seguro hacia el fracaso —afirma Eckert—. Sarah tiene que darse cuenta de que debe comer bien y mantenerse activa durante el resto de su vida. Punto final".

Sin embargo, Eckert no le resta importancia a la influencia del esposo de Sarah. "Es difícil cuando no se recibe apoyo; es un verdadero problema —afirma la dietista—. Sarah realmente tendrá que tomar medidas concretas para enfrentar la situación".

Ana y la justificación genética

'Ah, ¡qué daría por tener 29 años y ser soltera otra vez!', piensan María y Sarah al mirar con nostalgia la cintura breve y el torso delgado de Ana. De lo que no se dan cuenta es de que Ana se concentra en sus muslos al salir de la ducha (regadera) y verse en el espejo. Al elegir su almuerzo piensa en sus muslos. Y en los de su mamá. Y en los de su hermana. Ana está convencida de que la herencia genética es una maldición. Claro, tiene un hermoso cabello negro y un cutis perfecto —que también son herencia de su madre—, pero ha subido 10 libras (5 kg) en los últimos 5 años. Escondidos debajo de una falda tipo *sarong*, los muslos de Ana no se presentan a la vista de María y Sarah. Pero a Ana le preocupan lo suficiente como para ocultarlos.

Ana siempre se salta el desayuno y muchas veces come muy poco a la hora del almuerzo. Al llegar la hora de la cena se está muriendo de hambre. Y la mayoría de las noches come en algún restaurante nuevo con sus amigos. Es razonable para cenar, según cree: pescado asado, pasta con *pesto* o camarón y brócoli agridulce con un rollo primavera de verduras (no de carne de cerdo). Además, se limita a una o dos copas de vino o a una cerveza ligera.

Antes Ana corría con regularidad, pero ahora su empleo la mantiene demasiado ocupada para hacerlo entre semana. Hace 3 meses se le venció la membresía del gimnasio y no recuerda la última vez que levantó una pesa. Trata de salir a correr los domingos, eso sí. Y los sábados muchas veces juega tenis o sale con sus patines de navaja (en línea), si el clima lo permite.

Las comidas de 3,000 calorías de Ana

¿Cómo puede alguien subir de peso si sólo consume una comida grande al día? Muy fácilmente, según afirma Eckert.

"Para empezar, Ana está consumiendo más grasa y calorías de lo que se da cuenta", explica Eckert. El *pesto* e incluso el pescado (cuando se prepara con mantequilla) están atestados de grasa. Además, las porciones que se sirven en los restaurantes normalmente son dos o tres veces más grandes que una porción "normal" saludable. Súmelo todo y lo que según Ana es una comida razonable resulta contener las calorías de todo un día, e incluso muchas más.

"Además, al no comer el resto del día Ana está haciendo más lento su metabolismo —explica Eckert—. Este sistema de matarse de hambre y comer mucho, matarse de hambre y comer mucho, es un gran problema". De hecho Ana está violando prácticamente todos los principios de la alimentación saludable. Tiene que aprender a comer porciones razonables de alimentos con menos grasa repartidos a lo largo del día. Todavía no ha adquirido la disciplina de un adulto para comer.

Por último, el ejercicio que hace no le sirve de mucho. Es posible que queme unas cuantas calorías, pero no las suficientes como para compensar el exceso de calorías que consume durante la semana.

El problema oculto (y su verdadera solución)

A pesar de que María, Sarah y Ana no creen tener nada en común, se equivocan. Todas opinan que su sobrepeso es un problema ocasionado por una fuerza externa: los hijos o el esposo, el fracaso de las dietas o la herencia genética. No obstante, la verdad es que ellas mismas son responsables del peso adicional con el que cargan. Sus propios hábitos crearon el problema. Y lo resolverán si cambian estos hábitos.

"Las tres mujeres deben dejar de pensar en lo que según ellas las hizo subir de peso y empezar a buscar formas realistas de modificar sus vidas diarias para poder bajar de peso y llevar vidas más sanas", opina Terry Passano, R.D., una dietista de Columbia, Maryland.

Por ejemplo, María debe tener a la mano meriendas (refrigerios, tentempiés) bajas en grasa tanto para sí misma como para sus hijos cuando los lleve a sus partidos de fútbol. O bien, cuando se detenga en el autoexprés (*drive-up window*) de un restaurante de comida rápida, deberá pedir chile con carne (*chili*) o pollo a la parrilla (a la barbacoa) y una ensalada, y olvidarse de las papas a la francesa y del postre.

"Cada una de estas mujeres cuenta con varias opciones y tiene muchas cosas a su favor que le ayudarán a bajar de peso —indica Passano—. Es maravilloso, por ejemplo, que a Sarah le encante cocinar. Ahora sólo tiene que acostumbrarse a probar recetas más saludables y a hacerles cambios sutiles a las de antes, como cambiar a un queso bajo en grasa. Incluso es posible que toda su familia disfrute las nuevas comidas más saludables".

La enseñanza del ejemplo

¿Cuánto peso quiere *usted* perder? ¿Diez libras? ¿Treinta? ¿Cien? ¿Lleva su sobrepeso en la panza? ¿En las asentaderas? ¿En las caderas y los muslos? ¿O en todas partes?

¿Le atribuye (o echa la culpa de) su figura a la herencia? ¿Al embarazo? ¿A la menopausia? ¿Sabe muy bien que debe hacer ejercicio pero odia la idea de sudar? ¿No tiene la menor idea de cómo hacer tiempo para ello?

¿Cree usted que el hecho de comprar y preparar la comida de otras personas, como la de su esposo e hijos, limita su propia selección de alimentos a lo que ellos están dispuestos a comer?

Aunque no se identifique completamente con los métodos que María, Sarah y Ana han aplicado para bajar de peso, es probable que haya entendido los principios básicos y podrá aprender a adaptarlos a sus propias circunstancias.

Con María, Sarah y Ana como ejemplos, los próximos capítulos le ayudarán a:

- tomar en cuenta (o descartar) los efectos del envejecimiento, el embarazo, la menopausia y otros factores hormonales en su peso y figura
- consumir el número adecuado de calorías para su tipo de cuerpo y nivel de energía
- calcular cuánta grasa dietética le hará sentirse satisfecha y cuánta le engordará
- integrar sesiones regulares de ejercicio en sus actividades diarias

Una vez que haya evaluado su situación podrá utilizar los menús, las técnicas de cocina, las tablas de alimentos, los programas de ejercicio y las sugerencias para organizarse que se incluyen a continuación, todo enfocado al objetivo de cumplir con sus metas de pérdida de peso y crear un cuerpo a su medida, de una vez por todas.

(*Nota:* Si no reconoce algún término en este capítulo, vea el glosario en la página 404).

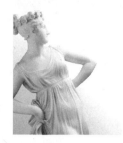

Lo que puede cambiar. . . y lo que no

María cree que sus dos embarazos la hicieron engordar irremediablemente. Sarah está convencida de que la menopausia y toda una vida de estar a dieta han echado a perder para siempre sus esperanzas de adelgazar. Y Ana opina que sus muslos son una herencia genética que no puede controlar. ¿Tienen razón?

Sí y no. La mayoría de estas ideas son verdades a medias. La verdad completa abarca dos hechos: el factor biológico influye en el tamaño y la forma de nuestro cuerpo, pero nosotras mismas determinamos en qué medida nos afectará en última instancia. Si bien los embarazos, las dietas y nuestras características genéticas efectivamente desempeñan un papel importante en nuestro peso y aspecto, nuestro estilo de vida y hábitos alimenticios son aún más significativos.

"A los 20 años se suele tener el cuerpo con que se nació, pero a los 40 ó 60 años el cuerpo que se tenga refleja la forma en que se ha vivido —afirma Edith Hogan, R.D., una dietista de Washington, D. C.—. Una clave para bajar de peso es aprender a trabajar con lo que una es y lo que se le ha dado, no en contra de ello. Es posible cambiar algunas cosas y otras no".

La obra de las hormonas

Antes de examinar con detalle la alimentación de María, Sarah y Ana, hace falta detenernos un poco con la ciencia de las formas corporales. Si bien las calorías, la grasa y nuestra forma de gastar la energía determinan en gran medida cuánto peso acumularemos a lo largo de nuestra

vida, en esta ecuación también incluye otro factor: las hormonas.

Las hormonas son unas sustancias químicas naturales que circulan en nuestros cuerpos. Están encargadas de llevar mensajes de un órgano del cuerpo a otro para influir en su comportamiento. Los ovarios de las mujeres, por ejemplo, segregan estrógeno y progesterona, unas hormonas reproductoras que son muy importantes durante el embarazo, para el desarrollo de los senos así como para determinar otras 400 funciones corporales, entre ellas cómo se depositará la grasa en nuestro cuerpo. También producen testosterona y deshidroepiandrosterona (DHEA), si bien en cantidades mucho menores que los hombres.

Las hormonas influyen en cierta medida en el peso y la forma de nuestro cuerpo. Tanto María, Sarah y Ana como la mayoría de las mujeres estamos perfectamente enteradas de que la menstruación, el embarazo y la menopausia son procesos relacionados con las hormonas que con frecuencia tienen como consecuencia cambios de peso. Hasta hace poco, muchos médicos (y mujeres) pensaban que los cambios producidos por causas hormonales eran irremediables. Todo el mundo suponía que podíamos hacer muy poco para modificar nuestro tipo de cuerpo, forma de depositar la grasa o ciclos de vida.

Esas ideas han cambiado. Las investigaciones científicas demuestran que nuestra forma de comer, nivel de actividad y capacidad para manejar el estrés afectan nuestras hormonas, las cuales a su vez influyen en el peso y la forma de nuestros cuerpos. Así lo explica la Dra. Elizabeth Lee Vliet, fundadora y directora médica de los centros de salud para la mujer HER Place en Tucson, Arizona, y Dallas, Texas. María, Sarah y Ana —y otras mujeres como ellas— pueden aprender a ayudar a sus cuerpos a enfrentar los cambios hormonales con el paso de los años.

María: los embarazos, la celulitis y el invierno

Son tres las cosas que le molestan a María de su peso. En primer lugar, cada uno de sus dos embarazos le provocó un aumento de peso de 10 libras (5 kg) que no volvió a perder. Además, siempre sube unas 7 libras (3 kg) durante el invierno, lo cual equivale a una acumulación total de casi 30 libras (14 kg) adicionales durante 6 meses del año. Por último, la grasa que se le ha depositado en las caderas y los muslos no es muy atractiva. María tiene celulitis, por lo que no usa *shorts* en el verano a pesar de que suele adelgazar un poco en esa temporada.

María supone que estos cambios de peso son inevitables. Según piensa, al fin y al cabo la mayoría de las mujeres suben de peso después de haber tenido hijos y todo el mundo parece engordar durante el invierno. Muchas de sus amigas también tienen celulitis, y María duda mucho de que las cremas que se venden en los almacenes (tiendas de departamentos) le sirvan. Quiere comer bien y hacer ejercicio, pero opina que sus problemas no tienen solución.

Necesita saber lo siguiente.

El embarazo. Si una mujer está en su peso al embarazarse, los médicos recomiendan que suba entre 25 y 35 libras (11 y 16 kg) durante su embarazo para sostener y alimentar a su hijo en desarrollo. Las mujeres que pesan menos de lo debido deben subir entre 28 y 40 libras (13 y 18 kg), mientras que a las mujeres con sobrepeso se les aconseja subir entre 15 y 25 libras (7 y 11 kg). Sin importar cuánto sobrepeso tenga, una mujer nunca debe ponerse a dieta durante el embarazo, a menos que lo haga bajo el cuidado de un médico o dietista.

Por ejemplo, si una mujer sube 30 libras durante el embarazo, sólo 7 de estas libras corresponden a grasa. Lo demás corre por cuenta del líquido amniótico, otros tejidos y el bebé mismo y se pierde durante el parto. Por lo tanto, a la mamá sólo deberían quedarle unas pocas libras que perder después de haber dado a luz. Las mujeres también observarán cambios en la forma de sus senos (sobre todo si amamantan a su hijo) y de su vientre, que tiene que estirarse mucho para acomodar al bebé. Además, es posible que se les ensanchen un poco las caderas justo antes del nacimiento. Estos cambios no se deben a la acumulación de grasa sino a modificaciones en los tejidos y los huesos durante el embarazo y la lactancia.

Lo que María puede cambiar. . . y usted también. De acuerdo con Hogan, si usted conserva más de 4 libras (2 kg) adicionales durante más de 1 ó 2 años después de haber dado a luz, se debe a su alimentación y estilo de vida, no al embarazo. La mayoría de las mujeres deberían poder volver al peso que tuvieron antes de embarazarse, cuando mucho con un par de libras extras.

Si bien es imposible cambiar la forma de los senos, los ejercicios con pesas pueden levantarlos un poco al incrementar la fuerza de los músculos pectorales, es decir, los músculos del pecho. No es posible eliminar los pliegues adicionales de piel mediante el ejercicio, pero al perder la grasa no deseada mediante la alimentación y el ejercicio es posible deshacerse de la pancita. No se pueden volver a cambiar unas caderas que se ensancharon para acomodar el embarazo, a menos que el cambio de forma se deba a una capa de grasa. (Si la puede pellizcar, es grasa).

Celulitis. Si bien la celulitis se ve diferente a otros tipos de grasa, en realidad no lo es. Tiene hoyitos por la forma en que la grasa se conecta con los músculos que hay debajo de ella. Filamentos de tejido conjuntivo la comprimen en los lugares donde hay más grasa (normalmente las caderas, las asentaderas y los muslos). No todas las personas con mucha grasa corporal tienen celulitis y, por el contrario, hasta algunas mujeres delgadas la padecen. Según la Dra. Vliet, la

Tres mujeres, tres tipos de cuerpo

Si usted es como la mayoría de las mujeres, probablemente se identificará ya sea con María, con Sarah o con Ana. Es posible que seamos diferentes en edad, peso y estatura, pero tendemos a acumular el exceso de peso en una de tres partes posibles de nuestros cuerpos, según lo mostraremos a continuación.

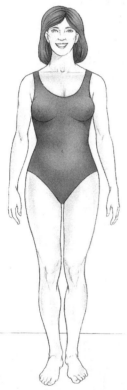
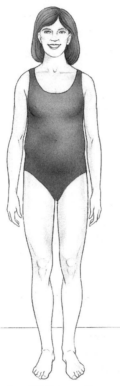
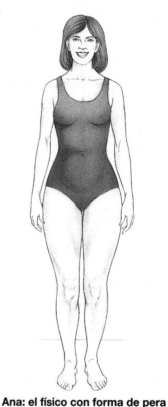

María: el físico de la mamá
Al tener hijos se modifica la forma de las caderas y del vientre (sobre todo en el caso de una cesárea) y normalmente se aumentan varias libras de peso. De los tres tipos de cuerpo este es el más fácil de modificar, ya que al controlar el peso antes y después del embarazo es posible evitar que se acumule debido al mismo, ya sea que se tenga un hijo o varios.

Sarah: el físico con forma de manzana
Las mujeres posmenopáusicas como Sarah tienden a adquirir la forma de una manzana, ya que los cambios hormonales inducen a sus cuerpos a depositar la grasa alrededor de sus órganos abdominales. En vista de que la grasa acumulada dentro del abdomen implica mayores riesgos para la salud que la que se deposita sobre las caderas, las asentaderas y los muslos, es recomendable que reduzca al mínimo el aumento de peso en esta parte de su cuerpo, aunque no le importe su apariencia.

Ana: el físico con forma de pera
En el caso de la mayoría de las mujeres que aún se encuentran a muchos años de la menopausia, como Ana, la mayor parte del peso corporal se deposita debajo del vientre, sobre los muslos, asentaderas y caderas. De los tres tipos de cuerpo este es el más difícil de reducir, pero es posible.

tendencia a desarrollar celulitis parece tener mucho que ver con las características genéticas y la edad de la persona. Las mujeres somos más propensas a tenerla que los hombres, aparentemente debido a una predisposición de género a subir de peso en las caderas, las asentaderas y los muslos.

Lo que María puede cambiar. . . y usted también: Definitivamente puede cambiar la cantidad de grasa depositada en su cuerpo. Este libro le mostrará cómo. Al reducir la cantidad de grasa, se reducirá su celulitis. No obstante, si después de haber perdido el exceso de grasa la que resta aún conserva la forma de celulitis, es posible que los productos vendidos sin receta y el ejercicio le ayuden a mejorar su apariencia temporalmente, según señala la Dra. Vliet. Debe estar consciente de que ninguna crema ni tratamiento de belleza realmente eliminará la celulitis. La experta agrega que el riesgo de desarrollar celulitis puede disminuirse de antemano si se reduce el consumo de alimentos procesados, —los cuales tienden a tener un contenido más alto de grasa y sal—, y de refrescos (sodas), además de tomar más agua y de hacer ejercicio.

La influencia invernal. Si donde usted vive hace frío durante el invierno, probablemente todas las personas que conoce suban de peso aunque sea un poco. Para empezar, tendemos a estar menos activos, según afirma la Dra. Vliet. No obstante, las hormonas también influyen. Al exponernos menos a la luz del Sol, nuestros cuerpos producen más melatonina, una hormona que regula nuestros ciclos de sueño y vigilia. "Al igual que los osos, 'invernamos' hasta cierto punto —explica la Dra. Vliet—. Pero recuerde que la capacidad del oso para invernar depende en parte de su capacidad para acumular grasa, la cual es estimulada por la melatonina".

De acuerdo con la Dra. Vliet, también tienen que ver otras influencias hormonales, como una disminución en los niveles tanto del estradiol (una hormona femenina que se produce de manera natural) como de una sustancia química del cerebro llamada serotonina, la cual regula los estados de ánimo. A algunas mujeres se les antojan más los carbohidratos durante el invierno, lo cual también contribuye a la acumulación de libras durante esta temporada.

Lo que María puede cambiar. . . y usted también. Para no subir de peso durante el invierno, resístase al impulso a permanecer bajo techo, sugiere la Dra. Vliet. Salga al sol y haga ejercicio. "Comer alimentos altos en fibra y varias comidas más pequeñas en el marco de una alimentación invernal saludable también mantendrá su peso más cerca del que disfruta durante la primavera y el verano", agrega la experta. Los alimentos altos en fibra tienden a contener menos grasa y calorías, y al comer porciones más pequeñas con mayor frecuencia su metabolismo se acelerará.

Sarah: la edad, la menopausia y las dietas constantes

Sarah ha luchado contra su peso durante toda su vida. Ahora que rebasó los 50 años de edad, los últimos cambios que ha observado en su figura la desalientan mucho. La menopausia ha transformado la forma de su cuerpo de una exuberante guitarra en una manzana redonda, y siente sus carnes más fofas que nunca.

Mientras tanto, con tan sólo pensar en ponerse a dieta otra vez le dan ganas de echarse a correr. Y tiene razón. "Es muy probable que el metabolismo de Sarah se haya hecho más lento debido a los años de dietas y la falta de actividad —opina Blenda Eckert, R.D., una dietista de Clarksville, Maryland—. Otro episodio de reducir simplemente su consumo de calorías ya no le ayudará a bajar de peso. Su edad y sus antecedentes de dietas mal llevadas trabajarán en su contra".

¿Significa esto que Sarah debe rendirse? De ninguna manera. Sólo tiene que hacer las cosas de otro modo en esta ocasión. Sarah y las mujeres como ella deben tomar en cuenta lo siguiente.

El envejecimiento y la menopausia. Hubo una vez en que los médicos creían que las mujeres (y los hombres) no podíamos hacer nada para luchar contra el proceso de envejecimiento. Las panzas crecían, los músculos se ponían flácidos y todo el mundo comía menos pero subía más de peso.

Actualmente ya no se piensa que los efectos del envejecimiento sean inevitables, según afirma la Dra. Diana Dell, profesora adjunta de Obstetricia y Ginecología en el Centro Médico de la Universidad de Duke en Durham, Carolina del Norte. "Lo que realmente cambia conforme se envejece es la masa muscular y el nivel de actividad, los cuales a su vez afectan la forma y el peso del cuerpo. Si usted desarrolla y conserva sus músculos y se mantiene activa, su peso no cambiará mucho".

No obstante, los cambios hormonales que acompañan la menopausia sí afectan el metabolismo de la mujer, y por lo tanto también su peso. "Las hormonas de los ovarios, como el estrógeno y la progesterona, no son sólo hormonas reproductoras —indica la Dra. Vliet—. También cumplen con un papel metabólico en el cuerpo y ayudan a desarrollar músculos y huesos. Por lo tanto, al disminuir la cantidad de estas hormonas, también se pierde masa muscular y ósea y el cuerpo acumula más grasa".

Junto con la baja en las hormonas femeninas entran en juego las pequeñas cantidades de hormonas suprarrenales producidas tanto por hombres como por mujeres. De esta forma, una figura más femenina de guitarra termina transformándose en un físico más "masculino", es decir, con forma de manzana.

Los medicamentos de reposición de estrógeno que proporcionan estradiol, como la marca *Alora*, pueden ayudar a prevenir la pérdida de masa muscular y ósea, así como el aumento de peso relacionado con la menopausia, según explica la Dra. Vliet. Por su parte, la progesterona estimula el aumento de peso y con frecuencia se combina con el estrógeno, por varias razones. Es posible que ciertos compuestos parecidos a los estrógenos que se hallan en algunas plantas, como la soya, contribuyan a distribuir el peso y a mantener una figura femenina saludable.

Lo que Sarah puede cambiar. . . y usted también: Independientemente de que tome algún tipo de terapia de reposición hormonal o no, si come de más y no hace ejercicio le resultará imposible adelgazar o adquirir mejor forma física. La regla es simple: energía engendra energía. Si usted les exige a sus

músculos y huesos que se muevan, estimularán el proceso de aprovechar la grasa como combustible.

La solución está en realizar actividades aeróbicas (como caminar) y que soportan peso (también como caminar, o ejercicios con pesas), según afirma la Dra. Vliet. Ambas actividades reproducirán los dones que un cuerpo juvenil aporta al metabolismo. Dicho de otra manera, es imprescindible que las mujeres de la edad de Sarah se muevan con regularidad y desarrollen sus músculos.

Las dietas constantes. Al perder y subir de peso una y otra vez se modifica la estructura y el número de células de grasa, por lo que es cada vez más fácil volver a ganar el peso que tanto se luchó por perder. Al principio, cuando se sube de peso las células de grasa aumentan de tamaño, pero al llegar a su límite máximo se dividen. De esta forma hay dos células de grasa donde antes sólo había una. Una vez creadas las células de grasa no desaparecen; sólo pueden encogerse.

Lo que Sarah puede cambiar. . . y usted también: Según han descubierto Sarah y otras personas que se han puesto a dieta repetidamente, subir y bajar de peso una y otra vez dificulta cada vez más el propósito de adelgazar, porque se termina con más células de grasa que al inicio. No obstante, las células de grasa siempre conservan su capacidad de cambiar de tamaño —o sea, de crecer o encogerse—, de modo que no es imposible bajar de peso.

"En esta ocasión Sarah debe concentrarse en un plan para no volver a subir de peso durante toda su vida, en lugar de pensar sólo en una dieta a corto plazo para bajar de peso rápidamente", recomienda el Dr. Michael Steelman, un especialista en pérdida de peso de Oklahoma City, Oklahoma.

Los expertos están de acuerdo en que el ejercicio evita que el sobrepeso regrese, y eso es precisamente lo que le ha faltado a los esfuerzos anteriores de Sarah.

Ana: el síndrome premenstrual, la forma corporal y la herencia

A pesar de que por lo común no sube más de 10 libras (5 kg) por encima de su peso ideal, cada mes el síndrome premenstrual atormenta a Ana durante una semana, agregando varias libras a su cuerpo antes de que comience su menstruación. De hecho se siente tan abotagada y gorda que ha juntado un segundo guardarropa de "pantalones y faldas para el período". Esta ropa es una talla más grande que la normal y le ayuda a estar más cómoda durante una época en que de por sí llora muy fácilmente.

No obstante, otras dos cosas molestan a Ana incluso más que el hecho de aumentar de peso antes de la menstruación. Tiene un secreto que le inspira vergüenza y miedo a la vez. Su madre tiene sobrepeso, muchísimo sobrepeso: más de 100 libras (45 kg). Desde el punto de vista de Ana, esta circunstancia enmarca su futuro, aunque en este momento sólo tenga que perder 10 libras. Actualmente tiene celulitis en los muslos y su cuerpo ha adoptado una pronunciada forma de pera. Su peso y "muslos gordos" la obsesionan y se siente condenada a seguir los pasos de su madre algún día.

Las preocupaciones de Ana son válidas, pero no es un caso perdido. Su situación es la siguiente.

El abotagamiento premenstrual. Entre 7 y 10 días antes de que comience su menstruación, la mayoría de las mujeres suben unas cuantas libras de peso debido a la retención de líquidos. Sus niveles de progesterona producen este aumento temporal de peso, el cual desaparece en cuanto empieza su período. Es una parte natural del ciclo de reproducción, si bien no todas las mujeres experimentan este abotagamiento y otros síntomas premenstruales.

Lo que Ana puede cambiar. . . y usted también: Bastan unos cuantos cambios sencillos para reducir el abotagamiento premenstrual al mínimo, según afirma la Dra. Vliet, cuyas sugerencias apuntan a reducir la tendencia a retener los líquidos. La experta recomienda disminuir un poco la sal en la alimentación, incrementar el nivel de actividad más consumir mayores cantidades de fibra y magnesio, ya que este mineral interviene en el equilibrio de líquidos en el cuerpo. "Nuestro estilo de vida es muy importante para determinar si los cambios que acompañan nuestros ciclos mens-

truales serán positivos o negativos", indica la Dra. Vliet. Si los problemas persisten, recomienda una revisión de los niveles hormonales.

Si usted acostumbra subir 1 ó 2 libras de peso (0.5 ó 1 kg) *después* de su menstruación, lo que sucede es que se ha excedido con la comida antes de esta y durante la misma. No se trata de un problema de retención de líquidos.

Peras y manzanas. Si bien hay mujeres de todas las formas y tamaños, tendemos a acumular la grasa de dos maneras, dándonos la forma de peras o de manzanas.

"La pera aumenta de peso de la cintura para abajo —en las caderas, los muslos y las asentaderas—, mientras que la manzana acumula el peso alrededor del vientre —indica la Dra. Vliet—. Lo que decide quién será una pera y quién una manzana es el equilibrio entre las hormonas femeninas y las masculinas".

Al igual que Ana, la mayoría de las mujeres somos peras hasta llegar a una edad madura. "La forma del cuerpo se modifica al envejecer debido a los cambios hormonales que ocurren con el paso de los años —explica la Dra. Vliet—. Después de la menopausia producimos menos estrógeno y progesterona, y por eso empezamos a subir de peso como lo hacen los hombres, en la barriga". Según la experta, esto se debe al exceso relativo de testosterona y DHEA conforme disminuye el estradiol.

Ana cree que el exceso de calorías de sus festines nocturnos se acumula en sus muslos. La verdad es que las primeras libras quizá se depositen debajo de su cintura, pero el resto se reparte en todo el cuerpo. "Cada quien tiene un patrón particular para subir de peso —afirma el Dr. Steelman—. No es posible controlar ni cambiar estos genes, pero nadie aumenta de peso en un solo lugar del cuerpo".

Lo que Ana puede cambiar. . . y usted también. Ya sea que esté tratando de prevenir unos muslos fofos en su juventud o de evitar una panza voluminosa más adelante, la mejor estrategia es no subir de peso para empezar. Si usted —como Ana— ya acumuló algunas libras o kilitos de más, aún puede influir en la forma de su cuerpo debajo de la cintura con ejercicios de pesas y abdominales, siempre y cuando utilice la alimentación y el ejercicio para evitar que se le vuelva a juntar la grasa. Así lo señala Rick Kahley, un fisiólogo del ejercicio y entrenador personal de Macon, Georgia.

El factor genético. Ana evidentemente está consciente de que las características genéticas son muy importantes en determinar el peso corporal. Si ambos padres son obesos (es decir, pesan un 20 por ciento o más de lo que deberían), se enfrenta una probabilidad del 80 por ciento de ser obesa también. Si uno de los padres es obeso, como en el caso de Ana, se tiene una probabilidad del 23 por ciento de serlo. Si ninguno de los padres es obeso, la probabilidad de serlo se reduce a menos del 10 por ciento. De igual manera, algunas familias o grupos étnicos tienen una tendencia genética a subir de peso o bien, por el contrario, poseen un índice metabólico básico muy alto.

Al parecer son dos factores los que intervienen en la cuestión de la herencia y el aumento de peso. En primer lugar, los científicos han identificado un gen (el gen de la obesidad) a cargo de la leptina, una hormona que le indica cuándo está satisfecha y puede dejar de comer. En opinión de los investigadores, este gen no funciona adecuadamente en el caso de algunas personas, cuyos receptores celulares no reciben o no son capaces de reconocer las señales que les ayudarían a dejar de comer.

Entre un número relativamente reducido de mujeres, el segundo factor posible es la adaptación. Hasta el siglo XX la mayoría de los seres humanos no contaban con comida abundante. Por lo tanto, a lo largo de la historia nuestros cuerpos aprendieron a almacenar lo que recibían para asegurarse de disponer de energía suficiente durante las épocas de escasez. Con el paso de las generaciones, algunos grupos étnicos —particularmente los indios pima— han desarrollado una mayor capacidad que otros para acumular los alimentos en forma de grasa a fin de protegerse contra los tiempos de hambruna, según explica la Dra. Vliet.

"En cierto sentido casi es poco razonable ponerse a pensar en qué grupos étnicos son más propensos a la obesidad que otros —objeta la Dra.

Vliet—. Nuestro índice de obesidad es tan alto que abarca a todas las personas que se mantienen inactivas y consumen demasiadas calorías".

Lo que Ana puede cambiar. . . y usted también: Cuesta trabajo luchar contra los genes, pero es posible. "Si Ana se compromete a mantenerse en buena forma física, no acumulará la grasa que tanto teme —afirma Grace Mello, R.D., una dietista de Westerly, Rhode Island—. Es posible que Ana, sus hermanas y padres compartan la misma forma básica. No obstante, si uno de ellos hace ejercicio con regularidad y come bien y los demás no, se notará la diferencia en sus figuras".

Biología no es igual a destino

Las preocupaciones de María, Sarah y Ana son legítimas. En efecto, las hormonas y nuestros antecedentes genéticos influyen en el tamaño y la forma de nuestros cuerpos. No podemos cambiar nuestra estatura, sexo o la física básica de nuestros cuerpos, pero en gran medida podemos controlar nuestro peso.

"Lo mejor que alguien puede hacer es comprometerse a adoptar los hábitos que según las investigaciones nos hacen perder peso y mantener el nuestro —opina Eckert—. Las personas que han logrado bajar de peso suelen tener una actitud positiva con respecto a su alimentación y hábitos de ejercicio; se pesan unas tres veces a la semana, hacen ejercicio sistemáticamente y mantienen un registro de lo que comen y de su actividad".

¿Por qué funcionan estas cosas? Porque muchas personas con sobrepeso no tienen una idea correcta de cuánto comen en relación con el poco ejercicio que hacen. "Para la mayoría de las personas, el comportamiento y los hábitos realmente son los factores decisivos en relación con su peso —indica Hogan—. La alimentación, el ejercicio y los hábitos de actitud que se practiquen durante toda la vida tienen un impacto mucho mayor en el peso del cuerpo que las características genéticas".

(*Nota:* Si no reconoce algún término en este capítulo, vea el glosario en la página 404).

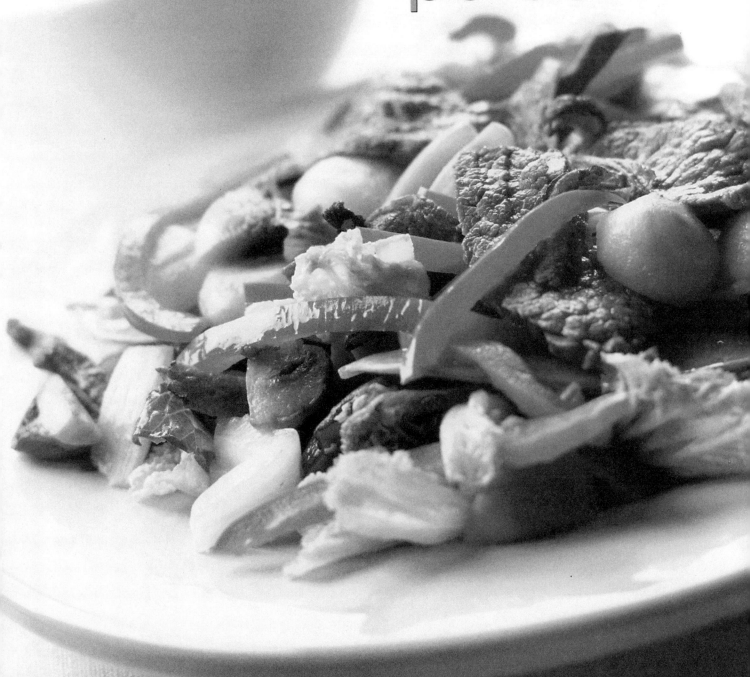

Segunda Parte

Comer para perder

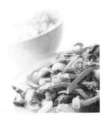

10 principios fundamentales para perder al comer

¡**D**eje de ver la comida como su enemiga! No puede vivir sin ella, así que le conviene hacer las paces de una vez. Entre más pronto acepte que ningún alimento es malo en sí y que usted puede disfrutar una relación rica y gratificante con la comida, más pronto ganará su batalla contra el exceso de peso.

Desde luego no es posible perder peso sin invertir un poco de esfuerzo, a menos que sea por una enfermedad repentina. Al igual que con todo en su vida, usted necesitará un plan y unos principios que la guíen. A continuación le presentamos los 10 principios en los que más confían los expertos en adelgazamiento.

Tenga presente que usted deberá perder peso a su manera para que los resultados sean permanentes. El método que le permitió a su hermana, mamá o mejor amiga enfundarse unos pantalones de mezclilla (mahones, *jeans*) talla 10 no necesariamente le funcionará a usted. Por lo tanto, utilice estos principios como base para crear un programa que usted pueda disfrutar de manera permanente.

1. Anote todo lo que come. ¿Usted no se puede explicar por qué esas libras de más se aferran a su cuerpo como la hiedra a un muro de ladrillos? Después de todo, usted come muchas frutas y verduras pero casi nada con grasa. También está segura de que evita las calorías desprovistas de valor nutritivo y elige alimentos ricos en nutrientes como hierro o calcio. Muy bien, pero pregúntese: ¿realmente es así?

La única forma de saberlo con certeza es apuntando lo que come durante varios días. Por supuesto, entendemos que es algo fastidioso tener que hacerlo. Sin embargo, un diario de la alimentación representa una herramienta eficaz para bajar de peso, según indica Suellyn Crossley, R.D., una dietista que dirige el programa Manejo Saludable del Peso en el Hospital Celebration Health de Florida en Orlando. Crossley hace que todos sus clientes lleven un diario de este tipo durante 3 días por lo menos. Pruébelo y elimine la duda de una vez.

2. Compre con la cabeza. "¡Tiene que comer para perder peso!", afirma Megrette Hammond, R.D., una dietista de Nottingham, Nueva Hampshire, que se especializa en los trastornos alimenticios y los problemas de motivación. El truco está en comer de manera diferente a como lo hace ahora. La forma más fácil de lograrlo es comprando su comida con inteligencia, concentrándose en las sustituciones. Unas cuantas sustituciones sencillas le permitirán recortar las calorías y los gramos de grasa sin extrañarlos.

3. Equilibre su consumo de grasa. Su meta no debe ser obsesionarse por cada gramo de grasa que consume, sino estar consciente del contenido de grasa de los alimentos para que pueda aprender a equilibrar los que contienen mucha grasa con los

Por qué se le antoja la grasa

Parece un chiste cruel de la Madre Naturaleza, pero el cerebro está programado para que se le antoje la grasa. De hecho contiene varias sustancias químicas de control del apetito que despiertan el deseo de consumir grasa, según explica la dietista Elizabeth Somer, R.D.

"La primera de estas sustancias químicas es la galanina, que el hipotálamo libera más o menos a mediodía y que permanece hasta en la noche", indica Somer. Le induce a elegir alimentos ricos en grasa a la hora del almuerzo, como una hamburguesa o una pasta con salsa de crema en lugar de una pechuga de pollo o espaguetis marinara.

Irónicamente, la cantidad de galanina aumenta si consume demasiada grasa a la hora del almuerzo, por lo que se vuelve más probable que se exceda en la grasa también más adelante durante el día. "Por lo tanto, si come una ensalada con mucho aliño (aderezo) alto en grasa, es más probable que a las 9:00 P.M. se le antoje un gran plato de helado", explica Somer. Las endorfinas, unas proteínas del cerebro, también estimulan los antojos de grasa. Hacen que el consumo de grasa sea agradable, de modo que aumenta la probabilidad de que quiera comer más.

Por su parte, los carbohidratos influyen en el mismo sentido al incrementar la serotonina liberada dentro del cerebro, la cual tiene un efecto calmante y mejora el estado de ánimo. Muchos alimentos altos en grasa —como el helado, los dulces, el pastel (bizcocho, torta, *cake*) y las galletitas (*cookies*)— contienen grandes cantidades de carbohidratos.

Sin embargo, no hay que echarle toda la culpa al cerebro. "En lo fundamental somos unos cavernícolas vestidos con ropa de Calvin Klein —opina Somer—. Los procesos químicos de nuestros cuerpos están adaptados a una época en la que en cualquier momento podía haber una escasez de calorías". Actualmente, con los estantes de los supermercados llenos a reventar, es poco probable que haya una hambruna. Simplemente comemos.

Hay otras dos causas que explican los antojos de grasa. En primer lugar, las fluctuaciones hormonales que se dan durante los 10 días previos a la menstruación en las mujeres muchas veces hacen que aumente el deseo de consumir alimentos con mucha grasa y azúcar. En segundo lugar, la costumbre de saltarse las comidas tiene el mismo efecto. De acuerdo con Somer, las personas que se saltan el desayuno y comen de manera irregular son más propensas a experimentar antojos, repentinos cambios de humor y fatiga más adelante durante el día.

¿Cuál es la solución? "Tome sus antojos en cuenta en lugar de resistirse a ellos", recomienda Somer. Si usted sabe que tiende a tener un antojo a media tarde, planee comer una merienda (refrigerio, tentempié) nutritiva que la deje satisfecha.

¿Y si lo que ansía es un chocolate? ¡Cómaselo! Ya sabe lo que sucede si no lo hace: come otra cosa, pero no se siente satisfecha. Luego come otra cosa más. Y después de haber consumido una buena cantidad de calorías termina buscando el chocolate de todas formas. Resulta peor que si hubiera comido el chocolate de una buena vez. Sin embargo, trate de limitarse a unos pocos trocitos de chocolate o pruebe algo más ligero que le sirva para lo mismo, como unos trozos de fruta fresca remojados en almíbar (sirope jarabe) de chocolate.

que tienen poca. Esto lo resume mejor Toni Bloom, R.D., una dietista de San José, California. "En toda alimentación definitivamente hay lugar para alimentos altos en grasa. No obstante, tiene que saber cuáles son los alimentos que contienen más grasa para que pueda planear comer menos de ellos", indica.

4. Distinga entre el hambre y la sed. "Las personas con frecuencia piensan que tienen hambre cuando en realidad lo que tienen es sed", afirma Christine Palumbo, R.D., una dietista de Naperville, Illinois. Ella recomienda tomar un vaso de agua helada cuando tenga ganas de comer algo y luego esperar a ver si se le quita el hambre después de unos minutos.

"El agua le produce una sensación de saciedad", explica Ann S. Litt, R.D., una dietista de Bethesda, Maryland, que les dice a todos sus clientes que desean bajar de peso que aprendan a gustar del agua.

5. Llénese de fibra. La fibra tal vez no sea excitante, pero puede ayudarle a caber en ese vestidito rojo ajustado que le ha estado haciendo ojitos. Se debe al hecho lógico de que los alimentos altos en fibra son muy llenadores y le impiden comer de más. "Los alimentos ricos en fibra ocupan más espacio en su estómago, por lo que se siente satisfecha por más tiempo", comenta Debra Indorato, R.D., la dietista dueña y asesora del centro para perder peso Approach Nutrition and Fitness en Allentown, Pensilvania.

¿Cuánta fibra le hace falta? Para cuidar la salud en general así como para prevenir el cáncer, el Instituto Nacional del Cáncer recomienda ingerir entre 20 y 35 gramos al día. La mayoría de las personas tienen suerte si consumen la mitad de esta cantidad, pero no es difícil agregar fibra a la alimentación. Hay mucha en las frutas, las verduras, los frijoles (habichuelas), los cereales y los panes integrales.

6. Coma todo el día. ¡Esta sugerencia le va a sonar a música celestial a cualquier persona que desea bajar de peso! Y es todo lo contrario del viejo (y equivocado) razonamiento que pedía matarse de hambre para adelgazar. De hecho, la mayoría de los expertos en pérdida de peso están de acuerdo en que consumir pequeñas comidas con mayor frecuencia a lo largo del día realmente la mantendrá satisfecha y le evitará caer en excesos por la noche. "Cuando la gente se adelanta a consumir sus calorías (comiendo más temprano) y luego come cada 3 ó 4 horas, sacia su apetito —indica Bloom—. Si usted no respeta su apetito diurno, tendrá que lidiar con un durísimo apetito nocturno".

7. Deje de comer cuando esté satisfecha. Perder las libras de más sin recuperarlas nuevamente le resultará más fácil una vez que aprenda a distinguir entre las sensaciones de estar llena y de saciedad. El estar llena resulta del peso de los alimentos en su estómago. "Podrá sentirse llena después de comer 10 lechugas, pero ¿estará satisfecha?", pregunta Hammond. Probablemente no, así que seguirá comiendo.

La saciedad es el nivel de satisfacción que se obtiene al comer. Y la mejor forma de quedar satisfecha es consumiendo alimentos dotados de diversos sabores, colores y texturas. Olvídese de la hamburguesa con queso acompañada de papas a la francesa, pues sus colores y texturas son muy semejantes. Más bien piense en algo así como pollo a la *parmigiana* acompañado de zanahorias cambray (*baby carrots*), *fettuccine* y una ensalada mixta de varias lechugas y pimiento (ají, pimiento morrón) amarillo picado.

8. No se salte las comidas. Saltarse las comidas es una forma clásica de privación a la que se someten las personas que se encuentran a dieta casi de manera permanente. Cuando se eliminan comidas enteras se está privando al cuerpo de las calorías que necesita para mantener su energía, por no hablar de muchos nutrientes y fitoquímicos valiosos en el combate contra las enfermedades. Según las dietistas Crossley e Indorato, saltarse el desayuno es una de las principales formas de evitar bajar de peso.

9. Dése un gusto . . . de vez en cuando. Privarse no funciona. Nunca ha funcionado y nunca funcionará.

"No necesita privarse cuando trata de bajar de peso —declara Indorato categóricamente—. Aún puede comer sus alimentos favoritos". De hecho esta dietista recomienda a sus clientes que desean perder peso hacer una lista de sus alimentos favoritos, sobre todo de aquellos sin los cuales definitivamente no pueden vivir. Luego les enseña a comer porciones más pequeñas de estos alimentos y a gozar cada bocado.

10. Disfrute lo que coma. "¡Tenga calma! Disfrute todo lo que coma", recomienda Indorato.

Muchas personas comen tan rápido que en realidad no saborean la comida que pasa por sus labios. Por lo tanto, no quedan realmente satisfechas, lo cual las induce a excederse en la comida más adelante. Es un círculo vicioso.

La dietista Litt está de acuerdo con este concepto. "Les digo a mis clientes que todos los días coman algo que realmente les gusta porque sabe rico, no necesariamente porque les haga bien".

(*Nota*: Si no reconoce algún término en este capítulo, vea el glosario en la página 404).

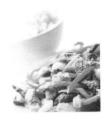

Comidas que crean un cuerpo a su medida

Todos los días de su vida usted debe enfrentar docenas de decisiones relacionadas con la comida y la bebida. ¿Huevos o un *muffin*? ¿Café o té? ¿Un sándwich (emparedado) gigante o una sopa y una ensalada? ¿Pollo o pescado? ¿Pizza o tacos? ¿Cerveza o vino?

Cada decisión, ya sea grande o pequeña, puede formar parte de su estrategia para bajar de peso, y eso no significa que tenga que alimentarse de palitos de zanahoria y refresco (soda) de dieta. Al contrario. Según los expertos, cualquier alimento es bueno. Lo que usted ha estado evitando a toda costa no está prohibido para nada. Y es posible que algunos alimentos que usted creía bajos en calorías en realidad oculten un montón de grasa y calorías.

"En realidad no hay alimentos mejores ni peores, sólo formas de comer en general que son mejores o peores para uno —afirma Roberta Duyff, R.D., una dietista y asesora en alimentos y nutrición de St. Louis, Missouri, autora de varios libros sobre el tema—. Disfrute una variedad de alimentos y no coma demasiado ni muy poco de ningún alimento en especial. Definitivamente no debe pasarse con los alimentos altos en calorías y grasa, pero lo que cuenta es el total de grasa y calorías de la alimentación".

Otros dietistas están de acuerdo.

"Cuando se comen los llamados alimentos 'malos' entran en juego todo tipo de sentimientos y comportamientos negativos —señala Kim Galeaz, R.D., una dietista de Indianápolis, Indiana—. A muchas personas les asaltan sentimientos de culpabilidad, ansiedad y remordimiento. Me gustaría que todo el mundo superara esta noción de 'bueno' y 'malo' y empezara a disfrutar la comida".

De acuerdo con los expertos, usted no sólo tiene "permitido" comer sus alimentos favoritos sino que *debe* hacerlo.

"Es más fácil respetar un plan de alimentación saludable cuando se incluyen algunos alimentos favoritos —opina Elizabeth Ward, R.D., una dietista y asesora en nutrición de Stoneham, Massachusetts—. Olvídese de la mentalidad del 'todo o nada' impuesta por las dietas y esté tranquila. Sólo porque comió más de lo debido en una comida no está enfrentando un desastre dietético. Y tenga presente que puede comer más si hace alguna actividad física todos los días".

"No tiene que limitarse a lo mejor de cada categoría ni tampoco evitar completamente los alimentos de la peor clasificación", señala Kristine Napier, R.D., una dietista de Mayfield Village, Ohio. Las listas incluidas en los capítulos siguientes deben utilizarse según ha sido nuestra intención al prepararlas: para permitirle realizar las mejores elecciones la mayor parte del tiempo. Además, también encontrará varias recetas "remozadas" en cada capítulo que puede probar. Decimos "remozadas" porque son recetas comunes que hemos modificado para que tuvieran menos calorías y grasa. . . sin sacrificar el sabor. Por lo tanto, si ve una receta que conoce con ingredientes o un método de preparación distinto a los que usted conoce, no se asombre. Ya que su meta es conseguir un cuerpo a su medida, o sea, una versión nueva, delgada y tonificada de sí misma, hemos adaptado estas recetas para que le ayuden a lograrlo. ¡Buen provecho!

Aliños

A la mayoría de las mujeres, la palabra "ensalada" les despierta una de dos ideas. La primera es una combinación paliducha de lechuga con repollo, tomates (jitomates) desabridos y unas rodajas marchitas de pepino sazonada con un chorrito de jugo de limón, que no sirve en absoluto para quitar el hambre. La otra es un plato rebosante de pedazos de queso, huevos duros y trocitos de tocino amontonados sobre una o dos hojitas de lechuga romana (orejona) y bañados con una generosa cantidad de aliño (aderezo) de queso azul cremoso.

Ninguna de estas ensaladas le ayudará a bajar de peso.

¿Está sorprendida? No debería estarlo. La primera ensalada es baja en calorías, de eso no cabe duda. Pero también ofrece muy poco sabor, de modo que probablemente no sirva para satisfacer su apetito. La segunda ensalada en realidad es una comida completa que puede ser bastante alta en calorías y grasa. Y corre el peligro de engañarse pensando que comió algo ligero cuando en realidad está ensanchando su cintura.

Una vez aclarado este punto, queremos decir que las ensaladas tienen mucho potencial para ser naturalmente bajas en grasa y calorías, siempre y cuando usted se limite a verduras, frutas, productos derivados de cereales y otros ingredientes bajos en grasa. Al fin y al cabo, las verduras y las frutas contienen poca o nada de grasa. Además de sus nutrientes, pueden proporcionarle una buena cantidad de fibra, que la llenará sin agregar calorías.

No obstante, cuando se trata de aliñar (aderezar) la ensalada, hay que proceder con cuidado. Un estudio realizado con mujeres entre los 19 y los 50 años de edad descubrió que la principal fuente de grasa dietética en su alimentación eran los aliños para ensaladas.

A continuación usted aprenderá a escoger un aliño que le permita tener un cuerpo a su medida.

Consejos de compra

Cuando no cuente con tiempo o si no tiene talento para la cocina, la forma más rápida de poner a dieta a su ensalada es surtiéndose de aliños envasados de grasa reducida o sin grasa. Si tiene unos minutos podrá preparar sus propias versiones frescas y más sabrosas. Para hacer un poco de magia con una ensalada sin invertir mucho tiempo, sólo ha de tener a la mano una selección de vinagres, aceites y sazonadores así como yogur o suero de leche bajo en grasa. Cualquiera que sea su preferencia, ahora le diremos en qué fijarse.

Aliños preparados. Casi todos los supermercados cuentan con estantes llenos de aliños de grasa reducida, bajos en grasa y sin grasa, desde los viejos conocidos como el mil islas hasta todo tipo de exóticas mezcolanzas con hierbas. Los fabricantes utilizan diversos almidones y estabilizantes para sustituir la grasa, de modo que sus productos no carecen totalmente de calorías. Y debido a la variedad de aliños, también varía la cantidad de calorías. Para encontrar los que ofrezcan el menor número de calorías, revise los datos de nutrición de las etiquetas, y desde luego tendrá que probar varios para ver cuáles le gustan más.

Quizá también quiera probar los preparados secos para aliño. Sólo tiene que agregar vinagre y aceite, usando menos aceite y más vinagre.

Vinagres. El vinagre prácticamente no tiene calorías y se puede combinar con cualquier tipo de aceite —si controla las proporciones— así como con sabrosas hierbas y sazonadores. Empiece con lo básico: vinagre de manzana (*cider vinegar*), vinagre de vino tinto y vinagre blanco. Pruebe el sabor fuerte único del oscuro y dulce vinagre balsámico, que queda muy bien con las ensaladas verdes. Al preparar una receta de vinagreta de aceite con vinagre, reduzca la cantidad de aceite y use más vinagre.

Aceites. Todos los aceites tienen más o menos la misma cantidad de grasa y calorías: 14 gramos de grasa y 125 calorías por cucharada. La diferencia está en la cantidad de grasa saturada, no de grasa total. El aceite de oliva es alto en grasa monoinsaturada, por ejemplo, la cual de hecho puede ayudarle a bajar su nivel total de colesterol. No vaya a suponer que el aceite de oliva "ligero" contiene menos calorías; simplemente es más ligero en su sabor y color, no en cuanto a la grasa.

Para obtener el sabor más intenso para sus ensaladas con la menor cantidad de aceite, escoja un aceite de sabor más fuerte, como el de oliva extra virgen, el aceite de sésamo (ajonjolí), nuez u otros frutos secos, o bien una infusión de hierbas en aceite.

Sazonadores. Busque otros estímulos para su paladar aparte del aceite y el vinagre. Mejore el sabor de sus aliños caseros con hierbas frescas de la tienda de comestibles o de su jardín. El estragón, el orégano, la albahaca y el perejil son variedades básicas. Tenga también a la mano un poco de ajo fresco o bien ajo picado en trocitos guardado en un frasco.

Alternativas adelgazadoras

El cambio a aliños de grasa reducida, bajos en grasa o sin grasa le ayudará a controlar las calorías de sus ensaladas. Además, podrá subir el valor alimenticio de las siguientes ensaladas comunes si les agrega ciertos ingredientes muy saludables.

Coleslaw

- Combine los ingredientes típicos de este plato, que consisten en repollo (col) rallado, cebolla, pimiento (ají, pimiento morrón) y zanahoria, con arándanos agrios (*cranberries*) secos, manzana picada y un aliño sin grasa de semilla de amapola.
- Revuelva una mezcla para *coleslaw* de brócoli con pimiento rojo picado y un aliño de mostaza *Dijon* con miel de grasa reducida.

Ensalada de papa

- Mezcle la papa cocida con habichuelas verdes (ejotes, *green beans*) cocidas, pimiento picado y aliño cremoso de eneldo de grasa reducida.

- Combine la papa cocida con jamón bajo en grasa, cebolla verde picada y aliño de mostaza *Dijon* con miel de grasa reducida.

Ensalada mixta de frijoles (habichuelas)

- Mezcle muy bien unos frijoles de lata escurridos (como las habichuelas verdes, frijoles pintos o frijoles italianos *cannellini*) con pimiento amarillo picado, tomates pequeños partidos a la mitad y una vinagreta de vino tinto sin grasa.
- Mezcle muy bien unos frijoles y garbanzos de lata escurridos (como los frijoles negros, frijoles colorados y garbanzos) con cebolla picada, granos de maíz (elote, choclo) de lata (escurridos), apio picado y un aliño de tocino y tomate de grasa reducida.

Otras sugerencias saludables

- Adobe (remoje) unas pechugas de pollo deshuesadas en un aliño de mostaza *Dijon* con miel, unos camarones en una vinagreta de frambuesa o unos filetes de salmón en un aliño cremoso de eneldo.
- Agregue aliño estilo ruso a una ensalada de cangrejo (jaiba).
- Unte un pan francés (*baguette*) de costra crujiente con aliño estilo italiano.
- Utilice un aliño estilo *ranch* o de semilla de amapola como *dip* con espárragos, aros de pimiento y palitos de *zucchini* (calabacita).

Sustituciones sensatas

Un aliño de grasa reducida, bajo en grasa o sin grasa del supermercado es una forma de reducir la grasa y las calorías. Usar menos aceite y más vinagre en las vinagretas es otra forma. Pero aún le tenemos más sugerencias.

Para reemplazar los aliños altos en grasa

- Llene un frasco con atomizador con un aceite de sabor intenso para rociar sus ensaladas ligeramente. Terminará usando mucho menos aceite.
- Olvídese del aceite por completo y aderece sus ensaladas solamente con vinagre balsámico. O

bien pruebe un vinagre con sabor a hierbas o bayas que puede comprar en la tienda o preparar usted misma.

- Mezcle sus ensaladas con un chorrito de jugo o con una mezcla de jugos —funciona bien el

jugo de naranja (china), mandarina, limón, limón verde (lima), piña (ananá) o tomate— y pimienta recién molida.

- Prepare un aliño casero cremoso para una ensalada verde, un *coleslaw*, una ensalada de papa o

Las mejores —y peores— elecciones

Puede aliñar su ensalada sin nada de grasa mezclándola con un poco de jugo de limón o de piña (ananá) o con un chorrito de vinagre balsámico o de sabor. Si se le antoja algo cremoso, quizá quiera probar alguna de las variedades embotelladas de aliños (aderezos) comunes como el estilo *ranch* o italiano de grasa reducida, bajo en grasa o sin grasa. Busque aliños para ensalada con un máximo de 3 gramos de grasa y 40 calorías por porción. Sólo tenga presente que el tamaño de la porción señalada en la etiqueta suele ser muy pequeño, así que debe medir con cuidado la cantidad que le agrega a su ensalada. A continuación averiguará las características de algunos aliños comunes.

Las mejores elecciones

Aliño para ensalada	Porción	Calorías	Gramos de grasa
Vinagre balsámico	1 cucharada	10	0.0
Mayonesa sin grasa	1 cucharada	10	0.0
Estilo italiano sin grasa	2 cucharadas	15	0.0
Mayonesa baja en grasa	1 cucharada	25	1.0
Estilo francés sin grasa	2 cucharadas	30	0.0
Vinagreta sin grasa	2 cucharadas	35	0.0
Vinagreta de frambuesa baja en grasa	2 cucharadas	35	1.5
Estilo *ranch* sin grasa	2 cucharadas	40	0.0
De queso azul bajo en grasa	2 cucharadas	40	1.5

Las peores elecciones

Aliño para ensalada	Porción	Calorías	Gramos de grasa
De queso azul	2 cucharadas	170	17.0
Estilo *ranch*	2 cucharadas	160	17.0
Agridulce	2 cucharadas	160	13.0
De mostaza *Dijon* con miel	2 cucharadas	150	15.0
Mil islas	2 cucharadas	140	12.0
Estilo francés	2 cucharadas	120	12.0
Estilo ruso	2 cucharadas	110	6.0
Mayonesa normal	1 cucharada	100	11.0
Estilo italiano	2 cucharadas	100	10.0
Aliño César	2 cucharadas	100	9.0

de pollo con yogur natural sin grasa diluido con suero de leche bajo en grasa, y agregue hierbas frescas picadas en trocitos, como cebolleta (cebollino), estragón o eneldo.

■ Muela requesón bajo en grasa en una licuadora (batidora). Agregue leche sin grasa o suero de leche bajo en grasa y sazónelo con hierbas frescas, queso parmesano y pimienta.

Ideas para mejorar aliños

■ Mezcle cualquier aliño con hierbas picadas en trocitos —como estragón, salvia, tomillo, perejil, albahaca, perifollo (*chervil*), cebolleta o ajo—, curry, semilla de amapola o de apio o alcaparras.

■ Agregue unas cuantas cucharaditas de yogur natural o de frutas a un vinagre de hierbas para obtener una vinagreta cremosa.

■ Revuelva una vinagreta o yogur diluido con una

mostaza de sabor intenso o bien con rábano picante (raíz fuerte, *horseradish*).

Cómo darle sabor a una ensalada sin grasa

■ Ralle un poco de cáscara de naranja, limón verde o limón o bien de jengibre fresco sobre verduras frescas de hojas verdes, una ensalada de fruta o una ensalada de carne de ave o mariscos.

■ Agregue a sus ensaladas verdes algunas opciones de sabor llamativo como berros, endibia (lechuga escarola), *arugula*, *radicchio* o *frisée* (disponibles en los supermercados con secciones grandes de frutas y verduras).

■ Ponga tomates secados al sol picados o chile picado a sus ensaladas de pasta o verdes.

■ Mezcle sus ensaladas verdes con flores comestibles (se compran en la sección de frutas y verduras, no en la florería).

Receta *remozada*

Aliño cremoso de queso azul

PARA 8 PORCIONES O 1 TAZA

Por 2 cucharadas

26 calorías

1 gramo de grasa

(El 37 por ciento de las calorías proviene de la grasa)

Muchas mujeres piensan que tienen prohibido el aliño (aderezo) de queso azul cuando quieren bajar de peso. ¡Al contrario! Este queso tiene tanto sabor que al mezclar una pequeña cantidad con requesón sin grasa podrá ahorrar 144 calorías y 16 gramos de grasa. Para remozar otros aliños cremosos, sustituya la crema agria u otros ingredientes altos en grasa por requesón molido sin grasa o yogur sin grasa y sazónelos con ajo y hierbas.

1 **taza de requesón sin grasa**

2 **cucharadas de queso azul desmoronado**

2 **cucharadas de leche descremada (*fat-free milk*)**

1 **diente de ajo picado en trocitos**

Muela el requesón, el queso azul, la leche y el ajo a velocidad baja en una licuadora (batidora) o procesador de alimentos durante 20 segundos. (Quedarán grumos de queso). Bien tapado, puede guardar el aliño en el refrigerador durante 1 semana como máximo.

Comer fuera

Muchas mujeres que cuidan su peso automáticamente piden una ensalada al comer fuera, pues les parece evidente que tendrá menos calorías que una hamburguesa, un sándwich (emparedado) de bistec, pescado frito o alguna otra selección más alta en grasa del menú. O bien optan por visitar la barra de ensaladas. No obstante, si usted escoge ingredientes adicionales altos en calorías, una ensalada de la barra de ensaladas puede sumar más de 1,000 calorías. Lo mismo sucede si pide una ensalada para tacos, que viene cargadísima de crema agria, aliño de guacamole y queso y se presenta en una envoltura frita en freidora.

Para evitar que una ensalada de restaurante se convierta en un festín calórico, acuérdese de las siguientes sugerencias.

Para pedir de la carta

- Pida el aliño aparte y agregue sólo una pequeña cantidad antes de disfrutar su ensalada.

- Pida un aliño sin grasa o más bajo en grasa. Si no lo hay, pida vinagre y aceite por separado, para que pueda mezclar el suyo.

- Disfrute una ensalada de la carta de los entremeses como su plato fuerte. Complete el menú con una taza de sopa baja en grasa y un panecillo recién horneado.

- La ensalada César, algunas ensaladas de espinaca, el *antipasto* y las ensaladas mezcladas con mayonesa se preparan con aliño más alto en grasa o bien con grasa de tocino. Para reducir las calorías a la mitad, comparta la ensalada con otra persona o cómase sólo la mitad.

Para visitar la barra de ensaladas

- Sírvase poco aliño y busque las opciones más bajas en grasa. De otra forma, muy fácilmente terminará sirviéndose más aliño del que en realidad quiere, incluso un cuarto de taza.

- Arme su ensalada con los ingredientes más bajos en grasa, como brócoli, pimiento, rodajas de hongos, tomate y pepino. ¡Quizá ni siquiera extrañe el aliño si lo omite!

- Sáltese las ensaladas que ya vienen mezcladas con aliños altos en grasa, como el *coleslaw* cremoso, la ensalada cremosa de papa y las verduras preparadas con adobos (escabeches, marinados) llenos de aceite y vinagre. O sírvase sólo una probadita.

(*Nota:* Si no reconoce algún término en este capítulo, vea el glosario en la página 404).

Bebidas

En lo que se refiere a las calorías líquidas, es posible dividir en dos categorías a muchas de las mujeres que cuidan su peso.

Algunas son capaces de recitar el contenido en grasa y calorías de cientos de alimentos, pero no se mantienen al tanto de las bebidas que toman, que pueden arrasar como un maremoto con sus esfuerzos para controlar su peso.

Algunas están muy conscientes de que una lata de refresco (soda) equivale a un dulce líquido, ya que contiene 150 calorías y casi la misma cantidad de azúcar que dos barras de confitura.

El hecho es que usted subirá de peso si consume más calorías de las que su cuerpo necesita, y no importa que la fuente de estas calorías sea un alimento o una bebida.

El agua es la única bebida que apoya sus esfuerzos para bajar de peso en lugar de entorpecerlos. Diversos estudios han demostrado que las personas que toman agua antes de las comidas consumen menos calorías, además de que les resulta más fácil perder las libras de más. Esto se debe a que el agua llena el estómago. Y cuando el estómago está lleno, no se comen las mismas cantidades.

Cuando se usan de forma adecuada, las calorías líquidas pueden apoyar sus esfuerzos para tener un cuerpo a su medida, en lugar de contrarrestarlos. Ahora le diremos cómo.

Consejos de compra

Para obtener consejos sobre la leche y la leche de soya, vea "Productos lácteos" en la página 119. En cuanto a las demás bebidas, siga leyendo aquí mismo.

Agua. El agua no contiene nada de grasa ni calorías y puede evitar que usted se exceda con la comida, por lo que debe figurar en todas las listas de compras para el mercado. Compre una cantidad suficiente para una semana. Si toma agua de la llave (grifo, canilla, pila), llene cuatro o cinco botellas reutilizables de 20 onzas (600 ml) y póngalas a enfriar en el refrigerador. Luego llévese su agua para todo el día.

El agua natural sin gas está muy bien. Sin embargo, si las burbujitas le ayudan a tomar más, compre agua de Seltz (*seltzer*) o agua tónica de sabor sin calorías. Sólo evite las que contienen mucha azúcar y calorías, ya que esconden casi el mismo número de calorías que un refresco normal.

Café. Es cierto que el café sólo aporta 5 calorías si lo toma negro. Los problemas empiezan cuando opta por las especialidades de café, como el café *latte*, el moca, el *cappuccino* y otras delicias semejantes que se venden en las cafeterías e incluso en algunas gasolinerías. Si no escoge bien tendrá que olvidarse de comer postres durante un mes. Un moca normal de 8 onzas (240 ml) contiene 493 calorías y 49 gramos de grasa. Pídalo con leche descremada (*fat-free milk*) y sin crema batida (sustitúyala por la espuma producida por la leche descremada pasada por vapor), agregue un edulcorante artificial y habrá reducido los daños a sólo 120 calorías. Así podrá disfrutar la energía del chocolate y adelantar un paso más en el camino hacia tener un cuerpo a su medida.

Té helado. Si va a tomar té helado, beba el sencillo preparado a la antigüita con bolsitas de té y limón. Sólo contiene 2 calorías y le aporta bastante agua. Por el contrario, una botella de 16 onzas (480 ml) de té helado endulzado de sabor equivale a un refresco.

Jugos. Con pocas excepciones, el jugo en realidad no cuenta como una de las tres a cinco raciones diarias de frutas y verduras que los expertos recomiendan como ricas fuentes de vitaminas, minerales, fibra y otros nutrientes protectores. Principalmente consiste en azúcar.

Dos excepciones son el jugo de naranja (china) enriquecido con calcio y el jugo de verduras. El jugo de naranja enriquecido con calcio ayuda a cubrir las necesidades de calcio de las mujeres que no toman leche, y el calcio es fundamental para tener los huesos fuertes. Por su parte, el jugo de verduras ofrece una amplia variedad de nutrientes a cambio de pocas calorías (46 calorías por cada 8 onzas).

Alcohol. Los expertos están de acuerdo en que las personas que toman vino tinto en cantidades moderadas parecen disfrutar de cierta protección adicional contra las enfermedades cardíacas. No obstante, si usted está cuidando su peso el beneficio se le cobrará en calorías: 7 calorías por gramo de alcohol, es decir, aproximadamente 103 por una copa de 5 onzas (150 ml). Si usted toma el vino en copas grandes, según se acostumbra en muchas casas y restaurantes, consumirá aún más.

Y si consume bebidas fuertes, como ginebra o vodka, estará ingiriendo un mínimo de 97 calorías por medida (*shot*), según la graduación del alcohol, además de la bebida que escoja para mezclar con este. Los licores (como el de café) contienen aún más calorías: 160 por medida de 1½ onzas (45 ml). En cuanto a las bebidas tropicales de frutas como las piñas coladas, en realidad daría lo mismo tomarse una malteada (batido) de chocolate.

Además, el alcohol plantea otro problema: puede acabar con su fuerza de voluntad y terminará consumiendo calorías adicionales a las del alcohol mismo.

Si no toma y está cuidando su peso, no empiece a beber. Tanto el té negro como el verde, que

Las mejores —y peores— elecciones

Desde el punto de vista de las calorías, el agua es lo mejor que puede tomar. Las bebidas que contienen grasa y azúcar son las peores. Si su paladar exige algún estímulo pero sus caderas no necesitan la grasa ni las calorías, busque bebidas sin azúcar. Las bebidas que ofrecen algún valor nutritivo a cambio de sus calorías, como un vaso de 8 onzas de leche descremada, también son una elección inteligente. Las raciones señaladas en esta tabla son las típicas de cada bebida.

Las mejores elecciones			
Bebida	**Porción**	**Calorías**	**Gramos de grasa**
Agua natural o mineral	8 onzas (240 ml)	0	0.0
Agua de sabor sin azúcar	8 onzas	0	0.0
Té helado de sabor sin azúcar	8 onzas	5	0.0
Jugo de verduras	8 onzas	46	0.2
Jugo de naranja (china) enriquecido con calcio	8 onzas	120	0.7
Jugo de uva	8 onzas	127	0.2

Las peores elecciones			
Bebida	**Porción**	**Calorías**	**Gramos de grasa**
Piña colada	8 onzas	466	4.8
Malteada (batido) de chocolate	12 onzas (360 ml)	430	13.0
Rompope (ponche de huevo)	8 onzas	342	19.0
Cappuccino con leche entera	12 onzas	288	10.0
Refresco (soda) normal	12 onzas	150	0.0
Cerveza	12 onzas	146	0.0

no contienen nada de calorías, pueden proteger su corazón de manera semejante a cómo lo hace el vino tinto. Y si bebe, reduzca las calorías del alcohol al mínimo.

Sustituciones sensatas

Si no puede resistirse a tomar una bebida con calorías, pruebe las siguientes sustituciones.

- En lugar de una limonada normal (99 calorías por 8 onzas), tome una limonada con edulcorante artificial (5 calorías).
- Sustituya el vino (103 calorías por 5 onzas) por un cóctel de vino con agua tónica (*wine spritzer*) (62 calorías por 5 onzas).

- Cambie una malteada de chocolate (430 calorías por 12 onzas/360 ml) por un moca con leche descremada (*café mocha skim*) y sin crema batida (120 calorías por 12 onzas).

Nuevas bebidas que puede probar

Hoy en día más que nunca se venden bebidas en polvo sin azúcar de muchos sabores, desde una simple limonada hasta las de sabor melocotón (durazno), frambuesa y fresa. Prepare una jarra y téngala en el refrigerador durante todo el año para satisfacer sus antojos de dulce. Sin embargo, acuérdese de que se trata de sustitutos de bebidas

Receta *remozada*

Batido de fresa y plátano

PARA 4 PORCIONES

Por porción

85 calorías

0.5 g de grasa

(El 5 por ciento de las calorías proviene de la grasa)

Cuando se prepara correctamente, un batido (licuado) de frutas es una excelente bebida para la hora del desayuno o para recuperar energías a mediodía. Por el contrario, las versiones embotelladas se endulzan demasiado con almíbar (sirope, *syrup*) de frutas y usted terminará consumiendo muchas calorías adicionales, con frecuencia más de 300 por 8 onzas (240 g), con muy poco valor alimenticio a cambio.

- 2 tazas de fresas congeladas picadas en rodajas
- 1 plátano amarillo (guineo, banana) grande, picado en rodajas
- ½ taza de jugo de naranja (china)
- ½ taza de yogur de vainilla sin grasa o de leche descremada (*fat-free milk*)
- 6 cubos de hielo

Ponga las fresas, el plátano amarillo, el jugo de naranja, el yogur o la leche y los cubos de hielo en una licuadora (batidora). Muela todo muy bien hasta obtener una bebida espesa.

endulzadas, no de un permiso para tomar libremente lo que quiera.

Comer fuera

Unas cuantas cervezas, una copa de vino, un té helado, café o licor después de la cena: es muy fácil acumular calorías adicionales cuando se come fuera. El control de las calorías líquidas debe comenzar antes de salir de casa. Disfrute un gran vaso de agua antes de salir de su casa u oficina para comer fuera. Así consumirá menos comida y bebida, empezando por el cesto para el pan (panera).

Cuando pida algo de tomar, opte por una elegante agua mineral con limón verde (lima) en lugar de una bebida alcohólica, que muy fácilmente puede acabar con su fuerza de voluntad justo cuando deberá escoger entre una gran selección de platos deliciosos. Si ha comido poco durante todo el día para ahorrar calorías, preparándose para una cena especial de restaurante (una idea excelente, por cierto), tenga cuidado: el alcohol se absorbe más rápidamente cuando se tiene el estómago vacío y un poco de alcohol no tarda en ser demasiado.

Si una cena elegante simplemente no sería especial sin un poco de vino, pida una copa de algo caro. Así es menos probable que tome dos o tres.

(*Nota:* Si no reconoce algún término en este capítulo, vea el glosario en la página 404).

Carnes

Hasta hace poco se consideraba la carne como el enemigo de cualquier persona que deseaba adelgazar. Pero ya no es así. Hoy en día los cortes de carne más magros (bajos en grasa) abundan en el refrigerador de carnes, lo cual significa grandes ahorros de calorías para nosotras. Por ejemplo, hay siete cortes de carne de res y ocho de cerdo que sólo contienen un poquito más de grasa que una pechuga de pollo sin pellejo, y menos que un muslo de pollo sin pellejo.

Menos mal que es así, ya que una mujer se puede perjudicar si renuncia a la carne. La carne proporciona los nutrientes que nos hacen falta a las mujeres muy ocupadas. Tres onzas (84 g) de carne cocida brindan aproximadamente el 50 por ciento de la Cantidad Diaria Recomendada (o *DV* por sus siglas en inglés) de proteínas, más o menos un 25 por ciento de la DV de cinc y niacina y hasta un 17 por ciento de la DV de hierro.

Los puntales de un plan de alimentación saludable que usted pueda seguir de manera permanente son el equilibrio, la variedad y la moderación. Eso incluye raciones modestas de carne de res, cerdo, ternera, cordero, jamón e incluso carnes frías (tipo fiambre). La mayoría de las mujeres sólo necesitan unas 6 onzas (168 g) de carne, pollo o mariscos al día. Tres onzas de carne magra unas cuantas veces a la semana le harán más bien que mal.

Consejos de compra

Al comprar carne su lema debe ser: "Si compro menos, comeré menos". Empiece por desterrar las carnes altas en grasa de su carrito de compras y concéntrese en las versiones más magras. Si obtiene una oferta en carne magra, utilice una pequeña cantidad de inmediato y congele la que sobre en porciones de 3 onzas, lo cual equivale más o menos al tamaño de una baraja. Las siguientes son las mejores opciones de la carnicería.

Carne de res. Averigüe si la carne de res que vende su super (colmado) es de primera calidad (*prime*), superior (*choice*) o selecta (*select*). La de primera calidad contiene la mayor cantidad de vetas de grasa, mientras que la selecta cuenta con la menor cantidad. Los cortes cuyo nombre incluye las palabras *loin* o *round* suman el menor número de calorías y menos grasa. Las selecciones más bajas en grasa son *eye of round*, *top round*, *round tip*, *top sirloin*, *bottom round*, *top loin* y *tenderloin*. Al escoger una carne molida busque la que tenga el más alto porcentaje de carne magra. En la etiqueta busque las palabras *ground top round* (que tiene un 97 por ciento de carne magra) y *ground sirloin* (que tiene un 90 por ciento). Ambas son mejores opciones que la molida de *round* (un 85 por ciento) y que la carne molida de res normal (un 73 por ciento).

Carne de cerdo. Los cortes más magros son el *tenderloin*, las chuletas de *sirloin*, el *loin roast*, las chuletas *top loin*, las chuletas *loin*, el *sirloin roast*, las chuletas de costilla y el *roast* de costilla. Fíjese si su mercado ofrece carne de cerdo de la marca *Smithfield Lean Generation Pork*, que se obtiene de animales criados especialmente para tener poca grasa; esta carne es entre un 35 y un 61 por ciento más magra que la de cerdo tradicional. A pesar de lo que se dice, el jamón también es magro, siempre y cuando se le recorte la capa exterior de grasa. ¿Y el tocino? Evite el normal, pero sí puede disfrutar el tocino canadiense, que se hace de lomo curado de cerdo.

Ternera. Los cortes más bajos en grasa son *arm*, *blade*, bistec, *roast* de costilla, chuletas *loin* y chuletas pequeñas (*cutlets*). Prepare la ternera de formas que respeten su bajo contenido de grasa, es decir, no insista en la ternera *cordon bleu* (rellena de jamón y queso) ni *Oscar* (ternera con cangrejo/jaiba y una salsa bearnesa de mantequilla).

Cordero. Busque las chuletas *arm chops* y *loin chops*, la pierna (*shank*) y el *roast* de pierna (*leg roast*). Prepare las chuletas asadas a la parrilla (a la barbacoa) y la pierna en su jugo, y un rico guiso (estofado) con la carne de pierna y verduras.

Alternativas adelgazadoras

Es posible que ya haya escuchado esta regla alguna vez, pero vale la pena repetirla: trate la carne como un condimento, no como la atracción principal de sus comidas. Combínela con muchos cereales y verduras para crear comidas más bajas en calorías que también satisfacen el hambre. Y reduzca las calorías aún más cambiando sus técnicas de preparación y de cocción. Ahora le diremos cómo.

Las mejores —y peores— elecciones

A la hora de escoger la carne, por lo general es buena idea concentrarse en los cortes o los platos fuertes que contengan menos de 350 calorías y 9 gramos de grasa por porción. Sin embargo, es mejor fijarse en los gramos de grasa que contiene un tipo de carne dado y no en sus calorías. Por ejemplo, el tocino no tiene muchas calorías, pero las que tiene provienen en su mayoría de la grasa, no de proteínas.

Las mejores elecciones

Carne	Porción	Calorías	Gramos de grasa
Rosbif *lean* (bajo en grasa) de la salchichonería (*delicatessen*)	3 lonjas (lascas) (3 onzas/84 g)	120	4.5
Tocino canadiense	3 tiras (3 onzas)	129	5.8
Tenderloin de cerdo	3 onzas	139	4.1
Eye of round de res asado	3 onzas	141	4.0
Top round de res	3 onzas	169	4.3
Flank steak	3 onzas	176	8.6
Chuletas de *sirloin* de cerdo, asadas al horno	3 onzas	181	8.6
Alambres (pinchos, brochetas) de cordero	3 onzas	190	7.5
Carne de res y brócoli al estilo asiático	4 onzas (112 g)	346	3.9

Las peores elecciones

Carne	Porción	Calorías	Gramos de grasa
Costillas de puerco a la parrilla	6 onzas (168 g)	674	51.6
Cerdo *moo shu*	1 ración (unas 11 onzas/310 g)	501	13.0
Hamburguesa doble con queso y tocino	1	460	28.0
Burrito de frijoles (habichuelas), queso y carne	2 burritos (7 onzas/196 g)	331	13.3
Chuleta de ternera	4 onzas	322	19.0
Carne de res *stroganoff*	6½ onzas (180 g)	300	13.5
Salami (de res y cerdo)	3 lonjas (3 onzas)	214	16.5
Hot dog (de res y cerdo)	1	182	17.0
Tocino	3 tiras (⅔ onzas/19 g)	109	9.4

- Ase la carne a la parrilla, al horno o sobre una rejilla (parrilla) en una olla (charola). La grasa se acumulará en la olla y no será absorbida nuevamente por la carne.

- Use utensilios antiadherentes y aceite antiadherente en aerosol para reducir al mínimo la cantidad de grasa a la hora de sofreír (saltear) o dorar la carne.

- También puede sofreír o dorar la carne con una pequeña cantidad de vino o consomé.

- Dore la carne molida de res como acostumbra, separando la carne conforme se cocina. Pásela a un colador para que se escurra bien y luego elimine aún más grasa enjuagándola con agua tibia. Séquela con toallas de papel antes de continuar con la receta.

- Córtele siempre toda la grasa posible a la carne antes de cocinarla.

- Suavice los cortes de carne más bajos en grasa adobándolos (remojándolos) con líquidos ácidos como jugo (de naranja/china, limón, toronja/pomelo, uva blanca, piña/ananá, tomate/jitomate o verduras), vinagre, vino o un aliño (aderezo) para ensaladas de grasa reducida basado en vinagre. O bien diluya el jugo con consomé para obtener un adobo (escabeche, marinado) menos afrutado.

- Combine 3 onzas de carne magra de res o cerdo por porción con una generosa cantidad de verduras para prepararlas al estilo asiático. (Para aprender esta técnica, vea la página 156). Sírvalas con arroz cocido.

- Ponga la carne en un alambre (pincho) para que le rinda más. Puede utilizar cualquier combinación de carnes (3 onzas por ración es más que suficiente) y verduras. Sirva los alambres (pinchos, brochetas) con cuscús o arroz.

- Prepare su guiso favorito con la mitad de la carne indicada, sustituyéndola por papas y zanahorias picadas en cubitos.

- Prepare un ensalada César de bistec mezclando rosbif magro picado en tiras, lechuga romana (orejona) picada, un poco de queso parmesano rallado, crutones bajos en grasa y aliño sin grasa para ensalada César.

Sustituciones sensatas

Aunque cocine con carne magra, no exagere. Acostúmbrese a reducir la cantidad consumida mediante sustitutos ricos en proteínas, como los siguientes.

- Use *tofu* firme adobado para los tradicionales platos de carne y verduras al estilo asiático. Sírvalo con arroz.

- Prepare tacos y burritos con la mitad de la carne. Agregue frijoles (habichuelas) de lata enjuagados para compensar la diferencia. También puede preparar su receta favorita de chile con carne (*chili*) con la mitad de carne y la mitad de frijoles.

- Sustituya 1 onza (28 g) de carne por cualquiera de los siguientes alimentos: un huevo grande, ¼ taza de sustituto de huevo, 1 onza de pollo o de pavo (chompipe), 1 onza de mariscos, ½ taza de frijoles secos cocidos (incluyendo lentejas y chícharos/guisantes/arvejas partidos), ¼ taza de requesón sin grasa o bajo en grasa (2 onzas/56 g), 8 onzas (224 g) de yogur sin grasa o bajo en grasa o 1 onza de *tofu*, *tempeh* o proteínas vegetales texturizadas.

- Utilice su olla eléctrica para guisos de cocimiento lento (*slow cooker*) para preparar comidas de carne y verduras. La duración del proceso de cocimiento servirá para suavizar los cortes magros de carne.

- Sustituya la mitad de la carne por arroz al hacer pimientos (ajíes, pimientos morrones) rellenos.

- Cambie un poco de la carne molida de res de las salsas para pasta y los pasteles (pays, tartas, *pies*) de carne por pechuga de pavo molida.

Nuevas comidas que puede probar

¿Tiene ganas de experimentar? Una posibilidad son las carnes de caza. Las de venado (*venison*),

(continúa en la página 43)

Receta *remozada*

Bistec empanizado

PARA 4 PORCIONES

Por porción

565 calorías

32 g de grasa

(El 51 por ciento de

las calorías proviene

de la grasa)

Consejo de cocina: El ají dulce es un pimiento que bien puede ser anaranjado o verde pálido y parece una pequeñísima calabaza. Tiene el tamaño aproximado de la yema de un pulgar. Si no lo encuentra, puede sustituirlo por su pariente cercano, el ají cachucha, en cantidades iguales, o por 2 cucharadas de pimiento (ají, pimiento morrón) rojo picado.

Este bistec se sirve con salsa ajilimójili, un tradicional aderezo puertorriqueño.

4 bistecs *top sirloin* de 5 onzas (140 g), a los que se ha cortado toda la grasa visible

¼ taza de jugo de naranja (china) fresco

¼ taza de jugo de limón fresco

1 diente de ajo picado en trocitos

¼ taza de harina multiuso

¼ taza de *corn flakes* desmenuzados

2 cucharadas de salvado de avena

½ cucharadita de sal

2 claras de huevo

2 cucharadas de aceite vegetal

Para la salsa ajilimójili

2 dientes de ajo picados en trocitos

5 ajíes dulces pelados

¼ cucharadita de sal

¼ cucharadita de pimienta negra recién molida

2 cucharadas de jugo de limón fresco

2 cucharadas de aceite de oliva

Golpee la carne entre 2 trozos de papel encerado con un martillo para carne o una sartén de hierro hasta que quede con un grosor de ¼ pulgada (0.6 cm). Mezcle los jugos de naranja y de limón con el ajo en una fuente de vidrio mediana. Agregue la carne y adóbela (remójela) durante 1 hora. Saque los bistecs, escúrralos y séquelos.

Mientras los bistecs se están adobando, prepare la salsa al moler el ajo y los ajíes en un procesador de alimentos. Agregue la sal, la pimienta, el jugo de limón y el aceite a esta mezcla y revuélvalo todo muy bien.

Después de secar los bistecs, mezcle la harina, los *corn flakes*, el salvado de avena y la sal sobre un trozo de papel encerado. Bata las claras de huevo en un tazón (recipiente). Pase cada bistec por las claras y luego por la mezcla de harina.

Ponga el aceite a calentar a fuego alto en una sartén grande hasta que quede muy caliente. Fría los bistecs por ambos lados. Seque el exceso de aceite de los bistecs con toallas de papel. Sirva los bistecs con la salsa ajilimójili.

Receta *remozada*

Sancocho puertorriqueño

PARA 12 PORCIONES

Por porción

471 calorías

22 g de grasa

(El 42 por ciento de

las calorías proviene

de la grasa)

1 cucharada de aceite de oliva

1 cebolla mediana picada en trozos grandes

1 pimiento (ají, pimiento morrón) verde, sin centro ni semillas y picado

2 dientes de ajo picados en trocitos

2 lonjas (lascas) de jamón de pavo ahumado bajo en grasa, picadas

2 libras (900 g) de bistec round magro de res, al que se le ha cortado toda la grasa visible, picado en trozos

3 pechugas de pollo, sin pellejo y picadas cada una en 4 trozos

4 tazas de agua

½ taza de recaíto (página 58)

1 taza de salsa de tomate (jitomate)

4 cubos o 4 cucharaditas de consomé de pollo

2 cucharaditas de orégano fresco o 1 cucharadita de orégano seco

1 cucharada de cilantro fresco picado

3 tazas de yuca pelada y picada en cubos de 1 pulgada (2.5 cm)

2 tazas de yautía (malanga) pelada y picada en cubos de 1 pulgada

2 tazas de ñame pelado y picado en cubos de 1 pulgada

1 taza de batata dulce (camote), pelada y picada en cubos de 1 pulgada

2 tazas de calabaza pelada y picada en cubos de 1 pulgada

2 plátanos verdes pelados y picados en trozos de 2 pulgadas (5 cm)

2 mazorcas de maíz (elote, choclo) picadas en rodajas de 1 pulgada

Ponga el aceite a calentar a fuego mediano en una olla grande. Sofría (saltee) la cebolla hasta que quede traslúcida. Agregue el pimiento verde, el ajo y el jamón de pavo. Sofría durante 4 minutos.

Agregue la carne de res y el pollo y dórelos durante 3 minutos.

Agregue el agua, el recaíto, la salsa de tomate, el consomé, el orégano, el cilantro, la yuca, la yautía, el ñame y la batata dulce. Tape la olla muy bien y deje que rompa a hervir. Baje el fuego y hierva todo a fuego lento durante 1½ horas.

Agregue la calabaza, el plátano verde y el maíz y deje hervir durante otros 35 minutos.

Receta *remozada*

Filete en chocolate

PARA 8 PORCIONES

Por porción

366 calorías

12 g de grasa

(El 30 por ciento de

las calorías proviene

de la grasa)

De primera instancia quizás no le parezca que el chocolate sirva para sazonar la carne. Sin embargo, ¿a usted le gusta el chocolate? Lo más probable es que sí. Si le agrada el sabor de este plato, pruébelo con vino tinto para cambiar el sabor. En la tierra del cacao, la semilla de esta planta sirve para darles sabor a los platos de carne, carne de ave y verduras, así como a los sabrosos dulces.

2½ **libras (1,150 g) de brisket fresco de res**

½ **cucharadita de una mezcla mitad sal, mitad sustituto de sal**

1 **cebolla mediana picada en trozos**

3 **dientes de ajo picados en trocitos**

1 **raja (rama) de canela**

1 **taza de agua**

½ **taza de vino blanco**

1 **cubo o 1 cucharadita de consomé de res**

2 **cuadritos de chocolate semidulce (*semi-sweet chocolate*), rallado**

½ **taza de perejil italiano fresco picado**

Espolvoree la sal sobre la carne.

Dore la carne rápidamente por todos sus lados a fuego mediano-alto en una sartén grande. Agregue la cebolla, el ajo, la canela, el agua, el vino y el consomé.

Tape muy bien. Baje el fuego y cocínelo todo entre 2 y 3 horas o hasta que la carne quede suave. Saque la carne de la sartén y póngala a enfriar. Guarde el jugo de la sartén.

Ponga la sartén con el jugo de la carne cocida en el refrigerador durante 1 ó 2 horas.

Retire la grasa cuajada del jugo de la sartén. Corte la carne en rebanadas de manera transversal.

Ponga el jugo a calentar a fuego lento. Deseche los trozos grandes de cebolla. Agregue el chocolate rallado y la carne y deje hervir a fuego lento durante 8 minutos.

Espolvoree la carne con el perejil justo antes de servirla.

alce (*elk*), bisonte (*bison*) y conejo son sumamente magras. Las de venado, alce y bisonte se pueden preparar estofadas o como chuletas, y el conejo sabe rico en su jugo. Si no se atreve a probarlas solas, inclúyalas en platos combinados, como guisos o tacos.

Los productos de soya, como el *tofu* y el *tempeh*, se han convertido en un alimento cotidiano y quedan muy bien como sustitución de una parte de la carne en diversas recetas. Pruébelos en platos al estilo asiático, chile con carne (*chili*) y salsas para pasta. Lo mismo cabe decir de las proteínas vegetales texturizadas, las cuales se parecen a la carne molida en su forma y contenido proteínico.

Comer fuera

Trátese de un restaurante de comida rápida o elegante, por lo general una porción de carne basta para satisfacer sus necesidades de todo el día, si no es que más. Pocas mujeres necesitan más de 6 onzas de carne, pollo o mariscos al día, pero los restaurantes sirven mucha más, hasta 16 onzas (450 g) en algunos especializados en bistec. En lugar de quedarse en casa, tome en cuenta las siguientes estrategias cuando vaya a salir.

Antes de comer un solo bocado de su bistec, córtelo a la mitad. Pida una bolsita para sobras y guarde la mitad de la carne antes de comenzar a comer. Así evitará la tentación de acabarse la comida sólo porque la tiene en su plato.

Evite los tamaños "súper" de cualquier comida, y con mayor razón si contiene carne. Siempre será demasiado para una persona.

A la hora del desayuno o del *brunch*, reduzca el número de calorías pidiendo jamón magro o tocino canadiense en lugar de tocino o salchichas.

Para ahorrar calorías en un restaurante japonés, pida *shabu-shabu*, un plato hervido a fuego lento que incluye carne; *sukiyaki*, al estilo asiático; y los platos *yakitori*, que se preparan asados a la parrilla. Si agrega mucho arroz sin saborizante y consomé, quedará satisfecha sin ningún problema. En un restaurante mexicano, las fajitas son una buena opción, porque combinan la carne con verduras y un cereal (las tortillas). Olvídese de la crema agria y el guacamole.

(*Nota:* Si no reconoce algún término en este capítulo, vea el glosario en la página 404).

Cereales

Ya sea frío o caliente, un plato de cereal es una excelente forma de comenzar el día. Diversos estudios han demostrado que las mujeres que se saltan el desayuno o que desayunan muy poco tienden a comer más a media mañana, antes del almuerzo. Incluso llegan a consumir aún más calorías que si hubieran desayunado bien para empezar. Por lo tanto, es posible que desayunar le ayude a bajar de peso.

Desde luego un desayuno de huevos con tocino no le ayudará a alcanzar sus metas en cuanto a pérdida de peso. Acompañados de pan tostado con mantequilla, un desayuno de huevos fritos con dos tiras de tocino le llenará el estómago con 28 gramos de grasa y 395 calorías. Por el contrario, un plato de hojuelas de salvado con media taza de leche descremada (*fat-free* milk) y media taza de fresas picadas le proporcionarán sólo 1 gramo de grasa y 200 calorías.

Los cereales fríos para desayunar están hechos,

Las mejores —y peores— elecciones

La mayoría de los cereales contienen poca grasa y también sirven como fuente de muchas vitaminas, minerales y fibra. Un buen cereal proporcionará por lo menos 5 gramos de fibra por porción, la cual por lo común equivale a 30 gramos, es decir, más o menos 1 onza.

Concéntrese en los cereales integrales así como en los que contienen salvado o están enriquecidos con fibra. Si le gusta la *granola*, escoja una que sea baja en grasa y compare el número de calorías por porción, dato que revela cuánta azúcar se agregó. Revise las etiquetas y escoja cereales que contengan la menor cantidad posible de azúcar por porción.

Las mejores elecciones

Cereal	Porción	Calorías	Gramos de grasa	Gramos de fibra
Cereal de salvado con fibra adicional	½ taza	50	0.5	13.3
100 por ciento salvado	⅓ taza	80	0.5	8.0
Avena instantánea preparada con salvado y pasas	1 bolsa (1.4 onzas)	158	1.9	5.5
Shredded wheat sin azúcar	2 trozos	160	0.5	5.0
Salvado con pasas	1 taza	190	1.0	8.0
Cereal de trigo tipo *nugget*	½ taza	200	1.0	5.0
Hojuelas de salvado de trigo con frutas secas y frutos secos	1 taza	210	3.0	5.0

Las peores elecciones

Cereal	Porción	Calorías	Gramos de grasa	Gramos de fibra
Sémola de maíz con queso	½ taza	197	12.0	0.0
Granola (con aceite)	¼ taza	131	6.9	2.9
Cereal cubierto de azúcar	1 taza	120	1.0	0.0

lógicamente, de cereales, ya sea de trigo, avena, maíz (elote, choclo), cebada, arroz, quinua o una mezcla de varios. Con excepción de algunas marcas de *granola*, que llegan a contener alguna grasa vegetal saturada como el aceite de coco, la mayoría de los cereales fríos contienen pocas calorías provenientes de la grasa. Casi todos los cereales representan una de las mejores fuentes posibles de carbohidratos complejos (los cuales deben equivaler a entre el 55 y el 60 por ciento de sus calorías diarias, según los expertos en nutrición).

Algunos cereales proporcionan entre 8 y 12 gramos de fibra, cantidad que corresponde más o menos a la tercera parte de los entre 25 y 35 gramos que los expertos recomiendan consumir diariamente. Los cereales de salvado —hechos con las capas exteriores del trigo, la avena u otros cereales— contienen la mayor cantidad de fibra. En términos generales, una alimentación diaria alta en fibra (la cual se encuentra en el salvado de los cereales, los cereales integrales, las verduras, las frutas y las legumbres) puede ayudarle a controlar su peso de varias maneras. En primer lugar, la fibra misma no tiene calorías. Asimismo, en vista de que sólo se encuentra en alimentos de origen vegetal, los alimentos altos en fibra con frecuencia son ricos en nutrientes y bajos en grasa. Por último, los alimentos ricos en fibra muchas veces sirven para sustituir otros alimentos más altos en grasa. Además, los alimentos altos en fibra ocupan mucho volumen, por lo que sacian el hambre mejor.

Una ventaja adicional es que los distintos tipos de fibra ofrecen diferentes beneficios a la salud. Mientras que la fibra insoluble del salvado posiblemente proteja contra el cáncer de colon, la fibra soluble de la avena muy bien puede ayudar a bajar su nivel de colesterol. A fin de cosechar todos los beneficios de la fibra, varíe su elección de cereales integrales diariamente.

Por si eso fuera poco, los cereales de caja enriquecidos pueden proporcionarle un buen porcentaje de la Cantidad Diaria Recomendada (o *DV* por sus siglas en inglés) de algunas vitaminas y minerales, entre ellos de las vitaminas del grupo B (como el folato) y hierro. Algunos vienen en-

riquecidos con calcio, lo cual le ayudará a mantener fuertes sus huesos debajo de esa figura bien tonificada. Cuando acompaña su cereal con leche o yogur, este beneficio se multiplica.

Ahora le diremos cómo integrar el cereal en un desayuno que le ayudará a tener un cuerpo a su medida.

Consejos de compra

Es fácil encontrar los cereales de caja que contengan la menor cantidad posible de grasa y calorías —y la mayor de fibra—: lea la lista de ingredientes y la información alimenticia proporcionada en la caja. Ponga atención a los tamaños de las raciones, que pueden variar entre media taza y una o incluso más.

Cereales fríos. Los cereales fríos que van directamente de la caja a su mesa son una ganga calórica, siempre y cuando evite los que ya vienen endulzados con azúcar. Asimismo, a fin de reducir el número de calorías, no se acostumbre a agregarles una o dos cucharadas de azúcar usted misma.

Cereal cocido. Empiece con los más conocidos, como la avena, el *cream of wheat* y la sémola de maíz (*grits*). Luego busque otras variedades, como el alforjón (trigo sarraceno), la cebada, el salvado de avena o una mezcla de cereales integrales. Las variedades de cocción rápida e instantáneas le ahorran tiempo: sólo agrégueles leche, póngalos a calentar y cómaselos. Prepárelos con leche semidescremada al 1 por ciento (*low-fat milk*) o con leche descremada (*fat-free milk*) para reducir el número de calorías.

Alternativas adelgazadoras

Las cajas de cereales incluyen la leche en los datos de nutrición que proporcionan, por una buena razón: así es como la mayoría de las mujeres se comen su cereal. Para aprovecharlo al máximo, agregue los siguientes acompañantes:

■ Manzanas, melocotones (duraznos), peras, albaricoques (chabacanos, damascos), kiwis, plátanos

Receta *remozada*

Budín de avena

PARA 4 PORCIONES

Por porción

55 calorías

1 g de grasa

(El 16 por ciento de

las calorías proviene

de la grasa)

¼ taza de copos de avena

1⅓ tazas de leche descremada en polvo

2 yemas de huevo

5 claras de huevo

½ cucharadita de canela molida

1 cucharadita de margarina

¼ taza apretada de azúcar morena oscura (mascabado oscuro)

8 rebanadas de piña (ananá) de lata, sin azúcar y escurridas (guarde el líquido)

1 cucharadita de polvo de hornear

4 bolsitas de sustituto de azúcar

Ponga en un tazón (recipiente) mediano los copos de avena, la leche en polvo, las yemas y las claras de huevo, la canela y ½ taza del líquido de piña que guardó y bátalo todo muy bien.

Derrita la margarina en una sartén antiadherente de 8 pulgadas (20 cm) de diámetro a fuego mediano; agregue el azúcar y revuélvala bien; agregue las rebanadas de piña y caramelícelas de ambos lados.

Añada el polvo de hornear y el sustituto de azúcar a la mezcla de la avena y vierta la masa sobre las rebanadas de piña.

Tape la sartén muy bien y cocine el budín por entre 20 y 30 minutos a fuego muy lento. Para ver si ya está, inserte un palillo de dientes en la masa; si sale limpio, el budín está listo.

Deje que se enfríe y saque el budín de la sartén con las rebanadas de piña hacia arriba.

amarillos (guineos, bananas), bayas o la fruta fresca que usted guste (para picar y agregar al cereal para darle más sabor).

- Frutas de lata conservadas en jugo natural (mandarinas, melocotones, peras, higos y compota de manzana/*applesauce*).
- Frutas secas (arándanos agrios/*cranberries*, cerezas, albaricoques y pasas de Corinto).

- Frutos secos (almendras, nueces, pacanas); úselos en pequeñas cantidades.
- Salvado (para enriquecer su cereal con fibra adicional).

Comer fuera

Al abrir la carta de cualquier restaurante a la hora del desayuno, lo primero que verá serán los platos de costumbre (y cuidado con los antojos al leer lo siguiente): huevos fritos, jamón, tocino o salchichas, huevos con chorizo, tortitas fritas de papa y cebolla (*hash browns*), panecillos de canela, *donuts*, pan con mantequilla, *cappuccino* espeso, panqueques (*pancakes*, *hotcakes*) o *waffles* inundados de mantequilla y almíbar (sirope). Si los disfruta de vez en cuando (lo que *no* significa 2 ó 3 veces a la semana) no habrá mucho problema con su peso. No obstante, si viaja mucho, alimentarse constantemente con desayunos altos en grasa y en calorías no tardará en agregar varias pulgadas a las zonas problemáticas que quiere eliminar en primer lugar: sus muslos, barriga y asentaderas.

Por fortuna, casi todos los restaurantes ofrecen cereales fríos con leche y frutas para desayunar, incluso los de comida rápida. Aunque no aparezcan en la carta, pídalos. También busque cereales calientes, como avena o *cream of wheat*. Cuando ande de viaje, planee desayunar y almorzar prudentemente y no se llene con un *brunch* (una comida mañanera entre el desayuno y el almuerzo) a avanzadas horas de la mañana. Lo más probable es que consuma menos calorías en total, en lugar de lo que pasaría si se sentara a la mesa del *brunch* muerta de hambre.

(*Nota:* Si no reconoce algún término en este capítulo, vea el glosario en la página 404).

Comida rápida

Aunque usted no lo crea, es posible comer bien en un restaurante de comida rápida (sobre todo si no se trata de su principal fuente de alimentos). En medio de la típica comida salada y llena de grasa hay opciones más saludables. Su tarea es buscarlas y reconocerlas cuando las vea. Ahora le diremos cómo lograrlo.

Consejos de compra

Pídale a la persona detrás del mostrador que le dé los datos de nutrición de la comida que ahí se sirve. Muchos establecimientos cuentan con folletos o bien fijan esta información en la pared. La mayoría de las cadenas grandes también la publican en sus sitios *Web*. Si usted tiene acceso a una computadora en su casa o en una biblioteca, imprima estas páginas y guárdelas en su coche. Así podrá hacer su elección desde antes de entrar al restaurante.

Si tiene que arreglárselas sobre la marcha, concéntrese en el pan, las verduras, la fruta y la leche. Olvídese de los pastelillos, el azúcar y las papas a la francesa. Por ejemplo, en lugar de unas grasosas papas a la francesa, pida verduras con muchos nutrientes, como una ensalada, como guarnición. Un recipiente de leche le servirá para cubrir sus necesidades de lácteos. El jugo es mejor que un refresco (soda).

Hamburguesas. Las porciones *mega*, *super* y *jumbo* sin duda le brindan una gran cantidad de alimento a cambio de lo que paga. Pero también recibe megaporciones de grasa y calorías. Una *Big Mac* tiene 560 calorías y 31 gramos de grasa; y una *Whopper*, 660 calorías y 40 gramos de grasa, lo cual equivale casi a la cuota de grasa de todo un día. En cambio, opte por las porciones razonables, que incluso pueden ser de tamaño infantil, de ser necesario. Las hamburguesas normales tanto de McDonald's como de Burger King cuentan con la mitad de las calorías y la tercera parte de la grasa de sus sobrecargadas primas. Por último, solicite

que se le prepare su hamburguesa sin salsas especiales o que le sirvan la salsa aparte.

Comida mexicoamericana. Si le resulta inevitable comer en restaurantes de comida rápida, visite distintas cadenas para obtener la más amplia variedad posible de nutrientes. Los establecimientos de comida mexicoamericana como Taco Bell ofrecen selecciones hechas con frijoles (habichuelas) refritos, los cuales brindan mucha fibra además de ser una buena alternativa a la carne. Le irá mejor pidiendo un burrito de frijoles, con sus 12 gramos de grasa, que un *Big Beef Burrito Supreme*, el cual suma 23 gramos de grasa.

Pollo y pescado. Estos artículos no siempre representan una alternativa más saludable que las hamburguesas. Ponga atención a la forma en que se cocinan. ¿Se preparan a la parrilla (a la barbacoa) sin salsas ni aderezos adicionales? ¿O bien vienen empanados (empanizados) y fritos? La diferencia en la cantidad de grasa y calorías es abismal. Si el pollo viene con pellejo, quíteselo y estará desechando un montón de grasa. (En el Kentucky Fried Chicken, por ejemplo, una pechuga de pollo asada y sin pellejo tiene 4 gramos de grasa, mientras que una con pellejo tiene 11 gramos).

Papas al horno. Wendy's ofrece papas al horno. Pídalas sencillas y póngales ingredientes saludables de la barra de ensaladas, como chícharos (guisantes, arvejas), cebolla, tomate (jitomate) y pimiento (ají, pimiento morrón) verde. O bien pida un plato pequeño de chile con carne (*chili*) para acompañarlas. Con 7 gramos de grasa se trata de una mejor elección que la papa al horno acompañada de chile con carne y queso que aparece en la carta (22 gramos).

Ensaladas y sándwiches (emparedados). Subway ofrece una amplia variedad de ensaladas con aliños (aderezos) sin grasa. (Pruebe la ensalada de pechuga de pollo asada. Contiene 162 calorías y 4 gramos de grasa). Muchos restaurantes especializados en *bagels* venden sándwiches de *bagels* así como sopas.

Aderezos. Pida versiones bajas en grasa de aderezos como mayonesa y aliños para ensalada, así como leche. Es posible que las haya aunque no aparezcan en el menú. En Subway encontrará hojuelas bajas en grasa y muchas opciones de verduras para sándwiches, por ejemplo.

Las mejores —y peores— elecciones

Aun cuando cuente con pocas opciones, ahorrará grasa y calorías si elige órdenes pequeñas de alimentos sencillos. Regla Nº 1: Opte por lo pequeño, no el tamaño supergrande. Regla Nº 2: La sencillez es mejor: sin queso, salsa ni otros aderezos altos en grasa. Regla Nº 3: Busque las alternativas más bajas en grasa.

Las mejores elecciones

Comida rápida	Porción	Calorías	Gramos de grasa
Taco suave	1 taco	220	10.0
Bagel (con 2 cucharadas de queso crema sin grasa)	1 *bagel* (2½ onzas/70 g)	225	1.1
Taco suave de bistec a la parrilla (a la barbacoa)	1 taco	230	10.0
Papa al horno (con ½ taza de brócoli y 2 porciones de mantequilla)	1 papa	244	8.5
Hamburguesa pequeña con pan (sin condimentos)	1 hamburguesa	260	9.0
Sándwich (emparedado) tipo *sub* con pavo magro (bajo en grasa), jamón y verduras (sin mayonesa)	1 sándwich de 6 pulgadas	280	5.0
Sándwich con *muffin* inglés (de huevo, tocino canadiense, queso amarillo y mantequilla)	1 sándwich	290	12.0
Sándwich de pollo a la parrilla (sin mayonesa)	1 sándwich	370	9.0
Burrito de frijoles (habichuelas)	1 burrito	380	12.0
Panqueques (*pancakes, hotcakes*) con almíbar (sirope)	1 porción (3 panqueques)	440	9.0

Las peores elecciones

Comida rápida	Porción	Calorías	Gramos de grasa
Ensalada para tacos con envoltura	1 ensalada (19 onzas/532 g)	850	52.0
Nachos (con carne y queso)	1 porción (11 onzas/308 g)	770	39.0
Rollo gigante de canela	1 rollo	730	24.0
Hamburguesa extragrande tamaño *super* con pan (con mayonesa, lechuga y tomate/jitomate)	1 hamburguesa	660	40.0
Sándwich con *biscuit* (de huevo, salchicha y queso amarillo)	1 sándwich	620	43.0
Sándwich de pescado frito (con salsa tártara)	1 sándwich	560	28.0
Papas a la francesa, orden *supersize*	1 porción	540	26.0
Sándwich de pollo frito (con mayonesa)	1 sándwich	500	25.0
Danish de queso	1 pastellillo	410	22.0

Alternativas adelgazadoras

Esa hamburguesa se ve muy solita sin nada que la acompañe. Encuéntrele algo que valga la pena, como las siguientes opciones.

Leche. Acompañe cualquier comida rápida con un vaso de leche. Aunque se trate de leche semidescremada al 2 por ciento y no al 1 por ciento, estará ingiriendo más calcio que con un refresco y muchas menos calorías que con un batido (licuado). O bien pida jugo de naranja (china) para reforzar su vitamina C. Si bien el jugo es una bebida típica para el desayuno, la mayoría de los establecimientos de comida rápida lo sirven a cualquier hora del día.

Papitas fritas. No necesariamente tienen que estar prohibidas. En vez de papitas fritas, pida las horneadas (dirán "baked" en la bolsa) bajas en grasa en los restaurantes de sándwiches y otros por el estilo. Si no las hay horneadas, busque alguna otra merienda (refrigerio, tentempié) salada baja en grasa. Por ejemplo, quizá quede satisfecha con unos pretzels. (Si lo que realmente se le antoja es la sal, pida pepinillos adicionales. No tienen nada de grasa y muy pocas calorías). Si sólo quiere papitas fritas y nada más, por lo menos opte por una variedad más baja en grasa como las Sun Chips, que contienen 6 gramos de grasa por cada onza en lugar de 10.

Verduras. No escatime la lechuga. Ni tampoco los tomates, la cebolla ni el pimiento verde. Es más, pida una ración extra en lugar del queso.

Fruta. Chequee a ver si hay frutas picadas en la barra de ensaladas o un plato de manzanas detrás del mostrador. Acuérdese que el pastel (pay, tarta, pie) de manzana no cuenta como una fruta. Si realmente no hay nada en el restaurante, compre fruta en otra parte y disfrute una merienda saludable más tarde.

Sustituciones sensatas

Opte por lo pequeño. La orden pequeña de lo que sea es mejor que el tamaño super o jumbo. Es posible que aún vaya a consumir un exceso de calorías y gramos de grasa para su gusto, pero por lo menos no en cantidades absurdas. Una orden pequeña de papas a la francesa de McDonald's suma 210 calorías y 10 gramos de grasa, por ejemplo, mientras que la orden tamaño super cuenta con 540 calorías y 26 gramos de grasa.

Aún mejor: Pida una ensalada como guarnición con aliño de grasa reducida en lugar de papas a la francesa. ¡Y muchos tomates! Prácticamente carecen de grasa.

Una regla general que debe seguir es preferir lo sencillo. Elija los platos simples, sin aderezos, no lo que venga descrito como supreme ni con otros superlativos que sólo significan una gran porción de queso, crema agria, guacamole, salsa especial o trocitos de tocino.

Nuevos restaurantes de comida rápida que puede probar

El mercado actual ofrece mucho más que hamburguesas. En los siguientes lugares encontrará buenas alternativas sin ningún problema.

Tiendas de bagels. Muchos de estos establecimientos ofrecen opciones especiales para el almuerzo además de bagels. Hay cantidad de selecciones más bajas en grasa, como carnes frías (tipo fiambre) magras (bajas en grasa), salmón ahumado y hummus. Olvídese de productos altos en grasa como el queso Gouda o Asiago así como de pastas untables como las de aceitunas y piñones. Sopas, como una sustanciosa sopa de lentejas, de pollo con pasta o de tortilla y pollo, son llenadoras sin contener muchas calorías. La sopa de frijoles negros o rojos con arroz es aún más saludable, porque ofrece más fibra.

Restaurantes de sándwiches envueltos. Este tipo de sándwich es muy popular y prácticamente cualquier restaurante especializado en sándwiches los ofrece. El pan se sirve relleno con carne de res magra o pollo a la parrilla, así como muchas verduras como tomate, pimiento, cebolla e incluso papas asadas. No se olvide de los frijoles (los que sea, desde los negros hasta los pintos). Son una mina de oro en cuanto a valor alimenticio.

Supermercados. ¿Qué puede ser más rápido que entrar a comprar una bolsa individual de ensalada, un poco de hebras (tiras) de queso *mozzarella*, una caja de galletas (*crackers*) y unas cuantas piezas de fruta fresca? Otras buenas opciones son las frutas secas, el cereal en trozos pequeños y envases pequeños de leche o jugo. Si necesita un plato hondo o extendido o incluso una cuchara o un tenedor de plástico, diríjase a la sección de salchichonería (*delicatessen*) y pídalo. Por lo común proporcionan estos artículos de forma gratuita.

Desayunos en el camino

¿En qué consiste un desayuno saludable de comida rápida? Pida un *bagel* alto en fibra, como los de ocho granos o de trigo integral. Y en vista de que para un desayuno equilibrado necesita algo más que carbohidratos, unte ese *bagel* con un queso crema ligero o con *hummus*, si lo hay.

Si se le antoja un sándwich de huevo, pídalo con un *bagel* o un *muffin* inglés en lugar de un *biscuit* o cuernito (*croissant*, medialuna) alto en grasa. El huevo es un alimento proteínico que sacia el hambre y sólo contiene 5 gramos de grasa por pieza. Para limitar su consumo de grasa y calorías, cuide el queso y la carne. Una rebanada de queso está bien. El tocino canadiense y el jamón son opciones magras en cuanto a la carne. La salchicha y el tocino, por el contrario, contienen un exceso de grasa.

Por último, opte por un *muffin* bajo en grasa en lugar de un *Danish*, un *donut* (dona) o un rollo de canela.

(*Nota*: Si no reconoce algún término en este capítulo, vea el glosario en la página 404).

Comidas de salchichonería

Ya sea que se encuentre en la esquina de alguna calle o en el supermercado, la salchichonería (*delicatessen*) es un lugar cómodo para conseguir algo de comer rápidamente. De hecho, las salchichonerías de los supermercados son uno de los principales rivales de los restaurantes de comida rápida en la competencia por el dinero de los consumidores. No obstante, usted debe tener presente que corre peligro de ingerir un montón de calorías junto con ese pepinillo al ajo. Un sándwich (emparedado) típico de salchichonería contiene entre 4 y 5 onzas (112 y 140 g) de carne y mide 6 pulgadas (15 cm) de grueso. Si le agrega una buena porción de *coleslaw* o ensalada de papa, a fin de cuentas hubiera dado lo mismo —desde el punto de vista de la pérdida de peso— que comiera una hamburguesa gigante.

Sin embargo, no tiene que ser así. Si su salchichonería ofrece una selección muy amplia de alimentos, incluyendo muchas ensaladas de pasta y verduras así como carnes frías (tipo fiambre) de grasa reducida, le resultará fácil tomar una decisión prudente. No obstante, la mayoría de las veces tendrá que acordarse de todo lo que sabe acerca de las buenas sustituciones para encontrar la mejor opción.

Consejos de compra

Manténgase muy atenta y no le dé miedo hacer preguntas si tiene alguna duda. Es importante que tenga presentes los siguientes puntos.

Carnes frías. A pesar de su reputación, las carnes frías que se venden actualmente son más magras (bajas en grasa) que nunca. Por lo tanto, un sándwich de salchichonería no necesariamente es una mala opción. Las carnes frías más bajas en grasa son la pechuga de pavo (chompipe), la pechuga de pollo, el rosbif, el *pastrami* de pavo y el jamón —¡aunque usted no lo crea!—, ya sea solo o con glaseado de miel.

No se puede equivocar si pide carnes frías que contengan un máximo de 2 gramos de grasa por onza (28 g). Solicite esta información si no está a la vista en el mostrador; las salchichonerías tienen la obligación de proporcionársela. En el último de los casos deben permitirle que lea los datos de nutrición que aparecen en el trozo grande de carne fría. (Acuérdese de que 1 onza equivale a 28 gramos. Si la ración es de 57 gramos y la grasa total suma 4 gramos, se trata de una buena opción).

Tome en cuenta cuánto es una porción saludable. Esa libra (450 g) de pechuga de pavo magra que compró debe servirle para preparar por lo menos cuatro sándwiches (con 4 onzas/112 g de carne por cada uno). De hecho, con uno solo de este tamaño que se coma habrá cubierto más de la mitad de las 6 onzas (168 g) de carne, carne de ave o pescado que se recomiendan consumir diariamente.

Cuando compre pechuga de pollo o de pavo rostizado, quítele el pellejo. Casi toda la grasa se concentra ahí.

Sándwiches. Los sándwiches de salchichonería ofrecen verdaderos cerros de carne. Para ahorrar calorías podría apartar la mitad de la carne para el sándwich del día siguiente. O pida la mitad de un sándwich.

Cuídese a la hora de elegir un sándwich vegetariano. Asegúrese de que esas verduras no vengan bañadas en aceite y acompañadas de queso alto en grasa, mayonesa, aguacate (palta), guacamole o un montón de aceitunas. Los sándwiches vegetarianos deben rebosar de tomate (jitomate) fresco, pimiento (ají, pimiento morrón) verde, brotes (germinados) y cebolla.

Por último, fíjese en el pan. Un cuernito (*croissant*, medialuna) da un sándwich muy sabroso, pero esos panecillos hojaldrados contienen una cantidad increíblemente alta de grasa y calorías. Elija un panecillo para *hoagie* (*hero*, *sub*), un panecillo *kaiser*, un *bagel*, un pan árabe (pan de *pita*) o un pan de panadería, de preferencia rico en fibra, como el de trigo integral o de otro cereal integral.

Ensaladas. Escoger una ensalada en la salchichonería es un auténtico reto. Las ensaladas de pollo, huevo, atún o camarón tienen una cosa en común: un montón de mayonesa. Le conviene más pedir una carne fría magra para su sándwich. En cuanto a las ensaladas de guarnición, busque alguna que no tenga un aliño (aderezo) cremoso. Por ejemplo, puede probar repollo (col) en escabeche (*pickled cabbage*) en lugar de un *coleslaw* cremoso. O bien puede comer una ensalada mixta de frijoles (habichuelas) en lugar de una de macarrones.

Alternativas adelgazadoras

La sección de frutas y verduras suele estar a pocos pasos de la salchichonería en los super (colmados), lo cual le facilitará comprar verduras y frutas para complementar su comida.

- Las bolsas de ensalada son un buen acompañamiento para un sándwich o un pollo rostizado. Escoja las que vienen sin aliño y llévese un frasco de aliño bajo en grasa o sin grasa mientras esté en la tienda.

- Las bolsas de zanahorias cambray (*baby carrots*) o bien de cabezuelas de brócoli y coliflor ofrecen un buen alimento, ya sea crudo o cocinado al vapor. Es una manera fácil de agregar verduras ricas en nutrientes a una comida de salchichonería.

- El *coleslaw* de brócoli es agradable para variar, en lugar del normal. Compre la verdura en bolsas y agregue un aliño bajo en grasa para *coleslaw*.

- Compre una manzana, una naranja (china) o un plátano amarillo (guineo, banana) para completar su comida sin agregarle grasa.

Sustituciones sensatas

Pida siempre mayonesa de grasa reducida para sus sándwiches. Ahorrará por lo menos la mitad de las calorías. Si no hay, opte por condimentos sin grasa como la *catsup* (*ketchup*) y la mostaza. (Las mostazas de sabor —a miel o a pimienta, por ejemplo— son particularmente sabrosas).

Busque papitas fritas horneadas en lugar de las normales. Son mucho más bajas en grasa. Lo mismo puede decirse de los totopos (tostaditas, nachos) horneados. Y los *pretzels* por lo común carecen de grasa.

Para satisfacer ese antojo de una merienda (refrigerio, tentempié) salada y crujiente que acompañe su sándwich de salchichonería, es posible que sólo le haga falta un pepinillo. Las salchichonerías suelen ofrecer los mejores pepinillos *kosher*. Un pepinillo no es más que un pepino sazonado, así que no tiene nada de grasa y es muy bajo en calorías.

¿Le encanta el *pastrami*? Si le han recortado bien toda la grasa, éntrele. De otro modo, opte por un *pastrami* de pechuga de pavo, que contiene un promedio de 3.5 gramos de grasa por 2 onzas (56 g).

Escoja su queso con cuidado. Si agrega queso a 3 onzas (84 g) de carnes frías en un sándwich, obtendrá una sobrecarga proteínica y probablemente también un exceso de grasa. Sáltese el queso por completo o reduzca la carne a 2 onzas y limítese a 1 onza de queso. Desde luego es preferible que pida queso bajo en grasa en lugar del normal. En cuanto a los quesos crema, averigüe si la salchichonería cuenta con una versión *light*.

En lo que se refiere a la ensalada de papa, la alemana suele ser más baja en grasa que las ensaladas tipo estadounidense o de mostaza. Pregunte por los datos de nutrición; de no estar disponibles, quizá alguien pueda decirle cómo se preparó la ensalada.

Nuevas comidas que puede probar

Algunas carnes frías nuevas, como el cerdo asado magro, están llenas de proteínas y vitaminas del grupo B y son una buena alternativa a la pechuga de pavo.

Las pastas untables de *hummus*, que se hacen

Las mejores —y peores— elecciones

Cuando vaya a la salchichonería (*delicatessen*), la primera regla que debe recordar es: mientras más sencillo, mejor. Escoja carnes frías (tipo fiambre), sándwiches (emparedados) y ensaladas simples en lugar de alimentos llenos de grasa como una ensalada de pollo, ensaladas cremosas de guarnición y sándwiches con un montón de salsas y mayonesa. Las mejores carnes frías no contienen más de 2 gramos de grasa por lonja (lasca) de 1 onza. Por lo tanto, una ración de 3 onzas de carne fría en un sándwich debe contar aproximadamente con 6 gramos de grasa. Opte por los quesos de grasa reducida, que no suman más de 7 gramos de grasa por rebanada de 1 onza. Las ensaladas con un mínimo de aceite, como la mixta de frijoles o la alemana de papa, son la mejor elección.

Las mejores elecciones

Alimento	Porción	Calorías	Gramos de grasa
Ensalada mixta de frijoles (habichuelas)	½ taza	78	2.4
Queso de grasa reducida	1 onza (28 g)	90	7.0
Lonjas de pavo (chompipe)	3 onzas (84 g)	92	1.3
Lonjas de jamón	3 onzas	93	3.0
Lonjas de rosbif	3 onzas	94	2.5
Lonjas de *pastrami* de pavo	3 onzas	120	5.3
Pechuga de pollo rostizado (sin pellejo)	½ pechuga	142	3.1
Ensalada alemana de papa	1 taza	167	2.2

Las peores elecciones

Alimento	Porción	Calorías	Gramos de grasa
Pollo frito	¼ pollo	673	40.4
Sándwich tipo *Reuben*	1 sándwich	497	30.0
Ensalada de cangrejo (jaiba)	1 taza	450	22.0
Sándwich de jamón con pan de centeno, con carne adicional (más de 6 onzas/168 g)	1 sándwich	346	7.0
Ensalada de pollo	1 taza	333	25.0
Ensalada de papa	1 taza	325	17.2
Pastrami	3 onzas	297	24.9
Ensalada de jamón	1 taza	286	22.0
Ensalada de macarrones	1 taza	225	10.0
Salami	3 onzas	223	18.0
Corned beef	3 onzas	213	16.1
Ensalada de huevo	½ taza	209	16.0
Coleslaw cremoso	1 taza	195	14.6

con garbanzo, contienen poca o por lo menos una cantidad moderada de grasa. El garbanzo brinda muchas proteínas y varios nutrientes saludables. Además, puede escoger entre muchos sabores. Úntelas sobre pan, galletas (*crackers*) o un pan árabe en lugar de pedir un sándwich de salchichonería.

A veces la salchichonería del super ofrece opciones como platos al estilo asiático o ensaladas de pasta frías y calientes. Algunos supermercados incluso cuentan con cafeterías de comida para llevar en las que se venden sándwiches con diversas verduras, como hongos especiales y pimiento (ají, pimiento morrón) rojo asado.

Comer fuera

Acuérdese de preguntar si quiere sustituir algún ingrediente o saber cómo se prepara un sándwich o una ensalada. (Por ejemplo, ¿la ensalada de atún especial de la casa se prepara con mayonesa baja en grasa? Aunque no sea así, si un número suficiente de personas la piden de esta manera, ¡es posible que empiecen a hacerlo!)

Si el sándwich contiene un verdadero cerro de carne, guarde la mitad para el día siguiente.

El sándwich tipo *Reuben* —una combinación de pan de centeno tostado a la parrilla (a la barbacoa), queso suizo (gruyere), chucrut y toneladas de *corned beef*, muchas veces inundado en aliño mil islas— está cargadísimo de grasa. Desde el punto de vista alimenticio, lo mejor del *Reuben* es el chucrut. Hecho con repollo, es rico en nutrientes saludables. Pídale a la persona que la atienda que use poco aliño, carne y queso y que mejor le ponga más chucrut.

(*Nota:* Si no reconoce algún término en este capítulo, vea el glosario en la página 404).

Condimentos y pastas untables

Basta con recorrer los pasillos de cualquier supermercado para demostrar que en esta nación nos encantan los condimentos. Las cosas apenas comienzan con la simple salsa *catsup* (*ketchup*), la mostaza amarilla o la mayonesa de siempre. En el pasillo de los condimentos se encuentra un caleidoscopio de sabores y texturas: adobos (escabeches, marinados), salsas de todo tipo, pastas untables, *relish*, *dips*, mostazas de diversos sabores y mucho más. Hoy en día hasta hay tiendas dedicadas totalmente a vender salsas de chile picante.

El diccionario define un condimento como "un complemento sazonado, picante o salado de los alimentos". Los condimentos y las pastas untables son fuentes de sabor concentrado. . . y a veces también de un montón de grasa y calorías, si no se fija.

Si usted se parece a la mayoría de las mujeres, probablemente recurre a los condimentos a la hora del desayuno, el almuerzo, la cena y las fiestas. Quizá los utilice para hacer más interesante un plato de huevos revueltos. Para quitarle lo seco al pan tostado o al *bagel* matutino. Para darle fuerza y personalidad a un sándwich (emparedado) de pavo (chompipe). Para perfeccionar una papa al horno. Para rematar los nachos. Al finalizar el día, es posible que haya acumulado una buena cantidad de grasa y calorías tan sólo por medio de los condimentos y las pastas untables. No obstante, si los elige sabiamente, los condimentos pueden brindarle sabor a sus alimentos a cambio de muy poca grasa y calorías. Ahora le diremos cómo sazonar su paladar.

Consejos de compra

Si ha tratado de bajar de peso, lo más probable es que haya cambiado a mayonesa sin grasa o de grasa reducida y a margarina "dietética" hace años. Y probablemente ya tenga la costumbre de leer con atención las etiquetas de los alimentos para averiguar su contenido de grasa y calorías. Las siguientes sugerencias le ayudarán a tomar la mayoría de las decisiones —y son millones— que el pasillo de los condimentos y las pastas untables le obliga a tomar cada vez que lo visita.

Mayonesa sin grasa o de grasa reducida. Es un buen lugar para comenzar. Por cada cucharada, las marcas bajas en grasa (o *light*) contienen 50 calorías menos que la mayonesa normal así como 6 gramos menos de grasa, mientras que las versiones sin grasa se ubican 90 calorías y 11 gramos de grasa por debajo de la mayonesa normal. Para darles mayor sabor, puede revolverlas con un poco de ajo o cebolla picada en trocitos de la sección de las especias.

Mantequilla, margarina y pastas untables parecidas a la margarina. La mantequilla y la margarina de grasa entera prácticamente contienen la mayor concentración de grasa y calorías de cualquier alimento. Una sola cucharada de cualquiera de ellas suma unos 12 gramos de grasa y 108 calorías. Para la mesa, la mejor opción son las pastas untables de calorías reducidas (*calorie-reduced*) o *light*. Estas son parecidas a la margarina. Convienen porque que le ahorran 8.5 gramos de grasa y 73 calorías por cucharada en comparación con la mantequilla y la margarina de grasa entera. Pruebe distintas marcas para encontrar el sabor y la textura que más le agraden. Sin embargo, no use las pastas untables ni las margarinas de grasa reducida para cocinar: contienen mucha agua, así que no doran los alimentos y pueden echar a perder los productos horneados.

Busque margarinas o pastas untables parecidas a la margarina hechas con aceite de oliva o de *canola*. Estos productos cuentan con más grasas monoinsaturadas y hay menos riesgo de que tapen las arterias coronarias que con otros aceites vegetales más altos en grasa saturada, un factor ligado a las enfermedades cardíacas. Además, elija las variedades libres de ácidos transgrasos (*trans-fatty acids*). (Estos productos secundarios del proceso de fabricación le dan a la margarina una consistencia sólida a temperatura ambiente y

afectan el corazón de la misma forma que las grasas saturadas).

Mostazas. ¡Adelante! Puede comer la mayoría de las mostazas con toda confianza. Ya sean

Las mejores —y peores— elecciones

Por regla general, trate de limitar las calorías de condimentos en cualquier comida a cuando mucho 50. Tenga cuidado especialmente con las mermeladas y jaleas (que suman entre 40 y 50 calorías —mínimo— por cucharada) y la crema de cacahuate (maní), que contiene aproximadamente 90 calorías por cucharada. Si se restringe a una embarradita de estos alimentos —no más que unas cucharaditas—, puede disfrutar su pan tostado, *bagels* y galletas (*crackers*) sin exagerar la grasa ni las calorías.

Las mejores elecciones

Condimento	Porción	Calorías	Gramos de grasa
Salsa *Tabasco* (picante)	1 cucharadita	1	0.0
Jugo de limón fresco	1 cucharada	4	0.0
Salsa tipo mexicano espesa, en trozos	1 cucharada	5	0.0
Rábano picante (raíz fuerte, *horseradish*) preparado	1 cucharada	6	0.0
Mayonesa sin grasa	1 cucharada	10	0.0
Mermelada sin azúcar	1 cucharada	10	0.0
Mostaza amarilla	1 cucharada	12	0.0
"Mantequilla" de manzana (*apple butter*)	1 cucharada	15	0.0
Pasta untable de frijol (habichuela)	1 cucharada	15	0.0
Salsa cóctel	1 cucharada	15	0.0
Catsup (*ketchup*)	1 cucharada	16	0.0
Relish de pepinillo dulce	1 cucharada	20	0.0
Pasta untable *light* de bote tipo margarina	1 cucharada	35	3.5

Las peores elecciones

Condimento	Porción	Calorías	Gramos de grasa
Mantequilla	1 cucharada	108	12.2
Margarina	1 cucharada	101	11.4
Mayonesa de grasa entera	1 cucharada	100	11.0
Aliño (aderezo) de mostaza con miel	1 cucharada	80	7.5
Salsa de rábano picante	1 cucharada	60	4.5
Pasta untable para sándwich (emparedado)	1 cucharada	55	5.2
Salsa tártara	1 cucharada	50	5.0

Receta *remozada*

Recaíto

PARA 1½ TAZAS

Por porción

115 calorías

0 g de grasa

(El 0 por ciento de las calorías proviene de la grasa)

Consejo de cocina:
El recao de esta receta es una hierba caribeña que tiene alargadas hojas dentadas de color verde oscuro. Su sabor se parece al del cilantro con un toque de apio y perejil. En muchos países se llama culantro.

Muchos platos caribeños utilizan el sofrito (vea la página 60). Para prepararlo puede empezar con el recaíto, en el que se combinan los mejores condimentos tanto de los habitantes originales de estas islas, los indios caribe, como de los pobladores españoles y africanos.

½ cebolla amarilla mediana picada en cubitos

3 ajíes dulces, sin semilla y picados en cubitos

2 dientes de ajo picados en cuartos

1 pimiento (ají, pimiento morrón) verde, sin semilla y picado en cubitos

3 hojas de recao o 4 ramitas de cilantro fresco, picadas

Muela todos los ingredientes en una licuadora (batidora). (Tal vez sea necesario agregar de 1 a 2 cucharadas de agua antes de molerlos).

Quizá quiera aumentar esta receta al doble o triple y guardar porciones de ½ taza de la salsa en bolsitas de plástico con cierre hermético.

Guardado en el refrigerador, el recaíto se conserva por unos 10 días. Congelado se conservará durante 6 meses.

de color café o amarillo, de consistencia uniforme o granuladas, la mayoría sólo contienen entre 4 y 10 calorías por cucharadita y prácticamente carecen de grasa. Atrévase a probar la mostaza Dijon, la tipo París, las variedades molidas por piedra y las que tienen hierbas. Si le gusta un toque dulce pruebe la mostaza con miel, pero en este caso debe tener presente que una cucharada suma 30 calorías, no 4 ó 5. Así que úntela en una capa delgada.

Salsas tártaras, de rábano picante (raíz fuerte, *horseradish*) y *relish*. Una vez que haya logrado el cambio a pescado sin mantequilla, rosbif magro (bajo en grasa) y *hot dogs* sin grasa, no querrá sabotear sus esfuerzos por ahorrar calorías llenando sus alimentos con condimentos altos en grasa. Le tiene que ir bien, siempre y cuando busque una salsa tártara y de rábano picante baja en grasa, no la versión cremosa. ¿No tuvo suerte? Sólo tiene que mezclar un poco de *relish* de pepinillo o salsa de rábano picante preparada con una o dos cucharadas de mayonesa sin grasa.

Mermeladas, jaleas y pastas dulces. Un alimento común en la mayoría de los hogares, las mermeladas de frutas son pura azúcar, pero no están prohibidas. Sustituir una cucharadita de jalea o mermelada por una cucharadita de mantequilla o margarina en una rebanada de pan, un *bagel* o un *muffin* inglés reduce las calorías en más de la mitad, de 36 a 16. La clave está en comprar la mejor confitura de fresa, mermelada de naranja (china) o jalea de frambuesa —la que más le guste— y luego disfrutarla en cantidades muy pequeñas. O pruebe la "mantequilla" de frutas (fruit butter), como una alternativa más baja en calorías y con menos azúcar.

Salsas embotelladas. Desde la tradicional salsa *barbecue* texana hasta una salsa oriental para pato, encontrará una auténtica asamblea de las Naciones Unidas entre los sazonadores para carne, pollo y pescado: salsa para bistec, *teriyaki*, *miso* (un producto de soya), *hoisin*, *Szechuan*, además de la salsa de soya y la *catsup* comunes. Desde el punto de vista de las calorías, todas son elecciones bastante buenas, con entre 4 y 8 calorías por cucharadita, y suman una fracción de 1 gramo de grasa (compare esta cuenta con la de la salsa *Mornay*, que acumula tres veces este número de calorías y por lo menos 2 gramos de grasa por cucharadita). Repartidas abundantemente sobre un corte magro de carne de res, cerdo o ave, este tipo de salsas la ayudarán en su esfuerzo por bajar de peso, porque ablandan la carne al descomponer las proteínas de origen animal.

Salsas tipo mexicano. Estas salsas son mezclas cocidas o crudas de tomate (jitomate), pimiento (ají, pimiento morrón), chile y cebolla. Anteriormente sólo se vendían dos: la salsa cruda, una salsa de tomate crudo, y la salsa verde, preparada con tomatillo (tomate verde), chile verde y cilantro fresco. Hoy en día la selección se ha ampliado mucho. Se ofrecen variedades en trocitos y condimentadas, así como preparadas con las verduras más diversas e incluso con fruta.

No vaya a pensar en la salsa tipo mexicano sólo como un acompañamiento para hojuelas. Puede ponérsela a una papa al horno en lugar de crema agria, bañar con ella el brócoli y la coliflor preparadas al vapor o agregársela al pollo o al pescado asado a la parrilla (a la barbacoa), así como a una hamburguesa vegetariana.

La mayoría de las salsas tipo mexicano no tienen grasa, pero revise siempre las etiquetas y pase por alto las que contengan queso o aceite.

Alternativas adelgazadoras

Si usted es como la mayoría de las mujeres, las comidas que prepara en casa probablemente giren en torno al pollo, la pasta, las papas, las verduras cocidas y otros ingredientes básicos. Y también es muy posible que le falte tiempo para preparar menús complicados. Por lo tanto, los condimentos, las salsas y los acompañantes correctos podrán servirle como una forma rápida y sencilla de enriquecer sus alimentos comunes sin la grasa y las calorías aportadas por salsas muy elaboradas.

Prepare los siguientes sabrosos condimentos y pastas untables, sírvalos con pollo, pescado y verduras y anime a su paladar.

- Salsa de pimiento, hongos y ajo para pasta.
- Salsa tipo mexicano con brócoli picado congelado (las cantidades al gusto).
- Dos cucharadas de mostaza mezcladas con una cucharada de vinagre balsámico.
- Dos cucharadas de mermelada de naranja (china) o albaricoque (chabacano, damasco) mezcladas con una cucharada de salsa de soya.
- Una cucharadita de crema de cacahuate (maní), una cucharada de salsa de soya y una cucharadita de ajo y una de jengibre fresco, picados en trocitos.
- Mayonesa sin grasa y romero recién picado (una cucharada de cada uno), y un diente de ajo picado en trocitos.
- Guacamole bajo en grasa. Este se hace al mezclar: dos cucharadas de aguacate (palta) hecho puré; dos cucharadas de chícharos (guisantes, arvejas) congelados, descongelados y hechos puré; una cucharada de jugo de limón; ajo picado en trocitos y sal y pimienta al gusto.
- Pimientos rojos asados (la mitad de un frasco de 7.5 onzas/210 g conservados en agua), hechos

Receta *remozada*

Sofrito

PARA 1½ TAZAS

Por porción

423 calorías

29 g de grasa

(El 62 por ciento de
las calorías proviene
de la grasa)

Consejo de cocina:
Para hacer el aceite de
achiote, precaliente 2
tazas de aceite de oliva
a fuego mediano en
una sartén pequeña.
Agregue ½ taza de se-
millas de achiote (o
medio bloque si com-
pra el achiote de esa
forma). Baje el fuego y
cocine a fuego bajo du-
rante 5 minutos hasta
que el aceite adquiera
un color rojo anaran-
jado. Quítelo del calor y
déjelo enfriar. Cuele el
aceite, tire las semillas
y guarde en el refrigera-
dor para usarlo cuando
lo necesite. El aceite se
conservará por varios
meses.

Esta salsita condimentada es la piedra angular de muchos platos caribeños.
Esta versión tiene menos grasa que la receta típica y se prepara en unos
cuantos minutos.

- 2 cucharadas de aceite de achiote (vea el Consejo de cocina)
- 4 cucharadas de recaíto (vea la página 58)
- 2 cucharadas de pasta de tomate (jitomate)
- 4 cucharaditas de orégano fresco picado o 2 cucha- raditas de orégano seco
- 1 lonja (lasca) de jamón de pavo (chompipe) picado muy fino

Ponga el aceite a calentar a fuego mediano en una sartén pequeña.
Mezcle todos los ingredientes y sofríalos (saltéelos) ligeramente durante
5 minutos. Si le gusta el picante, agregue chile en polvo al gusto.

puré con dos cucharadas de queso crema sin grasa y dos cucharadas de albahaca recién picada.

- Dos cucharadas de crema agria sin grasa, una cucharada de jugo de limón verde (lima), una

cucharada de cilantro fresco picado y pimienta de Cayena al gusto.

- Una papaya (fruta bomba, lechosa) fresca pi- cada; ¼ taza de pimiento rojo picado en trocitos finos, ¼ taza de pimiento verde picado en trocitos finos, una cucharadita de aceite de oliva extra virgen y pimienta negra al gusto.

- ¼ taza de yogur sin grasa de vainilla, la misma cantidad de limón y la misma de melocotón (durazno), mezclados (esta salsa es exquisita con pescado, pollo o hamburguesas de pavo/chompipe).

Nuevas comidas que puede probar

Los consumidores prueban los platos nacionales de los lugares adonde viajan. Los fabricantes de alimentos experimentan con nuevas variedades de condimentos para complacer el gusto de sus clientes. Los agricultores responden cultivando alimentos nuevos para el paladar estadounidense, pero que constituyen opciones comunes y saludables en otros países. Por lo tanto, usted dispone de más formas que nunca para llevar una alimentación baja en grasa sin aburrirse ni sentir que se está restringiendo. Tome en cuenta las siguientes alternativas para apoyar sus esfuerzos por tener un cuerpo a su medida.

Margarina en aerosol. En la mayoría de estos productos, el ingrediente principal es el aceite de soya. Este invento brillante no acumula calorías ni grasa en la rociada que hace falta para recubrir una rebanada de pan tostado, un *muffin* inglés, palomitas (rositas) de maíz (cotufo) hechas a presión o verduras al vapor.

Mostaza cremosa. La sabrosa consistencia cremosa de la mayonesa tiene algo que la convierte en uno de los condimentos más populares e incluso reconfortantes para muchas personas. Las mezclas de mostaza y mayonesa combinan ambos sabores y les ofrecen a los amantes de la mayonesa el sabor cremoso que les encanta, pero sólo 5 calorías y cero gramos de grasa por cucharadita (suficiente para un sándwich/emparedado).

Mantequilla de soya. Hecha con frijoles (habichuelas) de soya tostados, la mantequilla de soya de grasa reducida contiene más o menos la tercera parte de grasa que la crema de cacahuate. Acompañada de la mermelada, jalea o "mante-quilla" de frutas favorita de sus hijos, incluso ellos se la comerán.

Salsas de otros países. Para agregar un toque especial a los platos de carne y arroz que le sirve a su familia, pruebe una salsa tailandesa o jamaiquina. Normalmente se encuentran cerca de la salsa de soya. Puede llevarse una sorpresa agradable.

Salsas de frutas. Estas salsas son un acompañamiento delicioso, poco común y de sabor muy suave para el pollo, el pescado y todo tipo de verduras, tanto las ordinarias como las que no lo son tanto. Empiece con una salsa de mango y un pollo a la parrilla. No habrá vuelta atrás.

Pastas untables de frijoles y *hummus.* Busque los *dips* de salsa de frijoles o *hummus* (una sabrosa combinación de garbanzos y mantequilla de sésamo/ajonjolí). Servidas con hojuelas sin grasa, galletas (*crackers*) bajas en grasa o pan árabe (pan de *pita*) tostado, estas pastas sustanciosas son una buena alternativa a las pastas de queso, lo cual es una gran ventaja si va a recibir a amigos vegetarianos (o si usted misma está evitando los productos lácteos). Para encontrar la mejor opción, lea las etiquetas.

Queso crema de sabor. En lugar de queso crema normal para sus *bagels* o galletas, pruebe el queso crema sin grasa o *light* sazonado con hierbas o frutas. El queso crema de fresa sin grasa, por ejemplo, agregará una nueva dimensión a su *bagel* el domingo por la mañana, dimensión que desconocen las variedades sin sabores adicionales. O pruebe el sabor a verduras o ajo asado para darle nueva vida a su *bagel* a la hora del almuerzo. También puede crear sabores personalizados con verduras y sus hierbas favoritas o bien con frutas picadas en cubitos finos. Otra ventaja de agregar frutas o verduras al queso crema es que comerá una cantidad más pequeña, de modo que puede usar el de grasa entera si así lo desea.

Comer fuera

Son cada vez más los restaurantes familiares que ofrecen condimentos sin grasa o de grasa reducida, hecho que sirve para darle esperanzas a cualquiera que quiera evitar los alimentos de grasa entera. Los clientes también llegan a pedir un limón en lugar de condimentos basados en mantequilla o crema. Esta opción es común, así que aprovéchela sin pena alguna.

Si no puede evitar los condimentos de grasa entera de la carta, es posible reducir los daños al mínimo y con todo disfrutar un máximo de sabor. Cuando un alimento viene con cualquier tipo de pasta untable u otro condimento, siempre pida que se lo sirvan aparte. Así dispondrá de mayor control sobre lo que puede convertirse en una fuente de muchas calorías no deseadas. En lugar de agregar el condimento o la salsa a su comida con una cuchara o incluso vertiéndolo sobre el alimento, moje los dientes de su tenedor en el condimento y luego recoja un bocado de comida de su plato. Esta táctica funciona muy bien con la salsa de rábano picante cremosa, la salsa *Mornay*, la salsa holandesa, la salsa tártara y demás salsas basadas en mantequilla o crema.

Las salsas orientales, por el contrario, comúnmente contienen pocas calorías, de modo que puede comer cantidades más generosas. La mayoría cuentan con menos de 5 calorías por cucharadita.

(*Nota:* Si no reconoce algún término en este capítulo, vea el glosario en la página 404).

Frutas

Si le encanta el dulce pero no puede permitirse el gusto de comer postres con frecuencia, la fruta le ayudará a satisfacer esos antojos. No contiene grasa y cuenta con menos calorías que cualquier postre con alto contenido de grasa y azúcar. Tenga a la mano un plato de frutas para sus meriendas (refrigerios, tentempiés), en lugar de una caja de dulces. O tome jugo de naranja (china) enriquecido con calcio en lugar de refresco (soda).

Para aumentar al máximo los beneficios de la fruta, observe las siguientes sugerencias.

Consejos de compra

Hace una generación, ciertas frutas sólo se conseguían en el verano. Si bien la fruta suele ser más dulce y sabrosa cuando es de temporada, actualmente es posible comprar casi cualquier tipo de fruta durante todo el año. Escoja la indicada para su estilo personal de alimentación.

Fruta fresca. No hay nada mejor que una manzana fresca y crujiente o un jugoso melocotón (durazno). En lo que se refiere a la fruta fresca, lo que cuenta es la calidad. Busque fruta firme sin golpes ni señales de deterioro.

Para preparar una ensalada, un postre o una merienda rápida, compre fruta ya picada en la sección de frutas y verduras o la barra de ensaladas de su supermercado.

Fruta de lata o congelada. Para asegurarse de que siempre va a tener a la mano algún tipo de fruta, incluso cuando no ha tenido tiempo de ir a la tienda, súrtase de fruta de lata y congelada, como compota de manzana (*applesauce*) o bien melocotón, pera y piña (ananá) de lata. También la ensalada de frutas tropicales de lata es una buena opción; la puede servir revuelta con yogur sin grasa para preparar un riquísimo y nutritivo postre que queda listo al instante.

Desde el punto de vista de la nutrición, la fruta de lata y congelada es tan buena como la fresca. De hecho, cuando se ha procesado en su mejor mo-

mento es posible que la fruta procesada contenga una mayor cantidad de nutrientes que la fruta fresca algo reposada ya. Busque fruta *light* de lata, a la que se le ha agregado menos azúcar. La fruta conservada en jugos naturales tiene menos calorías que la fruta en almíbar (sirope *syrup*). Revise los datos de nutrición de la etiqueta para comparar las marcas. Algunas frutas congeladas también vienen en almíbar. Para facilitarle el uso, opte por las que se vierten libremente del paquete.

Fruta seca. Al extraerle la humedad a la fruta, sus azúcares naturales se concentran. Por lo tanto, la fruta seca contiene más calorías que la misma cantidad de fruta fresca. Cuando la come sola, corre peligro de consumir bastantes calorías muy rápidamente, al igual que sucede con los frutos secos. En cambio, mezcle cantidades más pequeñas de pasas, plátano amarillo (guineo, banana) deshidratado, arándano agrio (*cranberry*), orejones de albaricoque (chabacano, damasco) y manzana con sus ensaladas, cereales del desayuno, masa para panqueques (*pancakes*, *hotcakes*) y platos varios. Las frutas secas brindan muchos nutrientes, así que no deje de agregarlas a su carrito de compras.

Jugos y bebidas de frutas. Revise los datos de nutrición y las listas de ingredientes para encontrar jugos y mezclas de jugos que lo sean al 100 por ciento. Debe tener presente que las bebidas con sabor a frutas consisten principalmente en agua y edulcorantes.

Barras, pastelillos y pastas untables de frutas. La fruta entra como ingrediente en todo tipo de alimentos envasados y preparados, desde las barras (paletas) de fruta congelada y las de fruta seca para merienda hasta las "mantequillas" de frutas, las mermeladas, las jaleas y los rellenos para pastel (pay, tarta, *pie*). Muchas de estas alternativas contienen muy poca fruta y bastantes calorías procedentes del azúcar. Por lo tanto, en realidad no cuentan como opciones de frutas. Mejor opte por la fruta de verdad.

Las mejores —y peores— selecciones

Trate de comer entre dos y cuatro raciones de fruta al día. Media taza de fruta fresca, congelada o de lata picada cuenta como una ración, al igual que 6 onzas (240 ml) de jugo de fruta. El jugo de fruta le brinda más nutrientes que una bebida de frutas.

Las mejores elecciones			
Fruta	**Porción**	**Calorías**	**Gramos de grasa**
Fruta congelada sin edulcorante	½ taza	26	0.0
Fruta de lata conservada en jugo	½ taza	50	0.0
Compota de manzana (*applesauce*) sin edulcorante	½ taza	52	0.0
Fruta mixta	½ taza	58	0.0
Fruta fresca	1 pieza mediana	60	0.0
Fruta cocida a fuego lento	1 ración (medio melocotón/ durazno o pera)	65	0.0
Jugo de fruta	¾ taza	79	0.0

Las peores elecciones			
Fruta	**Porción**	**Calorías**	**Gramos de grasa**
Pastel (pay, tarta, *pie*) de manzana de doble concha	1 trozo (⅛ de un pastel de 9 pulgadas/23 cm de diámetro)	411	19.4
Pastel de frutas de comida rápida	1 pastel	266	14.4
Compota de manzana sazonada	½ taza	100	0.0
Fruta congelada con edulcorante	½ taza	100	0.0
Bebida con sabor a frutas	¾ taza	95	0.0
Fruta de lata en almíbar (sirope) espeso	½ taza	90	0.0

Alternativas adelgazadoras

Usted puede integrar la fruta en sus menús de muchas maneras novedosas, ya sea como un complemento dulce para platos combinados o como una merienda alimenticia llena de sabor. Pruebe las siguientes formas imaginativas de aprovechar la fruta en una alimentación baja en grasa.

La fruta como atracción principal

- A la hora del desayuno, cubra un *waffle* tostado con una selección de frutas o bayas de tempo-rada picadas en rodajas, y sírvalo acompañado de chocolate caliente.

- Para el almuerzo, rellene medio cantaloup (melón chino) con yogur bajo en grasa o sin grasa y acompáñelo de pan de frutas y frutos secos.

- Sirva un plato de sopa fría de fruta (de bayas, melón, melocotón o mango, por ejemplo) con un *bagel* y queso de yogur con hierbas.

- Para preparar una cena elegante y ligera, rellene una crepa caliente con fruta mixta y cúbrala con yogur de fruta.

La fruta como complemento

- Agregue fruta picada a las ensaladas que sirve como platos principales: pera a la ensalada de pollo, manzana a la de atún y melocotón a la de mariscos.

- Agregue fruta a la sopa: manzana ácida rallada a la sopa de lentejas y jugo de naranja concentrado a la sopa de zanahoria.

- Incluya frutas secas en sus platos de cereales: arándano agrio seco en el cuscús, orejones de albaricoque en el arroz silvestre y manzana deshidratada en el relleno para aves.

- Acompañe sus platos fuertes con salsa tipo mexicano de fruta: salsa de piña para el salmón, salsa de melocotón para el pollo y salsa de papaya (fruta bomba, lechosa) para las chuletas de cerdo.

- Agregue fruta a sus ensaladas de verduras: frambuesas a la de espinaca, manzana picada al *coleslaw*

de brócoli y gajos de mandarina a la ensalada mixta de verduras de hoja verde.

Sustituciones sensatas

¿Qué podría ser más fácil que sustituir un pastel de manzana por una crujiente manzana fresca? ¡Simplemente no hay sustitución más fácil que la de la fruta! Puede formar parte del menú sin preparación alguna, sobre todo sin agregar grasa ni azúcar. Cuando se le antoje algo más, las siguientes sugerencias sencillas le ayudarán a disfrutar los beneficios alimenticios de la fruta sin añadirle azúcar ni grasa.

Como bebida dulce y refrescante

- Para eliminar las calorías, cambie sus bebidas de frutas con azúcar por agua helada con una rodaja de limón, limón verde (lima) o naranja.

Receta *remozada*

Compota de frutas

PARA 4 PORCIONES

Por porción

177 calorías

1 g de grasa

(El 5 por ciento de

las calorías proviene

de la grasa)

1 taza de papaya (fruta bomba, lechosa) o mango, pelada, sin semilla y picada en cubitos

½ taza de yogur sin grasa

4 cucharadas de licor de fruta (cualquier sabor)

4 bolsitas de sustituto de azúcar

1 taza de cantaloup (melón chino) pelado, sin semilla y picado en cubitos

1 taza de uvas

½ plátano amarillo (guineo, banana) picado en rodajas

Muela la papaya o el mango, el yogur y el licor de frutas en una licuadora (batidora). Vierta en una fuente.

Agregue el sustituto de azúcar y la fruta fresca. Puede cambiar cualquiera de estas frutas por alguna otra que sea de temporada.

- Disfrute un jugo de frutas en lugar de un refresco, por los beneficios alimenticios que le brinda. Haga refrescantes mezclas de jugos según sus preferencias personales.

- Prepare una bebida espesa y cremosa mezclando fruta fresca con leche o suero de leche descremados, o bien con yogur sin grasa, en lugar de helado. Medio plátano amarillo también es bueno para espesar.

En ensaladas de fruta y guarniciones

- Endulce la fruta con un chorrito de jugo en lugar de montones de azúcar. Combine una compota de frutas mixtas con néctar de melocotón, o peras en rodajas con jugo de naranja.

- Prepare sus ensaladas de gelatina de frutas con preparados comerciales sin azúcar.

En salsas

- Muela la fruta con un poco de jugo para preparar un "almíbar (sirope)" para tostadas francesas (pan francés, torrejas), panqueques y *waffles*. Además de "almíbar" de fresa o de melocotón, pruébelo de papaya, zarzamora y otras frutas menos comunes.

- La fruta molida con hierbas o especias da una salsa espesa excelente para pollo o mariscos asados al horno u horneados. Para empezar, mezcle mango con romero o melocotón con cardamomo.

Como sazonador sin calorías

- Agregue cáscara rallada de naranja, limón o limón verde a sus sopas, guisos (estofados), ensaladas y productos panificados.

- Use especias que dan la sensación de dulzura con su fruta y platos de frutas, como canela, jengibre, nuez moscada y clavo molido. Por ejemplo, canela para unos melocotones asados al horno, jengibre para la compota de manzana, nuez moscada para la sopa de fruta y clavo molido para las peras cocidas a fuego lento.

- Endulce su fruta y platos de fruta con sustitutos de azúcar. No obstante, debe tener presente que el aspartame (el ingrediente principal de los sustitutos de azúcar) pierde su dulzura cuando se calienta. Es posible que los sustitutos de azúcar no den los resultados que usted espera en los productos panificados.

Nuevas comidas que puede probar

Las secciones de frutas y verduras actualmente exhiben una mayor variedad de frutas que nunca. Sería posible comer fruta diariamente durante 2 semanas sin repetir la misma dos veces. No obstante, de acuerdo con diversos estudios de los hábitos de consumo, el comprador medio prefiere las manzanas, el plátano amarillo y las naranjas. Cuando tenga la oportunidad, pruebe las nuevas variedades de frutas comunes, como las manzanas *fuji*, los plátanos dominicos (*finger bananas*) (¡son más dulces!) y las naranjas sanguíneas (*blood oranges*). Compre un melón *Crenshaw*, higos frescos o cerezas *Rainier*. Y pruebe frutas poco comunes, como una pera asiática, una chirimoya (*custard apple*), un caqui (*persimmon*) o una tuna (higo chumbo, *prickly pear*).

También encontrará en los estantes de los supermercados frutas que nunca ha probado, como tal vez nísperos (*loquats*), mangostán (*mangosteen*), lichi (*lychee*) o arándanos encarnados (*lingonberries*).

Para que sus selecciones de siempre no pierdan el interés, desarrolle su creatividad. Mezcle la compota de manzana con otra fruta y con melocotón de lata con sabor a frambuesa. ¡Las nuevas combinaciones de frutas disponibles en jugos refrigerados y de lata hacen más divertida y sabrosa su selección de bebidas!

Comer fuera

A veces se requiere un poco de imaginación para incluir fruta en las comidas fuera de casa, pero es posible. Para una comida ligera a la hora que sea, pida un plato de frutas. Agréguele variedad a su menú con una taza de sopa de verduras, un panecillo integral y leche semidescremada al 1 por ciento (*low-fat milk*).

En un bufé de restaurante, escoja la fruta picada antes que la cocida, que con frecuencia se prepara con bastante azúcar.

Cuando comer fuera significa ir a un restaurante de comida rápida, llévese alguna pieza de fruta, como una mandarina, un melocotón o una bolsa de cerezas o uvas. ¡Olvídese de los pasteles de frutas de comida rápida!

Cuando salga a recorrer un centro comercial, descanse sus pies mientras toma un batido (licuado) de frutas espesado con yogur bajo en grasa o sin grasa o un plátano amarillo, o bien una bebida de jugo de fruta congelado. Evite la tentación del vaso grande; probablemente no necesite más que una porción de 8 a 12 onzas (240 a 360 ml).

Al ir a cenar a un restaurante, busque las opciones de fruta en lugar de un postre alto en grasa y en calorías. Pida un cóctel de frutas de la carta de los entremeses o bien fruta fresca, como un plato de moras.

(*Nota*: Si no reconoce algún término en este capítulo, vea el glosario en la página 404).

Hamburguesas y _hot dogs_

No hay nada más típico de los Estados Unidos que un _hot dog_ en el partido de béisbol o una hamburguesa asada a la parrilla (a la barbacoa) el Día de la Independencia. Si estos alimentos sólo hicieran acto de presencia en tales ocasiones especiales, no habría demasiado problema en lo que se refiere al control de peso. Desgraciadamente se han convertido en platos cotidianos en muchas casas, y no aportan mucho a la mesa.

Los _hot dogs_ ofrecen proteínas y poco más (excepto grasa, con un total de 16 gramos en cada uno). Las hamburguesas son mejores desde el punto de vista de la nutrición, ya que sus proteínas se ven acompañadas de hierro, vitamina B$_{12}$ y cinc. Sin embargo, un _Quarter Pounder_ de McDonald's contiene 21 gramos de grasa, así que tampoco se trata de una ganga dietética.

Consejos de compra

Afortunadamente, usted no tiene que renunciar a estos platos sabrosos y fáciles de preparar. Sólo debe ser más cuidadosa a la hora de escogerlos. Tenga presente los siguientes consejos cuando vaya a la tienda.

Hamburguesas. Fíjese muy bien en ese paquete de carne molida de res cuya etiqueta indique que es magra (baja en grasa; en inglés, _lean_). Lo que realmente necesita verificar es _qué tan magra_ es. La carne de res molida normal contiene un 73 por ciento de carne magra (lo cual equivale a un 27 por ciento de grasa), y una hamburguesa cocida de 3 onzas (84 g) hecha con esta carne proporciona 18 gramos de grasa. La carne molida conocida como _ground round_ (un 85 por ciento de carne magra) es un poco mejor. Sin embargo, el _sirloin_ molido (un 90 por ciento de carne magra) y el _top round_ molido (un 97 por ciento de carne magra) son elecciones aún más inteligentes. Una hamburguesa cocida de _sirloin_ molido contiene 6 gramos de grasa, la tercera parte de la que se encuentra en la carne molida de res normal. Por

lo tanto, en el super (colmado), busque carne molida cuya etiqueta indique que es _ground sirloin_ o bien _ground top round_.

Si no encuentra carne molida de res que realmente sea magra, pídale al carnicero que le muela un poco de _sirloin_ o de _top round_. (Asegúrese de que primero le corte el exceso de grasa al trozo de carne). También puede usar pechuga de pavo (chompipe) o de pollo molida, ya sea sola o mezclada con un poco de carne de res molida para reducir el contenido de grasa. Tenga presente que la carne señalada simplemente como "pavo molido" (_ground turkey_) o "pollo molido" (_ground chicken_) contiene carne oscura y pellejo además de la pechuga, de modo que su contenido de grasa es mucho mayor que el de la pechuga molida sola.

Prepare sus hamburguesas asadas a la parrilla o al horno para escurrir el exceso de grasa. También puede usar una sartén tipo parrilla (_grill pan_) para asar a la parrilla en la estufa. Si tiene que usar una sartén normal, seque las hamburguesas cocidas con toallas de papel para eliminar la grasa de su superficie.

Hot dogs. Su mejor elección en cuanto a _hot dogs_ son las salchichas que contienen 3 gramos de grasa o menos. Busque las palabras "de grasa reducida" (_reduced-fat_), "bajo en grasa" (_low-fat_) o "sin grasa" (_fat-free_) en la etiqueta. No vaya a pensar que sólo por ser de pavo o de pollo las salchichas automáticamente son bajas en grasa. Un _hot dog_ normal de pavo o de pollo llega a contener entre 6 y 9 gramos de grasa.

Alternativas adelgazadoras

Entre más alimentos acompañan ese _hot dog_ o esa hamburguesa en su plato, mejor. Sin embargo, asegúrese de que valgan la pena, como los que mencionamos a continuación.

Tomates (jitomates) y cebolla. Estas verduras están llenísimas de fitoquímicos y vitaminas que posiblemente reduzcan el peligro de sufrir cáncer y enfermedades cardíacas. Así que no escatime los tomates ni la cebolla en rodajas o picados. ¡Además le será más fácil cumplir con su meta de comer cinco raciones de verduras al día!

Lechuga. ¡Pinte su plato de verde! Póngale un montón de lechuga romana (orejona), lechuga colorada (envinada) o de hojas verdes e incluso unas hojas de espinaca fresca. Le proporcionarán más vitaminas que la lechuga con repollo.

Coleslaw. Prepare su propia versión saludable. Mezcle una bolsa de *coleslaw* de brócoli o de repollo

Las mejores —y peores— elecciones

Las hamburguesas de carne de res molida brindan cantidades considerables de hierro, cinc y vitamina B$_{12}$, todos ellos nutrientes fundamentales para la salud de la mujer. Sin embargo, no querrá todo este valor nutritivo a cambio de un exceso de grasa. Su mejor opción son las hamburguesas de *top round* o *sirloin* molido o bien de pechuga de pollo o de pavo (chompipe) molida, las cuales contienen cuando mucho 10 gramos de grasa y 260 calorías como máximo por hamburguesa cocida de 3 onzas. Los *hot dogs* no contienen muchos nutrientes, así que cómalos sólo de vez en cuando y elija las versiones más bajas en grasa (ya sea de res, cerdo, ave o vegetariana), con no más de 7 gramos de grasa.

Las mejores elecciones

Hamburguesa o *hot dog*	Porción	Calorías	Gramos de grasa
Hot dog sin grasa	1	40	0.0
Hot dog de pavo	1	85	6.0
Hot dog light	1	110	8.4
Hot dog vegetariano	1	118	7.0
Salchicha ahumada baja en grasa (asada al horno)	3 onzas (84 g)	120	3.6
Hamburguesa de soya o vegetariana	1 (unas 3 onzas)	137	4.1
Hamburguesa de *top round* molido (asada al horno, sin pan)	3 onzas	153	4.2
Hamburguesa de *sirloin* molido (asada al horno, sin pan)	3 onzas	166	6.1
Hamburguesa pequeña (de comida rápida)	1	260	9.0

Las peores elecciones

Hamburguesa o *hot dog*	Porción	Calorías	Gramos de grasa
Hamburguesa grande (de comida rápida)	1	420	21.0
Hamburguesa de *chuck* molido (asada al horno, sin pan)	3 onzas	290	22.0
Hamburguesas congeladas pequeñas	2 hamburguesas	270	14.0
Salchicha polaca (*kielbasa*)	1 salchicha (unas 3 onzas)	264	23.1
Bratwurst	1 salchicha (unas 3 onzas)	256	22.0
Hamburguesa de carne de res molida normal (asada, sin pan)	3 onzas	246	17.6
Hot dog normal	1	180	16.2

(col) rallado con un aliño (aderezo) para *coleslaw* con poca grasa o sin ella.

Papas a la francesa. Unas papas a la francesa normales, la consabida guarnición para hamburguesas y *hot dogs*, pueden sabotear sus esfuerzos para reducir la grasa. (Una orden mediana de papas a la francesa de un restaurante de comida rápida le puede costar 21 gramos de grasa). En los congeladores del supermercado, busque papas a la francesa que no contengan más de 8 gramos de grasa por ración. Por lo común las papas lisas (*straight*) u onduladas (*crinkle-cut*) tienen menos

---

Receta *remozada*

Hamburguesas de pavo estilo California

PARA 12 PORCIONES

Por hamburguesa

289 calorías

2.6 gramos de grasa

(El 8 por ciento de las calorías proviene de la grasa)

Una de estas sabrosas hamburguesas tiene 13.4 gramos de grasa menos que una hamburguesa del mismo tamaño preparada con *round* molido. Para preparar las hamburguesas más bajas en grasa posibles, compre pechuga de pavo deshuesada y despellejada. Córtela en pedazos y muélala en el procesador de alimentos encendiendo y apagando el aparato repetidas veces. Si va a servir menos de 12 porciones, congele la mezcla de pavo que le sobre para preparar unas hamburguesas rápidas en otra ocasión. Sólo tiene que moldear las hamburguesas, apilarlas (separadas por trozos de papel encerado), envolverlas bien y congelarlas.

3 libras (1.4 kg) de pechuga de pavo (chompipe) molida

1 taza de cebolla picada en trocitos

1 taza de apio

1 taza de pimiento (ají, pimiento morrón) rojo picado en trocitos

¼ taza de pasta de tomate (jitomate)

2 dientes de ajo picados en trocitos

1 cucharadita de pimienta negra molida

12 panecillos crujientes

Lechuga picada en tiras

Tomate en rodajas

Mezcle muy bien en un tazón (recipiente) grande la carne molida de pavo, la cebolla, el apio, el pimiento rojo, la pasta de tomate, el ajo y la pimienta negra.

Moldee 12 hamburguesas. Áselas a la parrilla (a la barbacoa) (o al horno o saltéelas en una sartén antiadherente).

Sirva las hamburguesas en los panecillos con la lechuga y el tomate.

grasa que formas especiales como las cortadas al través o en espiral. Prepárelas al horno en lugar de freírlas y déjelas por más tiempo de lo que se indica en el paquete si las quiere crujientes.

Queso. ¿Se le antoja una hamburguesa con queso? Opte por una rebanada de queso amarillo de grasa reducida o sin grasa, en lugar de un queso *Colby* o *Cheddar* de grasa entera.

Pan. Busque panes integrales para *hot dog* o hamburguesa, por la fibra que le aportarán a su alimentación.

Frijoles (habichuelas). Use chile con carne (*chili*) vegetariano y frijoles al horno para reducir la grasa y eliminar el colesterol.

Sustituciones sensatas

Pruebe las hamburguesas vegetarianas sin carne. Si bien no necesariamente carecen de grasa —fluctúan entre cero y 8 gramos de grasa—, tienen muy poca grasa saturada y nada de colesterol. Están disponibles en muchísimos sabores y marcas, así que seguramente encontrará por lo menos una opción que le guste.

Busque sabores como el sencillo a hamburguesa, a frijol negro condimentado, a hongo, a cebolla sofrita (salteada) o a verduras del huerto, entre muchos más. Incluso las hay de proteína de soya, la cual se ha dicho que reduce el riesgo de desarrollar cáncer, osteoporosis y enfermedades cardíacas.

Además de las hamburguesas ya formadas, varios sustitutos de carne hechos de verduras se venden en trozos enteros de 1 libra (450 g), de modo que usted podrá moldear sus propias hamburguesas o *hot dogs*.

Nuevas comidas que puede probar

Busque los *hot dogs* de verduras. Muchos contienen 7 gramos de grasa o incluso menos. Su principal beneficio es la proteína de soya. También puede probar las salchichas bajas en grasa, a las que se han agregado muchos condimentos para compensar la grasa que se eliminó. Sirva cualquier tipo de hamburguesa o *hot dog* con una pasta combinada de mayonesa y mostaza *Dijon*.

Comer fuera

Una regla buena para seguir es no "dobletear", es decir, combinar dos productos de origen animal, ya que esto agregará grasa y calorías innecesarias. Por ejemplo, en vez de pedir una hamburguesa con queso, pídala con cebolla, lechuga y tomate.

¡Además, cuídese mucho del tamaño de las hamburguesas! La mayoría pesan entre 4 y 6 onzas (112 y 168 g), pero algunas pasan de 9 onzas (252 g). Pida la más pequeña y cómase sólo la mitad si resulta ser una hamburguesa gigante. Llévese lo demás a casa para el almuerzo del día siguiente. Mejor aún, pregunte si tienen una hamburguesa vegetariana. Muchos restaurantes las ofrecen para complacer a las personas que no comen carne.

(*Nota*: Si no reconoce algún término en este capítulo, vea el glosario en la página 404).

Huevo

Esperando ahí sin pretensiones en la puerta de su refrigerador, un huevo grande contiene unos 5 gramos de grasa y 75 calorías, incluyendo sólo 1½ gramos de grasas saturadas. Además, brinda una cantidad considerable de proteínas —unos 6 gramos—, así como riboflavina y otras vitaminas del grupo B, vitamina A, hierro y otros minerales. Por lo tanto, representa una fuente proteínica de alta calidad para los vegetarianos. Por si fuera poco, el huevo es fácil de preparar cuando el tiempo apremia, económico cuando hay poco presupuesto y tan multifacético que se puede combinar con cualquier cosa que usted tenga en el refrigerador.

Hasta ahí todo va bien. Sin embargo, como muchas mujeres saben, el problema del huevo no radica en la grasa ni en las calorías sino en el colesterol, una sustancia producida por el hígado

Las mejores —y peores— elecciones

El huevo es una buena fuente de proteínas y cada uno contiene un promedio de 75 calorías y 5 gramos de grasa, sin contar la que se le agregue a la hora de cocinar. Si usted debe cuidar su consumo de colesterol además de su figura, tenga presente que un huevo entero proporciona 213 miligramos de colesterol. Los expertos recomiendan no consumir más de cuatro huevos o yemas de huevo a la semana. Tome en cuenta que muchos platos de huevo pueden prepararse con ingredientes bajos en grasa y sin colesterol.

Las mejores elecciones

Plato	Porción	Calorías	Gramos de grasa
Sustituto de huevo revuelto	equivalente a 1 huevo	35	0.0
Huevo escalfado (con la yema bien cocida)	1 huevo	75	5.0
Huevo duro	1 huevo	78	5.3
Ensalada de huevo preparada con mayonesa sin grasa	½ taza	98	5.3
Omelette de verduras preparado con sustituto de huevo	sustituto equivalente a 2 huevos	125	4.0

Las peores elecciones

Plato	Porción	Calorías	Gramos de grasa
Huevos *Benedict*	1 porción (2 huevos)	452	31.0
Omelette de queso preparado con queso de grasa entera	1 porción (2 huevos)	356	32.6
Ensalada de huevo preparada con mayonesa normal	½ taza	190	16.3
Huevo endiablado	2 mitades	145	12.0
Huevo frito	1 huevo	92	6.9
Salsa holandesa	¼ taza	86	8.0

que se parece a la grasa. Todos los animales, incluyendo el pollo, fabrican colesterol. También lo hace el cuerpo humano. Si bien el colesterol no tiene calorías, cuando se consume en exceso a través de la alimentación provoca un alto nivel de colesterol en la sangre. Los expertos han descubierto que el exceso de colesterol en el torrente sanguíneo está relacionado con la aparición de enfermedades cardíacas, por lo que recomiendan limitar el consumo de colesterol a través de la alimentación a 300 miligramos diarios.

El huevo contiene más colesterol que prácticamente cualquier otro alimento: 213 miligramos en un huevo grande. Todo el colesterol se concentra en la yema. Los expertos aconsejan reducir el consumo de huevo a cuatro huevos enteros o yemas de huevo a la semana, tomando en cuenta todo tipo de platos a base de huevos, desde *omelettes* hasta *quiches* o lo que sea. Debe tener presente que los productos panificados y la mayonesa también contienen huevo. (Por otra parte, puede comer todas las claras de huevo que quiera, pues no tienen nada de colesterol).

Además de contar las yemas de huevo que consume, también querrá controlar los ingredientes altos en grasa y en calorías que muchas veces entran en los platos de huevo. La mantequilla o la margarina, la mayonesa, la crema y el queso

Receta *remozada*

Tortilla española con papas y cebolla

PARA 4 PORCIONES

Por porción

156 calorías

7 g de grasa

(El 40 por ciento de las calorías proviene de la grasa)

1 cucharada de aceite de oliva

½ taza de cebolla picada en rodajas finas

1 taza de papas peladas y picadas en rodajas muy finas

3 yemas de huevo

6 claras de huevo

½ cucharadita de una mezcla mitad sal, mitad sustituto de sal

Sofría (saltee) la cebolla en el aceite de oliva a fuego lento en una sartén grande hasta que quede traslúcida. Agregue las rodajas de papa y fríalas un poco. Cuídese de no cocerlas demasiado.

Bata a mano las yemas, las claras y la sal en un tazón (recipiente) mediano hasta que queden espumosas.

Suba el fuego a mediano y vierta el huevo sobre la mezcla de papa.

Levante la tortilla de huevo un poco con la pala para que el huevo sin cocer pueda entrar en contacto con la sartén caliente.

Cuando la tortilla de huevo parezca haber cuajado bien coloque un plato más grande que ella sobre la sartén. Voltee el plato y la sartén cuidadosamente al mismo tiempo para que la tortilla quede sobre el plato, y luego deslícela de nuevo sobre la sartén.

Cocínela a fuego lento durante 1 minuto más.

—todos ingredientes que se encuentran a menudo en un plato de huevo— pueden agregar una cantidad considerable de grasa y calorías. Y el consumo de mucha grasa saturada —la que se halla principalmente en la mantequilla así como en otros alimentos de origen animal— no sólo contribuye a ensanchar su cintura sino posiblemente también, a subir el nivel de colesterol en su sangre. Pero si planea sus menús con cuidado, podrá preparar unos platos extraordinarios con huevo y limitar su consumo de grasa y calorías al mismo tiempo.

Consejos de compra

Usted cuenta con dos opciones básicas al comprar huevo: huevo entero o sustituto de huevo. Ahora le diremos cuál le conviene y para qué.

Huevo entero. En lo que se refiere al contenido de nutrientes o calorías del huevo, da exactamente lo mismo que la cáscara sea blanca o color café. Cuatro huevos tamaño *jumbo* (gigantesco) equivalen a cinco huevos grandes o a seis pequeños. Evidentemente los huevos tamaño *jumbo* contienen más de todo, desde calorías hasta nutrientes, en comparación con las variedades más pequeñas. La mayoría de las recetas están pensadas para huevos grandes.

Sustitutos de huevo (*egg substitutes*). Se trata de una mezcla de claras de huevo, leche descremada (*fat-free milk*), maicena y aceite vegetal, además de algunas vitaminas y minerales. Tienen el aspecto de huevo revuelto crudo y no cuentan con nada de colesterol; algunas marcas sólo suman 35 calorías por ¼ taza. Revise los datos de nutrición para averiguar cuántas calorías y nutrientes ofrecen, pues algunas marcas contienen grasa y otras no.

Encontrará los sustitutos de huevo en los congeladores y refrigeradores de su supermercado. Podrá usarlos para reemplazar los huevos enteros o las yemas de huevo, en parte o por completo, tanto en su desayuno como al hacer productos panificados. Pruebe varias marcas hasta encontrar una que le agrade, ya que los sabores y las texturas varían. Una vez que abra el paquete manténgalo en el refrigerador y acábeselo en un máximo de 3 días.

Reemplazantes de huevo (*egg replacers*). Para la alimentación vegetariana estricta, muchas tiendas de productos naturales venden reemplazantes de huevo, una mezcla de fécula de papa, harina y fermento que sirve para sustituir tanto los huevos enteros como las claras de huevo. Sólo hay que estar consciente de que los platos preparados con productos sin huevo carecen de la consistencia de la clara y es posible que no le brinden tampoco la textura y el sabor acostumbrados del huevo.

Alimentos preparados con huevo. Los estantes de los supermercados están llenos de productos ya preparados —en parte o por completo— que contienen huevo: *quiche* congelado y preparados comerciales para *quiche*, preparados comerciales para pudín (budín), porciones individuales de pudín y pasteles (payes, tartas, *pies*) de natilla, para mencionar sólo unos cuantos. Estos alimentos le aportan proteínas y otros nutrientes que usted necesita. Revise los datos de nutrición y tome en cuenta el colesterol, la grasa y las calorías al comparar los productos.

Alternativas adelgazadoras

Ya sea que utilice huevos enteros, una combinación de huevos enteros y claras de huevo o sustitutos de huevo, no permita que otros ingredientes altos en calorías eclipsen sus beneficios. A continuación le tenemos algunas sugerencias acerca de cómo servir los platos de huevo más populares.

Omelettes o crepas

- Rellénelos con verduras preparadas al estilo asiático (para aprenderse esta técnica, vea la página 156), como espinaca, espárrago, pimiento (ají, pimiento morrón), cebolla, hongos y tomates (jitomates), y sírvalos con un *muffin* de salvado de avena.

- Rellénelos con pollo cocido y deshebrado y sírvalos con un tomate asado al horno y pan con pasas.

- Prepárelos con carne de cangrejo (jaiba) desmenuzada y sírvalos con bayas frescas y un pan francés (*baguette*) de trigo integral.

Huevos revueltos

- Acompáñelos de salsa tipo mexicano de tomate y úselos para rellenar una tortilla de trigo.
- Sírvalos con un tomate picado en rodajas y brotes (germinados) y póngaselos a un *muffin* inglés de trigo integral para desayunar un sándwich (emparedado).
- Úselos para rellenar un pan árabe (pan de *pita*) junto con zanahoria rallada y brotes, y sírvalo con uvas.

Tostadas francesas (pan francés, torrejas)

- Prepárelas de pan integral tostado y acompáñelas de kiwi picado en rodajas y bayas, así como una buena cucharada de yogur espeso.

Sustituciones sensatas

La forma más fácil de incluir huevos en sus menús sin exagerar en el contenido de calorías y colesterol es preparándolos sin agregar grasa.

A la hora del desayuno

- Agregue verduras picadas cocidas al vapor justo antes de que los huevos se terminen de cocer para aumentar la cantidad de alimento, y utilice un huevo por persona.
- Para aligerar unos huevos revueltos sin agregar grasa, revuélvalos con una clara de huevo batida a punto de turrón o con requesón descremado perfectamente molido en la licuadora (batidora).
- Cocine sus huevos revueltos y *omelettes* en una sartén antiadherente rociada ligeramente con aceite vegetal en aerosol. De esta forma no tendrá que agregar mantequilla ni margarina.
- Desayune un huevo duro en lugar de freírlo. Para ahorrar tiempo por la mañana, prepare los huevos duros la noche anterior mientras hace la cena y guárdelos en el refrigerador.

Ensaladas de huevo

- Mezcle los huevos con yogur espeso bajo en grasa, requesón molido o mayonesa sin grasa en lugar de mayonesa de grasa entera. Déle sabor con un toque de mostaza en polvo, rábano picante (raíz fuerte, *horseradish*), pimentón (paprika) o cebolleta (cebollino). Prepare los huevos endiablados de la misma forma.
- Para aumentar la porción de ensalada, agréguele apio o pimiento rojo o verde picados para conseguir mayor volumen, y sírvala sobre rodajas de tomate.
- Cambie los huevos duros por *tofu* firme picado para obtener una versión sin huevos.

Otros platos

- Sustituya los huevos enteros por claras o sustituto de huevo para reducir el colesterol y ahorrar grasa. La regla básica es que dos claras de huevo o ¼ taza de sustituto de huevo sirven para reemplazar un huevo entero. Esta sugerencia vale tanto para *omelettes* como para productos panificados.
- Para reproducir el color y el sabor de la yema de huevo pero reducir la cantidad de colesterol y de grasa, use un huevo entero y cambie el otro huevo por dos claras cuando una receta pida dos huevos o más.
- Para preparar productos panificados totalmente sin huevos, sustituya cada huevo pedido por la receta por la mitad de un plátano amarillo (guineo, banana) pequeño y maduro aplastado o bien por un cuarto de taza de puré de frutas.

Nuevas comidas que puede probar

Los siguientes platos quedan todos muy ricos con sustitutos de huevo. Pruébelos.

- Huevos revueltos mexicanos (huevos mezclados con salsa tipo mexicano y cebolla verde y cubiertos con queso bajo en grasa).
- Sopa china de huevo (caldo de pollo levemente espesado con huevo).

■ *Frittata* (para este *omelette* italiano los ingredientes se mezclan con la masa de los huevos en lugar de rellenar el *omelette* ya preparado; se termina de cocer en el asador/*broiler* del horno, lo cual le da una consistencia más firme).

Comer fuera

Si desayuna fuera de casa a menudo, evite el desayuno estadounidense típico. Al pedir huevos limítese a uno o dos, en lugar de pedir un *omelette* de tres huevos. Para reducir la suma total de grasa y calorías, disfrute su desayuno con frutas en lugar de tocino, salchicha o tortitas fritas de papa y cebolla (*hash browns*). Y pida siempre pan tostado integral sin mantequilla.

Muchos restaurantes están dispuestos a preparar los platos de huevo con sustitutos de huevo, aunque no lo mencionen en la carta. Pregunte. Para un *omelette* hecho por pedido, solicite los ingredientes más bajos en grasa y más nutritivos, como tomate picado, brócoli, cebolla, salsa tipo mexicano, jamón magro (bajo en grasa) y tal vez un queso más bajo en grasa, en caso de que lo tengan. Indíqueles que usen muy poca mantequilla o bien ninguna.

Tenga cuidado con otros platos que se preparan con un buen número de huevos enteros o de yemas: flan napolitano, pastel de natilla, *crème brûlée*, crepas, pastel de calabaza (calabaza de Castilla), *quiche*, suflé y pudín de tapioca. Disfrútelos, pero comparta la orden con una amiga.

(*Nota:* Si no reconoce algún término en este capítulo, vea el glosario en la página 404).

Meriendas

El sueño de toda mujer que quiere bajar de peso es poder comer meriendas (refrigerios, tentempiés) sin preocuparse por acumular libras. ¿Fantasía pura? No necesariamente. Claro que ponerse a devorar chocolates de la mañana a la noche no la acercará a su meta. Pero hay muchas meriendas aparte de los dulces, y son cosas que su cuerpo le agradecerá.

Las meriendas sensatas ofrecen muchos valiosos nutrientes además de una sensación de saciedad y bienestar para su estómago: vitaminas A y C, fibra y mucho más. Por ejemplo, puede incrementar su consumo de folato mediante los frutos secos, su calcio mediante el yogur congelado y su fibra mediante las barritas de higo. Si toma las decisiones correctas, las meriendas que coma realmente le ayudarán a derretir esas libras de más.

Consejos de compra

Para encontrar las meriendas que proporcionan muchos nutrientes, no lea sólo la información acerca de la grasa y las calorías. Fíjese en su contenido de fibra, de calcio, de hierro y de otras vitaminas y minerales. Considere las *Rice Krispie Treat Bars*, por ejemplo. Estas prácticas barras sólo suman 90 calorías y 2 gramos de grasa cada una, pero su verdadero beneficio radica en su contenido de vitaminas y minerales. Ofrecen un valor alimenticio mucho más alto que un *donut* (dona) o una galletita (*cookie*) de azúcar.

Tome en cuenta qué tan crujiente es una merienda. Se tardará más en comer alimentos crujientes como zanahorias cambray (*baby carrots*), rodajas de manzana, rábanos *daikon* (que tienen un sabor menos fuerte que el rábano normal), pepino y pepinillos que un pastelillo blando para merienda, por ejemplo. Y tienden a llenar el estómago, así que posiblemente coma menos. A continuación encontrará otras opciones que vale la pena tener presentes.

Barras de cereales. Tienden a ser una mejor elección que las barras de *granola*, porque son más bajas en grasa y contienen más nutrientes. Muchas barras de *granola* de 1 onza (28 g) cuentan con 128 calorías y 5.8 gramos de grasa, mientras que las barras de cereales pueden proporcionarle 92 calorías y cero gramos de grasa. No obstante, lo que realmente las distingue es el hecho de que las barras de cereales vienen enriquecidas con entre el 10 y el 50 por ciento de su Cantidad Diaria Recomendada (o *DV* por sus siglas en inglés) de muchas vitaminas y minerales.

Hebras (tiras) de queso. Este queso parecido al *mozzarella* le brinda una ración de calcio sin mucha grasa, siempre y cuando no se coma el paquete entero. Busque el que viene dividido en porciones de palitos de ¾ onza (21 g).

Frutos secos. Están llenos de fibra, hierro y todo tipo de minerales y nutrientes que fortalecen el sistema inmunitario. Desde luego su desventaja más grande es su contenido de grasa (aunque se trate de la grasa insaturada buena para el corazón). No obstante, si aprende a comer sólo un puñadito para satisfacer ese deseo de merendar, podrá cosechar sus beneficios alimenticios. Acuérdese de que 1 onza cuenta como ración y equivale más o menos a ¼ taza. La "nuez" de soya tiene muy poca grasa en comparación con otros frutos secos. Una onza suma 7 gramos de grasa, en comparación con los 14 gramos de los cacahuates (maníes). Una opción aún mejor es la castaña. Cinco castañas sólo proporcionan 103 calorías y 1 gramo de grasa.

Palomitas (rositas) de maíz (cotufo). Una taza de palomitas de maíz hechas a presión sólo contiene 30 calorías y cero grasa. Las bolsas que se venden en el super (colmado) listas para meter al horno de microondas son harina de otro costal. Una sola bolsa la llenará de 33 gramos o más de grasa, más de la mitad de su cuota diaria. Si no puede resistirse a las palomitas de maíz para horno de microondas, busque las versiones *light* o bajas

Las mejores —y peores— elecciones

Dedique la misma atención a sus meriendas que a sus comidas principales: busque los alimentos que contengan la menor cantidad de grasa y el valor alimenticio más alto. Evidentemente las verduras y frutas, que carecen naturalmente de grasa y contienen muchos nutrientes, siempre son meriendas sensatas. Aparte de ellas, trate de escoger galletas (*crackers*), galletitas (*cookies*) y otras meriendas que no contengan más de 3 gramos de grasa por ración de 100 calorías. La única excepción serían la "nuez" de soya y las hojuelas de yuca. Son las reinas de la nutrición entre las meriendas, así que bien vale la pena aceptar a cambio un contenido un poco más alto en grasa y calorías.

Las mejores elecciones			
Merienda (refrigerio, tentempié)	**Porción**	**Calorías**	**Gramos de grasa**
Jugo de tomate (jitomate)	½ taza	20	0.0
Zanahorias cambray (*baby carrots*) con 1 cucharada de dip estilo *ranch* sin grasa	5 zanahorias	45	0.0
Palomitas (rositas) de maíz (cotufo) hechas a presión	3 tazas	90	0.0
Barra de cereal	1 barra	92	3.0
Totopos (tostaditas, nachos) horneados	13 totopos (1 onza/28 g)	110	1.0
Papitas fritas horneadas	11 papitas (1 onza)	110	1.5
Hojuelas de yuca	15 a 16 hojuelas (1 onza)	130	6.0
"Nuez" de soya tostada	⅓ taza (1 onza)	150	7.0

Las peores elecciones			
Merienda	**Porción**	**Calorías**	**Gramos de grasa**
Barra de confitura tamaño *jumbo*	1 barra (7 onzas/196 g)	1,000	60.0
Palomitas de maíz normales de horno de microondas	1 bolsa (aproximadamente 12 tazas)	480	36.0
Helado de primera calidad	½ taza	220	15.0
Macadamia	1 onza	203	21.7
Papitas fritas	15–16 papitas (1 onza)	150	10.0
Platanutres (mariquitas, tostoncitos)	10 a 12 (1 onza)	147	9.5
Galletita *chocolate chip* tamaño *jumbo*	1 galletita (de unas 3 pulgadas/8 cm)	140	7.0

en grasa. Y aun en este caso revise la etiqueta con atención. La bolsa completa consiste más o menos en tres porciones, de modo que si se la acaba usted sola podría estar consumiendo 330 calorías y 15 gramos de grasa.

Papitas fritas. Ahórrese la mitad de sus calorías y toda su grasa comiendo papitas fritas sin grasa. (Las normales suman 150 calorías y 10 gramos de grasa por ración de 15 hojuelas o 1 onza; las sin grasa tienen 75 calorías y cero gramos de grasa). Los totopos (tostaditas, nachos) bajos en grasa cuentan con 90 calorías y 1 gramo de grasa por ración, en comparación con 142 calorías y 7.4 gramos de grasa en el caso de los normales.

Receta *remozada*

Alcapurrias adelgazadoras

PARA 4 PORCIONES

Por porción

503 calorías

16 g de grasa

(El 29 por ciento de
las calorías proviene
de la grasa)

2 tazas de yautía
(malanga) pelada

3 plátanos (plátanos
machos) verdes pelados

½ cucharadita de una
mezcla mitad sal, mitad
sustituto de sal

1 cucharada de aceite
de achiote (vea el

Consejo de cocina en la
página 60)

1 taza de picadillo (vea la
página 111)

2 cucharadas de aceite
vegetal

Ralle la malanga y los plátanos por separado con el disco de rallar de un procesador de alimentos o bien con un rallador manual.

Ponga las verduras ralladas, la sal y el aceite de achiote en un tazón (recipiente) mediano. Aplástelo todo con un tenedor hasta obtener una masa uniforme.

Mójese las manos y divida la masa en 8 bolas. Aplaste la mitad de una bola de masa con la palma de la mano, haga un pequeño hueco en su centro y llénelo con el picadillo. Cubra con la otra mitad de la masa.

Repita el proceso con las demás bolas de masa. Haga 8 alcapurrias.

Ponga el aceite a calentar a fuego mediano en una sartén grande. Fría las alcapurrias hasta dorarlas de ambos lados. Seque el exceso de aceite con toallas de papel.

Alternativas adelgazadoras

Ahora le indicaremos cómo mejorar el perfil alimenticio de algunas de sus meriendas favoritas.

■ Convierta un dulce o una galletita en una mini-comida llena de nutrientes combinándolo con un vaso de jugo o alguna fruta fresca.

■ Moje rodajas de manzana fresca en una salsa de caramelo (cajeta) sin grasa.

■ Mezcle una cucharada de crujiente germen de trigo rico en vitamina E con un recipiente de yogur sin grasa.

■ Convierta un vaso normal de leche descremada (fat-free milk) en una gran fuente de nutrientes.

Mezcle leche de vaca o de soya sin grasa con una bolsa de *Carnation Instant Breakfast*.

■ Satisfaga sus antojos de chocolate con un pudín (budín) de chocolate sin grasa. Prepare el suyo con un preparado instantáneo para pudín y leche descremada o compre recipientes de 4 onzas (112 g) para merienda.

■ Déles un mejor sabor a unas tortitas de arroz con una delgada capa de crema de cacahuate, crema de "nuez" de soya o "mantequilla" de manzana (*apple butter*) sin grasa.

■ Estimule su paladar agregando un chorro de salsa *Tabasco* a unas palomitas de maíz hechas a presión.

Receta *remozada*

Chilaquiles

PARA 4 PORCIONES

Por porción

286 calorías

9 g de grasa

(El 28 por ciento de

las calorías proviene

de la grasa)

Unas tortillas recién hechas saben deliciosas. Y cuando son del día anterior, quedan exquisitas en un rico plato de chilaquiles. Por lo general los chilaquiles se sirven a la hora del desayuno o de la cena, pero se les puede adaptar incluso para una fiesta elegante.

8 **tortillas de maíz (elote, choclo) cortadas en tiras**

2 **cucharaditas de aceite vegetal**

4 **cucharadas de cebolla picada en cubitos**

1 **diente de ajo picado en trocitos**

2 **tazas de salsa de tomate (jitomate)**

1 a 3 **chiles serranos, frescos o de lata, sin el centro, sin semilla y picados en trocitos**

½ **cubo de consomé o ½ cucharadita de consomé en polvo**

½ **taza de queso rallado de leche semidescremada**

1 **cucharada de cebolla picada en trocitos**

Seque las tiras de tortilla al sol, en un horno tostador o sobre una plancha seca hasta que queden crujientes.

Ponga el aceite a calentar en una sartén grande a fuego mediano. Sofría (saltee) la cebolla y el ajo hasta que la cebolla esté traslúcida. Después muela la cebolla, el ajo, la salsa de tomate y los chiles en una licuadora (batidora). Vierta esta salsa en la sartén y agregue el consomé. Deje que rompa a hervir y cocine durante 5 minutos.

Agregue las tiras secas de tortilla. Hierva durante 1 minuto más. Espolvoree encima el queso y la cebolla picada en trocitos.

■ Aumente el contenido de calcio de su glaseado (betún). Mezcle un recipiente de crema batida sin grasa con uno de yogur con sabor a frutas o de vainilla.

Sustituciones sensatas

Es posible que lo único que le haga falta sea encontrar una nueva versión de alguno de sus alimentos favoritos altos en grasa. Hojuelas horneadas sin grasa en lugar de las normales. Tortitas de palomitas de maíz con chocolate y caramelo en lugar de caramelos. Tortitas de arroz con sabor a crocante de canela (*cinnamon streusel*) en lugar de un pastel (bizcocho, torta, *cake*) de crocante de canela. Cereal *Oreo* en lugar de galletitas *Oreo* (viene enriquecido con vitaminas y minerales adicionales, que las galletitas no tienen). A continuación señalamos otras sustituciones sensatas.

- Crema de "nuez" de soya (*soy nut butter*) en lugar de crema de cacahuate. Es más baja en grasa y contiene isoflavonas, unas sustancias que combaten el cáncer.

- Cóctel de verduras o jugo de tomate (jitomate), toronja (pomelo) o naranja (china) en lugar de un refresco (soda) sin valor alimenticio alguno.

- Un *Chex Mix* de grasa reducida que podrá preparar de acuerdo con la receta que viene en la caja del cereal, en lugar de mezclas altas en grasa de frutos secos.

Nuevas comidas que puede probar

Usted misma puede darle a la palabra "merienda" la definición que quiera. Vaya más allá de las hojuelas, los *donuts* y las barras de confitura.

Fruta seca. Pruebe arándanos agrios (*cranberries*), arándanos y ciruelas secas con sabor a naranja además de los orejones tradicionales de albaricoque (chabacano, damasco), melocotón (durazno) y pera. Cuentan con dulce natural y están llenísimos de fibra y vitaminas.

Fruta fresca. Deje atrás la rutina de los plátanos amarillos (guineos, bananas) y las naranjas. Pruebe otras frutas como mango, papaya (fruta

Receta *remozada*

Frituras de yuca

PARA 4 PORCIONES

Por porción

211 calorías

10 g de grasa

(El 43 por ciento de las calorías proviene de la grasa)

2 tazas de yuca congelada o fresca cocida

2 yemas de huevo

2 a 3 dientes de ajo picados en trocitos

1 cucharada de jugo de limón fresco

½ cucharadita de una mezcla mitad sal, mitad sustituto de sal

4 claras de huevo

2 cucharadas de aceite vegetal

Inmediatamente después de cocer la yuca y mientras aún esté caliente, muélala en un procesador de alimentos. (La yuca caliente es blanda y fácil de moler).

Agregue las yemas de huevo, el ajo, el jugo de limón y la sal a la yuca.

Bata las claras de huevo a punto de turrón en un tazón (recipiente) mediano. Incorpore cuidadosamente a la mezcla de la yuca.

Caliente el aceite a fuego mediano en una sartén grande. Deje caer cucharaditas de la masa de yuca en el aceite y fríalas hasta dorar de ambos lados. Seque el exceso de aceite con toallas de papel y mantenga las frituras calientes en una bolsa de papel (cartucho, estraza) en el horno a 150°F (66°C).

bomba, lechosa), *ugli* (un híbrido jamaiquino de mandarina y toronja), uvas tipo champán, higo, pera asiática y variedades interesantes de manzana como *Fuji*, *Royal Gala*, *Jonagold* y *Braeburn*.

Sopa. Escoja sopas de lata e instantáneas que sean altas en fibra, como las de frijoles (habichuelas) negros, minestrón, lentejas y chícharo (guisante, arveja) partido. Métalas al horno de microondas para obtener una merienda al instante.

Cereal. No lo limite al desayuno. Aun cuando viene cubierto de azúcar, contiene muchos más nutrientes que el pastel, los dulces y las galletitas. El cereal en trocitos se puede comer directamente de la caja. Incluso encontrará prácticas bolsas de cereal en un tamaño perfecto para meriendas, como las *Post Snack-Abouts*.

Barras energéticas de soya. Escoja las que le recuerden un manjar decadente, como las *GeniSoy Soy Protein Bars* con sabor a *fudge* de crema de cacahuate o a yogur de manzana con especias. Además de saciar el hambre, contienen montones de proteínas, fibra y muchas vitaminas.

Cracker Jacks. ¡Media taza de este maíz (elote, choclo) inflado con caramelo, dulce y crujiente, sólo suma 120 calorías y 2 gramos de grasa!

Hojuelas de yuca. Estas hojuelas crujientes se hacen con un tubérculo tropical que contiene mucho almidón. Ofrecen más del doble de fibra que unas papitas fritas normales, así como un 40 por ciento menos de grasa. Disponibles en sabores como *barbecue*, ajo, cilantro y picante con queso crema, se trata de una merienda excelente.

Meriendas para la mujer que trabaja

No tiene que dejar sus buenas intenciones en casa cuando sale a trabajar. Simplemente llévese meriendas portátiles como las siguientes.

Exquisiteces para el escritorio. Súrtase de palomitas de maíz *light* para el horno de microondas, galletas (*crackers*) bajas en grasa, tortitas de arroz, galletitas bajas en grasa, fruta seca, "nuez" de soya, cacahuates de grasa reducida o barras de cereales.

Para el refrigerador del trabajo. Guarde yogur, zanahorias cambray o verduras picadas, una bolsa de ensalada con aliño (aderezo) bajo en grasa, leche descremada, leche con chocolate baja en grasa, *hummus* y pastas untables de queso crema bajo en grasa. (Sugerencia para salir de viaje: estas mismas meriendas funcionan muy bien en el coche. Guárdelas en una bolsa o hielera aislante con hielo).

(*Nota:* Si no reconoce algún término en este capítulo, vea el glosario en la página 404).

Panes

Últimamente una de las técnicas populares para bajar de peso ha sido eliminar los carbohidratos y consumir más proteínas. De hecho, hay varios libros bestséller que recomiendan hacer esto para bajar de peso. Bueno, la verdad es que estas dietas funcionan... en cierta medida. Funcionan, simplemente, al deshidratar las células. Es decir, sí se pierde peso, pero este consiste mayormente en agua. Por lo tanto, con estas dietas una está bajando de peso a costo de exprimir de sus células el agua tan necesaria para vivir. Lo que es peor, las dietas altas en proteínas pueden estresar los riñones y causar grandes problemas en lo que se refiere a enfermedades cardíacas y cáncer, sobre todo si la mayor parte de las proteínas proviene de la carne y otros alimentos de origen animal.

Al popularizarse estas dietas, los carbohidratos, sobre todo los que se encuentran en el pan y otros alimentos semejantes, se convirtieron en chivos expiatorios. De repente ellos tenían la culpa del sobrepeso en nuestra sociedad y hasta se regó el mito de que los panes engordan. En realidad, no es así. De hecho, si se escoge correctamente, el pan es uno de los elementos fundamentales para lograr controlar el peso durante toda la vida.

Los carbohidratos de los alimentos integrales, entre ellos los panes integrales, son tan ricos en nutrientes que los dietistas recomiendan comer entre 7 y 10 raciones diarias.

Las mejores —y peores— elecciones

Para que se pueda considerar como una selección saludable, cualquier pan debe contener menos de 4 gramos de grasa por onza (28 g). Además, busque panes que proporcionen por lo menos 2 gramos de fibra por ración.

Las mejores elecciones			
Tipo de pan	**Porción**	**Calorías**	**Gramos de grasa**
Pan integral	1 rebanada (1 onza/28 g)	70	1.1
Pan árabe (de *pita*) de trigo integral	1 pequeño (1 onza)	74	0.7
Pan escandinavo sin levadura (*flatbread*)	1 pan (1 onza)	104	0.4
Tortilla de tomate (jitomate) y albahaca	1 tortilla (1½ onzas/42 g)	110	1.0
Muffin de arándano bajo en grasa	1 muffin (2 onzas/56 g)	162	6.2
Bagel de pumpernickel	1 *bagel* (4 onzas/112 g)	250	1.0

Las peores elecciones			
Tipo de pan	**Porción**	**Calorías**	**Gramos de grasa**
Muffin de chispitas (pedacitos) de chocolate	1 muffin (4 onzas)	370	15.0
Pan de ajo	1 rebanada (3½ onzas/98 g)	360	17.0
Biscuit hojaldrado	1 biscuit (3½ onzas)	357	16.5
Cuernito (medialuna, *croissant*)	1 cuernito mediano (2 onzas)	231	12.0
Crutones condimentados	1 onza	132	5.2

Además, los cereales integrales son altos en fibra, una gran amiga de la persona que quiere bajar de peso. Los alimentos altos en fibra llenan con menos calorías, alivian el hambre porque se metabolizan lentamente y previenen la absorción de algunas de las calorías de los otros alimentos que usted consume.

Sin embargo, no hay que confundir los carbohidratos simples con los complejos. Los carbohidratos complejos son los cereales integrales, las frutas y las verduras tal como nos los entrega la Madre Naturaleza. Es decir, en su estado natural todos estos alimentos tienen una capa exterior. Para que tengan una apariencia más bonita, los fabricantes les quitan esta capa. Por eso los espaguetis, por ejemplo, son amarillos. Fueron hechos de un trigo al cual se le quitó la capa exterior. Si los fabricantes no hubieran hecho eso, los espaguetis serían de color marrón y, de hecho, los espaguetis integrales son de este color. Por lo tanto, a cambio de una apariencia bonita perdemos no sólo la fibra, un nutriente que puede proteger contra el sobrepeso, el colesterol elevado y hasta el cáncer, sino también las vitaminas, los minerales y unas sustancias protectoras llamadas fitoquímicos. Estas versiones menos cargadas se llaman carbohidratos simples. Algunos ejemplos son el pan blanco, la harina refinada, los *pretzels* y los *bagels* blancos. Ninguno de estos alimentos está cargado de grasa, pero les faltan nutrientes en grande.

Consejos de compra

Para que el pan sea su amigo —y no su enemigo— en su lucha para tener un cuerpo a su medida, debe tomar las decisiones correctas a la hora de salir de compras. Fíjese en lo siguiente.

Panes. Concéntrese en el color. Unos ricos y variados tonos de canela, café y café oscuro muchas veces indican que está comprando el cereal integral en lugar de la versión diluida, o sea, el blanco. Sin embargo, no se trata de un indicio infalible. El melado (melaza), el caramelo y otros colorantes le ayudan al pan blanco a adoptar el aspecto de su primo más saludable. Asegúrese de

que la etiqueta confirme su elección. Busque indicaciones como "100 por ciento trigo integral" (100 *percent whole-wheat*). (Las palabras "pan de trigo/*wheat bread*" no garantizan que sea integral). Y fíjese en que el primer ingrediente sea algún tipo de harina integral (*whole flour*).

Bríndele una amplia variedad de sabores a su paladar para quedar satisfecha con menos calorías. Para ello compre su pan donde pueda conseguir parte de una hogaza de diferentes panes integrales. De esta forma no se le pondrán rancios antes de que se los termine. (Si esto no es posible, compre las hogazas enteras y congele una parte de cada una).

Acuérdese de pedir que le rebanen el pan en la tienda. El empleado puede cortarlo en rebanadas más delgadas que usted lo haría en casa, lo cual le ayudará a controlar el tamaño de las raciones. Si rebana su pan usted misma, trate de cortar rebanadas de 1 onza (28 g). (Si sabe que se trata de un pan de 20 onzas/560 g, por ejemplo, procure sacarle 20 rebanadas). Una onza de pan cuenta como una ración de cereales integrales.

Si tiene un horno eléctrico para pan (*bread machine*) juntando polvo en su cocina, aprovéchelo. Prepare sus propios panes integrales con preparados comerciales. Escoja los que no contengan más de 1 gramo de grasa y por lo menos 2 gramos de fibra por porción de 100 calorías.

Bagels. De nueva cuenta busque la variedad. En lugar de llevarse toda una bolsa de un solo tipo de *bagel*, compre uno de centeno, uno de *pumpernickel*, uno de trigo integral, uno de salvado de avena (*oat bran*), etcétera. Y lo que es aún más importante, ponga atención al tamaño de los *bagels*. Muchos de los que se venden en las panaderías equivalen a cinco rebanadas de pan y, con un peso de aproximadamente 5 onzas (140 g), suman unas 390 calorías. Según cómo quiera repartir sus raciones de cereales, corte estos *bagels* grandes en dos o tres partes. Los *bagels* que se compran congelados suelen pesar 2 onzas (56 g), lo cual equivale a dos rebanadas de pan. Cuídese de algunas "hojuelas" de *bagel* (*bagel chips*), ya que por lo común se preparan con mucho aceite o mantequilla y son bastante altas en grasa.

Muffins. Algunos *muffins* merecen coronarse como los maestros del engaño. Disfrutan la imagen de un saludable alimento casero, pero con demasiada frecuencia son altos en grasa. Algunos *muffins* de panadería contienen 15 gramos de grasa y 370 calorías. Muchos de los que no tienen grasa tampoco saben ahorrar calorías, ya que los grandes pueden sumar desde 350 hasta 600 calorías y ofrecer muy pocos nutrientes.

No confíe tampoco en los *muffins* especiales. Los de chispitas (pedacitos) de chocolate son muy tentadores y se trata de un "alimento para desayunar", así que deben ser buenos para la salud, ¿verdad? ¡No! Son poco más que unas magdalenas

Receta *remozada*

Pan dulce

PARA 1 PORCIÓN

Por porción

320 calorías

7 g de grasa

(El 20 por ciento de las calorías proviene de la grasa)

Este pan dulce consentirá su antojo de dulce —y le llenará la barriga— *sin* rellenar sus células de grasa.

1 rebanada de pan de trigo integral	¼ taza de requesón sin grasa
1 cucharadita de margarina	2 a 3 bolsitas de sustituto de azúcar
1 manzana, pelada, sin corazón y partida en 8 pedazos a lo largo	¼ cucharadita de canela molida
2 claras de huevo	1 cucharadita de azúcar

Precaliente el horno a 375°F (192°C). Tueste el pan levemente. Mientras aún esté caliente, pártalo en 2 rebanadas más delgadas con un cuchillo filoso, dejando unidas las dos mitades por una estrecha franja de manera que las pueda abrir como dos alas, dándole al pan forma de mariposa.

Úntele ½ cucharadita de margarina al pan tostado.

Ponga los pedazos de manzana a hervir a fuego lento en ¼ taza de agua en una cacerola pequeña tapada durante 2 minutos; deje aparte.

Ponga las claras de huevo, el requesón y el sustituto de azúcar en un tazón (recipiente) pequeño y mézclelos hasta que adquieran una consistencia cremosa.

Unte el pan tostado con esta mezcla, agregue los pedazos de manzana y remate con trocitos de la ½ cucharadita restante de margarina.

Mezcle la canela y el azúcar y espolvoréelos encima. Hornee el pan durante 5 a 10 minutos.

(mantecadas, panquecitos, *cupcakes*) de chocolate disfrazadas.

Si le gusta preparar pan, pruebe algunos de los preparados comerciales para *muffins* bajos en grasa. Al prepararlos usted misma, puede controlar el tamaño de las porciones. (Incluso puede hacer unos *muffins* en miniatura). Cuando un preparado comercial pida aceite, use la mitad de aceite y la mitad de compota de manzana (*applesauce*). Para incrementar el valor alimenticio de los *muffins*, agrégueles zanahorias ralladas y pasas. Ambos trucos aumentan el sabor y la humedad del producto.

Panecillos y *biscuits* para cenar. Entre más selectos son, más grasa van a contener. Algunos de los peores infractores son los panecillos y los *biscuits* listos para meterse al horno que en el super (colmado) se encuentran cerca de los productos lácteos. Parece valer la regla de "entre más grande, mejor", ya que muchos vienen en tamaños gigantes. Algunos de los productos congelados para hornear también causan problemas. Revise las etiquetas para ver su contenido de grasa y calorías. En cuanto al pan de ajo congelado, ¿realmente quiere derrochar 360 calorías y 17 gramos de grasa (por rebanada de 3½ onzas/98 g) en un alimento que sólo acompaña al principal? Y los cuernitos (medialunas, *croissants*) pueden ser aún peores (incluso antes de que les unte una gruesa capa de mantequilla). Evítelos o por lo menos guárdelos para ocasiones especiales.

Muffins ingleses, pan francés (_baguette_) y pan árabe (pan de _pita_). Estos panes suelen ser muy bajos en grasa y contienen un número razonable de calorías. Busque las versiones preparadas con harina de trigo integral, que debe ser posible encontrar, pues incluso del pan árabe se consiguen ahora variedades integrales y con verduras. (¡Pero evite la tentación de llenar los recovecos de los *muffins* ingleses con charcos de mantequilla!)

Sustituciones sensatas

Cada vez es más fácil conseguir el tradicional pan delgado y plano hecho sin levadura (en in-

glés, *flatbread*) típico de la región escandinava de Europa. Estos panes exquisitamente crujientes, parecidos a galletas (*crackers*) delgadas, se preparan con una combinación de harinas de trigo, cebada, papa y centeno. Sírvalos como lo hacen en Escandinavia: para acompañar sus sopas, ensaladas y quesos bajos en grasa. Estos panes no contienen grasa pero sí mucha fibra y tienen pocas calorías, sólo 104 por galleta de 1 onza (28 g), en comparación con las 132 calorías de los crutones y las 360 del pan de ajo.

Nuevas comidas que puede probar

Si no se imagina servir sus espaguetis, lasaña y otros platos italianos sin pan de ajo, busque el pan conocido como *ciabatta* en una panadería. Este tipo de pan es bajo en grasa y se distingue por los grandes agujeros que se encuentran en todo su suavísimo interior. Es tan sabroso que no requiere mantequilla, margarina ni aceite de oliva. Caliente la hogaza brevemente en el horno para que su corteza se haga aún más crujiente.

Actualmente es posible conseguir una gran variedad de tortillas integrales y con sabor a verduras, lo cual le brinda nuevas posibilidades al preparar su almuerzo. Por ejemplo, puede rellenar una tortilla con sabor a verduras de frijoles (habichuelas) refritos de lata. Si no le gustan las tortillas de ese sabor, puede probar las que tienen sabor a espinacas, tomate (jitomate) y albahaca, jalapeños y cilantro, trigo y miel y hierbas.

Será mejor que evite los siguientes productos nuevos: los panes tipo pizza (de queso y salchichón italiano, por ejemplo) y el *focaccia*. Si bien el pan de *focaccia* actualmente goza de mucha popularidad y sabe bien, también contiene una gran cantidad de grasa.

Comer fuera

En algunos restaurantes, el surtido del cesto del pan (panera) es tan variado como el del carrito de los postres. Lo que antes se limitaba a unos cuantos trozos de pan blanco sencillo se ha convertido en una verdadera panadería llena de opciones tentadoras pero altas en grasa: panecillos de pacana, *muffins* en miniatura, *biscuits* hojaldrados y panecillos de sésamo (ajonjolí), acompañados de un platito con mantequilla batida. Y lo que es peor, el cesto llega cuando usted tiene más hambre y menos capacidad de resistirse. En un dos por tres resulta que ya se comió el equivalente a una comida completa en panes y mantequilla.

La mejor forma de enfrentar esta terrible tentación es adelantándose a los hechos. Pídale al mesero que se lleve la mantequilla. Quizá incluso quiera decirle que se lleve el cesto, dejando sólo una rebanada de pan o un panecillo por persona. (Indíquele que le pedirá porciones adicionales según le hagan falta, lo cual realmente la obligará a pensarlo mucho antes de comer otra pieza). Si está comiendo con amigos que quieren que se quede el cesto, opte por algo sencillo, como un trozo de pan francés o un palito de pan. Luego asegúrese de que pongan el cesto del otro lado de la mesa, fuera de su alcance.

(*Nota:* Si no reconoce algún término en este capítulo, vea el glosario en la página 404).

Papas

Hay que tenerle lástima a la papa. A pesar de que se trata de uno de los alimentos que más se comen en los Estados Unidos, ni las personas que quieren bajar de peso ni nadie más les brinda el respeto que merecen. (¿Por qué en inglés se les llama "papas de sillón" a las personas vagas? Simplemente no hay respeto para esta humilde verdura). La verdad es que estos tubérculos son sabrosos, multifacéticos, fáciles de preparar y nutritivos.

Pero, al igual que la pasta, muchas veces son objeto de calumnias debido a los aderezos engordadores que los acompañan.

Es una lástima, porque la papa es una ganga alimenticia. A cambio de unas 150 calorías, una papa blanca al horno le brinda carbohidratos complejos y fibra, más potasio que un plátano amarillo (guineo, banana) mediano y un tercio de la Cantidad Diaria Recomendada (o *DV* por sus siglas en

Las mejores —y peores— elecciones

A la hora de planear cómo servir sus papas, trate de limitarse a 180 calorías o menos por porción y a menos de 4 gramos de grasa, con todo y los demás ingredientes.

Las mejores elecciones

Papa	Porción	Calorías	Gramos de grasa
Papas hervidas	1 taza	113	0.1
Trozos de batata dulce (camote, *yam*, *sweet potato*) al horno	4 onzas (112 g)	117	0.1
Puré de papas con leche descremada (*fat-free milk*)	1 taza	124	0.2
Trozos de batata dulce acaramelada	3.75 onzas (105 g)	144	3.4
Papa mediana al horno sin nada	5.5 onzas (154 g)	145	0.2
Papas rojas hervidas, con cáscara, mezcladas con 1 cucharadita de margarina o mantequilla	1 taza	149	4.1
Batata dulce mediana al horno con 1 cucharadita de azúcar morena (mascabado)	5.5 onzas	156	0.2
Papa mediana al horno con 1 cucharada de crema agria *light*	5.5 onzas	165	2.0

Las peores elecciones

Papa	Porción	Calorías	Gramos de grasa
Papa grande al horno rellena de chile con carne (*chili*) y queso	7 onzas (196 g)	482	22.0
Papas gratinadas	1 taza	323	18.6
Papitas fritas	2 onzas (56 g)	304	19.6
Papas a la francesa, una orden grande (de comida rápida)	6 onzas (168 g)	259	12.6
Puré de papas con mantequilla y leche de grasa entera	1 taza	223	8.9
Papas con mantequilla y crema (*scalloped potatoes*)	1 taza	211	9.0

Receta *remozada*

Puré de papas con suero de leche

PARA 4 PORCIONES

Por porción

96 calorías

0.5 gramos de grasa

(El 5 por ciento de las

calorías proviene de

la grasa)

El puré de papas es tan típico de los Estados Unidos como el *hot dog*. Aparte de ser sabroso, es fácil de preparar. Sin embargo, tiene un gran defecto para las que estamos tratando de crear un cuerpo a nuestra medida: es alto en grasa y calorías. Esta receta remozada le ahorrará 127 calorías y 8 gramos de grasa por porción sin sacrificar el sabor, así que disfrútela sin pena.

- 1 **libra (450 g) de papas para hornear, como la *russet* (más o menos 3 papas medianas), peladas y picadas en trozos de 1 pulgada (2.5 cm)**
- 1 **taza de agua**
- ½ **taza de consomé desgrasado de pollo**
- 2 **dientes de ajo sin pelar**

- ¼ **taza de suero de leche bajo en grasa**
- 2 **cucharadas de cebollín (cebolla de cambray) picado en rodajas finas**
- ⅛ **cucharadita de pimienta recién molida, de preferencia blanca**
- 1 **gran pizca de sal**

Ponga los trozos de papa, el agua, el consomé y el ajo en una cacerola mediana. Tápela y deje que rompa a hervir a fuego alto. Baje el fuego a mediano-lento y hierva la papa de 12 a 15 minutos o hasta que la pueda perforar fácilmente con un tenedor.

Justo antes de que la papa quede cocida, vierta el suero de leche en una cacerola pequeña gruesa y póngalo a calentar a fuego lento.

Escurra las papas muy bien y deseche los dientes de ajo. Devuelva las papas a la cacerola y hágalas puré con un aplastador. También puede usar un procesador de alimentos.

Agregue el suero de leche entibiado, el cebollín, la pimienta y la sal al puré de papas y sírvalo.

inglés) de vitamina C. Y lo ofrece todo sin grasa ni colesterol. El valor alimenticio de la batata dulce (camote, *yam*, *sweet potato*) es semejante, además de que se le agrega una ventaja adicional: un montón de betacaroteno. El cuerpo convierte el betacaroteno en vitamina A y se le considera un arma poderosa en la lucha contra enfermedades como el cáncer.

Cuando se la procesa poco (como cocida al horno entera), la papa conserva sus espléndidas cualidades. Por desgracia en este país se prefieren las versiones muy procesadas de papa, como las papas a la francesa o las tortas de papa (*potato puffs*), o bien se las ahoga con salsas y otros ingredientes altos en grasa. Las papas procesadas pierden su vitamina C y, a menos que controle el tamaño de las porciones, pueden hacerle subir muchas libras (o kilos).

Todo se resume de la siguiente manera: en su versión más fresca, la papa blanca y la batata dulce pueden declararse inocentes de todos los cargos de engordar que se han levantado en su contra. Siempre y cuando no coma con demasiada frecuencia sus versiones altas en grasa —con mantequilla y crema, gratinadas o fritas, por ejemplo—, la papa desde luego puede entrar en su plan de alimentación para bajar de peso.

Consejos de compra

Resístase al impulso de llenar su cocina de papas congeladas, productos envasados de papa deshidratada, papas enlatadas y papitas fritas. Siempre que sea posible, use papas crudas enteras. Ahora le diremos en qué debe fijarse.

Papa blanca. Escoja sólo la mejor. Esto significa buscar papas limpias, firmes, lisas y de forma regular. Olvídese de las que tengan arrugas, brotes, grietas, partes oscuras y blandas o manchas verdes. Elíjalas según el uso que les vaya a dar. La papa blanca alargada es una buena papa multiusos con una textura cerosa. La papa blanca o roja redonda es buena para hervir. La papa blanca para hornear (*russet potato*) es perfecta para este fin. Guarde sus papas en un lugar fresco, oscuro y bien ventilado; se conservarán durante varias semanas. No las ponga en el refrigerador ni cerca de la cebolla, pues se echarán a perder más pronto.

Batata dulce. Este tipo de papa debe estar firme y tener la piel de color uniforme y brillante. Las hay de dos tipos: húmeda y seca. La húmeda tiene la piel y la pulpa anaranjadas. La batata dulce seca tiene la piel de color tostado amarillento y la pulpa amarilla; cuando se cocina es mucho más seca y se desmenuza fácilmente. Guarde ambos tipos sin envolver en un lugar fresco, seco y oscuro durante una semana como máximo. Las batatas dulces son ricas en betacaroteno, por lo que merecen hacer acto de presencia en su mesa una vez a la semana.

Productos procesados. El puré de papas instantáneo, los preparados comerciales de papas con mantequilla y crema (*scalloped potatoes*) y gratinadas así como las papas *hash browns* listas para prepararse definitivamente facilitan el trabajo de cocina. Es más, si las prepara sin agregar nada de mantequilla o margarina, incluso son bajas en grasa. Sus principales desventajas son el hecho de tener poca fibra, mucho sodio y nada de vitamina C. Úselas sólo en casos de emergencia, cuando no tenga tiempo para preparar unas papas frescas. Y las papitas fritas, incluso las que no contienen grasa, nunca deben considerarse como más que un gusto ocasional. ¡No cuentan como verdura!

Alternativas adelgazadoras

Las personas que quieren bajar de peso muchas veces no le hacen caso a la papa, limitándola al papel de guarnición. No obstante, preparada al horno, hervida o en puré de hecho puede servir como un alimento bajo en grasa que la llena bien y ayuda a evitar que se coma un exceso de alimentos más altos en calorías. Queda muy bien prácticamente con cualquier tipo de carne, carne de ave y pescado o marisco. La papa sola incluso puede servir como comida. A continuación le damos algunas supersugerencias para sus cenas.

- Prepare papas asadas a la parrilla (a la barbacoa) para acompañar sus hamburguesas. Envuélvalas con papel aluminio y áselas enteras. O bien píquelas en rodajas y mézclelas con pimiento (ají, pimiento morrón), cebolla, hongos y hierbas; envuélvalas con papel aluminio y agréguelas a la parrilla. En ambos casos, la batata dulce queda igual de bien que la papa blanca.

- Sirva su pollo asado al horno, sus rebanadas de pechuga de pavo (chompipe) o su pan de carne (*meat loaf*) con un rico puré de papas bajo en grasa. Agregue uno o dos dientes pelados de ajo a la olla mientras esté cocinando las papas. Haga puré el ajo junto con las papas. Omita la mantequilla o la margarina y sustitúyala por un cremoso suero de leche bajo en grasa con sabor a mantequilla. (O bien utilice crema agria sin grasa, leche descremada/*fat-free milk* o leche evaporada sin grasa en lugar del suero de leche).

Para darle aún más sabor, hierva las papas en un consomé sin grasa de pollo o de carne de res.

■ Prepare rápidamente una ensalada casera caliente de papa para un picnic. Meta unas papas picadas en rodajas al horno de microondas hasta que queden bien cocidas y mézclelas con aliño (aderezo) estilo italiano sin grasa y cebollín (cebolla de cambray) picado.

■ Otro manjar para un picnic: Mezcle papas cocidas picadas en rodajas o cubitos con mayonesa sin grasa y huevos duros picados (use sólo las claras para eliminar totalmente el colesterol y reducir la cantidad de grasa). Agregue verduras picadas en cubitos, como cebolla, pimientos rojos y verdes y apio.

■ En lugar de preparar la batata dulce acaramelada, sirva su pavo asado al horno o jamón magro (bajo en grasa) con un puré horneado de batata dulce mezclado con piña (ananá) machacada. Otra posibilidad sería un puré de batata dulce con jugo de naranja (china) espolvoreado con muy poca azúcar morena (mascabado) y horneado a 350°F (178°C) para calentarlo. O bien cubra unas rebanadas de piña con una capa de puré de batata dulce y hornéelo hasta que la piña se suavice.

■ Convierta una papa en una comida completa. Con una cuchara, sáquele la pulpa a una papa grande al horno, dejando la cáscara en forma de concha. Mezcle la pulpa de papa con ½ taza de requesón bajo en grasa, ½ taza de verduras picadas cocidas al vapor y hierbas frescas o secas. Rellene la cáscara de papa con esta mezcla y espolvoréela con una cucharada de queso *Cheddar* de grasa reducida. Caliéntela en un horno tradicional o de microondas hasta que el queso se derrita.

■ Para preparar un plato fuerte vegetariano bajo en grasa, corte una papa al horno a la mitad y cúbrala con una taza de chile (chili) sin carne. Complete el menú con una ensalada verde grande con aliño sin grasa o una ensalada de frutas.

■ Prepare una "papa en una bolsa". Pique una papa mediana en cubitos y mézclela con 3 onzas (84 g) de carne o carne de ave magras. Agregue una taza de verduras picadas en rodajas finas o en cubitos. Humedezca la mezcla con una *gravy* baja en grasa, consomé, salsa de soya o algún otro sazonador de grasa reducida. Envuélvala muy bien con un gran pedazo de papel aluminio, coloque el paquete sobre una bandeja de hornear y hornéelo a 450°F (234°C) durante 35 minutos.

Sustituciones sensatas

Ahora averiguará cómo darles mayor interés a las papas sin excederse en sus calorías.

■ Aderece sus papas al horno con una cucharada de crema agria *light* en lugar de mantequilla y ahorrará 80 calorías y 8 gramos de grasa. O bien espolvoréelas con sazonador en polvo con sabor a mantequilla (Nota: Por lo general este se encuentra en la sección de especias y se llama *butter-flavored flakes* en inglés).

■ Prepare una mezcla de yogur natural sin grasa, pepino picado, eneldo seco, sal y pimienta para obtener un sabroso acompañamiento para sus papas. También hay otras combinaciones: salsa de soya y semilla de sésamo (ajonjolí); hongos y cebolla sofritos (salteados); requesón sin grasa mezclado con cebolleta (cebollino); salsa tipo mexicano y crema agria sin grasa.

■ Opte por una papa mediana al horno con una cucharada de crema agria baja en grasa en lugar de 20 papas a la francesa: ahorrará 35 calorías y 5.5 gramos de grasa.

■ Pique unas batatas dulces y papas blancas en cubitos y mézclelas con un poco de aceite de oliva. Áselas al horno a 400°F (206°C) durante unos 20 minutos o hasta que estén cocidas.

■ Prepare sus propias papitas fritas. Pique unas papas blancas o batatas dulces en rodajas muy finas y mézclelas con un chorrito de aceite de *canola*. Colóquelas en una sola capa sobre una bandeja de hornear y hornéelas a 400°F durante unos 10 minutos hasta que queden crujientes.

■ Use batatas dulces picadas en cubitos en lugar de una parte de la carne de res en las recetas tradicionales para guiso (estofado) o caldo de res.

■ Coma batata dulce cuando se le antoje una merienda (refrigerio, tentempié), en lugar de papitas fritas o papas a la francesa. Tenga a la mano unas batatas dulces al horno en el refrigerador. Pélelas y píquelas en rodajas como una merienda dulce llena de fibra o para acompañar sus sándwiches (emparedados).

Nuevas comidas que puede probar

Si usted piensa que términos como "morado peruano", "oro del Yukon" y "nube roja" se refieren a los colores de moda del próximo otoño, se ve que no se ha dado una vuelta últimamente por la sección de frutas y verduras de su supermercado. *Peruvian Purple*, *Yukon Gold* y *Red Cloud* son unas variedades de papa que debería probar. Actualmente se ofrecen papas en atractivos y novedosos colores y formas nuevas, de modo que puede servirlas con frecuencia sin tener la impresión de estar comiendo lo mismo todo el tiempo. Las papas *Yukon Gold*, *Yellow Finn* y *Daisy Gold* se distinguen por su pulpa amarilla húmeda con sabor a mantequilla. Quedan excelentes en puré, al horno o asadas al horno. Busque también otras papas interesantes como la *All-Blue*, la *Purple Chief*, la *Rose Finn Apple* o la *Russian Banana*. Las papas "nuevas" simplemente son papas de cualquier variedad cosechadas cuando aún estaban pequeñas. Son muy sabrosas hervidas o asadas al horno enteras.

Comer fuera

Ya sabe que en un restaurante una papa al horno es una mejor elección que papas a la francesa, papas con mantequilla y crema, papas gratinadas o puré de papas. Para darle sabor a una papa al horno, pida crema agria en lugar de mantequilla. La crema agria contiene 30 calorías y 3 gramos de grasa por cucharada, en comparación con las 100 calorías y los 11 gramos de grasa de la mantequilla. Desde luego la ventaja en calorías se perderá si exagera en la cantidad de crema agria. Desde el punto de vista de las calorías, dos opciones aún mejores son la salsa tipo mexicano o el jugo de limón.

Al agregar grasa a una papa evite mezclarla con la pulpa, pues su sabor desaparecería y terminaría poniéndole más. En cambio, primero aplaste la pulpa y luego añádale una pequeña cantidad de aderezo para darle sabor con menos grasa.

Una papa al horno puede ayudarle a evitar un plato fuerte abundante. Si combina una papa al horno grande con un cóctel de camarones y una ensalada verde con aliño bajo en grasa, tendrá una comida baja en grasa que la dejará satisfecha.

Evite cualquier selección del menú cuya descripción incluya las palabras "repleta" (*loaded*) o "rellena" (*stuffed*) en la misma oración que "papa". Una papa grande con chile con carne (*chili*) y queso suma 482 calorías y 22 gramos de grasa. En cuanto a las cáscaras de papa (*potato skins*), si no puede resistirse a la tentación compártalas con varios compañeros de mesa.

En lo que se refiere a la ensalada de papa de la barra de ensaladas, elimínela de sus opciones. Con toda seguridad contiene enormes cantidades de mayonesa de grasa entera. De manera semejante, olvídese de las papitas fritas y las papas a la francesa que acompañan los sándwiches. En cambio, pida una ensalada verde o *pretzels*.

(*Nota*: Si no reconoce algún término en este capítulo, vea el glosario en la página 404).

Pasta

Capellini, Farfalle y Orzo. ¿De qué se trata, de un bufete de abogados italianos? No, sólo son tres tipos de pasta entre las docenas que existen (incluyendo la favorita de los Estados Unidos, los espaguetis). Y son una verdadera maravilla para alguien que quiere bajar de peso, a pesar de las acusaciones injustas de que sólo sirven para engordar.

La pasta llena el estómago, es baja en grasa, ofrece un montón de carbohidratos complejos —que sirven para producir energía— y en términos generales no contiene colesterol. También es una buena fuente de vitaminas del grupo B. Y lo mejor es que le ofrece todo este valor alimenticio a cambio de sólo 200 calorías por ración. Por lo tanto, no le puede ir mal con ella. Donde sí le puede ir mal es si decide acompañar sus *tagliatelle* con una grasosa salsa *Alfredo*, *carbonara*, *pesto*, de salchichas o con otras carnes.

Consejos de compra

Afortunadamente no tiene que renunciar a la pasta cuando quiere reducir las calorías en su alimentación. Sólo tenga presentes los siguientes puntos cuando vaya de compras.

Pasta. La hay de tantas formas y tamaños que podría comer pasta todas las noches durante varias semanas sin repetir la misma variedad nunca. Compre filamentos como espaguetis o *fettuccine*, tubitos como *penne* o *ziti*, espirales de varios colores y conchas de todos los tamaños. No se olvide de la lasaña y la pasta de coditos para sus cacerolas (guisos), los *cannelloni* y *manicotti* para rellenar y las pastas pequeñas como *orzo*, estrellitas y *acini di peppe* para sopas.

Revise las etiquetas con cuidado cuando compre pasta fresca, sobre todo la que viene rellena, como ravioles, *cappelletti* y *tortellini*. La pasta fresca muchas veces contiene huevo y por lo general su contenido de grasa es más alto que el de la seca.

Además, los rellenos por lo común son altos en grasa.

Salsa. De preferencia limítese a las salsas de tomate (jitomate) sin carne bajas en grasa, en lugar de las cremosas como la *Alfredo* y el *pesto*. Incluso el *pesto* de grasa reducida llega a sumar 4 gramos de grasa en una sola cucharada. El contenido de grasa varía mucho entre las diferentes salsas de tomate, así que revise las etiquetas. Busque las que cuenten con un máximo de 4 gramos de grasa por porción de media taza. Tenga particular cuidado al leer las etiquetas de las salsas cremosas. Es común que reduzcan el tamaño de la porción a un cuarto de taza, que es menos de lo que usted probablemente comerá.

Los tomates preparados para pasta también son una buena elección y tienen muy poca grasa. Busque sabores diferentes del italiano para introducir un cambio en su rutina. La salsa tipo mexicana para tacos puede darle una identidad completamente nueva a su pasta.

Queso. ¿Qué sería de la pasta sin el queso (además de que tendría menos grasa)? Si le parece que perdería todo su carácter italiano sin un poco de queso, utilice alguno que tenga mucho sabor. Los quesos parmesano y romano rallados ya envasados son aceptables en una emergencia e incluso hay algunas variedades de grasa reducida. No obstante, el queso recién rallado tiene mucho más sabor, de modo que puede usar menos y así y todo obtener un excelente sabor. Compre un trozo pequeño de un queso realmente bueno (como el *Parmigiano-Reggiano* o el *Pecorino Romano*) y rállelo en la mesa. Si lo envuelve herméticamente se conservará durante varias semanas en el refrigerador o el congelador, de modo que siempre lo tendrá a la mano. El parmesano o romano ya rallados vendidos a granel son casi igualmente sabrosos; cómprelos en pequeñas cantidades.

Una alternativa interesante al parmesano es el queso *sapsago*, un queso suizo muy duro, con

Las mejores —y peores— elecciones

A la hora de planear un menú con pasta, trate de limitarse a unas 300 calorías y un máximo de 4 gramos de grasa por porción (puede consumir unas cuantas calorías más si el contenido de grasa es mucho más bajo).

Las mejores elecciones			
Alimento	**Porción**	**Calorías**	**Gramos de grasa**
Queso *sapsago*	1 onza (28 g) (2 cucharadas)	16	0.5
Queso parmesano	1 cucharada	23	1.5
Pasta primavera (con ajo y aceite en lugar de una salsa de crema)	Más o menos 3 cucharadas de salsa con 1 taza de pasta cocida	107	4.0
Pasta con salsa de almejas (agua, almejas, aceite y especias)	¼ taza de salsa con 1 taza de pasta cocida	169	5.5
Pasta	1 taza, cocida	197	1.0
Linguini con salsa roja de almejas	½ taza de salsa con 1 taza de pasta cocida	257	2.0
Pasta con salsa marinara	½ taza de salsa con 1 taza de pasta cocida	268	2.6

Las peores elecciones			
Alimento	**Porción**	**Calorías**	**Gramos de grasa**
Fettuccine Alfredo	½ taza de salsa comercial preparada con 1 taza de pasta cocida	437	21.0
Manicotti de queso	Plato fuerte congelado de 11.7 onzas (330 g)	394	15.2
Espagueti *carbonara*	½ taza de salsa con 1 taza de pasta cocida	378	11.5
Tortellini de queso	Plato fuerte congelado de 4.5 onzas (125 g)	268	10.9
Salsa de *pesto*	¼ taza	157	13.1
Salsa de carne	½ taza	68	2.0

forma cónica, que es bajo en grasa. Es de color verde claro y su intenso sabor a hierbas le agrega un vigor inesperado a la pasta.

Alternativas adelgazadoras

Para cuidar sus calorías a la hora de planear el menú, empiece con más o menos 1 taza de pasta cocida por porción. Agréguele ½ taza de salsa marinara sin grasa mezclada con 2 onzas (56 g) de carne molida magra (baja en grasa) de res o bien con pollo cocido picado en cubitos (las sobras funcionan muy bien) y ½ taza de cebolla y hongos sofritos (salteados). Agregue una ensalada de verduras de hojas verdes con mucho sabor, como lechuga romana (orejona), *escarola*, *arugula* y *radicchio* con aliño (aderezo) sin grasa, y la cena estará lista. Pero también hay otras formas de darse un festín de pasta sin acumular libras (o kilos).

■ Acompañe la pasta con una lata de almejas escurridas picadas en trocitos. (Caliéntelas en una cacerola con ajo picado en trocitos y perejil fresco). Guarde un poco de líquido para humedecer la pasta, en lugar de hacerlo con aceite.

- Mezcle una salsa marinara caliente con requesón molido bajo en grasa. Obtendrá una consistencia cremosa y una textura agradable sin muchas calorías. En lugar del queso crema también puede agregarle un poco de *tofu* firme desmoronado.

- Mezcle la salsa de tomate con un puré de pimiento (ají, pimiento morrón) rojo para obtener una dosis adicional de betacaroteno (una vitamina que refuerza el sistema inmunitario), prácticamente sin calorías.

- Para preparar una sopa rápida, mezcle *orzo* cocido, zanahoria y apio cocidos y picados en cubitos, sobras de pollo picado en cubitos y consomé de pollo de sodio reducido. Sírvala con una ensalada grande de frutas y tendrá una comida equilibrada.

- Para preparar un plato fuerte rápida y fácilmente, mezcle bien 1 taza de espaguetis cocidos, una cucharadita de aceite de oliva, ½ taza de garbanzos cocidos y una cucharada de queso parmesano rallado.

- Muela unas verduras cocidas con suficiente consomé para obtener una salsa ligera. Sazónela con hierbas y mézclela bien con la pasta cocida. Espolvoréela con un poco de queso parmesano.

- Sirva hasta ½ taza de pasta cocida como guarnición. Mézclela con hierbas frescas o secas y con una cucharadita de mantequilla o de queso parmesano rallado.

Sustituciones sensatas

Ahora le diremos cómo recortar la grasa en algunas de sus recetas favoritas de pasta.

- En las salsas para pasta, cambie la carne de res molida por pechuga de pavo (chompipe) molida. Ahorrará unas 65 calorías por ración de 3 onzas (84 g) de carne.

- Sustituya una parte de la carne de la salsa para pasta por hongos, cebollas y pimientos cocidos al vapor.

- Para disfrutar una espléndida salsa *Alfredo*, cambie la crema de la receta tradicional por reque-

són o queso *ricotta* bajo en grasa mezclado con leche.

- Réstele grasa al *pesto* reemplazando una parte del aceite con consomé de pollo y reduciendo la cantidad de frutos secos y de queso. También puede diluir con consomé de pollo un *pesto* de grasa reducida que compre ya hecho. Sea cual fuere el método que elija, use el *pesto* con mucha moderación, ya que nunca será realmente bajo en grasa.

- Prepare una versión casera de macarrones con queso con leche descremada (*fat-free milk*) y queso *Cheddar* fuerte de grasa reducida. Agregue verduras cocidas picadas para aumentar la cantidad de fibra.

- Aderece sus ensaladas de pasta con aliño estilo italiano sin grasa en lugar de mayonesa. Agregue atún de lata conservado en agua y verduras picadas para completar todo el menú en un solo plato.

Nuevas comidas que puede probar

Vaya más allá de los espaguetis, los ravioles y la lasaña. Pruebe las pastas integrales y de espinacas, las cuales contienen hasta tres veces más fibra que la normal. Y si quiere bajar de peso la fibra es su amiga, ya que le mantiene por más tiempo la sensación de tener el estómago lleno. La pasta se vende con todo tipo de sabores y colores, desde tinta de calamar hasta remolacha (betabel) o con ajo y hierbas. Entre más sabrosa sea la pasta en sí, menos salsa le hará falta. Y no se olvide de las pastas que pertenecen a otras tradiciones culinarias aparte de la italiana, como por ejemplo las variedades japonesas *soba* (hecha con harina de alforjón/trigo sarraceno), *udon* (hecha con harina de trigo o de maíz/elote/choclo), *somen* y *ramen* (hechas con harina de trigo), de arroz o de frijol (habichuela) *mung*, entre otras.

Comer fuera

En los Estados Unidos, "comida italiana" significa porciones grandes, y son pocos los platos

Receta *remozada*

Lasaña de carne de res y espinacas

PARA 4 PORCIONES

Por porción

595 calorías

12.5 gramos de

grasa

(El 19 por ciento de

las calorías proviene

de la grasa)

- 2 tazas de queso *ricotta* de grasa reducida
- 1 paquete de 10 onzas (280 g) de espinaca picada congelada, descongelada y exprimida para secarla
- ½ cucharadita de pimienta negra molida
- ½ cucharadita de nuez moscada molida
- 1 libra (450 g) de carne molida magra de *top round*
- 1 cucharadita de pimienta roja molida
- ⅛ cucharadita de sal

- 1 frasco de 26 onzas de salsa de tomate sin grasa
- 1 caja de 8 onzas (225 g) de lasaña que no necesite hervir (*no-boil lasagna*)
- 5 hojas de salvia (*sage*) fresca, picadas en trozos
- 1 taza de queso *mozzarella* sin grasa rallado
- 1 tomate italiano pequeño (*plum tomato*), picado en rodajas finas
- 5 hojas grandes de albahaca fresca
- ¼ taza de queso romano rallado

Precaliente el horno a 375°F (192°C). Rocíe una fuente para hornear (refractario) de 9" × 9" (23 cm × 23 cm) con aceite antiadherente en aerosol. Ponga el queso *ricotta*, la espinaca, la pimienta negra y la nuez moscada en un tazón (recipiente) mediano y mézclelos bien.

Ponga una sartén antiadherente grande a calentar a fuego mediano. Cuando esté bien caliente, agregue la carne. Revolviendo la carne para desmenuzarla, fríala de 4 a 6 minutos o hasta que pierda su color rosado. Escurra la grasa que se haya acumulado. Agregue la pimienta roja molida y la sal a la carne de res y mezcle todo bien.

Extienda ½ taza de salsa en el fondo de la fuente. Coloque 3 ó 4 trozos de lasaña sobre la salsa sin encimarlos de las orillas. Cúbrala con la mitad de la salsa de tomate restante y con toda la carne de res. Espolvoréela con la mitad de la salvia y agregue otra capa de lasaña. Extienda la mezcla de *ricotta* sobre la lasaña y espolvoréela con ½ taza de *mozzarella*. Agregue una tercera capa de lasaña y la salsa de tomate restante. Póngale el tomate, la albahaca y la salvia restante. Espolvoréelo todo con una capa uniforme de queso romano y con la ½ taza restante de *mozzarella*.

Tape la fuente muy bien con papel aluminio y hornéela de 20 a 25 minutos, hasta que eche burbujas y se haya calentado por completo.

con pasta bajos en grasa en las cartas de los restaurantes. Su mejor opción es una pasta acompañada de una salsa marinara o sencilla de tomates frescos. Si no se le antoja, pida una porción equivalente a un entremés de otro plato de pasta y compleméntela con una ensalada verde grande con aliño sin grasa o bien, con un gran plato de sopa minestrón. Si no pueden servirle una porción más pequeña, coma solamente una parte de su plato fuerte y llévese lo demás a casa para otro día.

Evite los *cannelloni*, *tortellini*, ravioles y *manicotti* rellenos de queso. Sáltese cualquier cosa que diga *Alfredo* o *carbonara*. Tenga presente que algunas salsas pueden verse ligeras pero en realidad contienen mucho aceite, así que pregunte cómo se preparan. Prefiera los platos fuertes que contengan muchas verduras frescas (como una pasta primavera con una salsa ligera de aceite) así como fuentes proteínicas bajas en grasa como pescado, camarones y almejas.

(*Nota*: Si no reconoce algún término en este capítulo, vea el glosario en la página 404).

Pescado y mariscos

Si usted ha pasado años metiéndose a dieta, probablemente tenga la costumbre de pasarse directamente a los platos fuertes de pescado cuando come fuera de casa. Y tiene mucha razón, ya que el pescado puede ser un valioso aliado en la lucha contra los depósitos de grasa en su panza, asentaderas y muslos. Este alimento consiste casi enteramente en proteínas. El cuerpo humano asimila las proteínas mucho más lentamente que los carbohidratos, por lo que el pescado la mantendrá satisfecha durante horas. Asimismo, las proteínas "alimentan" el azúcar en la sangre (glucosa) a lo largo de entre 4 y 6 horas, en lugar de sólo una hora, más o menos, como lo hacen los carbohidratos. ¿Y cuál es el resultado? Las proteínas le permitirán comer menos a la larga. Por si fuera poco, reconstruyen los músculos y les proporcionan combustible a las miles de millones de

Las mejores —y las peores— elecciones

Los pescados grasos como el salmón, el atún y el pez espada (*swordfish*) proporcionan un poco más de grasa y calorías que los pescados blancos como el anón y el bacalao (*cod*) fresco. No obstante, esas calorías bien valen la pena, pues le brindan ácidos grasos omega-3, los cuales favorecen la salud del corazón.

Ya sea que vaya a preparar el pescado en su casa o pedirlo en un restaurante, la clave está en reducir al mínimo la grasa y las calorías adicionales de la mantequilla y las salsas de crema, limitando el número total de calorías de cualquier plato de pescado a 150; y el de gramos de grasa, a 5. La única excepción son las cacerolas (guisos) de pescado, en las que necesita tomar en cuenta las calorías del arroz, la pasta, la leche y los demás ingredientes del plato.

Las mejores elecciones

Plato	Porción	Calorías	Gramos de grasa
Cangrejo (jaiba) al vapor	3 onzas (84 g)	87	1.5
Anón (abadejo, eglefino, *haddock*) (asado al horno u horneado)	3 onzas	95	0.8
Atún albacora conservado en agua	3 onzas	105	1.5
Camarones al vapor con 2 cucharadas de salsa para cóctel	3 onzas	114	0.9
Atún fresco (asado al horno o a la parrilla)	3 onzas	118	1.0
Cola de langosta asada al horno con jugo de limón	6 onzas (168 g)	166	1.0

Las peores elecciones

Plato	Porción	Calorías	Gramos de grasa
Almejas fritas con dos cucharadas de salsa tártara	¾ taza	600	42.4
Camarones pequeños empanados y fritos (*popcorn shrimp*)	6 a 8 camarones	454	24.9
Cola de langosta al vapor con 2 cucharadas de mantequilla	6 onzas	370	24.0
Ensalada de langosta	½ taza	286	16.6
Pescado envuelto con masa de harina y frito	3 onzas	197	10.4
Atún en trozos conservado en aceite	3 onzas	158	6.8

reacciones químicas que su cuerpo lleva a cabo cada milisegundo, lo cual es importante para sostenerla durante sus sesiones de ejercicio para tener un cuerpo a su medida.

En comparación con otras fuentes de proteínas, como la carne o el queso, el pescado es relativamente magro (bajo en grasa), ya que sólo contiene entre un 2 y un 8 por ciento de grasa, según la especie. (A manera de comparación, un bistec *porterhouse* con sus buenas vetas de grasa suma un 48 por ciento de grasa). Los problemas comienzan cuando el pescado viene envuelto en masa de harina, mantequilla o algún otro ingrediente alto en calorías.

Consejos de compra

No tiene que visitar la mejor pescadería de su ciudad cada vez que quiera comer pescado. Desde luego el pescado fresco sigue siendo un verdadero manjar, pero ya existen varias presentaciones de pescado muy prácticas que le facilitarán incluir este alimento en sus menús. Las opciones que en la actualidad se ofrecen en términos de pescado congelado y de fácil preparación afortunadamente ya no se limitan sólo a los filetes empanados (empanizados) y fritos o al pescado de lata conservado en aceite que francamente acababan con todos los beneficios que este alimento puede brindar.

Pescado de lata. Si usted ya tiene experiencia con las dietas, estará enterada de que 3 onzas (84 g) de atún en agua tienen 53 calorías menos y 5.3 gramos de grasa menos que la versión conservada en aceite. Y a lo largo de los años es probable que haya comido una cantidad suficiente de atún como para surtir a toda una flota de pescadores peruanos. Por lo tanto, sin duda le dará gusto agregar un poco de variedad a su repertorio de pescado. Así se lo permiten varios primos de agua fría del atún, también disponibles en lata: el salmón, las almejas, las sardinas y las anchoas. Busque el salmón y las almejas conservados en agua. Si le gustan las sardinas y las anchoas, guárdelas para ocasiones especiales. Contienen hasta 180 calorías y 12 gramos de grasa por cada 3 onzas (incluso las sardinas conservadas en salsa de mostaza).

En cuanto a la ensalada de atún, si la prepara en casa con mayonesa sin grasa todo estará bien. Las ensaladas de atún de la salchichonería (*delicatessen*) del supermercado contienen un exceso de mayonesa normal.

Pescado congelado. Hubo un tiempo en que la única forma de conseguir pescado congelado sin gruesas capas de empanado era yéndose a pescar a un lago congelado. Lo que salía del agua con escasas 74 calorías y menos de 1 gramo de grasa por porción de 3 onzas subía de peso al llegar a la freidora, la cual convertía ese peso gallo en un peso pesado con 197 calorías y 10.4 gramos de grasa. Además, la selección se limitaba a las variedades más insípidas como el anón (abadejo, eglefino, *haddock*), el bacalao (*cod*) fresco, la platija (*flounder*) y el hipogloso (*halibut*).

Actualmente los supermercados compiten con las pescaderías para ofrecer auténticos banquetes de pescado. Además de las especies conocidas desde siempre, se puede encontrar prácticamente cualquier pescado comestible: pez espada (*swordfish*), perca (percha), *orange roughy*, un pescado de las aguas de Nueva Zelanda también conocido como *slimehead*, ángel de mar (*monkfish*), pargo (huachinango, chillo, *red snapper*) y bagre (siluro, *catfish*). Ponga un par de filetes en la parrilla con un poco de limón y hierbas y no les habrá agregado grasa y calorías pero sí mucho sabor, en cosa de minutos. O bien prepare un guiso (estofado) o un caldo de pescado con leche descremada (*fat-free milk*). Sírvalo acompañado de una ensalada y galletitas con sabor a ostra (ostión) y ¡a comer!

Si su presupuesto se lo permite, éntreles a los camarones, la langosta y el cangrejo (jaiba). Si bien estos crustáceos tienen un contenido de colesterol más alto que la mayoría de los habitantes acuáticos, diversos estudios han demostrado que el camarón, por ejemplo, reduce el nivel de triglicéridos e incrementa el del colesterol lipoproteínico de alta densidad (o *HDL* por sus siglas en inglés, que es la variedad buena de colesterol). Diez camarones grandes preparados al vapor o asados al horno sólo cuentan con 54 calorías y

Receta *remozada*

Atún en recaíto

PARA 4 PORCIONES.

Por porción

285 calorías

9 g de grasa

(El 22 por ciento de

las calorías proviene

de la grasa)

- 2 cucharaditas de aceite de oliva
- ¼ taza de jugo de naranja (china) fresco
- ¼ taza de jugo de limón fresco
- ¼ taza de puré de tomate (jitomate)
- ¼ taza de recaíto (vea la página 58)
- 1¼ libras (560 g) de atún fresco

Salsa

- 1 taza de papaya (fruta bomba, lechosa) picada en trozos
- 1 cucharada de azúcar morena (mascabado) oscura
- ¼ taza de jugo de limón fresco
- ¼ taza de jugo de naranja fresco
- 2 cebollines (cebollas de cambray) picados
- 1 diente de ajo picado en trocitos
- ¼ cucharadita de pimienta roja de Cayena
- ¼ cucharadita de una mezcla mitad sal, mitad sustituto de sal

Ponga el aceite de oliva, los jugos de naranja y de limón, el puré de tomate y el recaíto en un tazón (recipiente) pequeño y revuélvalos bien.

Ponga el pescado en una fuente de vidrio y cúbralo con este adobo (escabeche, marinado).

Póngalo en el refrigerador durante 2 horas. Voltee el pescado por lo menos una vez durante este tiempo.

Mientras el pescado se adoba (remoja), muela la papaya, el azúcar y los jugos de limón y naranja en la licuadora (batidora).

Vacíe esta salsa en un frasco con tapa. Agregue los cebollines, el ajo, la pimienta roja de Cayena y la sal y agítelo todo muy bien.

Guarde la salsa en el refrigerador.

Una vez que el pescado esté sazonado, escúrralo y deseche el adobo.

Cocine el pescado a la parrilla (a la barbacoa) sobre carbón caliente hasta que esté cocido por fuera y rosado por dentro. *No lo cocine demasiado.* Acompáñelo con la salsa fría ya preparada.

apenas medio gramo de grasa. Si se consume sin mantequilla, incluso la langosta —el marisco de lujo— es muy amable con su figura.

Pescado de imitación. En el congelador de los pescados y mariscos, busque los paquetes de mariscos cocidos señalados como cangrejo de imitación, langosta de imitación y vieiras (escalopes, *sea scallops*) de imitación. Estos productos por lo común se hacen con pescado blanco y son sumamente bajos en grasa; es más, en la mayoría de los casos carecen totalmente de grasa. Sólo tiene que abrir un paquete y rematar su ensalada con unas generosas 3 onzas de cangrejo de imitación picado en trozos. Sólo sumará 87 calorías y 1 gramo de grasa, además de 10 gramos de proteínas. Para preparar un plato fuerte rápido, al estilo asiático, combine un paquete de estos con una bolsa de verduras congeladas. (Para aprenderse esta técnica de cocina, vea la página 156). No obstante, si es alérgica a los mariscos lea siempre la etiqueta para asegurarse de que la marca que eligió no vaya a incluir un poco de marisco como saborizante, como sucede en algunos casos.

Alternativas adelgazadoras

De las salsas tipo mexicano hasta la salsa para cóctel, hay muchas formas libres de grasa o bajas en grasa para darle vida a un filete de pescado. Las salsas tipo mexicano envasadas, ya sean de tomate (jitomate) o de frutas, son un complemento excelente para un filete de pescado a la parrilla (a la barbacoa). Si le gustan las aventuras culinarias, trate de preparar su propia salsa mezclando trozos de mango, naranja (china) o mandarina, pedacitos de kiwi, cebolla verde picada y quizá una pizca de chile en polvo.

Las salsas tipo marinara quedan muy bien con muchos tipos de pescado, sobre todo con las variedades muy magras como el bacalao fresco.

- Ya sea que sus filetes de pescado estén frescos o congelados, rocíe una sartén antiadherente con aceite vegetal en aerosol, agregue los filetes y cúbralos con la salsa tipo marinara. Tape y deje hervir a fuego lento hasta que los filetes estén bien cocidos. Para preparar una comida completa, agregue su verdura o mezcla de verduras congeladas favorita y deje que se cocine en la salsa.

- Los aliños (aderezos) sin grasa para ensaladas son un interesante adobo (escabeche, marinado) para pescado. Experimente con sus aliños favoritos o bien pruebe uno de los que más nos gusta a nosotras, el de semilla de amapola sin grasa, para adobar el salmón o la trucha de escamas pequeñas (*char*). Ponga el pescado en el refrigerador durante 1 hora cuando menos, para que absorba el sabor, y luego cocínelo asado a la parrilla o al horno.

- Si bien la mayoría de las salsas para cóctel son muy bajas en grasa, las salsas tártaras no lo son, pues su ingrediente básico es la mayonesa. Si a usted le encanta la salsa tártara, trate de preparar usted misma una versión sencilla y más baja en grasa: agregue *relish* de pepinillos a mayonesa sin grasa (al gusto) y póngale un poco de jugo de limón.

- Para obtener una ensalada de cangrejo baja en grasa, cubra unas hojas de lechuga romana (orejona) con carne de cangrejo y prepárese un sándwich (emparedado) con dos deliciosas rebanadas de pan integral tostado. Aderece el cangrejo con una cucharada (una cantidad aceptable) de mayonesa baja en grasa a la que ha agregado un poco de jugo de limón o de limón verde (lima) (y un edulcorante artificial o una pizca de azúcar, según sea necesario). Tal vez también quiera probarlo con un poco de chile rojo en polvo para darle más sabor. Revuélvalo con una zanahoria rallada y cebolla morada picada.

Comer fuera

Si está buscando algún plato bajo en grasa en su restaurante de comida rápida o cafetería local, piénselo dos veces antes de pedir la ensalada de atún. En su casa tal vez use un atún conservado en agua y mayonesa sin grasa, pero los restaurantes no lo hacen. En un restaurante de comida rápida, por ejemplo, un sándwich de ensalada de atún de 12 pulgadas (30 cm) de largo preparado con pan blanco contiene 30 gramos de grasa y 752 calorías. En la mayoría de las cafeterías, la situación es semejante. Tendría que nadar a buena velocidad durante más de 1 hora para quemar tal cantidad de calorías. Así que olvídese de la ensalada de atún y mejor pida pollo a la parrilla.

¿Alguna vez se ha preguntado por qué el filete de pescado asado al horno que sirven en su restaurante favorito de pescado y mariscos es tan húmedo? No es ningún secreto: la mayoría de los restaurantes le agregan mantequilla derretida o aceites con hierbas al pescado asado al horno. Para disfrutar los beneficios magros del pescado, simplemente pídale al mesero que le sirva su filete sin grasa. Lo mismo sucede con las salsas que lo acompañan. Si bien puede haber alguna salsa más o menos inocente en algunos restaurantes, la mayoría contienen montones de grasa. Si le gustaría probar la salsa sin exagerar en su consumo de grasa, pídala aparte. Antes de tomar un bocado de pescado, moje sólo los dientes de su tenedor en la salsa.

En cuanto al pescado envuelto con masa de harina y frito, no importa que sea de un restaurante formal o de comida rápida: siempre tendrá muchísima grasa, porque la masa la absorbe como una esponja. Un pescado envuelto con masa y frito de un restaurante formal suma hasta 197 calorías y 10.4 gramos de grasa. Un plato de pescado con papas a la francesa de comida rápida llega aún más alto, con 420 calorías y 26 gramos de grasa. Puede compensar las calorías con ejercicio, pero tenga en cuenta que un gustito de estos le exigirá casi 1 hora de andar en bicicleta a buena velocidad. Si es su única opción, retire la masa del pescado con el tenedor antes de comerse el filete para controlar los daños.

Los caldos de almejas y las sopas de langosta se preparan con crema, así que si quiere darse el gusto pida una taza, no un plato, y compártala con su compañero de mesa. Una taza de sopa de langosta, por ejemplo, cuenta con casi 200 calorías y por lo menos 8 gramos de grasa, lo cual equivale a unos 25 minutos en la escaladora (trepadora) a velocidad rápida.

(*Nota*: Si no reconoce algún término en este capítulo, vea el glosario en la página 404).

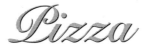

Pizza

Casi a todo el mundo le encanta la pizza por su sabor. Además, es una gran fuente de poder alimenticio. La masa contiene vitaminas del grupo B y carbohidratos complejos, los cuales le dan energía. La salsa de tomate (jitomate) le proporciona carbohidratos, vitamina C, licopeno (una sustancia natural que aparentemente protege contra el cáncer) y poca grasa. El queso le brinda proteínas, además del calcio tan necesario para fortalecer los huesos. Rematada con verduras, que contienen fibra y vitamina A, la pizza sirve como una comida completa. Para agregar más proteínas, le puede poner carne magra (baja en grasa) o mariscos. ¿Qué más puede pedir una mujer muy ocupada?

Bueno, para empezar, mucha menos grasa. La grasa es el obstáculo entre disfrutar la pizza y tener un cuerpo a su medida. Sin embargo, no basta como razón para que usted la elimine de su plan de alimentación. Unos cuantos datos de nutrición

Las mejores —y peores— elecciones

La pizza puede integrarse perfectamente en su plan de alimentación para bajar de peso. Sus mejores opciones contienen menos de 300 calorías y 12 gramos de grasa por rebanada, con todos los ingredientes. Por otra parte, si está llevando un plan de 1,600 calorías diarias y se permite el lujo de una pizza honda de bandeja personal, habrá consumido más de la tercera parte de sus calorías del día, incluso sin beber nada. Así que deberá ajustar sus planes.

Las mejores elecciones			
Pizza	**Porción**	**Calorías**	**Gramos de grasa**
Pizza de masa delgada con queso, pimientos (ajíes, pimientos morrones), champiñones (setas) y cebolla (de comida rápida)	1 rebanada (⅛ de la pizza completa)	190	8.0
Pizza hecha en casa (con masa preparada para pizza baja en grasa, salsa sin grasa, 8 onzas/225 g de queso *mozzarella* bajo en grasa y 1 taza de verduras al vapor)	1 rebanada (⅙ de la pizza completa)	211	3.1
Pizza de masa delgada con queso (de comida rápida)	1 rebanada (⅛ de la pizza completa)	225	10.0
Pizza de masa delgada con queso y una onza (28 g) de tocino canadiense	1 rebanada (⅛ de la pizza completa)	268	12.0

Las peores elecciones			
Pizza	**Porción**	**Calorías**	**Gramos de grasa**
Pizza honda de queso	una pizza individual de 7 pulgadas (18 cm)	625	44.0
Pizza de salchichón (chorizo italiano, *pepperoni*) de plato hondo (congelada)	una pizza individual de 7 pulgadas	525	19.5
Pizza de masa rellena (*stuffed crust*), cubierta con cualquier carne (de comida rápida)	1 rebanada (⅛ de la pizza completa)	440	17.0

le ayudarán a recortar las calorías de la pizza y a quedar satisfecha al mismo tiempo.

Consejos de compra

Vale la pena comprar ingredientes saludables para su pizza. De esta forma podrá crear, de un momento a otro, una comida nutritiva que saciará su hambre, por mucho menos de lo que le costaría (en dólares y en calorías) si la comprara en la pizzería. Ahora le diremos qué le va a hacer falta.

Pan. Busque masa preparada para pizza, la cual se vende ya extendida o en paquetes de tubo en los refrigeradores de su supermercado. En ambos casos, revise las etiquetas para encontrar la que tenga la menor cantidad de grasa. A veces también podrá encontrar masa extendida para pizza sin ingredientes añadidos en la sección de comida congelada. No se olvide tampoco de los preparados de masa comerciales de caja; prepárelos con menos aceite de lo que indica la receta.

Salsa. Podrá escoger entre muchas salsas bajas en grasa para pizza y pasta. Busque las que contengan un máximo de 4 gramos de grasa por ración de ½ taza. Pruebe diversos sabores para darle mayor interés a su pizza.

Queso. Opte por un queso rallado de grasa reducida. El *mozzarella* es el más común, pero no es la única posibilidad. Hay buenas mezclas italianas y mexicanas de queso, por ejemplo, que dan unas pizzas exquisitas. Limite el queso a 8 onzas (224 g) para una pizza grande. Si le encanta algún queso duro de grasa entera y mucho sabor, como el *Cheddar* fuerte, cómprelo. Sólo use menos, lo que no le resultará difícil si el queso está lleno de sabor. (También puede probar otros quesos fuertes novedosos, como el *Asiago*, el *feta* y el queso azul).

Otros ingredientes. Dé preferencia a verduras como la cebolla, el pimiento (ají, pimiento morrón), los champiñones (setas) y el chile (ají o pimiento picante) en escabeche, incluso unas cuantas aceitunas, si gusta. Compre carne molida de res supermagra (como el *ground top round*) o pechuga de pavo (chompipe) molida. Ambas son una mejor elección que el salchichón (chorizo italiano, *pepperoni*), la salchicha, las albóndigas o el *salami*. Dore la carne molida en una sartén antiadherente y escúrrala bien antes de repartirla sobre el pan. El tocino canadiense y el jamón magro son buenos sustitutos del tocino normal.

Si va a preparar la pizza al poco tiempo de haber ido a la tienda, pase por la barra de ensaladas del supermercado y compre la cebolla, el pimiento, los champiñones y otras verduras ya picadas en rodajas.

Pizza congelada. Evite a como dé lugar la pizza honda (*deep-dish pizza*) congelada, pues contiene una cantidad estratosférica de grasa. Si tiene que comprar pizza congelada, escoja la variedad de masa delgada. Aumente su valor alimenticio agregando verduras cocidas al vapor o sofritas (salteadas), carne molida magra de res o pollo cocido picado en cubitos. (Puede aprovechar muy bien las sobras que tenga en casa).

Alternativas adelgazadoras

Limitar su cena a una pizza de pizzería es un error y una oportunidad perdida. En cambio, reduzca su porción a dos rebanadas y complete la comida con una sustanciosa ensalada mixta con aliño (aderezo) bajo en grasa (póngale muchas verduras crujientes). También puede servir una verdura como guarnición, como brócoli o zanahorias cambray (*baby carrots*) preparadas al vapor, por ejemplo, además de las verduras que le ponga directamente a la pizza.

Las sobras de pizza son un festín muy práctico. Agréguele una fruta a una rebanada de pizza de grasa reducida y tendrá una comida ligera y saludable que podrá disfrutar cuando tenga prisa.

Para disfrutar una pizza al instante preparada con un mínimo de esfuerzo, agregue salsa sin grasa para pizza y 1 onza (28 g) de queso de grasa reducida a un muffin inglés partido a la mitad o a una rebanada de pan árabe (pan de *pita*). Póngalo a calentar en el asador (*broiler*) del horno o en el horno tostador hasta que el queso se derrita. Agregue fruta y unas verduras crudas picadas para completar su comida.

Sustituciones sensatas

A menos que tenga cuidado, la pizza tiende a esconder un exceso de calorías y grasa. A continuación mencionaremos algunas sustituciones adelgazadoras.

■ Los tomates secados al sol pueden reemplazar el salchichón. Su aspecto es semejante, pero estos tomates de sabor muy intenso son mucho más bajos en grasa. (Asegúrese de escurrirles todo el aceite posible).

Receta *remozada*

Pizza de verduras

PARA 6 PORCIONES

Por porción

211 calorías

3.1 gramos de grasa

(El 13 por ciento de

las calorías proviene

de la grasa)

Cuando quiera una pizza rápida, compre pan para pizza en su super (colmado) y agréguele una buena porción de verduras sofritas (salteadas) con un mínimo de grasa. Sus esfuerzos se verán bien compensados: en comparación con una pizza de pizzería, con queso normal y salchichón (chorizo italiano, *pepperoni*), ahorrará 190 calorías y 17 gramos de grasa por rebanada.

- ¼ taza de salsa para espaguetis baja en grasa
- 1 base de masa para pizza estilo italiano
- ¼ taza de *zucchini* (calabacita) picado en rodajas finas
- ¼ taza de *squash* amarillo picado en rodajas finas
- ¼ taza de cebolla morada picada en rodajas finas

- ¼ taza de hongos *shiitake* o blancos picados en rodajas finas
- ¼ taza de cabezuelas de brócoli
- ¼ taza de pimiento (ají, pimiento morrón) rojo picado en rodajas finas
- ½ taza de queso *mozzarella* bajo en grasa rallado
- 2 cucharaditas de queso romano

Precaliente el horno a 400°F (206°C). Extienda la salsa sobre la masa para pizza. Ponga aparte.

Rocíe una sartén antiadherente con aceite de oliva antiadherente en aerosol. Agregue el *zucchini*, el *squash*, la cebolla, los hongos, el brócoli y el pimiento rojo y sofría las verduras a fuego mediano hasta que queden cocidas pero aún crujientes. Repártalas sobre la masa para pizza y espolvoree encima los quesos *mozzarella* y romano. Hornee de 4 a 5 minutos o hasta que quede bien caliente y suelte burbujas. Deje reposar 5 minutos antes de rebanar.

- En lugar de la salchicha, pruebe una berenjena, unos hongos *portobello*, brócoli, chiles jalapeños, espinaca, rodajas de tomate, corazones de alcachofa o *zucchini* (calabacita). Combine unos trozos de piña (ananá) machacada y escurrida, ya sea de lata o fresca, con jamón magro, o bien camarones o almejas en lugar de carne.

- Sáltese el queso y agregue más verduras para compensar. Si lo que le preocupa es el calcio, acompañe su pizza con un vaso de leche descremada (*fat-free milk*) o una bola de requesón bajo en grasa.

Nuevas comidas que puede probar

Siempre que sea posible, opte por masa de trigo integral, la cual agrega fibra y un sabor a nuez a su pizza. Las tortillas y el pan árabe redondo —ambos bajos en grasa— quedan muy bien como base para una pizza individual.

Comer fuera

Ha llegado la noche del viernes y lo último que quiere hacer es ponerse a cocinar. Su familia le reclama pizza. ¿Cómo se va a negar? No lo haga, aunque su meta sea bajar de peso. Renunciar a sus alimentos favoritos con tal de deshacerse de su panza es una estrategia insensata que a la larga la impedirá tener un cuerpo a su medida condenada al fracaso. Afortunadamente, puede darse el gusto de comer pizza sin echar a perder su plan de alimentación. Ahora averiguará cómo.

Tire la pizza honda. Olvídese de la masa rellena. Déles la espalda a las variedades de bandeja personal. Quédese con las opciones de masa delgada (*thin crust*), aunque esto signifique pedir una pizza aparte sólo para usted mientras los demás comen versiones más altas en calorías. Limítese a dos rebanadas. Siempre puede llevarse las sobras a casa para otro día.

Pida sólo la mitad del queso. Para que la pizza resulte más interesante y alimenticia, indíqueles que aumenten la cantidad de salsa de tomate al doble y le pongan por lo menos dos verduras.

Para no dejarse llevar y terminar comiendo demasiada pizza, pida siempre una gran ensalada verde con aliño bajo en grasa y té helado sin azúcar, alguna otra bebida baja en calorías o agua. Empiece con la ensalada antes de que llegue su pizza. Si sabe que no habrá ensaladas bajas en grasa, coma una fruta antes de salir de su casa, para que no esté muerta de hambre para cuando llegue la pizza.

Si le resulta simplemente imposible resistirse a una pizza alta en grasa, no pierda la esperanza. Coma sólo una o dos rebanadas y compénselo limitando sus calorías y haciendo un poco más de ejercicio durante los días siguientes. Acuérdese que ninguna comida o alimento determina por sí solo el éxito o el fracaso de sus esfuerzos para controlar su peso. Lo que come a la larga es lo que cuenta. Renunciar a todos sus alimentos favoritos altos en grasa de hecho provoca una reacción destructiva que sólo la hará subir de peso nuevamente.

(*Nota*: Si no reconoce algún término en este capítulo, vea el glosario en la página 404).

Pollo y pavo

La carne de ave es la que más variaciones admite en su preparación, ya sea que se corte en rebanadas, se pique en cubitos o se ase al horno o a la barbacoa. Y usted puede aprovechar tanto el pollo como el pavo (chompipe) para deleitar su paladar, reducir la grasa en su alimentación y cosechar otros beneficios saludables si escoge los cortes adecuados, usa técnicas culinarias saludables y aprovecha las hierbas y las especias con creatividad.

La carne de ave ofrece muchísimas proteínas. Este nutriente fundamental repara los tejidos del cuerpo, refuerza el sistema inmunitario y ayuda a que el corazón siga latiendo y las células del cerebro trabajen a toda su capacidad. Mientras que otros alimentos con muchas proteínas, como la carne de res y de cerdo, llegan a contener bastante grasa, el pollo y el pavo destacan por la facilidad con la que se reduce su contenido de grasa: sólo hay que quitarles el pellejo, ya sea antes o después de preparar la carne. Tres onzas (84 g) de pechuga de pollo sin pellejo asada a la parrilla (a la barbacoa) o al horno (esta porción equivale más o menos al tamaño de una baraja) le brindan el 53 por ciento de la Cantidad Diaria Recomendada (o *DV* por sus siglas en inglés) de proteínas y sólo 3 gramos de grasa, lo cual corresponde a una cuenta muy baja de un 3.5 por ciento de grasa y un 19.2 por ciento de calorías provenientes de la grasa. También proporciona generosas cantidades de niacina, vitamina B_6 y hierro.

Consejos de compra

Hace años era sencillo comprar y preparar la carne de ave. Se compraba el ave completa y luego se asaba o bien se partía para otro tipo de platos. Actualmente es posible comprar el pollo por pieza, con o sin pellejo, con hueso o deshuesado, crudo o precocido. Veamos cómo puede usted aprovechar esta ventaja al máximo.

Pechugas y muslos de pollo deshuesados y sin pellejo. Corte la pechuga deshuesada en tiras y guarde uno o dos paquetes de estas en su con-

gelador. Le servirán para platos al estilo asiático así como para fajitas. (Para aprenderse esta técnica, vea la página 156). Tanto la pechuga como el muslo sirven muy bien para la mayoría de las recetas sofritas (salteadas), porque agregan muy poca grasa —de hecho, casi nada— a la salsa que usted esté preparando en su sartén.

Pechugas, piernas o muslos de pollo con hueso y pellejo. Estas piezas son excelentes para adobar (remojar) y para asar a la parrilla, porque guardan el sabor y la humedad. Si piensa bañar la carne al asarla con una salsa como la *barbecue*, quítele el pellejo primero para que la salsa penetre la carne al cocinarla y le dé un sabor más intenso. Si no la va a bañar, no le quite el pellejo hasta que se la vaya a comer.

Pechugas o muslos con hueso sin pellejo. Este tipo de pollo queda mejor frito al horno o preparado en la sartén.

Pollo entero. Los pollos para asar al horno (*roasting chickens*) están pensados precisamente para eso, no para freírse ni para asarse a la parrilla. El pollo entero por lo común contiene más grasa que las piezas individuales sin el pellejo. Por lo tanto, áselo sobre una parrilla para que se escurra la grasa y quítele el pellejo antes de servirlo.

Carnes frías (tipo fiambre) de pollo. No todas las carnes frías de pollo son iguales. Algunas marcas contienen la misma cantidad de grasa que la salchicha de Bolonia (*bologna*). Elija carnes frías con 2 gramos o menos de grasa por onza (28 g). Si por alguna razón está limitando su consumo de sodio, tenga presente que la mayoría de las carnes frías —incluso las elecciones más saludables— son altas en sodio.

Pechuga de pavo. Escoja la auténtica, no la versión procesada. (El pavo procesado es una combinación de carne blanca y oscura prensada y contiene un montón de sal). Ásela tapada para sellar la humedad y disfrute las sobras en ensaladas y sándwiches (emparedados).

Chuletas de pavo. Esta espléndida fuente

Las mejores —y peores— elecciones

Por sí sola, la carne de pollo y de pavo (chompipe) es baja en grasa y en calorías. Sin embargo, la forma en que la pedimos o preparamos —frita, a la barbacoa, asada al horno o engalanada de docenas de formas— puede modificarla radicalmente (para bien o para mal). A continuación se enterará del contenido en calorías y grasa de algunos platos fuertes comunes. (Un plato fuerte saludable de ave no debe contener más de 500 calorías y cuando mucho 15 gramos de grasa). Las raciones señaladas son las típicas para cada plato.

Las mejores elecciones			
Plato	**Porción**	**Calorías**	**Gramos de grasa**
Pavo sin pellejo asado al horno, en lonjas (lascas)	3 onzas (84 g)	133	2.7
Pechuga de pollo sin pellejo a la barbacoa	3 onzas, con 2 cucharadas de salsa *barbecue*	167	3.7
Alambres (pinchos, brochetas) de pollo a la parrilla	2 alambres	170	4.0
Chuleta de pavo al limón	1 chuleta, sofrita (salteada) con limón y hierbas	186	5.3
Pollo sin pellejo frito al horno	1 pierna y muslo, empanado (empanizado) con suero de leche y pan molido	229	8.8
Pechuga de pollo sin pellejo a la parrilla	½ pechuga (3 onzas), con romero y aceitunas negras	245	8.0
Fajitas de pollo	2 fajitas a la parrilla con pimientos (ajíes, pimientos morrones)	318	5.0

Las peores elecciones			
Plato	**Porción**	**Calorías**	**Gramos de grasa**
Pollo estilo *General Tso*, empanado y frito en freidora	2 tazas (con 1 taza de arroz al vapor)	730	24.0
Pollo frito (de comida rápida)	3 piezas (2 piernas y 1 muslo)	624	36.9
Alones estilo búfalo (de comida rápida)	10 alones	583	40.0
Nuggets de pollo (de comida rápida)	12 piezas	573	34.6

magra (baja en grasa) de proteínas es perfecta para asar a la parrilla, sofreír u hornear. Las chuletas se cocinan rápidamente y requieren un poco de humedad adicional, así que adóbelas y luego báñelas con su salsa preferida sin grasa —como una salsa *barbecue*, *teriyaki* o agridulce— durante todo el proceso de cocción.

Carne molida de pavo. Tenga cuidado: la carne molida de pavo normal no es más magra que la mayoría de las carnes de res molidas, así que busque la versión extramagra. Tres onzas de carne molida de pavo normal contienen más de 11 gramos de grasa, mientras que la misma cantidad de carne molida de pavo ligera extramagra sólo proporciona 2.6 gramos de grasa.

Salchicha, carnes frías y *hot dogs* de pavo. Elija con cuidado. Los consumidores suelen suponer que estos alimentos son bajos en grasa, pero

Receta *remozada*

Pollo borracho

PARA 4 PORCIONES

Por porción

218 calorías

7 g de grasa

(El 29 por ciento de

las calorías proviene

de la grasa)

1 cucharada de aceite

3 pechugas de pollo sin pellejo, cortada cada una en cuartos

4 lonjas (lascas) de jamón magro (bajo en grasa) de pavo (chompipe), picadas en tiras

½ taza de salsa de tomate (jitomate)

½ taza de vino de jerez seco

1 diente de ajo picado en trocitos

1 cucharadita de perejil italiano fresco o ½ cucharadita de perejil deshidratado

½ cucharadita de extracto de almendra

2 cucharadas de pasas

¼ cucharadita de canela molida

¼ cucharadita de clavo molido

1 pizca de nuez moscada molida

½ cucharadita de una mezcla mitad sal, mitad sustituto de sal

Ponga el aceite a calentar a fuego mediano en una sartén grande. Dore el pollo y el jamón de pavo. Agregue la salsa de tomate, el vino de jerez, el ajo, el perejil, el extracto de almendra, las pasas, la canela, el clavo, la nuez moscada y la sal.

Tape muy bien y cocine a fuego mediano-lento durante 45 minutos.

en muchos casos no es así. Lea la etiqueta para asegurarse de que esté comprando una versión más baja en grasa, con menos de 2 gramos por onza.

Alternativas adelgazadoras

Casi todas las tradiciones culinarias, desde la italiana hasta la china, utilizan la carne de ave en alguna de sus formas. Es la que más usos permite, pues resulta sencillo prepararla en docenas de sabrosas formas. Sin embargo, no permita que sus ingredientes adicionales y guarniciones acaben con los beneficios saludables que el pollo y el pavo

pueden ofrecer a su alimentación baja en grasa. A continuación mencionamos algunos de los mejores acompañantes para los cortes más comunes de estas carnes.

Pechugas de pollo o chuletas de pavo deshuesadas y sin pellejo

- Pasta (*rotini, ziti, linguini, penne, gemelli*).
- Verduras italianas preparadas a la parrilla o al vapor, como pimientos (ajíes, pimientos morrones) verdes, hongos, berenjena, *zucchini* (calabacita), cebollines (cebollas de cambray), habichuelas verdes (ejotes, *green beans*) italianas.

(continúa en la página 112)

Receta *remozada*

Ropa vieja de pollo

PARA 4 PORCIONES

Por porción

356 calorías

7 g de grasa

(El 18 por ciento de

las calorías proviene

de la grasa)

La versión cubana de este tradicional plato español por lo común se prepara con carne de res. En esta receta renovada la hemos sustituido por pollo, pero el sabor se conserva con buen sazón.

4 **pechugas de pollo medianas, sin pellejo y deshuesadas**	1 **taza de puré de tomate**
2 **tazas de agua**	1½ **tazas de caldo natural de pollo**
1 **cubito de consomé de pollo o 1 cucharadita de consomé en polvo**	½ **taza de alcaparras escurridas**
2 **cucharadas de cebolla blanca picada en trozos**	½ **cucharadita de pimienta de Cayena molida**
2 a 4 **dientes de ajo picados en trocitos**	½ **cucharadita de comino molido**
1 **cucharada de aceite vegetal**	6 **chiles en escabeche de lata**
4 **cucharadas de cebolla blanca picada en cubitos**	**Perejil fresco al gusto, picado en trocitos**
1 **pimiento (ají, pimiento morrón) verde, sin semilla y picado en cubitos**	**Pimienta negra recién molida al gusto**
	2 **tazas de arroz blanco cocido de grano largo**

Corte toda la grasa del pollo. Ponga las pechugas de pollo a cocer a fuego mediano en una cacerola grande con el agua, el consomé, la cebolla y el ajo.

Una vez cocido, deje que el pollo se enfríe. Deshébrelo completamente.

Muela la cebolla y el ajo cocidos en una licuadora (batidora) con el caldo de pollo. Deje aparte.

Ponga el aceite a calentar a fuego mediano en una cacerola grande. Sofría (saltee) la cebolla y el pimiento verde picados en cubitos hasta que la cebolla se ponga traslúcida. Agregue el puré de tomate, 1½ tazas del caldo de pollo que acaba de moler, así como el pollo deshebrado, las alcaparras, la pimienta de Cayena, el comino y los chiles. Reduzca el fuego y deje que todo hierva sin tapar hasta que la mayor parte del líquido se haya absorbido. Espolvoree la ropa vieja con perejil y pimienta y sírvala sobre el arroz cocido. De ser necesario, sazone el plato con una mezcla mitad sal, mitad sustituto de sal dispuesta en un salero.

Receta *remozada*

Picadillo

Esta versión baja en grasa de este plato tradicional puede servirse de muchas formas. Por ejemplo, cubierto con una tapa de puré de papas preparado con leche descremada (*fat-free milk*) en lugar de mantequilla y dorado levemente al horno se convierte en un tambor de picadillo. También sirve como relleno para empanadas o alcapurrias.

Algunos cocineros lo acompañan de dos huevos fritos, lo cual agrega 184 calorías más y mucha grasa. En esta versión remozada omitimos los huevos.

1 libra (450 g) de pechuga de pavo (chompipe) molida, cruda

½ libra (225 g) de carne molida de res baja en grasa (*ground top round*), cruda

1 cucharada de aceite de oliva

½ taza de cebolla picada en cubitos

½ pimiento (ají, pimiento morrón) verde grande, sin semilla, sin centro y picado en cubitos

2 dientes de ajo picados en trocitos

¼ cucharadita de pimienta de Cayena

1 taza de salsa de tomate (jitomate)

¼ cucharadita de comino en polvo

¼ taza de alcaparras escurridas

Pimienta negra recién molida al gusto

2 tazas de arroz blanco de grano largo cocido

Mezcle muy bien en un tazón (recipiente) grande la pechuga de pavo molida con la carne molida de res magra. Ponga aparte.

Ponga el aceite a calentar en una sartén grande a fuego mediano. Sofría (saltee) la cebolla hasta que quede traslúcida. Agregue el pimiento verde, el ajo y la pimienta de Cayena. Fría a fuego mediano de 3 a 5 minutos. Agregue la carne, revolviendo constantemente de manera que se mantenga separada en pequeños trocitos. Una vez que la carne se haya dorado, agregue la salsa de tomate, el comino y las alcaparras. Baje el fuego y cocine todo durante 8 minutos más. Agregue pimienta al gusto. Sirva cada porción con ½ taza de arroz cocido. De ser necesario, sazone el picadillo en la mesa con una mezcla mitad sal, mitad sustituto de sal dispuesta en un salero.

- Arroz estilo *pilaf*.
- Verduras orientales como los comelotodos (arvejas chinas), pimientos, castañas de agua, brotes (germinados) de frijol (habichuela) y *bok choy*.

Pechugas, piernas y muslos de pollo o pavo, con huesos y pellejo

- Cebollas y hongos *portobello* a la parrilla.
- Brócoli y coliflor al vapor.
- Puntas de espárragos al vapor con jugo de limón.
- Zanahorias cambray (*baby carrots*) o rodajas delgadas de zanahoria, glaseadas.
- Batata dulce (camote, *yam*, *sweet potato*) al horno.
- Rodajas de piña (ananá) a la parrilla.

Pollo o pavo entero

Pollo asado al horno:

- Papas nuevas hervidas.
- Zanahorias y chirivías (pastinacas).
- Chícharos (guisantes, arvejas) y cebollas perla.

Pavo asado al horno:

- Brócoli y zanahorias al vapor.
- Maíz (elote, choclo) en su mazorca.

Sustituciones sensatas

El pollo y el pavo son intercambiables en muchas recetas, y cualquiera de los dos puede sustituir otras carnes. Tenemos varias sugerencias para usted.

- Disfrute la carne molida de pavo extramagra en forma de tortas, en chile con carne (chili) y en cualquier otra receta como sustituto de la carne de res molida.
- En lugar de hamburguesas de res, prepare unas hamburguesas de pollo a la parrilla.
- Prepare carne molida de pavo o de pollo con sazonador para tacos para obtener un relleno bajo en grasa para tacos.

Nuevas comidas que puede probar

Si el pollo y el pavo (chompipe) dominan sus menús, agregue un poco de variedad. Puede probar un pollo *Rock Cornish hen* de caza, faisán o codorniz. Los pollos de caza se consiguen en muchos supermercados y le puede solicitar a un carnicero que le pida faisán o codorniz. Si bien cuestan más caros, estas aves bajas en grasa y muy nutritivas brindan un sabor único. Tres onzas (84 g) sin pellejo de cualquiera de ellas (más o menos una ración del tamaño de la palma de su mano) sólo contienen 3.3 gramos de grasa y unos 20 gramos de proteínas. Y no hay necesidad de buscar recetas exóticas para prepararlas. Los pollos de caza, el faisán y la codorniz se pueden asar al horno de la misma forma que un pollo o pavo. Como una delicia especial baja en grasa y de muy buen sabor también puede probar el faisán *cacciatore*, que se prepara con hongos, cebolla y tomate (jitomate) y se sazona con hierbas italianas como el ajo, la albahaca y el orégano.

Otros dos miembros de la familia de las aves, el pato y el ganso, contienen mucha grasa. Por lo tanto, sería mejor si los reservara para ocasiones especiales.

Comer fuera

Cuando comemos en la mayoría de los restaurantes, muchas veces podríamos llevarnos la impresión de que el *chef* está haciendo todo lo posible por agregarles grasa a los platos. Si quiere comer pollo, no le haga caso a la carta y pregunte de qué forma le pueden preparar una pechuga deshuesada sin pellejo. Si el plato viene con salsa, pida que se la sirvan aparte.

Si opta por un sándwich de pechuga de pollo a la parrilla, pida el pan sin mantequilla. Las ensaladas con pechuga de pollo a la parrilla son muy populares en muchos restaurantes, pero tenga en cuenta que la mayoría de los aliños (aderezos) para ensalada están cargadísimos de grasa. Cámbielos por un aliño de grasa reducida o pida el aliño aparte. Puede disfrutar un aliño normal en pequeñas cantidades si mete el tenedor al aliño primero y luego recoge un bocado de ensalada de su plato.

(*Nota:* Si no reconoce algún término en este capítulo, vea el glosario en la página 404).

Postres

Según los expertos, no tiene caso tratar de renunciar a los postres si usted quiere controlar su peso a largo plazo. Sólo se sentirá mal y caerá en el exceso cuando finalmente ceda a sus antojos.

Cuando los postres se eligen con cuidado, pueden aportarle nutrientes que su cuerpo necesita. Un pudín (budín) hecho con un preparado comercial y leche semidescremada al 1 por ciento (*low-fat milk*) o leche descremada (*fat-free milk*) contiene calcio, por ejemplo.

La clave está en aprovechar las calorías de los postres al máximo, cuidar la grasa y el azúcar y limitar el tamaño de las porciones.

Debe tener presente que etiquetas como "bajo en grasa" o "sin grasa" no le dan permiso a servirse dos porciones. Comer el doble fácilmente puede borrar los beneficios de haber escogido un postre bajo en grasa. Además, muchos manjares dulces de grasa reducida reponen con azúcar adicional las calorías que ahorran al reducir su contenido de grasa. Incluso es posible que las versiones libres de grasa sumen más calorías que las normales.

Consejos de compra

Para preparar usted misma un postre bajo en calorías y en grasa, surta su despensa (alacena, gabinete) de los ingredientes básicos que enumeramos a continuación. Si no dispone de mucho tiempo para cocinar, compre productos de fácil preparación. Antes de comprar un producto que afirma ser bajo en grasa o sin grasa, revise los datos de nutrición apuntados en el paquete y compare su contenido de calorías y grasa con los productos normales. Verá que no siempre tienen menos calorías.

Ingredientes básicos. Si le gusta hornear (o su familia está acostumbrada a que lo haga), tenga estos ingredientes a la mano.

- Harina de trigo integral, avena y otros cereales integrales, como harina de cebada (para incrementar el contenido en fibra de sus productos panificados).

- Lácteos semidescremados al 1 por ciento (*low-fat*) o descremados (*fat-free*) para sus productos horneados. (Puede sustituir la crema por leche evaporada o suero de leche descremados).

- Mermeladas de frutas, compota de manzana (*applesauce*) y "mantequilla" de ciruela seca, todas con edulcorante natural (para reemplazar una parte de la grasa en sus productos horneados).

- Sustitutos de azúcar. (Lea las indicaciones del envase con respecto a sus usos. Los que contienen aspartame no sirven para preparar postres cocidos u horneados).

- Aceite vegetal en aerosol (para engrasar los moldes para hornear).

Preparados comerciales. Para hacer un postre casero rápido, busque preparados comerciales con menos grasa o azúcar (o, en el caso ideal, menos de ambos): pudín bajo en grasa sin azúcar, preparado comercial para pasteles (bizcochos, tortas, *cakes*), *brownies* o tarta de queso bajos en grasa, preparado comercial para pastel blanco esponjoso (*angel food cake*) y gelatina sin azúcar, por mencionar sólo unos cuantos.

Postres congelados. Pruebe los helados, el yogur congelado, las congeladas (*ice pop*) y el sorbete (nieve) de grasa reducida o sin grasa. Todos están disponibles en varios ricos sabores.

Delicias envasadas. Eche los siguientes productos a su carrito del supermercado.

- Galletitas (*cookies*) de barquillo de vainilla, galletitas de jengibre (*gingersnaps*) o galletas (*crackers*) integrales *graham*. Disfrútelas enteras o desmenúcelas para preparar conchas de pastel (pay, tarta, *pie*).

- Conchas de pastel bajas en grasa de galletitas desmenuzadas. Rellénelas de pudín bajo en grasa.

- Pastel blanco esponjoso de la sección de pastelería. Simplemente córtelo en capas y rellénelo de fruta o de yogur congelado.

Las mejores —y peores— elecciones

Estrictamente hablando, ningún postre está prohibido. Puede comer el que quiera, siempre y cuando no se lo acabe ni lo coma diariamente o varias veces al día. También debe tomar en cuenta los alimentos que comerá el resto del día. Una vez dicho esto, si los postres aparecen con frecuencia en sus menús, las siguientes indicaciones le ayudarán a hacer elecciones con menos grasa y calorías, particularmente si los disfruta en cantidades moderadas. Elija postres preparados o recetas con un 25 por ciento menos de calorías por porción que las versiones tradicionales. Si logra encontrar postres que también sean bajos en grasa, tanto mejor.

Las mejores elecciones			
Postre	**Porción**	**Calorías**	**Gramos de grasa**
Fruta cocida cubierta con hojuelas tostadas de avena	1 melocotón (durazno) y 2 cucharadas de avena	55	0.0
Pudín (budín) sin grasa (un preparado en polvo cocinado con leche descremada/*fat-free milk*)	½ taza	70	0.0
Galletitas (*cookies*) de merengue	4 galletitas (aproximadamente ¾ onza/20 g en total)	73	0.0
Sorbete (nieve)	½ taza	80	0.0
Pastel (bizcocho, torta, *cake*) blanco esponjoso con frutas frescas	1 trozo (¹⁄₁₂ del pastel)	85	0.0
Biscotti	1 galletita (aproximadamente ¾ onza)	100	3.0
Yogur congelado bajo en grasa	½ taza	110	2.5
Galletitas de jengibre	4 galletitas (aproximadamente 1 onza/28 g en total)	120	2.5
Fresas con yogur congelado bajo en grasa	¼ taza de fresas en rodajas con ½ taza de yogur congelado	122	2.5

Las peores elecciones			
Postre	**Porción**	**Calorías**	**Gramos de grasa**
Tarta de queso	1 trozo (¹⁄₁₂ de una tarta de 9 pulgadas/23 cm de diámetro)	457	33.3
Pastel (pay, tarta, *pie*)	1 trozo (⅛ de un pastel de 9 pulgadas de diámetro)	411	19.0
Helado bañado con *fudge* caliente	2 bolas	406	24.6
Galletitas con chispitas (pedacitos) de chocolate	4 galletitas	312	18.0
Helado de primera calidad	½ taza	270	18.0
Pastel con glaseado (betún)	1 trozo (⅛ de un pastel de 18 onzas/500 g)	243	11.1

- Galletitas bajas en grasa y sin azúcar. Revise la etiqueta para asegurarse de que realmente sean bajas en calorías.

Alternativas adelgazadoras

Los siguientes postres son versiones sencillas de platos tradicionales más elaborados. Reproducen la esencia del postre original, pero con menos grasa y azúcar.

Pastel de manzana

- Manzana al horno (una manzana sin centro rellena de una mezcla de avena y azúcar morena/mascabado).
- Postre de manzana (manzana en rodajas cubierta de jugo de naranja/china concentrado y almendras picadas en tiritas muy delgadas, y horneada hasta que quede apenas cocida).
- Rodajas crujientes de manzana con queso (manzana recién picada en rodajas acompañada de queso *Cheddar* de grasa reducida).

Helado bañado con *fudge* caliente

- Helado de yogur de chocolate (yogur congelado de chocolate rematado con galletitas de jengibre trituradas).
- Batido (licuado) de chocolate (leche semidescremada al 1 por ciento con chocolate, yogur congelado bajo en grasa de chocolate o de vainilla y un plátano amarillo/guineo/banana, todo licuado hasta obtener una bebida espesa).

Sustituciones sensatas

Para que sus postres no contrarresten sus esfuerzos por tener un cuerpo a su medida, trate de reducir los ingredientes altos en grasa y azucarados. No obstante, debe tener presente que en muchos postres, sobre todo los horneados, las sustituciones modifican la textura, el volumen y el sabor del resultado final. Experimente un poco hasta lograr un resultado que le guste. ¡Quizá sus nuevas versiones hasta le queden más sabrosas!

Postres horneados

- Reemplace hasta la mitad de la grasa con igual cantidad de puré de frutas, como plátano amarillo aplastado, compota de manzana o "mantequilla" de ciruela seca. El puré de frutas aporta una sabor natural a dulce y también una textura húmeda. Obtendrá resultados particularmente buenos al preparar galletitas de barra y galletitas para las que la masa se coloca sobre la bandeja de hornear a cucharadas.
- Experimente con yogur de vainilla en lugar de mantequilla o margarina en sus recetas de *muffins* y panes preparados sin levadura (*quick breads*). Utilice queso crema de grasa reducida para sus tartas de queso.
- En lugar de pasteles con mantequilla, prefiera el pastel blanco esponjoso, que se hace de claras de huevo y sin grasa.
- Opte por fruta fresca o fruta de lata conservada en su jugo, no en almíbar (sirope, *syrup*), para los crocantes de frutas y los pasteles de frutas cubiertos.

Cubiertas

- En lugar de glaseado (betún), remate sus pasteles con fruta fresca en rodajas, una cucharada de yogur de limón o yogur congelado de su sabor preferido.
- Para obtener una salsa espesa, muela alguna fruta agregando un poco de jugo hasta obtener la consistencia que desee. Pruebe distintos tipos de fruta (mango, kiwi, zarzamora o albaricoque/chabacano/damasco) o una mezcla de frutas. Si lo desea, diluya la salsa con un chorrito de vino blanco.
- Espolvoree sus pasteles con azúcar glas mezclado con café en polvo, especias o cocoa.

Conchas

- Prepare sus postres con una concha sencilla, no doble. O utilice una concha baja en grasa preparada con migas.
- Para preparar una concha de migas en lugar de masa, rocíe el molde con aceite vegetal en

— Receta *remozada*

Arroz con dulce a lo puertorriqueño

PARA 6 PORCIONES

Por porción

191 calorías

1 g de grasa

(El 5 por ciento de

las calorías proviene

de la grasa)

El arroz con dulce es una delicia. Póngalo a enfriar en el refrigerador, agregue un poco de leche descremada (*fat-free milk*) para diluirlo y déle un toque especial con cubitos picados de papaya (fruta bomba, lechosa), piña (ananá), mango, fresas o guayaba.

2   tazas de agua

¼   cucharadita de una mezcla mitad sal, mitad sustituto de sal

2   rajas (ramas) de canela

¼   cucharadita de clavo molido

1   cuadro de jengibre fresco de 1 pulgada (2.5 cm) por lado, pelado y picado en rodajas finas

1   taza de agua

1   taza de arroz blanco de grano corto, enjuagado y escurrido

¾   taza de pasas

1   cucharadita de extracto de coco

⅓   taza de azúcar

1   lata de 12 onzas (360 ml) de leche evaporada semidescremada

10   bolsitas de sustituto de azúcar

Canela molida al gusto

Ponga el agua, la sal, las rajas de canela, el clavo y el jengibre a calentar en una cacerola grande.

Deje que rompa a hervir, baje el fuego y cocine durante 3 minutos a fuego lento. Cuele y deseche las especias, con excepción de unos cuantos trozos de jengibre y de canela.

Regrese la mezcla a la cacerola y deje que rompa a hervir nuevamente. Agregue 1 taza de agua, el arroz, las pasas, el extracto de coco y el azúcar.

Tape y cocine al fuego más bajo posible durante 20 minutos. (Utilice una cacerola grande para evitar que el líquido salpique).

Quite la tapa y siga cocinando al fuego más lento posible durante otros 10 minutos, hasta que todo el líquido se haya absorbido. Agregue la leche y revuelva con una cuchara de madera.

Deje enfriar. Agregue el sustituto de azúcar y revuelva.

Ponga el arroz en una fuente de servir y espolvoréelo con canela, después enfríelo en el refrigerador.

aerosol y espolvoréelo con migas de galletas integrales *graham*.

- Cubra un crocante o un pastel de frutas con hojuelas de avena sin cocer en lugar de una tapa de masa.

Flanes (natillas) o pudines

- Haga un pudín fácilmente con un preparado sin grasa o bajo en grasa. Altérnelo con capas de fruta en copas individuales para obtener un vistoso y cremoso postre, o bien úselo para rellenar una concha baja en calorías.

- Prepare un flan o arroz con leche con leche semidescremada al 1 por ciento y claras de huevo o sustituto de huevo. Déle sabor con canela y arándanos agrios (*cranberries*) y sírvalo cubierto de fruta recién picada.

Cualquier postre

- Déles un toque especial a sus postres con jengibre fresco, cáscara rallada de cítricos, menta (hierbabuena) y especias y reduzca la cantidad de azúcar, miel y otros edulcorantes.

- Cambie la crema agria por yogur natural bajo en grasa o sin grasa, en cantidades iguales. (De hecho, la versión baja en grasa de cualquier producto lácteo le ayudará a reducir las calorías de sus postres).

Receta *remozada*

Natilla de vainilla

PARA 6 PORCIONES

Por porción

143 calorías

5 g de grasa

(El 31 por ciento de las calorías proviene de la grasa)

2 cucharadas de maicena	4 claras de huevo
3 tazas de leche semidescremada al 1 por ciento (*low-fat milk*)	½ cucharadita de extracto de almendra
¼ taza de azúcar	1 cucharadita de extracto de vainilla
2 trozos de cáscara de limón	4 bolsitas de sustituto de azúcar
3 yemas de huevo	

Disuelva la maicena en ¼ taza de agua en una cacerola grande. Ponga a calentar a fuego mediano, revolviendo constantemente hasta que adquiera una consistencia uniforme. Agregue la leche, el azúcar y la cáscara de limón, revolviendo constantemente con una cuchara de madera.

Bata las yemas y las claras de huevo junto con el extracto de almendra en un tazón (recipiente) pequeño. Agregue la mezcla de los huevos a la de la leche, revolviendo constantemente.

Cuando la mezcla comience a espesarse, retírela del fuego. Agregue la vainilla y el sustituto de azúcar.

Deseche la cáscara de limón. Vierta la natilla en una fuente de servir. Déjela enfriar a temperatura ambiente. Métala al refrigerador.

- Para pasteles de chocolate y otros postres horneados de chocolate, sustituya el chocolate fundido por cocoa en polvo. Sólo espolvoree la superficie con un poco de chocolate rallado, el cual aportará su sabor pero pocas calorías.

Nuevas comidas que puede probar

A las amantes de los postres les encanta probar nuevas recetas. Al hojear sus revistas de cocina favoritas, pruebe las siguientes recetas.

- Merengues preparados con cocoa en polvo. Rellénelos con yogur de vainilla bajo en grasa y fruta fresca.
- Suflés hechos de claras de huevo y leche descremada.
- Frutas cocidas a fuego lento y sazonadas con mezclas interesantes de especias.

Algunos postres congelados que puede servir directamente sin preparación adicional son las barras de jugo de frutas, entre ellas las variedades sin azúcar, las barras de yogur congelado y el sorbete (nieve) de frutas. El sorbete, que se parece a la *granita*, también es fácil de preparar.

Comer fuera

Si le encanta comer fuera y también le fascinan los postres, es posible que le vaya mejor en un restaurante de categoría que en uno de comida rápida, una cafetería o un restaurante de tipo familiar, donde los postres suelen servirse con cubiertas batidas altas en grasa, rellenos de frutas en almíbar y gruesos glaseados.

Aplique las siguientes estrategias para darle un final dulce a su comida fuera de casa.

- Pida fruta fresca. Si no aparece en la carta de los postres, revise la de los entremeses o pregúntele al mesero.
- Busque otros postres de frutas bajos en grasa, como por ejemplo, una pera cocida con salsa de fruta y un poco de queso de sabor fuerte. Unas cuantas bayas gorditas remojadas en chocolate quizá basten para satisfacer su antojo de chocolate.
- Pida un sorbete (que contiene menos grasa, pero no necesariamente es bajo en calorías) como un postre ligero y refrescante, o bien una pequeña bola de su helado favorito, sin extras.
- Evite las tentaciones. Un solo vistazo a la bandeja de los postres puede minar su resistencia. Si no los mira, es menos probable que pida alguno.

(*Nota*: Si no reconoce algún término en este capítulo, vea el glosario en la página 404).

Productos lácteos

La leche es más que una bebida. Es una merienda (refrigerio, tentempié) en el caso del queso o el yogur, un condimento (queso crema) o un postre (helado). A las mujeres los productos lácteos nos proporcionan grandes cantidades de calcio, el cual nos hace mucha falta para tener los huesos fuertes, además de una cantidad decente de proteínas, que sirven para construir músculos, así como de las vitaminas fundamentales B$_{12}$ y riboflavina. Otro punto a favor de la leche en específico es que viene enriquecida con vitamina D, la cual brinda aún más protección a los huesos. Al fin y al cabo, usted quiere un cuerpo a su medida, pero seguramente no estará dispuesta a sacrificar sus huesos para

Las mejores —y peores— elecciones

Los ejemplos que aquí incluimos demuestran claramente que el producto lácteo correcto puede marcar una gran diferencia en la cantidad de grasa y calorías que consume. Como regla general, cuando recorra el pasillo de los lácteos busque una leche que no tenga grasa y sólo 85 calorías por cada 8 onzas (240 g); un sustituto de crema que brinde 1.5 gramos de grasa y 45 calorías por cucharada; crema agria y queso crema sin grasa y con 14 calorías por cucharada; un yogur que no cuente con grasa y que sólo sume 100 calorías por cada 8 onzas; y un yogur congelado o helado sin grasa y le proporcione 140 calorías por porción de ½ taza.

Las mejores elecciones

Alimento	Porción	Calorías	Gramos de grasa
Leche descremada (*nonfat milk* o *fat-free milk*)	1 taza	85	0.4
Suero de leche bajo en grasa (*low-fat buttermilk*)	1 taza	99	2.2
Sorbete (nieve)	½ taza	102	1.5
Leche semidescremada al 1 por ciento (*low-fat milk*)	1 taza	102	2.6
Yogur sin grasa ni edulcorante	1 taza	137	0.4
Leche de soya	1 taza	141	2.8
Leche semidescremada al 1 por ciento con chocolate	1 taza	158	2.5

Las peores elecciones

Alimento	Porción	Calorías	Gramos de grasa
Leche con edulcorante	8 onzas (240 g)	230	3.0
Helado de primera calidad	½ taza	220	15.0
Sustituto de crema no lácteo	2 cucharadas	88	5.6
Crema	2 cucharadas	60	0
Crema agria de grasa entera	2 cucharadas	60	5.0
Half-and-half	2 cucharadas	40	7.0

obtenerlo. Por lo tanto, mientras trabaja en la belleza de su cuerpo querrá incluir productos lácteos en su alimentación.

Sin embargo, si no tiene cuidado, la leche, al igual que todos los alimentos de origen animal, le proporcionará una buena cantidad de grasa y calorías además de valiosas vitaminas y minerales. Y si le cuesta trabajo digerir la lactosa, el azúcar natural de la leche, puede sufrir abotagamiento, retortijones (cólicos) abdominales, gases o diarrea. En este capítulo averiguará cómo evitar ambos problemas, para que pueda convertir la leche en un aliado para tener un cuerpo a su medida. (Encontrará información sobre el queso a partir de la página 125).

Consejos de compra

Si está cuidando su peso, lo más probable es que ya esté comprando leche descremada (en inglés *fat-free milk* o *nonfat milk*) o semidescremada (*reduced-fat milk*). La leche de grasa entera (*whole milk*), que contiene 8.1 gramos de grasa y 150 calorías por taza, cuenta con casi el mismo número de calorías y cantidad de grasa que un puñado de papitas fritas. Sólo debe figurar muy de vez en cuando en su alimentación; por ejemplo, para sustituir la crema en una receta especial para un día de fiesta. En cambio, fíjese en las siguientes opciones.

Leche semidescremada. Con 4.7 gramos de grasa y 121 calorías por taza, la leche semidescremada al 2 por ciento (*reduced-fat milk*) es una excelente escala intermedia para que se vaya desacostumbrando de la leche de grasa entera. El cambio final a leche descremada (cero gramos de grasa y 85 calorías por taza) podrá ayudarle a perder las libras que terminarán restándole muchas pulgadas (o centímetros) a sus medidas sin necesidad de hacer ningún esfuerzo. Si actualmente acostumbra a tomar tres vasos de leche al día, el cambio de leche semidescremada al 2 por ciento a leche descremada le ayudará a bajar más o menos 1 libra (2.2 kg) por mes. Tenga presente que en las tiendas verá que en inglés a la leche descremada se le llama tanto *fat-free milk* como

nonfat milk en las etiquetas. No importa la que compre; ambas son leche descremada y le ahorrarán la misma cantidad de grasa y calorías.

Si ha evitado la leche descremada porque le sabe muy aguada, busque los productos enriquecidos con proteínas. Las proteínas adicionales aportan el mismo cuerpo de la leche de grasa entera o semidescremada al 2 por ciento, pero con menos grasa y calorías.

Leche evaporada sin grasa. ¿Le pide leche evaporada su receta de pastel (pay, tarta, *pie*) de calabaza (calabaza de Castilla) (o de algún otro dulce)? Use la variedad sin grasa. Lo único que faltará serán las calorías de más. La leche evaporada sin grasa también queda muy bien en las salsas de crema y le ahorrará muchas calorías.

Sustituto de crema. No se deje engañar por el hecho de que los sustitutos de crema no contienen lácteos, pues definitivamente tienen grasa. Si toma café regularmente le irá mejor con la leche. Supongamos, por ejemplo, que usted acostumbra a ponerle una cucharada de sustituto de crema no lácteo en polvo a su café y que toma dos tazas diarias. Si lo reemplaza por dos cucharadas de leche semidescremada al 2 por ciento, bajará 1 libra sin ningún esfuerzo adicional en cosa de unas 7 semanas. (Y no estamos tomando en cuenta las demás libras que perderá haciendo otros cambios más importantes en su alimentación).

O bien busque sustitutos de crema sin grasa de sabores, como moca, crema irlandesa y *amaretto*.

Crema agria. Una cucharada de crema agria proporciona 2.5 gramos de grasa y 28 calorías, lo que no es demasiado si limita la cantidad que come. Al sustituirla por la versión más baja en grasa, podrá comer más o bien ahorrar calorías. ¿Va a preparar un guacamole o un *dip* de crema agria? Use crema agria de grasa reducida (1.8 gramos de grasa y 20 calorías por cucharada) o sin grasa (cero gramos de grasa y 13 calorías por cucharada). El cambio de crema agria normal a crema agria sin grasa prácticamente reduce las calorías a la mitad y elimina la impresionante cantidad de 6 gramos de grasa por cada dos cucharadas, que es lo que la mayoría de las personas le ponen a una papa al horno.

¿Quiere saber algunos trucos que le ayudarán a comer menos crema agria, sobre todo si no le gustan las versiones bajas en grasa? Haga que menos sea más mezclando una cucharada de crema agria baja en grasa o de grasa entera con salsa tipo mexicano. Para sus papas al horno, pruebe la crema agria con una salsa picante de tomate (jitomate). Sirva el pescado con crema agria mezclada con una salsa de frutas. O bien mezcle una cucharada de la crema agria de grasa entera con cebolla y pimiento (ají, pimiento morrón) finamente picados. Es posible que muy pronto se dé cuenta de que no necesita más que una cucharadita de la versión normal o baja en grasa una vez que le ha agregado el sabor de otros ricos ingredientes.

Queso crema. Una cucharada de queso crema normal contiene 5 gramos de grasa y 51 calorías. A manera de comparación, el queso crema sin grasa sólo conserva un rastro de grasa y 14 calorías. (El queso crema *light*, o sea, bajo en grasa, proporciona 2.5 gramos de grasa y 35 calorías). A muchas personas les cuesta trabajo acostumbrarse al queso crema sin grasa y prefieren, en cambio, la variedad baja en grasa. Si a usted le sucede lo mismo, intente lo siguiente: compre las versiones baja en grasa y sin grasa y mézclelas. Así obtendrá una versión que cuenta con 1.4 gramos de grasa y 25 calorías. Con el tiempo su paladar se irá ajustando y en algún momento podrá sustituir esta versión por el queso crema sin grasa.

Receta *remozada*

Champola de guanábana con leche

PARA 8 PORCIONES

Por porción

113 calorías

0 g de grasa

(El 0 por ciento de calorías proviene de la grasa)

Esta bebida tropical refrescante es muy común en Cuba, Puerto Rico y México. Si no la conoce, es posible que el sabor algo exótico al principio no sea totalmente de su agrado, pero su paladar recordará el aroma agridulce y la impulsará a probarla de nuevo.

1 guanábana (catoche, zapote de viejas) fresca (más o menos 1 libra/450 g)	1 cuarto de galón (casi 1l) de leche descremada (*fat-free milk*)
½ taza de azúcar	Hielo triturado (frappé)
10 a 15 bolsitas de sustituto de azúcar	Sustituto de azúcar al gusto

Pele la guanábana. Pártala a la mitad y deseche los huesos. Ponga la pulpa en un tazón (recipiente) grande y espolvoréela con el azúcar.

Deje que el azúcar penetre la fruta durante al menos 1 hora. Muela la mezcla en la licuadora (batidora) con 1 taza de leche. Mézclela muy bien con la leche restante. Vierta la champola en una jarra. Sírvala sobre hielo triturado. Agregue sustituto de azúcar al gusto.

Quizá también quiera probar el queso crema bajo en grasa con sabor a frutas o hierbas, como frambuesa o fresa.

Yogur. Comprar yogur es más complicado que escoger leche, crema, crema agria o queso. La selección es muy amplia: de grasa entera, de grasa reducida, sin grasa; con fruta, con almíbar (sirope, *syrup*) de frutas o bien natural; con azúcar o con edulcorante artificial. Además de estas opciones están las escalas de grasa y calorías, desde 3 gramos de grasa y 230 calorías en el caso del yogur de grasa entera con edulcorante natural hasta cero gramos de grasa y 100 calorías por la variedad sin grasa con edulcorante artificial. Como sea, vale la pena experimentar hasta que encuentre un yogur que le guste. Un vaso de yogur es una minicomida o una merienda rápida que brinda mucha energía a una mujer ocupada, y resulta mucho más saludable que un pastelillo o una merienda de la máquina expendedora. Además, muchas mujeres digieren el yogur más fácilmente que la leche debido a los cultivos lácteos activos que contiene, los cuales se encargan de fermentar la leche y convertirla en yogur.

Para escoger un yogur, empiece por identificar los productos que no tengan grasa. Luego revise las calorías. Escoja un yogur que no contenga más de 120 calorías por 8 onzas (224 g) o 100 calorías por 6 onzas (168 g). O bien compre un yogur sin grasa natural, de vainilla o de limón y agregue su propia selección de fruta picada.

Yogur congelado y helado. Si ahorra calorías para poder disfrutar un postre diariamente le resultará más fácil llevar una alimentación baja en grasa. Sólo necesita unas 150 calorías para darle este gusto al paladar, justo la cantidad que corresponde a un yogur congelado o un helado bien escogido. "Bien escogido" no sólo significa ubicar el producto que tenga menos calorías, sino también el que le brinde el rico sabor capaz de dejarla satisfecha aunque la porción sea pequeña. Experimente con los sabores que le llamen la atención, como un yogur congelado sin grasa de frambuesa negra o un yogur congelado sin grasa de caramelo con praliné. Limite su ración a ½ taza, lo cual equivale a menos de 150 calorías y

nada de grasa. Se trata de un ahorro considerable en comparación con las 178 calorías y los 12 gramos de grasa de media taza de helado normal, que llega a sumar aún más en sus versiones más sustanciosas llenas de chocolate y otros ricos detalles.

En cuanto al helado normal, guárdeselo para acompañar un ocasional postre caliente de compota o crocante de frutas bajo en grasa. Sírvase sólo ¼ taza y disfrute lentamente cada sabrosa cucharada.

Alternativas adelgazadoras

Si a usted no le gusta tomarse la leche sola, hay muchas otras formas de incluirla en su plan de alimentación.

Batido (licuado). A la hora del desayuno, licúe una taza de leche descremada, una taza de frutas congeladas (quedan muy bien las fresas o las frambuesas) y un plátano amarillo (guineo, banana). Esta bebida también sirve como una refrescante merienda para cuando necesite reponer energías entre comidas.

Chocolate caliente. Mezcle una cucharada de cocoa en polvo sin edulcorante (que contiene menos de 1 gramo de grasa) y una bolsita de edulcorante artificial con una taza de leche descremada caliente. O bien utilice una bolsita de un preparado comercial para chocolate caliente sin grasa y de calorías reducidas. Para probar otro sabor, agregue una o dos cucharadas de extracto de vainilla y un poco de edulcorante artificial a una taza de leche descremada tibia.

Sustituciones que consienten a su estómago

El azúcar de la leche o lactosa consiste en otros dos azúcares, la glucosa y la galactosa. El tracto intestinal libera una enzima, la lactasa, que se encarga de descomponer el azúcar de la leche y a continuación envía las subunidades de azúcar a recorrer el resto del camino metabólico. Cuando esto funciona como debe ser, uno ni siquiera se da cuenta. No obstante, si una persona no produce una cantidad suficiente de lactasa muchas veces se siente bastante mal, atormentada por gases abdominales y a veces incluso por diarrea. Afortunadamente existen varias opciones para las personas que padecen intolerancia a la lactosa.

- Compre leche tratada con lactasa, como las marcas *Lactaid* y *DairyEase 100* (disponibles en muchas tiendas de comestibles). Al igual que en el caso de otras leches, la variedad disponible ofrece diversas opciones, desde la de grasa entera hasta la descremada. Busque la descremada (*fat-free*).

- Compre leche sin tratar y agréguele gotas de la enzima lactasa (se vende en las farmacias).

- Tome una enzima de lactasa en forma de píldora (que también se vende en las farmacias) antes de comer o beber un alimento que contenga leche. Siga las instrucciones de la etiqueta.

- Pruebe la leche de soya, que de manera natural carece de lactosa. Su sabor ha mejorado muchísimo a lo largo de los años. Para que les aporte los mayores beneficios a sus huesos, escoja una variedad enriquecida con calcio, vitamina D y vitamina B_{12}. Asimismo, busque alguna versión baja en grasa. (La leche de soya sin grasa no se encuentra fácilmente).

- Si está experimentando ciertas molestias intestinales después de haber tomado antibióticos, es posible que el medicamento haya descompuesto el equilibrio natural de bacterias en el tracto intestinal. De ser así, pruebe la leche con acidófilos (*acidophilus milk*), a la que se ha agregado la bacteria *Lactobacillus acidophilus*, que según se cree sirve para restablecer el equilibrio natural del tracto intestinal. Escoja la versión semidescremada al 1 por ciento. El suero de leche bajo en grasa también sirve muy bien para restaurar la población intestinal de bacterias sanas.

- Compre jugo de naranja (china) enriquecido con calcio. Si no toma leche o por algún motivo no puede hacerlo, opte por este jugo, ya sea del refrigerador de productos lácteos o bien en forma de concentrado de la sección de alimentos congelados.

Nuevas comidas que puede probar

Usted cuenta con muchas opciones aparte de beber la leche sola de un vaso. Tome en cuenta las siguientes.

Leche de cajita. Las bebidas de leche en porciones individuales son una forma práctica de llevarse un poco de leche descremada al trabajo o a una excursión de campamento. Si le gusta tomársela fría, métala al refrigerador o cúbrala con hielo antes de servírsela.

Queso de yogur. ¿Anda buscando algo muy bajo en grasa y de sabor único para untarle a su pan tostado o *bagel*? Extienda un filtro de café sobre un colador de metal y llénelo con 1 pinta (470 ml) de yogur natural sin grasa, de vainilla o de limón. Coloque el colador sobre un tazón (recipiente), tápelo y déjelo en el refrigerador durante toda la noche. Por la mañana encontrará un "queso" rico y espeso que le podrá untar al pan a la hora de desayunar. Para obtener una pasta untable sin grasa que tendrá mucho éxito en su próxima fiesta, mézclelo con hierbas, verduras picadas o frutas picadas en cubitos, o bien la combinación que usted guste de las tres cosas.

Leche con chocolate. ¿A veces le asalta un antojo irresistible de chocolate? Guarde siempre un cuarto de galón (más o menos 1 l) de leche semidescremada al 1 por ciento con chocolate en el refrigerador, junto con un vaso de 8 onzas (240 ml) frío. De esta forma, cuando le llegue ese antojo podrá servirse medio vaso (4 onzas/120 ml) de leche con chocolate, no más, e ingerirá un total de sólo 79 calorías.

Comer fuera

Que no le dé pena pedir leche cuando coma fuera de casa, pues le ayudará a cubrir su cuota imprescindible de calcio para el día. Al fin y al cabo, los niños lo hacen todo el tiempo. Si quiere leche descremada, no sólo la semidescremada al 1 por ciento, sea específica. Algunos meseros suponen que "semidescremado" es lo mismo que "descremado". Si bien no importaría que de vez en cuando se tomara un vaso de leche semi-descremada al 1 por ciento, las calorías se empezarían a sumar si la pide con frecuencia.

En cuanto a la crema agria, el queso crema y el yogur, son muy pocos los restaurantes que ofrecen las versiones más bajas en grasa. Lo mejor es pedir estos alimentos aparte y disfrutarlos con mucha moderación. Los restaurantes suelen servir una papa al horno con más o menos un cuarto de taza de crema agria, y muchas veces esconden un poco de mantequilla debajo de esta. Por lo tanto, pida siempre estos aderezos aparte y sepa cómo calcular con la vista qué cantidad corresponde a una o dos cucharadas.

Por último, rebasará su límite diario de grasa muy pronto si le pone crema a su café, sobre todo si se entretiene con toda la cafetera en compañía de una amiga. Pídale una jarrita de leche descremada a la mesera y podrá disfrutar dos cafeteras.

(*Nota:* Si no reconoce algún término en este capítulo, vea el glosario en la página 404).

Queso

El queso no sólo se sirve en fiestas. De hecho puede aparecer en cualquier plato, desde un *omelette* hasta un sándwich (emparedado), una sopa, una ensalada, una cacerola (guiso), un plato de huevo o incluso un postre. El sabor y la textura del queso varían de acuerdo con muchos factores: la leche que se usó (de vaca, cabra u oveja), cómo se manejó la cuajada (los sólidos de la leche), si es añejo (y en caso de serlo, cómo se añejó) y si se agregaron ingredientes para darle sabor. Los resultados abarcan desde un simple queso amarillo hasta el sabor sustancioso y fuerte del queso *feta* de leche de cabra.

Se puede decir que el queso es una forma compacta de la leche, por lo que su composición alimenticia se parece a la de esta: muchas proteínas y calcio y una buena cantidad de riboflavina. No obstante, una porción de queso también contiene más grasa y colesterol que una porción de leche de una taza. En el caso de los quesos añejos, es decir, la mayoría de los quesos firmes como el *Cheddar* o el suizo (gruyere), una porción equivale a 1½ onzas (42 g), es decir, a un pedazo más o menos del tamaño de seis dados. Esta cantidad proporciona entre 300 y 400 miligramos de calcio (entre el 30 y el 40 por ciento de la Cantidad Diaria Recomendada o DV por sus siglas en inglés), de 10 a 12 gramos de proteínas (más o menos el 20 por ciento de la DV) y entre 12 y 14 gramos de grasa. Una porción de un queso procesado como el amarillo equivale a 2 onzas. Esta cantidad brinda más o menos 350 miligramos de calcio (el 35 por ciento de la DV), 12 gramos de proteínas (el 25 por ciento de la DV) y 18 gramos de grasa. El requesón también contiene calcio, aproximadamente 75 miligramos por porción de media taza; su contenido de grasa varía.

El queso es muy fácil de comer casi sin darse cuenta, por lo que se termina consumiendo más de lo que parece. Y las calorías y la grasa se van sumando. Los fabricantes de queso ofrecen versiones sin grasa o de grasa reducida de muchos quesos populares, entre ellos de queso crema y *Brie*. Si usted prefiere el sabor de los quesos de grasa entera así como la forma en que reaccionan al calor cuando cocina con ellos, limítese a pequeñas porciones para que su consumo de grasa y calorías no vaya a salirse de su "presupuesto". Ralle el queso en lugar de usarlo en rebanadas o trozos, para que una pequeña cantidad le rinda más. Y asegúrese de que la mayoría de sus demás elecciones alimenticias, incluyendo los productos lácteos, sean magras, bajas en grasa o sin grasa.

A continuación detallamos otras formas de llevarla tranquila con el queso sin dejar de disfrutar su sabor y beneficios alimenticios.

Consejos de compra

Los quesos bajos en grasa son buenas fuentes de calcio, de modo que obtendrá este mineral tan importante para los huesos a la vez que ahorra grasa y calorías. Ya sea que compre queso normal o de grasa reducida, en trozos o rallado, revise los datos de nutrición, sobre todo si usted es sensible a la sal, pues el contenido de sodio varía según el queso. Además, el queso es perecedero, así que debe fijarse en la fecha de caducidad.

Si compra queso a granel en rebanadas o trozos, pida esta información alimenticia con toda confianza. Por ley debe estar disponible.

Ahora le diremos cómo seleccionar los quesos bajos en grasa que mejor se adapten a sus necesidades.

Queso *Cheddar*, suizo (gruyere) y otros quesos añejos. Encontrará versiones sin grasa o de grasa reducida de algunos tipos de queso añejo, aunque no de todos. La textura y el sabor de cada marca son distintos, así como su forma de derretirse. Algunas marcas sirven mejor que otras para sustituir el queso de grasa entera. En términos generales, los quesos bajos en grasa son mejores para cocinar que los que no contienen nada de grasa.

Las mejores —y peores— elecciones

De acuerdo con los expertos del Departamento de Agricultura de los Estados Unidos, una ración de queso equivale a 1½ onzas (42 g) de queso natural (como el *Cheddar*) o a 2 onzas (56 g) de queso procesado (como el amarillo). No obstante, las etiquetas de nutrición que aparecen en los alimentos le asignan una cantidad menor a una porción de queso: sólo 1 onza. Para simplificar las cosas, este es el punto de referencia que manejamos en esta tabla. Por ley, las variedades de queso bajo en grasa contienen un máximo de 3 gramos de grasa por porción; el queso sin grasa contiene menos de 0.5 gramos de grasa por porción; y el queso de grasa reducida proporciona por lo menos un 25 por ciento menos de grasa que el queso tradicional. Si usted está tratando de cuidar su consumo de grasa, los quesos bajos en grasa son una opción excelente. Por lo general los quesos más bajos en grasa también son más bajos en calorías. A continuación analizamos algunas variedades comunes.

Las mejores elecciones

Queso	Porción	Calorías	Gramos de grasa
Queso parmesano sin grasa	2 cucharaditas	20	0.0
Queso parmesano	2 cucharaditas	20	1.5
Queso crema sin grasa	1 onza (28 g)	30	0.0
Mozzarella sin grasa	1 onza	35	0.0
Queso amarillo procesado bajo en grasa	1 rebanada	40	1.0
Queso *Cheddar* sin grasa	1 onza	45	0.0
Queso *Cheddar* bajo en grasa	1 onza	50	1.5
Mozzarella bajo en grasa	1 onza	50	1.5
Feta de grasa reducida	1 onza	50	3.0
Pasta de queso de grasa reducida	1 onza	60	3.0
Queso *ricotta* bajo en grasa	¼ taza	70	3.0
Requesón sin grasa	½ taza	90	0.0
Requesón bajo en grasa (al 1 ó 2 por ciento)	½ taza	90	1.5

Las peores elecciones

Queso	Porción	Calorías	Gramos de grasa
Mascarpone	1 onza	124	13.0
Queso azul	1 onza	120	12.0
Queso *Cheddar*	1 onza	120	10.0
Requesón (al 4 por ciento)	½ taza	120	5.0
Queso *ricotta*	¼ taza	110	8.0
Queso crema	1 onza	100	10.0
Queso *Brie*	1 onza	100	9.0
Feta	1 onza	80	6.0
Queso amarillo procesado	1 rebanada	70	5.0

Para preparar una pizza, una lasaña o algún otro plato italiano, busque un *mozzarella* bajo en grasa o sin grasa. Para una divertida merienda (refrigerio, tentempié), pruebe las hebras (tiras) de queso *mozzarella* (*string cheese*) sin grasa.

Queso procesado. El queso amarillo, las pastas untables de queso y otras presentaciones pasteurizadas no se dejan madurar o añejar. Por lo tanto, no tienen el sabor ni la textura característicos del queso añejo. No obstante, se prestan a múltiples usos y se conservan por más tiempo que el queso añejo.

Requesón, queso *ricotta* y queso crema. Si bien con frecuencia se le considera un alimento dietético, es posible que el requesón no sea tan bajo en calorías como muchas personas piensan. Todo depende de su contenido de grasa. Para obtener la menor cantidad de grasa y calorías, busque un requesón sin grasa o con un 1 por ciento de grasa de leche. Puede preparar aliños (aderezos) para ensalada y *dips* batiendo requesón sin grasa para espesar su receta o para sustituir la crema agria. El queso *ricotta* de grasa reducida y sin grasa funciona muy bien para platos horneados como la lasaña y el *pastitsio* (una versión griega de la lasaña).

El queso crema, que es otro queso suave sin madurar y un ingrediente común de la tarta de queso, también contiene mucha grasa. Las variedades sazonadas con hierbas, frutas o salmón no sólo sirven como pasta untable sino también para preparar *dips*, siempre y cuando escoja las versiones de grasa reducida. Sin embargo, no recurra al queso crema como fuente de calcio, pues proporciona muy poco.

Queso de soya. El queso de soya (también llamado queso de *tofu*) se hace de proteínas de soya y representa una alternativa a los quesos de leche, más bajo en grasa y libre de colesterol. Sin embargo, en realidad no sabe a queso. Pruébelo para ver si le gusta.

Alternativas adelgazadoras

Si ha optado por preparar platos de queso a fin de evitar la carne, tenga cuidado. El queso no es más bajo en grasa que la carne, y a veces hasta contiene más. No obstante, si planea sus menús con cuidado, un plato de queso rico en proteínas puede ocupar el lugar de honor sobre su mesa a la hora del *brunch*, el almuerzo o la cena. Comience por versiones más bajas en grasa de los siguientes platos tradicionales de queso y acompáñelos de alguna de las guarniciones que sugerimos después de cada uno.

Macarrones con queso

- Una ensalada *Waldorf* de manzana, apio y lechuga (preparada con un aliño/aderezo sin grasa) y un sustancioso pan de siete cereales.
- Una ensalada de rodajas de tomate (jitomate), albahaca fresca y *mozzarella* bajo en grasa, con una rebanada de un crujiente pan francés (*baguette*).
- Una fresca ensalada verde con una vinagreta de limón y pimienta y pan negro tipo Boston (*Boston brown bread*).

Sándwich (emparedado) caliente de queso con pan integral

- Agregue rodajas de tomate al sándwich y sírvalo con un *coleslaw* preparado con aliño sin grasa. Como variación interesante puede probar el *coleslaw* de brócoli, que es brócoli rallado vendido en paquetes igual que el *coleslaw*.
- Una taza de sopa de tomate con ají (chile, pimiento) amarillo largo (*banana pepper*), una nectarina y ensalada *tabbouleh* (una ensalada de cereales del Medio Oriente de la que se puede comprar un preparado comercial) hecha con menos aceite que el usual.
- Pepino y jícama (un tubérculo) picados en palitos, y una pera.

Quiche de queso

- Puerro (poro) sofrito (salteado) o espinacas levemente suavizadas al calor, mezclados con la masa de la *quiche* antes de hornearla, y mitades de melocotón (durazno) asadas al horno.
- Melón en rebanadas y un palito de pan de hierbas.
- Espárragos al vapor y una rebanada tostada de pan preparado con masa fermentada (*sourdough bread*).

Receta *remozada*

Enchiladas de queso

PARA 4 PORCIONES

Por porción

310 calorías

7 g de grasa

(El 20 por ciento de las calorías proviene de la grasa)

Consejo de cocina: Si prefiere que los chiles no piquen mucho, remójelos en 2 tazas de agua tibia con 1 cucharadita de vinagre y ½ cucharadita de sal durante por lo menos 1 hora para reducir el picante.

Las enchiladas son unas tortillas dobladas y rellenas recubiertas de salsa. El relleno varía, pero los favoritos de todos los tiempos son los de queso o pollo.

- **2 chiles poblanos (tipo California) (puede sustituirlos por cualquier chile verde fresco que sea grande y alargado)**
- **2 cucharaditas de aceite vegetal**
- **½ taza de cebolla picada en cubitos**
- **1 taza de puré de tomate (jitomate)**
- **½ cucharadita de una mezcla mitad sal, mitad sustituto de sal**
- **½ taza de yogur sin grasa**
- **½ taza de crema agria sin grasa**
- **8 tortillas de maíz (elote, choclo)**
- **1 taza de queso blanco rallado**

Para preparar los chiles, primero tiene que asarlos sin aceite en un comal —una especie de sartén muy plana sin mango— hasta que la piel del chile se cubra de ampollas y se ponga negra. Envuélvalos con un paño húmedo hasta que se enfríen y pélelos; la piel se desprenderá fácilmente. Abra cada chile con un corte alargado del rabo hasta la punta y sáqueles el centro, las venas y las semillas. Enjuague y escurra los chiles y píquelos.

Ponga el aceite a calentar a fuego lento en una sartén mediana. Sofría (saltee) la cebolla hasta que quede traslúcida; agregue los chiles y siga sofriendo.

Agregue el puré de tomate y la sal. Bata el yogur y la crema agria en un tazón (recipiente) pequeño. Revuelva esta mezcla con la del puré de tomate para hacer una salsa.

Mientras tanto, envuelva las tortillas con un paño húmedo y caliéntelas con el horno de microondas a alta potencia por 1 minuto con 20 segundos para suavizarlas.

Ponga un poco de queso en cada tortilla y dóblelas.

Cúbralas con la salsa caliente.

■ Zucchini (calabacita) sofrito y una manzana horneada con canela.

Sustituciones sensatas

Las siguientes sugerencias para cocinar con poca grasa le permitirán disfrutar el sabor y la textura del queso sin exagerar en cuanto a grasa o calorías.

■ En cuanto a las pastas untables de queso, mezcle yogur o requesón sin grasa con una pequeña cantidad de queso de sabor fuerte, como el *Asiago*, el queso azul, el *feta*, un queso *Cheddar* fuerte o un queso romano, para obtener una pasta rendidora a cambio de menos grasa y calorías.

■ Prepare sus recetas favoritas con queso de grasa reducida o sin grasa en lugar de queso de grasa entera. Los quesos de grasa reducida y sin grasa se fundirán mejor si los acomoda en capas entre otros alimentos o si tapa el plato al meterlo al horno. Sustituya la mitad de la cantidad de queso pedida por la receta por un queso sin grasa, y complete la receta con un queso de mucho sabor de primera calidad. Inténtelo primero con queso *Cheddar*.

■ Utilice rebanadas de queso de soya en sus sándwiches o lasaña y otros platos horneados. También puede rallarlo para sus cacerolas (guisos) y para espolvorear encima de sus ensaladas o sopas.

■ Sustituya el queso crema por *tofu* suave (un trozo de cuajada blanca de soya) en sus *dips*; por *tofu* mediano en sus tartas de queso; y por rebanadas de *tofu* firme en sus sándwiches.

■ Pruebe el queso tipo *Neufchâtel* o un queso crema *light* o sin grasa en sus tartas de queso.

Comer fuera

Cuando pida pizza, olvídese del queso extra. En cambio, pida menos queso y más verduras. Si se le antoja una pizza con salchichón (chorizo italiano, *pepperoni*) o salchicha, limítese a uno o dos trozos. Cuando se combinan con queso, estos ingredientes altos en grasa realmente se suman bastante.

Las salsas de queso servidas con nachos, papas al horno y otros alimentos también pueden agregar mucha grasa a su plato, sobre todo si no se mide con el cucharón a la hora de servírselas. En cambio, pida una salsa tipo mexicano sin grasa.

Muchas salchichonerías (*delicatessens*) están dispuestas a ponerles queso sin grasa a los sándwiches que preparan al momento. Sólo tiene que pedirlo. En cuanto a los sándwiches de comida rápida será mejor que se olvide del queso y que pida leche para brindarle a su cuerpo el calcio que necesita.

(*Nota:* Si no reconoce algún término en este capítulo, vea el glosario en la página 404).

Salsas

¿Y qué es eso que se sirvió con su puré de papas? ¿No es la salsa tipo *gravy*, uno de los alimentos que más debe evitar una persona que pretende bajar de peso? Pues. . . no necesariamente. Cierto, la *gravy* casera tradicional preparada con la grasa que suelta la carne no es muy buena idea. Las calorías y la grasa se suman muy rápido. Pero actualmente es posible adquirir versiones más ligeras, y lo mismo sucede con otras salsas grasas comunes.

Antes de que vaya a interpretar esta afirmación como permiso para bañar todo lo que come en salsas, recuerde que muchos alimentos saben muy bien sin ningún agregado. Al preparar la carne, la carne de ave, el pescado y las verduras de formas que conservan sus sabores naturales, eliminará la necesidad de adornarlos. Pero para las ocasiones en que hace falta algo extra, siga estos consejos.

Consejos de compra

Además de buscar versiones más ligeras de sus salsas favoritas, invente formas completamente nuevas de darle vida a su carne, verduras e incluso postres. Luego tome en cuenta las siguientes sugerencias cuando vaya al supermercado.

Gravies. Si no ha revisado la sección de *gravies* recientemente, tal vez se lleve una sorpresa. Los fabricantes importantes ofrecen todo tipo de *gravy* sin grasa. Además de la normal de res, cerdo, pollo y pavo (chompipe), las encontrará de hongos, una vigorosa opción de cebolla, con sabor a carne cocida en su jugo (*au jus*) y a carne asada al horno o rostizada, entre otras tantas más. Muchas no tienen grasa, e incluso las que sí por lo común sólo cuentan con 1 ó 2 gramos de grasa por porción de un cuarto de taza.

Los sabores son bastante buenos, aunque a veces tienden a lo salado. Si la consistencia de la *gravy* está demasiado espesa para su gusto, dilúyala con agua, caldo o vino a la hora de calentarla.

Salsas cremosas. Enfrentémoslo: las salsas bearnesa y holandesa acaban con cualquier dieta.

Una salsa bearnesa típica contiene 12 gramos de grasa en sólo dos cucharadas. La holandesa suma más o menos lo mismo. Si lo que busca es la consistencia cremosa, pruebe las sopas condensadas de grasa reducida. Una crema de pollo, hongos, apio o brócoli diluida sirve muy bien para acompañar un plato de pollo, pescado o arroz preparado con sencillez. El rábano picante (raíz fuerte, *horseradish*) mezclado con mayonesa, yogur o crema agria sin grasa da una salsa excelente para el rosbif. Sustituya el rábano picante por eneldo para pescado, camarones y otros mariscos. Un sobre de aliño (aderezo) deshidratado para ensaladas, como el estilo *ranch* o de ajo tostado, revuelto con dos tazas de crema agria sin grasa y un poco de leche, queda rico con unas papas al horno o un puré de papas.

Salsas tipo mexicano. Estas salsas le agregan sabor a todo, desde unos filetes de pescado o una pechuga de pollo hasta un pan de carne (*meat loaf*) y unas papas al horno. Se ofrecen literalmente docenas de variedades, incluyendo las verdes hechas con nopal o tomatillo (tomate verde). La mayoría prácticamente carecen de grasa; revise las etiquetas para asegurarse.

Otras sabrosas opciones. Aproveche las verduras que le sobren. Haga un puré de pimiento (ají, pimiento morrón) rojo, brócoli o zanahorias cocidas con consomé o vino. Para empezar, muela una taza de verduras y una cucharada de consomé o vino. Agregue más líquido si desea una salsa más aguada, y más verduras si la quiere más espesa, y sazónela con las especias que quiera. Esta salsa sirve para acompañar la carne, la carne de ave o los mariscos. O bien pruebe un consomé desgrasado como un glaseado ligero y refrescante para la carne o carne de ave. Simplemente hiérvalo en una cacerola hasta que se reduzca a la mitad o menos de su volumen original. (Utilice un consomé de sodio reducido para que el glaseado no le quede demasiado salado).

La salsa de tomate (jitomate) sirve para mucho

Las mejores —y peores— elecciones

Las salsas que contienen menos de 110 calorías y 3 gramos de grasa son selecciones decentes. Incluso una *gravy* de carne puede cumplir con estos parámetros, siempre y cuando no vacíe toda la salsera sobre su plato. Déle sabor a su comida, no la ahogue.

Las mejores elecciones

Gravy o salsa	Porción	Calorías	Gramos de grasa
Salsa de tomate (jitomate)	¼ taza	18	0.2
Gravy sin grasa	¼ taza	20	0.0
Gravy au jus	¼ taza	24	0.3
Sopa de crema de hongos de grasa reducida	¼ taza	35	1.5
Gravy normal de carne	2 cucharadas	40	3.0
Salsa de rábano picante (raíz fuerte, *horseradish*) preparada con mayonesa sin grasa	2 cucharadas	44	0.9
Salsa de frambuesa	¼ taza	50	0.3
Salsa de caramelo sin grasa	2 cucharadas	100	0.0
Salsa de arándano agrio (*cranberry*)	¼ taza	100	0.1
Salsa de chocolate sin grasa	2 cucharadas	110	0.0

Las peores elecciones

Gravy o salsa	Porción	Calorías	Gramos de grasa
Salsa *Alfredo* preparada	¼ taza	170	10.0
Pesto	2 cucharadas	155	15.0
Salsa de *curry* con leche de coco	⅓ taza	140	15.0
Salsa holandesa	2 cucharadas	135	14.0
Salsa bearnesa	2 cucharadas	120	12.0
Salsa de crema de flan	¼ taza	114	5.6
Salsa cremosa de rábano picante	2 cucharadas	110	10.0
Gravy normal de carne	¼ taza	80	6.0
Salsa de queso	2 cucharadas	60	4.4
Salsa bechamel	2 cucharadas	51	5.0

más que para agregarla a la pasta. Las pechugas de pollo, los filetes de pescado y las papas al horno saben exquisitos con salsa de tomate. Busque las que contengan un máximo de 2 gramos de grasa por porción de ½ taza. Por otra parte, tenga cuidado con el *pesto*. Incluso la versión de grasa re-

ducida no es precisamente baja en grasa. Tan sólo dos cucharadas suman 15 gramos de grasa. Lo bueno del *pesto* es su sabor dominante. Sólo hace falta muy poco. Dilúyalo con consomé desgrasado o revuelva una cucharada de *pesto* con crema agria, yogur o un puré de requesón (los productos lácteos sin grasa, desde luego). Luego sírvalo con carne de ave, mariscos, verduras al vapor o papas al horno.

Salsas para postre. Olvídese de la salsa preparada con huevos para acompañar un pastel (bizcocho, torta, *cake*) blanco esponjoso, un panqué (panetela, *pound cake*) de grasa reducida, peras cocidas a fuego lento y otros postres. En cambio, pruebe un pudín (budín) sin grasa de chocolate, vainilla o caramelo con mantequilla (*butterscotch*) (dilúyalo utilizando ½ taza adicional de leche al cocinarlo). También puede probar el yogur de sabor (agregue un poco de cáscara de naranja/china rallada para hacerlo más sabroso todavía). Quizá también quiera endulzar la crema agria o el yogur natural sin grasa con azúcar morena (mascabado). No se olvide de la salsa de arándano agrio (*cranberry*) (pruebe las que tienen sabor a naranja o frambuesa), la compota de manzana (*applesauce*) con trozos de manzana, la piña (ananá) machacada o un puré de frambuesa o fresa. También puede acompañar el helado y el yogur congelado con salsas sin grasa de caramelo con mantequilla, caramelo y chocolate.

Receta *remozada*

Salsa roja mexicana

PARA 4 PORCIONES

Por porción

63 calorías

3 g de grasa

(El 43 por ciento de las calorías proviene de la grasa)

La salsa roja se puede disfrutar diariamente. Convierte una simple tortilla en un sabroso taco y mejora el sabor del pescado, la carne de ave, el huevo, las quesadillas, las sopas, la carne y las verduras. Es fácil de preparar y exquisita, y con su bajo contenido de grasa y de sal es capaz de transformar un plato cualquiera en una experiencia divertida.

2 tomates (jitomates), pelados y picados en cubitos finos (son mejores los frescos; en caso de emergencia, use 4 tomates de lata)

2 chiles serranos verdes, sin centro ni semillas y finamente picados

1 cucharada de cilantro fresco picado

1 cebolla mediana finamente picada

2 cucharaditas de aceite vegetal

¼ cucharadita de una mezcla mitad sal, mitad sustituto de sal

Para pelar los tomates, queme la piel del tomate cuidadosamente sobre la hornilla de la estufa hasta que le salgan ampollas. Envuelva los tomates con un paño húmedo y fresco por unos minutos. La piel se desprenderá fácilmente. Después de haberlos pelado y picado, mezcle todos los ingredientes muy bien en una fuente.

Alternativas adelgazadoras

Un alimento delicioso en sí requiere pocas *gravies* y salsas adicionales. Vale la pena utilizar los ingredientes más frescos y sabrosos que pueda comprar y prepararlos de manera que sus sabores se conserven. Por ejemplo, al dorar la carne y el pescado rápidamente a fuego muy alto al comenzar el proceso de cocción, su superficie se sella y adquiere un color muy atractivo y los jugos ya no se pueden escapar. Así, casi no hay necesidad de agregar saborizantes adicionales.

Otras técnicas que mejoran el sabor incluyen cocinar las verduras al vapor o en el horno de microondas hasta que queden apenas cocidas y aún crujientes, para conservar su color y sabor. Así no extrañará la salsa de queso. También puede freír las verduras al estilo asiático con un chorrito de salsa de soya de sodio reducido y olvidarse de la mantequilla o la margarina. (Para aprenderse esta técnica, vea la página 156). Otra opción sería asar en una sartén verduras picadas como papas, *zucchini* (calabacita) y brócoli con un poco de aceite de oliva de alta calidad y vinagre balsámico para resaltar los sabores de las verduras, que en muchos platos se pierden debajo de los aderezos altos en grasa. Para conseguir un gran sabor, antes de cocinar la carne a la parrilla (a la barbacoa) frote su superficie suavemente con una mezcla de hierbas secas o de especias, como un sazonador estilo *Cajun*.

Sustituciones sensatas

Dé la espalda a las calorías no deseadas con las siguientes sustituciones salseras.

■ Reduzca las calorías de las salsas cremosas sustituyendo la crema por leche descremada evaporada. Otra idea: Por cada taza de salsa de crema, bata lentamente a mano una cucharada de harina y una taza de leche descremada (*fat-free milk*) fría hasta que desaparezcan los grumos y póngala a calentar a fuego mediano, revolviendo constantemente, hasta que rompa a hervir. Siga revolviendo por 1 ó 2 minutos para eliminar el sabor a harina cruda. Sazone la salsa con sal y pimienta además de su elección de hierbas, mostaza, queso parmesano, queso bajo en grasa rallado o rábano picante. Puede usar la misma técnica con consomé desgrasado o una combinación de consomé y leche. Para lograr una salsa algo transparente y brillosa, sustituya la harina por maicena, pero use media cucharada de maicena por cada cucharada de harina de la receta original.

■ Cocine sus preparados comerciales favoritos para salsas con leche descremada y la mitad de la mantequilla o margarina.

■ Al preparar una *gravy*, desgrase los jugos de la carne o la carne de ave con una jarra para separar la grasa antes de continuar con la receta. Espese los jugos ya sea con maicena disuelta primero en un poco de agua fría o con harina.

■ En lugar de adornar las verduras con salsa de queso, sazónelas con jugo de limón, aliño estilo italiano sin grasa o un chorrito de salsa de chile picante.

Nuevas comidas que puede probar

Desde luego cuesta trabajo cambiar los hábitos de alimentación establecidos desde mucho tiempo atrás. Quizá le parezca imposible limitarse con las *gravies* y otras salsas sustanciosas, sobre todo si cocina para alguien que creció comiéndolas diariamente. No obstante, es posible sustituirlas con otros sazonadores. Los vinagres de sabor, como el de estragón o frambuesa, agregan sabor sin grasa. Lo mismo se logra con los diversos tipos de mostaza, como la de miel, con granos de pimienta o la *Dijon*. Todas ellas le dan un sabor excelente a la carne. Si quiere una consistencia más parecida a una salsa, mézclelas con crema agria sin grasa. Encontrará más ideas en Condimentos y pastas untables en la página 56.

Comer fuera

La *gravy* que se sirve en los restaurantes no es baja en calorías ni grasa. Si la pide aparte puede ahorrar muchas calorías, siempre y cuando no se acabe la porción completa. Moje los dientes de su tenedor en la salsa y luego recoja un bocado de su plato. Así disfrutará el sabor de la *gravy* sin comer demasiado.

Además le servirá repasar su vocabulario de salsas y así sabrá de qué está compuesta una cuando la vea en la carta. Y pregúntele al mesero todo lo que necesite saber acerca de los ingredientes y las técnicas de preparación antes de pedir nada. La siguiente selección de salsas se ofrece en muchos restaurantes.

- *Alfredo.* Esta salsa se ve dominada por la mantequilla, la crema entera y el queso parmesano. La puede comer, pero sólo muy de vez en cuando.

- *Au jus.* Un término elegante para referirse al jugo de la carne, sobre todo al de res. Es una buena selección.

- Bearnesa (*Béarnaise*). Se trata de una prima de la salsa holandesa, pero con sabor a estragón. Esa salsa espesa consiste en yemas de huevo, vino y mantequilla. Coma muy poca.

- Bechamel. Esta salsa se hace con harina, crema y mantequilla. Si la pide, llévesela tranquila.

- *Bourguignonne.* El ingrediente principal es el vino tinto, con un poco de tocino. Una de las salsas más bajas en grasa.

- De *curry.* Contiene leche de coco, la cual es muy alta en grasa. Sea prudente.

- Holandesa. Esta salsa espesa y cremosa contiene yemas de huevo y mantequilla. Guárdela para ocasiones muy especiales.

- De cacahuate (maní). Esta salsa típica de la cocina tailandesa brinda la grasa monoinsaturada saludable para el corazón, pero desafortunadamente en exceso. Disfrútela con medida.

- *Velouté.* Esta salsa debe su sabor al consomé de carne, carne de ave, pescado o verduras, en lugar de crema o leche. Sin embargo, su ingrediente fundamental es la grasa. Pruébela sólo de vez en cuando.

(*Nota:* Si no reconoce algún término en este capítulo, vea el glosario en la página 404).

Sopas y caldos

Ya sea sustanciosa o de sabor delicado, bien caliente o fría y refrescante, con trozos de ingredientes o de consistencia uniforme, cremosa o transparente, la sopa y el caldo pueden servir como preludio a una comida nutritiva o bien como su atractivo principal. La minestrón, por ejemplo: rebosante de verduras y pasta, esta sopa o más bien caldo (cuyo nombre significa "sopota" en italiano) es un sustancioso plato fuerte para un día invernal. Por el contrario, un frío gazpacho —basado en tomates (jitomates), pimientos (ajíes, pimientos morrones) y pepinos— es una manera refrescante de comenzar una comida en el calor más intenso del verano. Ambas contienen poca grasa y son una forma excelente de cubrir las tres a cinco raciones de verduras que todas las mujeres necesitamos diariamente. Y se trata de sólo dos de las muchas sopas bajas en grasa y ricas en nutrientes que usted puede servir.

En vista de que la sopa se toma a cucharadas

Las mejores —y peores— elecciones

Según sus ingredientes, las sopas pueden proporcionarnos una gran cantidad de nutrientes muy diversos. A la hora de escoger qué sopa va a comprar o preparar, sus mejores elecciones son las versiones bajas en grasa que contengan un máximo de 3 gramos de grasa por porción.

Las mejores elecciones

Sopa	Porción	Calorías	Gramos de grasa
Miso	1 taza	35	0.0
Gazpacho	1 taza	56	0.2
Sopa de verduras	1 taza	90	2.0
Minestrón	1 taza	120	2.0
Sopa de frijoles (habichuelas) sin tocino	1 taza	130	0.5
Caldo de pollo hecho con consomé desgrasado	1 taza	160	3.0

Las peores elecciones

Sopa	Porción	Calorías	Gramos de grasa
Sopa de papa con crema	1 taza	220	14.0
Caldo de almeja estilo Nueva Inglaterra	1 taza	200	13.0
Caldo de pollo con consomé normal	1 taza	175	6.0
Sopa de frijoles con tocino	1 taza	172	6.0
Crema de hongos	1 taza	170	13.0
Sopa de queso	1 taza	156	10.5
Borscht con crema agria	1 taza	152	5.0
Bisque, hecha con crema	1 taza	120	5.0

en lugar de masticarse, se tarda más en comer, lo que es una ventaja para las mujeres que tienden a excederse a la hora de sentarse a la mesa. Diversos estudios indican que las personas que empiezan sus comidas con una sopa consumen menos alimentos y calorías que quienes no lo hacen.

La sopa tiene múltiples aplicaciones y se la puede preparar con los ingredientes que sea. Según los que se les pongan, las sopas y los caldos proporcionan diversas cantidades de valiosos nutrientes. Una sopa de verduras puede estar llena de vitaminas A y C, folato y potasio. Los sustanciosos caldos preparados con arroz, pasta u otros cereales —de pollo con arroz, carne de res con pasta o pavo (chompipe) con cebada, por ejemplo— aportan carbohidratos complejos así como un poco de fibra (si es que se hacen con cereales integrales). El caldo de pescado y otros semejantes, que se preparan con leche, enriquecen la alimentación con calcio. Y una sopa representa una excelente forma de aprovechar una pequeña cantidad de carne de ave, carne o pescado y con todo obtener las proteínas, el hierro y las vitaminas del grupo B que se requieren para el día. Por último, las sopas y los caldos de legumbres, como la sopa de chícharo (guisante, arveja) partido o el caldo de lenteja, brindan una manera deliciosa y llenadora de agregar platos sin carne a su menú.

A fin de aumentar su repertorio de sopas y caldos le servirá familiarizarse con el vocabulario. El consomé (*broth*) es un sabroso líquido que se obtiene cociendo verduras, carne o carne de ave en agua y colándolos. Es bajo en grasa, sobre todo cuando se enfría para desgrasarlo. Lo que en inglés se conoce como *consommé* simplemente es un consomé más concentrado. Por su parte, lo que en inglés se llama *chowder* es un caldo espeso con trozos de ingredientes que se prepara con leche o crema o bien se espesa con una mezcla de harina y mantequilla. La *bisque* es una sopa espesa y sustanciosa de pescado o mariscos que por lo común también incluye verduras, mantequilla y crema. (Pero no se preocupe. Es fácil "desgrasar" las sopas y los caldos caseros sustanciosos y cremosos o bien comprar versiones bajas en grasa).

Consejos de compra

Si usted es como la mayoría de las mujeres, probablemente depende de las sopas de lata para ayudarle a preparar comidas rápidas que sólo tiene que calentar y servir. Los estantes de los supermercados están llenos de todas las sopas que usted se puede imaginar, incluyendo algunas que seguramente no se le han ocurrido. Vaya más allá de las de siempre, como la crema de tomate o la sopa de pollo con fideos. Para multiplicar la selección puede combinar dos sopas preparadas o enriquecerlas con diversos agregados.

A fin de encontrar las sopas que contengan la menor cantidad posible de grasa y calorías, lea los datos de nutrición. Los consomés por lo común tienen menos grasa y calorías que las cremas. También hallará versiones bajas en grasa y sin grasa de la crema de hongos, crema de apio y otras más altas en grasa. Muchas veces se confirma que entre más sustanciosa sea la sopa o el caldo, más nutrientes le brinda.

Ya sea que prepare sus sopas empezando desde cero o que las compre ya preparadas, las siguientes sugerencias soperas saludables le ayudarán a tener a la mano todo lo que necesitará.

Consomé de lata. Surta su despensa (alacena, gabinete) de consomé de verduras así como consomé de carne de res y de pollo sin grasa. Le servirán como punto de partida para todo tipo de sabrosas sopas caseras. Si es sensible al sodio (o cocina para alguien que lo es), compre el consomé con el menor contenido de sodio que pueda encontrar. O bien prepare su propio consomé sin agregarle sal, enfríelo y quítele la grasa.

Sopas listas para servir o sopas condensadas. Las sopas listas para servir simplemente se tienen que calentar. A la sopa condensada se le ha quitado un poco de agua, de manera que la debe reponer antes de calentarla. Para incrementar el sabor y la cantidad de nutrientes, use leche, consomé, jugo de verduras o agua en la que coció verduras en lugar de agua simple cuando las caliente.

Sopas deshidratadas. La mayoría son bajas en grasa. Para prepararlas sólo tiene que agregarles líquido caliente, como un consomé bajo en sodio.

Receta *remozada*

Asopao de pollo puertorriqueño

PARA 6 PORCIONES

Por porción

324 calorías

6 g de grasa

(El 17 por ciento de

las calorías proviene

de la grasa)

Consejo de cocina:
Para preparar el adobo, mezcle en un tazón (recipiente) pequeño 2 dientes de ajo finamente picados, ¼ cebolla finamente picada, 1 cucharadita de orégano seco, ¼ cucharadita de una mezcla de mitad sal, mitad sustituto de sal y ½ cucharadita de pimienta recién molida.

3 pechugas de pollo, sin pellejo y partidas cada una en 8 trozos

Adobo (vea el Consejo de cocina)

½ taza de jamón de pavo (chompipe) ahumado magro (bajo en grasa), picado en trocitos

1 taza de sofrito (prepare el doble de lo que indica la receta en la página 60)

1 taza de arroz blanco de grano corto, enjuagado y escurrido

5 tazas de agua hirviendo

2 cubos o 2 cucharaditas de consomé de pollo

1 taza de salsa de tomate (jitomate)

2 cucharadas de alcaparras

1 taza de chícharos (guisantes, arvejas), frescos o congelados

1 taza de puntas de espárragos de lata escurridos

½ taza de pimientos (ajíes, pimientos morrones) rojos de lata o de frasco, escurridos

De 3 a 4 horas antes de que piense preparar este plato, sazone el pollo con el adobo y métalo al refrigerador.

Ponga el jamón de pavo a calentar a fuego mediano en una cacerola grande hasta que comience a dorarse. Baje el fuego, agregue el sofrito y deje hervir, tapado, durante 2 minutos. Agregue el arroz, el agua hirviendo, el pollo, el consomé, la salsa de tomate y las alcaparras. Tape la cacerola y cocine todo a fuego lento durante 35 minutos, hasta que el pollo y el arroz estén cocidos.

Cocine los chícharos en ¼ taza de agua durante 2 minutos en una cacerola pequeña y escúrralos. Adorne el asopao con los chícharos, las puntas de espárragos y los pimientos rojos.

Súmele sabor a su sopa

Con un poco de creatividad y unos cuantos artículos sencillos del supermercado, podrá agregar mucho sabor casero y valor nutritivo a sus sopas y caldos bajos en grasa. Busque lo siguiente.

■ Tomates cocidos de lata estilo mexicano, tomates picados en cubitos y sazonados con hierbas italianas o tomates sencillos picados en cubitos. Agrégueselos a un caldo de maíz (elote, choclo) con leche para darle una textura más interesante.

■ Verduras precocidas (congeladas, de lata o frescas, incluyendo las mezclas especiales al estilo asiático) o sobras de verduras cocidas.

Agrégueselas a una sopa de papa o a caldos con muchos ingredientes en trozos.

- Frijoles (habichuelas) de lata, como frijoles negros, frijoles italianos *cannellini* (habas/frijoles/habichuelas/alubias blancas), frijoles colorados o garbanzos. Para reducir el contenido de sodio, enjuague los frijoles bajo el chorro del agua antes de agregárselos a la sopa que quiera, como a una de verduras con pasta, por ejemplo.

- *Tofu* firme, el cual conserva su forma cuando al picarlo. Agrégueselo a las sopas de pollo con pasta o de verduras.

- Cangrejo (jaiba) o almejas de lata o bien pollo picado en cubitos. Agrégueselos a la sopa de tomate.

- *Tortellini* (frescos o secos), pasta china, pasta de huevo sin yemas o pasta pequeña, como *orzo*, *pastina* y cuscús. Estas variedades de pasta quedan exquisitas con una sopa de pavo con verduras.

- Arroz integral o cebada. Mézclelos con una crema de hongos de grasa reducida.

- Tomates secados al sol u hongos deshidratados o de lata. Las variedades deshidratadas tienen más sabor. Pruébelas con una sopa de cebolla o de frijoles.

- De su congelador: carne de ave sin pellejo cocida y picada en cubitos, carne molida de res magra (baja en grasa), mariscos, sobras de carne cocida, tortitas de soya (que puede desmoronar para agregárselas a la sopa). Todos estos ingredientes quedan muy bien con una sopa de verduras, dándole un sustancioso caldo como plato fuerte.

Para enriquecer aún más sus sopas y caldos bajos en grasa, adórnelos con los siguientes ingredientes fáciles de preparar.

- Cebolleta (cebollino), cilantro fresco o perejil. Estas hierbas brindan una opción colorida para darle interés a un caldo bajo en grasa con leche.

- Una cucharada de yogur natural sin grasa. Agréguesela a una sopa de chícharo partido o frijoles negros para obtener una dosis adicional de calcio.

- Un poco de queso rallado o una espolvoreada de parmesano. El queso les da cuerpo a la sopa de pavo con cebada o a la minestrón.

Alternativas adelgazadoras

En combinación con una ensalada o un sándwich (emparedado), una sopa complementa la comida sin agregarle volumen a sus caderas o cintura. Sirva una taza de sopa como entremés o una sopa de frutas como postre. (En el Japón se sirve sopa a la hora del desayuno). A continuación le damos algunas sugerencias con respecto a sabrosos acompañantes para sus sopas favoritas.

Sopa de pollo

- Pan árabe (pan de *pita*) relleno de verduras y unos gajos de mandarina aparte.

- Un *bagel* de *pumpernickel* con queso crema sin grasa y una manzana.

- Una ensalada de frutas fría y galletas (*crackers*) de pan *matzo*.

- Mitades de pera rellenas de requesón sin grasa y galletas de centeno.

Sopa de tomate

- Ensalada de pollo asado a la parrilla y espinacas con un aliño (aderezo) bajo en grasa y palitos de pan.

- Un sándwich tostado de queso *Monterey Jack* bajo en grasa y palitos de pimiento.

- Un taco suave de atún con brotes (germinados) (preparado con una tortilla) y rodajas de manzana.

Sopa de verduras

- Un sándwich de pavo con pan árabe y bayas frescas.

- Un burrito de frijoles y mango picado.

- Un pequeño "plato de pan" integral de costra crujiente (hecho con un panecillo integral ahuecado), cubierto de queso *Cheddar* bajo en grasa.

Sustituciones sensatas

Si quiere bajar de peso, no tiene que desechar las recetas favoritas de su familia de caldo hecho con leche, sopa de papa u otras sopas cremosas o caldos espesos. Los siguientes trucos sencillos le servirán para bajar el contenido de grasa de todos estos platos así como para aumentar su valor alimenticio.

Sopas con base de crema

- Cambie la crema por alguna alternativa rica en calcio, como leche evaporada descremada, suero de leche bajo en grasa o leche semidescremada al 1 por ciento (*low-fat milk*) enriquecida con leche descremada en polvo.

- A las sopas frías de fruta agrégueles yogur sin grasa (natural o de fruta).

Caldos espesos y sustanciosos

- Agrégueles verduras crudas que contengan mucho almidón, como unas papas, batatas dulces (camotes, *yams*, *sweet potatoes*) o chirivías (pastinacas) ralladas. Hiérvalas a fuego bajo hasta que el caldo se espese. ¿Tiene prisa? Póngales un preparado comercial seco para puré de papas o bien un poco de puré de papas que le haya sobrado de alguna comida. Cuando las verduras estén bien cocidas, muela la mitad o todas y agregue este puré a la sopa. (Una taza de puré de verduras sirve para espesar entre tres y cuatro tazas de caldo). O bien añada una lata pequeña de pasta de tomate. Hierva el caldo de verduras, pollo o res con arroz, cebada, avena o pasta, o bien agréguele frijoles cocidos y machacados (como frijoles colorados, pintos, negros o *cannellini*).

Comer fuera

Para un almuerzo o una cena ligera, quizá no necesite más que una sopa como entremés además de una ensalada con pan o galletas.

Las cartas de los menús por lo común ofrecen por lo menos dos selecciones de sopa. Antes de pedir, pregunte acerca de los ingredientes. Tenga presente que la sopa preparada sin crema, queso crema, crema agria, yema de huevo, queso, mantequilla o aceite por lo común contiene menos grasa. Y acuérdese de que los consomés suelen ser más bajos en grasa que las sopas de crema. Por ejemplo, un caldo espeso y cremoso de almejas al estilo de Nueva Inglaterra (*New England Clam Chowder*) suma en promedio 13 gramos de grasa por taza, en comparación con 3.4 gramos de grasa por la misma cantidad de un caldo de almejas estilo Manhattan (*Manhattan Clam Chowder*), cuyo ingrediente principal es el tomate. Si no puede resistirse al antojo de una sopa de crema más sustanciosa, pida una taza, no un tazón. Y si usted misma se va a servir la sopa de la barra de sopas y ensaladas, sírvase un cucharón, no dos.

(*Nota:* Si no reconoce algún término en este capítulo, vea el glosario en la página 404).

Tacos, tamales y sándwiches

Desde mucho antes de que los sándwiches (emparedados) envueltos se hicieran populares, la gente estaba rellenando las envolturas (*shells*) de tortilla con todo tipo de ingredientes. Ahora usted puede divertirse aún más inventando audaces combinaciones de sabores que le ayuden a cumplir con su meta de lograr un cuerpo a su medida. Lo mejor de todo es que las tortillas y otros panes para envolver son una forma atractiva de incluir comidas sin carne en su menú sin que se quejen los carnívoros de su casa.

Si bien muchas personas en los Estados Unidos suelen pensar en una crujiente envoltura de tortilla al escuchar la palabra "taco", un taco en realidad es una tortilla suave de harina de trigo o de maíz (elote, choclo) rellena y enrollada. Como envoltura para diversos rellenos, la tortilla simplemente es otra forma de pan para sándwich. La diferencia

Las mejores —y peores— elecciones

Para controlar sus calorías, empiece con una tortilla suave. Por lo general son más bajas en grasa que las envolturas para taco, las cuales se fríen hasta quedar crujientes. Los totopos preparados al horno también contienen menos grasa que los normales. En cuanto a los rellenos, podrá crear muchos muy sustanciosos con todo tipo de ingredientes bajos en grasa y sin grasa. Lea las etiquetas para ver cuáles le convienen más.

Las mejores elecciones

Alimento	Porción	Calorías	Gramos de grasa
Salsa tipo mexicano	2 cucharadas	10	0.0
Crema agria sin grasa	2 cucharadas	20	0.0
Tortilla de maíz (elote, choclo)	1 tortilla (1 onza/28 g)	70	0.6
Frijoles (habichuelas) refritos sin grasa	½ taza	100	0.0
Totopos (tostaditas, nachos) horneados	13 totopos (1 onza)	110	1.0
Tortilla de harina de trigo	1 tortilla (1¼ onzas/35 g)	115	3.4

Las peores elecciones

Alimento	Porción	Calorías	Gramos de grasa
Ensalada para taco	1 ensalada grande (21 onzas/590 g)	905	61.0
Taco suave de carne molida de res	1 taco	226	9.7
Taco suave de pollo	1 taco	183	5.1
Totopos normales	13 totopos (1 onza)	140	8.0
Frijoles refritos preparados con manteca	½ taza	140	3.0
Envoltura para taco (*taco shell*)	2 envolturas (1 onza)	120	5.0
Guacamole	2 cucharadas	60	5.0
Crema agria	2 cucharadas	60	5.0

fundamental radica en el tipo de harina, ya que las tortillas de maíz son más bajas en calorías y en grasa. Una tortilla suave de maíz de 1 onza (28 g) que mide 8 pulgadas (20 cm) de diámetro contiene más o menos 1 gramo de grasa y 70 calorías, en comparación con los pocos más de 3 gramos de grasa y 115 calorías en una tortilla de harina de trigo de 8 pulgadas, la cual pesa un poco más. Las envolturas fritas (*taco shells*) son harina de otro costal. Cuando una tortilla de maíz se fríe en

Receta *remozada*

Guanimes puertorriqueños

PARA 8 GUANIMES Y 4 PORCIONES

Por porción

362 calorías

10 g de grasa

(El 25 por ciento de las calorías proviene de la grasa)

Este plato típico de Puerto Rico se parece a los tamales mexicanos o las arepas chilenas. Los guanimes saben mejor envueltos con una hoja de plátano o de maíz —amarrada en ambos extremos— y cocidos al vapor. Ambos tipos de envoltura se obtienen en los supermercados de comida latinoamericana típica así como en muchos supermercados normales. Aunque nunca los haya probado antes, sin duda le agradarán a su paladar.

8 hojas de maíz (elote, choclo) o de plátano (plátano macho)	½ cucharadita de una mezcla mitad sal, mitad sustituto de sal
1 taza de leche	2 cucharaditas de azúcar
1 cucharadita de extracto de coco	1 cucharada de aceite de achiote (vea el Consejo de cocina de la receta de Sofrito en la página 60)
2 tazas de harina de maíz	
2 cucharadas de margarina	

Antes de usarlas, remoje las hojas de maíz en agua tibia hasta que se suavicen.

Mezcle la leche con el extracto de coco en un tazón (recipiente) pequeño y ponga aparte.

Ponga la harina de maíz, la margarina, la sal y el azúcar en un tazón mediano y revuélvalas bien. Agregue la leche y revuelva la mezcla hasta que se forme una masa suave. Divídala en 8 partes.

Frote cada hoja de plátano o de maíz con un poco de aceite de achiote. Coloque la masa en el centro de cada hoja. Aplaste la masa un poco, doble la hoja alrededor de ella y amárrela con cordel de cocina en ambos extremos.

Cocine los guanimes al vapor durante 35 minutos.

forma de plato hondo, dos de estas envolturas de 5 pulgadas (13 cm) de diámetro —una porción de 1 onza— sumarán unos 6 gramos de grasa y 120 calorías.

Si usted prepara sus propios platos con tortillas, podrá controlar las calorías y la grasa rellenándolas con muchas verduras, carne magra (baja en grasa), carne de ave y pescado e incluso frutas. También puede hacer rellenos llenadores de frijoles (habichuelas) y arroz. Por si fuera poco, la tortilla se puede humedecer con salsas tipo mexicano, entre otras, y pastas untables bajas en grasa.

Ya sea que prefiera los sabores de la cocina mexicana *Tex-Mex* de los Estados Unidos o que quiera probar unos nuevos sabores procedentes de un país con una tradición culinaria conocida en el mundo entero, ahora averiguará cómo integrar las tortillas y otros panes para envolver en una alimentación que le ayudará a bajar de peso, a la hora del desayuno, el almuerzo, la cena y la merienda (refrigerio, tentempié).

Consejos de compra

Prepare y envuelva muchas comidas rápidas y nutritivas desde el día de hoy, empezando por las tortillas, otros panes para envolver, los rellenos, las salsas y los sazonadores que compre.

Tortillas. Usted puede comprar tortillas suaves de harina de trigo o de maíz de varios tamaños, tenerlas a la mano en el refrigerador o el congelador y usarlas según más le convenga cuando usted y su familia tengan hambre pero no cuenten con mucho tiempo para preparar la cena. Las tortillas de 8 y de 10 pulgadas (25 cm) de diámetro están muy bien para comérselas con la mano; use el tamaño más pequeño si las va a rellenar, enrollar y hornear o bien poner en capas o pilas. Al comparar los datos de nutrición tenga presente el tamaño. Es posible que las tortillas con más calorías y grasa simplemente sean más grandes o pesen más.

Utilice tortillas de harina de trigo o de maíz según lo que vaya a hacer.

■ Tortillas de harina de trigo. Estas tortillas son flexibles pero resistentes, por lo que son las que mejor funcionan para hacer un taco. Sin embargo, quedan bien con lo que sea.

■ Tortillas de maíz. Ya que con frecuencia se rompen al doblarse, use las tortillas de maíz para sus recetas horneadas. Antes de rellenarlas las tendrá que suavizar en alguna salsa, por ejemplo una de tomate (jitomate) o una sopa de crema baja en grasa. Ya que se fríen, las envolturas para taco proporcionan cantidades considerables de grasa y calorías. No son la mejor opción si lo que quiere es reducir su consumo de ambas.

Rellenos. A fin de tener todo listo para unos tacos, sándwiches tipo *wrap* (enrollados) y otros platos de tortillas rellenas que sean fáciles de preparar, la dejen satisfecha y le ayuden a consumir menos calorías, necesita surtir su cocina de varios ingredientes.

■ Frijoles (habichuelas) de lata. Los frijoles refritos quedan excelentes con los burritos; sólo tiene que agregarles una salsa tipo mexicano. Busque las variedades sin grasa. Los frijoles colorados, garbanzos, frijoles negros y otros frijoles de lata escurridos son muy buenos en combinación con carne molida o verduras tanto en platos mexicanos como en sándwiches (enrollados) internacionales preparados con ingredientes griegos, asiáticos o italianos.

■ Guarde carne molida magra de pavo (chompipe) o de res y pechuga de pollo deshuesada en su congelador. También debe guardar cortes de carne magra de res o de cerdo que se pueden sofreír (saltear) al estilo asiático. Primero cocine estas carnes con un sazonador sabroso y luego úselas para preparar fajitas (pollo o carne adobados/remojados más verduras, cocinados y servidos como relleno para una tortilla caliente de harina de trigo), enchiladas (tortillas de maíz rellenas de frijoles, queso, pollo o carne y bañadas en salsa), burritos (tortillas de harina de trigo dobladas y luego enrolladas para envolver el sustancioso relleno) o quesadillas (tortillas de harina de trigo rellenas dobladas a la mitad y doradas en el asador del horno). O bien cubra una tortilla extendida y tostada al horno con carne o carne de ave magras deshebradas, lo que se conoce como tostada.

- Cangrejo (jaiba) o atún de lata. Combinados con arroz, el cangrejo o el atún quedan muy bien en sándwiches envueltos al estilo asiático.
- Verduras congeladas picadas. Mézclelas con rellenos vegetarianos para tortillas o combínelas con rellenos de carne, pollo o mariscos.
- Queso. Para reducir el número de calorías, busque las variedades bajas en grasa o sin grasa. El queso *Monterey Jack* funciona bien utilizado en los platos mexicanos de tortillas. También puede comprar mezclas bajas en grasa de quesos mexicanos rallados. Casi cualquier queso duro le servirá.

Sabrosas salsas de todo tipo. Pruebe las salsas tipo mexicano de tomate con carnes y pollo sofritos al estilo asiático; la salsa *barbecue* con frijoles de lata; una salsa picante con verduras picadas; y el *chutney* con mariscos cocidos.

Sazonadores. Experimente con un sazonador para tacos en los rellenos mexicanos o los sándwiches enrollados de carne a la barbacoa; con jengibre, salsa de soya y cebolla verde en un sándwich enrollado estilo California; con orégano, albahaca y ajo en un sándwich enrollado italiano con hierbas; o con la combinación de hierbas y especias que usted guste.

Platillos de tortilla congelados. Para cuando disponga de aún menos tiempo, tenga a la mano unos platillos de tortilla ya preparados. Encontrará versiones bajas en grasa de enchiladas y otros platos en el congelador de su supermercado. Revise los datos de nutrición para comparar sus contenidos de grasa y de calorías.

Alternativas adelgazadoras

Las tortillas son un recurso excelente si lo que quiere es tener una alimentación baja en grasa. Para preparar un sustancioso plato fuerte o una merienda nutritiva, rellénelas con una mezcla de ingredientes bajos en grasa de diversas fuentes, concentrándose en los productos derivados de cereales, frijoles, verduras, carnes magras,

productos lácteos bajos en grasa e incluso frutas. (Un pequeño consejo: caliente las tortillas para que sean más fáciles de enrollar). Empiece con las siguientes ideas que podrá preparar rápidamente.

A la hora del desayuno

- Rellene una tortilla suave con huevos revueltos, tomate picado y queso bajo en grasa rallado. Sírvala con una naranja en gajos.
- Póngale a una tortilla delgadas lonjas (lascas) de salmón ahumado (*lox*), queso crema sin grasa, alcaparras y eneldo y enróllela. Complete su desayuno con jugo de piña (ananá).
- Cubra una tortilla con lechuga y luego rellénela con una mezcla de requesón bajo en grasa, fruta picada y menta (hierbabuena). Sírvala con jugo de tomate.

Rápidas opciones para el almuerzo o una cena ligera

- Unte las tortillas con mostaza y rellénelas con jamón magro, lechuga y tomate. Sírvalas con piña picada en triángulos.
- Unte las tortillas con *hummus* y rellénelas con lonjas de pavo, palitos de pimiento (ají, pimiento morrón) y brotes (germinados). Sírvalas con uvas.
- Mezcle arroz cocido, camarón asado a la parrilla (a la barbacoa) o hervido, mango picado y cilantro fresco y rellene las tortillas. Sírvalas con palitos de pimiento.

Tortillas horneadas

- Para preparar unas quesadillas de espinaca, espolvoree unas tortillas con queso bajo en grasa rallado y espinaca descongelada y escurrida. Doble las tortillas a la mitad y hornéelas. Sírvalas con rebanadas de papaya (fruta bomba, lechosa).
- Para preparar unas enchiladas de pollo a la barbacoa, pase las tortillas por salsa de tomate y rellénelas con el pollo a la barbacoa. Enróllelas, cúbralas con salsa *barbecue* y queso bajo en grasa rallado y hornéelas. Sírvalas con arroz y frijoles.

(continúa en la página 146)

Receta *remozada*

Torta de jamón

PARA 1 PORCIÓN

Por porción

400 calorías

20 g de grasa

(El 45 por ciento de

las calorías proviene

de la grasa)

Aunque en algunos países una torta es el dulce que se come en los cumpleaños, en México esta palabra se refiere a un sándwich (emparedado). En los cumpleaños, los mexicanos —aparte de cantar "Las mañanitas" al cumpleañero— comen pastel, lo que en Puerto Rico es un tipo de empanada, mientras los boricuas disfrutan "bizcocho" en los cumpleaños. Bueno, complicaciones lingüísticas de Latinoamérica aparte, una vez que haya comido lo que los mexicanos llaman torta, tal vez jamás volverá a quedar satisfecha con un sándwich (emparedado) normal. A todos los mexicanos les encantan. Una de las torterías más famosas de México se encuentra en el zócalo de Toluca, la capital del estado de México. Las personas acuden de toda la República para comprar ahí sus tortas calientes recién hechas. El contenido puede variar, pero una torta siempre se prepara con un bolillo mexicano, que es un panecillo estilo francés.

1 birote o bolillo (panecillo mexicano) o 1 trozo de 3 a 4 pulgadas (8 a 10 cm) de largo de pan francés (*baguette*)

1 cucharadita de mayonesa

1 cucharadita de yogur natural sin grasa

2 lonjas (lascas) de jamón de pavo (chompipe) magro (bajo en grasa)

1 rebanada de queso blanco

Lechuga rallada

½ tomate (jitomate) picado en rodajas

3 rodajas delgadas de cebolla morada

¼ aguacate (palta) maduro picado en rodajas

2 a 4 tiras de chile jalapeño de lata

Caliente el pan en un horno tostador. Mientras aún esté caliente, córtelo a la mitad a lo largo. Mezcle la mayonesa con el yogur y úntelos en una mitad del pan. Ponga el jamón de pavo y el queso sobre el pan y cúbralo con la otra mitad del panecillo. Áselo a la parrilla (a la barbacoa) por ambos lados.

Mientras aún esté caliente, agregue la lechuga, el tomate, las rodajas de cebolla y el aguacate. Remátelo con el chile. Corte el sándwich a la mitad.

Receta *remozada*

Tacos al pastor

PARA 4 PORCIONES

Por porción

519 calorías

15 g de grasa

(El 26 por ciento de

las calorías proviene

de la grasa)

L a salsa pico de gallo que se utiliza para aderezar estos tacos definitiva-mente pica, así que si se enchila, no tome agua. Ponga unos granitos de sal sobre su lengua para calmar el ardor.

½ **taza de jugo de naranja (china) fresco**

2 **cucharadas de jugo de limón fresco**

2 **dientes de ajo picados en trocitos**

½ **cucharadita de una mezcla mitad sal, mitad sustituto de sal**

1 **libra (450 g) de lomo de cerdo (pork loin) al que se le ha recortado toda la grasa**

8 **tortillas de maíz (elote, choclo)**

1 **cucharada de aceite vegetal**

1 **taza de piña (ananá) en cubitos de lata, escurrida**

½ **taza de cilantro fresco picado**

Salsa pico de gallo

2 **tomates (jitomates) grandes pelados y picados**

3 **cucharadas de cebolla finamente picada**

3 **cebollines (cebollas de cambray) picados**

2 **dientes de ajo picados en trocitos**

½ **taza de cilantro fresco picado**

½ **cucharadita de jugo de limón verde (lima) fresco**

4 a 6 **chiles serranos frescos, sin semilla, desvenados y picados en trocitos**

Mezcle los jugos de naranja y de limón, el ajo y la sal en un tazón (recipiente) mediano. Adobe (remoje) la carne de cerdo en esta mezcla durante al menos 2 horas. Saque la carne y deseche el adobo (escabeche, marinado). Ase la carne a la parrilla (a la barbacoa) sobre carbón caliente en un espetón o volteándola frecuentemente hasta que quede bien cocida.

Pique la carne en tiras delgadas del tamaño de bocados. Ponga el aceite a calentar en una sartén grande y caliente las tortillas en el aceite. *No las dore.*

Póngales la carne a las tortillas calientes y enróllelas. Prepare la salsa pice de gallo al mezclar los ingredientes en un tazón pequeño. Sirva los tacos con cubitos de piña, el cilantro y la salsa.

Sustituciones sensatas

Si a su familia le encantan las tortillas suaves rellenas, probablemente ya pensó en cambiar el queso y la crema agria de grasa entera por sus versiones sin grasa. También hay otras cosas que puede hacer para disfrutar sus combinaciones favoritas y controlar las calorías y la grasa al mismo tiempo.

- Use tortillas suaves de maíz en lugar de envolturas crujientes para taco.

- Cambie el guacamole y la crema agria normal por salsa tipo mexicano y queso de yogur. (Ver la página 123).

- Rellene sus tortillas con carne magra, pollo sin pellejo o mariscos.

- Use frijoles refritos sin grasa o machaque usted misma cualquier tipo de frijol de lata.

También puede darles mayor volumen a las tortillas con otros ingredientes bajos en grasa. Calcule entre 1 y 1¼ tazas de relleno por tortilla de 10 pulgadas. Pruebe cualquiera de los siguientes alimentos mezclados con carne, pollo o marisco picados.

- Brócoli, zucchini (calabacita), tomate o pimiento picados, o bien zanahoria rallada, para hacer un relleno cocido o crudo. Agregue brotes, alcachofas picadas en rodajas o lechuga picada para un relleno tipo ensalada.

- Fruta fresca o seca picada, para conseguir un toque de dulce

- Arroz, arroz silvestre, trigo *bulgur*, cuscús u *orzo* cocidos; frijoles de lata de todo tipo o papa picada en cubitos

Comer fuera

¿Piensa salir a un restaurante mexicano? Si está tratando de bajar de peso, sáltese los platos de tortilla altos en grasa. Tanto las chimichangas como las flautas se fríen y la grasa de otros ingredientes como la carne molida de res, el queso, el guacamole y la crema agria se suma rápidamente. Las fajitas, preparadas con carne magra o pollo deshuesado y verduras sofritas, muchas veces contienen menos calorías. Si pide un taco mexicano, o sea, una tortilla rellena y enrollada, pida que le sirvan los ingredientes altos en grasa aparte, para que pueda controlar las cantidades. O bien olvídese de los ingredientes altos en grasa y pida más salsa tipo mexicano. Tenga cuidado con las ensaladas para taco servidas en un tazón crujiente de tortilla con un aliño (aderezo) alto en grasa, pues llegan a contener más grasa y calorías que una hamburguesa doble en un restaurante de comida rápida.

Pruebe los sándwiches enrollados que se ofrecen en un número cada vez mayor de restaurantes de comida rápida y tradicionales. Busque los que estén hechos con ingredientes más bajos en grasa. Que no le dé vergüenza preguntar cómo se preparan. Es posible que algunos restaurantes le faciliten los datos de nutrición para ayudarle a tomar su decisión.

(*Nota:* Si no reconoce algún término en este capítulo, vea el glosario en la página 404).

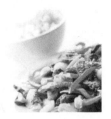

Las mejores—y peores—técnicas culinarias

Una pechuga de pollo asada a la parrilla (a la barbacoa) sin aderezos, verduras cocidas al vapor y arroz blanco hervido. Su cuerpo no tendría problemas para sobrevivir con esta alimentación. ¿Pero estaría usted dispuesta a comer así? ¿Cuántos días seguidos podría consumir esta comida saludable antes de que le entraran unas ganas irresistibles de comer sin parar y de entregarse a una comilona compulsiva de tales dimensiones que no se atrevería a mencionársela ni siquiera a su mejor amiga?

Se trata de una ley muy clara: toda la comida austera baja en grasa del mundo no la acercará a su meta de bajar de peso si no es apetitosa.

Las investigaciones científicas han demostrado que muchos programas para perder peso están condenados al fracaso debido a su carácter frugal. Simplemente no satisfacen a la larga, por lo que quienes intentan bajar de peso así terminan dándose por vencidas una y otra vez. Sin embargo, hay esperanza. "Las técnicas culinarias que reducen la grasa sin sacrificar el sabor pueden ayudarle a despedirse del subibaja de las dietas para siempre", comenta Elizabeth Ward, R.D., una dietista y asesora en nutrición de Stoneham, Massachusetts.

Este consejo es el que le es útil a Sarah. Usted ya conoció a esta mujer de 52 años en el capítulo dos. Es la madre de cuatro hijos adultos que no mide los ingredientes altos en grasa a la hora de cocinar, a pesar del hecho de que tanto ella como su esposo necesitan bajar de peso.

En la cocina de Sarah

Sarah sabe que perder peso ya es urgente para ella, pero le cuesta trabajo cambiar sus hábitos culinarios después de tantos años. Es el ejemplo típico de muchas mujeres de su edad que se la han pasado bajando y volviendo a subir las mismas libras extras desde hace años.

Basta con echar un ojo a la cocina de Sarah para comprender su lucha contra la grasa.

El desafío de la despensa. La despensa (alacena, gabinete) de Sarah está llena a rebosar de preparados comerciales para hacer platos de pasta, papas y arroz, que ella cocina con mantequilla y leche de grasa entera. Las latas de *gravy* y los preparados comerciales llenos de grasa para hacer *biscuits* y rellenos le sirven para acompañar la carne y las papas que ella y su marido comen casi todos los días. Utiliza sopas de crema condensadas de lata como punto de partida para las cacerolas (guisos) de preparación fácil que sirve de cenar entre semana cuando no tiene mucho tiempo. Y aprovecha una variedad de salsas con queso para pasta, entre ellas la *Alfredo*, para preparar platos fuertes rápidamente.

La reserva de manteca vegetal que siempre tiene a la mano le sirve para freír el pollo y preparar productos panificados frescos y esponjosos. Y aún no mencionamos la botella de aceite de un galón (3.8 l) que ocupa bastante espacio en el estante de abajo.

Sarah almacena todos los ingredientes que necesita para preparar manjares dulces, incluyendo frutos secos picados y chispitas (pedacitos) de chocolate, los cuales se pueden comer solos como merienda (refrigerio, tentempié) con la misma facilidad con que se agregan a alguna receta. También cuenta con preparados comerciales para hacer *brownies* y pasteles (bizcochos, tortas, *cakes*) llenos de grasa.

La calamidad del congelador. Sarah llena su congelador de carne de res y de cerdo, sin pasar por alto alimentos grasos como *sirloin*, costillas o salchichas. Hay mucho *chuck steak* molido para sus cacerolas y salsas con carne. Los ravioles de queso y de carne le sirven para preparar de comer rápidamente entre semana cuando no tiene tiempo. Las verduras que aparecen aquí vienen acompañadas de salsa de mantequilla. La única concesión de Sarah a una alimentación más baja en grasa son las lonjas (lascas) empanadas (empanizadas) de pollo y los filetes de pescado. Cuando se siente realmente virtuosa compra cenas congeladas bajas en calorías.

La realidad del refri. Más abajo, el contenido del refrigerador tampoco augura mejores cosas para su intención de perder peso. Hay leche semidescremada al 2 por ciento (*reduced-fat milk*) en lugar de leche descremada (*fat-free milk*). Un sustituto no lácteo de crema está a la mano para el café, pero contiene bastante grasa, de modo que daría lo mismo que Sarah usara la *half-and-half* media crema que guarda para sus salsas y dulces. Diversos quesos duros (entre ellos el *Cheddar*), queso crema y crema agria llenan el espacio para ayudarle a Sarah a servir las salsas, las cacerolas y los productos panificados que ella y su marido disfrutan tan a menudo. Un detalle positivo es que Sarah a veces se lleva un almuerzo de requesón bajo en grasa y fruta, así que hay mucho de ambas cosas.

Los huevos no escasean en esta cocina, porque al esposo de Sarah le encanta desayunar huevos fritos con tocino. Sarah también los necesita todo el tiempo para sus salsas y productos panificados.

Compra mantequilla para sofreír (saltear) las verduras, darle sabor al arroz, preparar salsas y hornear su tanda semanal de *muffins*.

Las verduras casi no caben en su cajón. Lo malo es que muchas veces Sarah no se acuerda de ellas hasta que ya pasó su mejor momento, por lo que las sofríe con mantequilla para hacerlas más apetitosas, o bien las inunda de una salsa de queso. Al igual que la mayoría de las cocineras que disponen de poco tiempo, Sarah aprovecha las verduras que ya vienen listas para usarse, como zanahoria rallada o bolsas de verduras de hoja verde para ensalada o de verdura mixta para *coleslaw*. En el caso ideal son una forma muy práctica de consumir más verduras. No obstante, si se sirven casi nadando en un aliño (aderezo) de grasa entera para ensalada (y Sarah lo hace así), hay que olvidarse de los beneficios que su bajo contenido natural de grasa y calorías pudiera ofrecer.

Un enemigo en la encimera. Basta echar una miradita a la encimera (mueble de cocina) de Sarah para descubrir la freidora que lleva años usando. ¡Con razón no ha podido bajar de peso! Freír los alimentos en freidora es una locura cuando se trata de bajar de peso. Ocho onzas (225 g) de pescado frito contienen unas 175 calorías más que la misma cantidad de pescado asado al horno. La pechuga de pollo frita con pellejo contiene 1½ veces las calorías de una pechuga despellejada asada a la parrilla o al horno. . . y tres veces más grasa.

Clases de cocina para perder

Aunque usted no lo crea, el caso de Sarah no está perdido. A pesar de la grasa que la acecha por todas partes en su cocina, no tendrá que renovar su alimentación por completo. Unas cuantas sustituciones estratégicas —de ingredientes y también de métodos culinarios— le ayudarán muchísimo a encontrar el camino correcto. Usted no tendrá la obligación de agregar a su repertorio de cocina todas las técnicas para recortar grasa que explicamos a continuación. No obstante, por cada una que adopte irá ahorrando más calorías —y grasa—. Fíjese en lo siguiente: si consume 100 calorías menos al día podrá bajar más de 10 libras

(4.5 kg) en un año, siempre y cuando no aumente su consumo de otros alimentos ni baje su nivel de actividad física. ¿Y qué significa esto en términos concretos? Algo tan sencillo como eliminar una cucharada de mantequilla o margarina de su alimentación diaria. (Use un poco menos en su pan tostado, su papa al horno o en la sartén a la hora de sofreír. ¡Ni siquiera la extrañará!)

Hornear

Es tal la variedad de alimentos que se pueden hornear que este método culinario ofrece las mayores oportunidades para cortar calorías.

Los peligros de los platos fuertes. Las cacerolas preparadas con los ingredientes tradicionales de carne, crema, queso y mantequilla son fáciles de cocinar y reconfortan el alma cuando uno se siente mal, pero en cuanto a su contenido en calorías rebasan cualquier cuota razonable. Como muestra basta un botón: el estofado de pollo cubierto de masa hojaldrada (chicken pot pie) congelado fácilmente llega a sumar entre 400 y 500 calorías por porción. Si se prepara en casa, puede rebasar esta cantidad. Pero no pierda la esperanza, porque hay buenas noticias: existen docenas de formas en que usted podrá aligerar los platos favoritos de su familia.

- Para una cacerola de carne o de carne de ave, no use más de 3 onzas (84 g) de carne por porción y recórtele toda la grasa visible antes de cocinarla. Al dorar la carne molida, escurra la grasa que se acumule en la sartén y luego, para eliminar más grasa todavía, pase la carne a un colador y enjuáguela con agua caliente. Aún mejor sería que empezara con carne molida de res baja en grasa. Revise la etiqueta para asegurar que diga "92 percent lean", lo que significa que sólo tiene un 8 por ciento de grasa. La carne no debe tener más de esa cantidad de grasa. También podría sustituir la carne por pechuga de pavo (chompipe) o de pollo molida. Tenga presente que la carne molida que sólo dice "ground turkey" (pavo molido) o "ground chicken" (pollo molido) llega a contener carne oscura con más grasa, así como pellejo. Por último, reemplace una parte de la carne con arroz cocido, cuscús o frijoles (habichuelas), o bien con requesón bajo en grasa.

- La pechuga molida de pavo o de pollo también sirve para sustituir totalmente o en parte la carne molida de res en un pan de carne (meat loaf). Aumente la cantidad de fibra de este plato (y disminuya los gramos de grasa por porción) agregándole a la carne copos de avena y verduras ralladas, como zanahoria y zucchini (calabacita).

- Aligere comidas reconfortantes como un fricasé de pollo, macarrones con queso, croquetas y pollo à la king con versiones bajas en grasa de leche, leche evaporada, crema agria, queso crema o yogur. Para la lasaña o la berenjena a la parmigiana, use un queso mozzarella, Cheddar, ricotta o de otro tipo de grasa reducida. (Puede disminuir aún más la grasa en los platos de berenjena horneando las rodajas en lugar de freírlas antes de armar la cacerola).

- Si va a usar queso sin grasa, rállelo muy finamente para ayudarlo a fundirse de manera más uniforme. Tenga presente que el queso sin grasa tiende a volverse correoso y duro cuando se expone a una fuente de calor directa, así que el queso de grasa reducida puede ser una mejor opción para cubrir una cacerola o una pizza.

- Sustituya la mitad del queso feta más graso que algunas recetas piden por requesón sin grasa. Prepare su propio sustituto sin grasa de crema agria moliendo muy bien una taza de requesón sin grasa con una cucharada de jugo de limón en un procesador de alimentos.

- Aligere sus croquetas, lasaña y pan de carne reemplazando todos o algunos de los huevos con sustituto de huevo sin grasa o bien con claras (use un cuarto de taza de sustituto de huevo o dos claras por cada huevo entero). No le ponga una concha de pasta a un quiche.

- Prepare salsas bajas en calorías para sus cacerolas espesando una cantidad suficiente de consomé desgrasado o leche descremada con maicena o arrurruz (arrowroot). También puede usar versiones bajas en grasa de sopas de crema condensadas, como por ejemplo de pollo, champiñones, apio o brócoli.

Pescado y mariscos magníficos. Hornear es lo mejor para los pescados más bajos en grasa, como el bacalao fresco (*cod*), el mero (*grouper*), el anón (abadejo, eglefino, *haddock*), el hipogloso (*halibut*), el pargo (huachinango, chillo, *snapper*) y el lenguado (*sole*). Pero no se tarde: el pescado bajo en grasa se seca más rápido que sus primos más grasos, como el salmón, el pez espada (*swordfish*) y el pomátomo (*bluefish*). Una buena técnica que no agrega grasa es envolver el pescado con papel aluminio o papel pergamino al hornearlo, con lo que esencialmente se cocina al vapor. Otra forma es recubrir el pescado con una ligera capa de harina y luego hornearlo en un molde tapado, junto con un poco de consomé desgrasado o vino así como las hierbas que guste. Ambos métodos también son apropiados para vieiras de mar (escalopes, *sea scallops*), camarones y ostras (ostiones).

Cómo cocinar la carne de ave. Pase las piezas deshuesadas y sin pellejo (las pechugas son las más magras) por un poco de harina sazonada con pimienta molida. Luego hornéelas en un molde para hornear poco profundo con consomé desgrasado o vino, hierbas frescas picadas (o hierbas secas desmoronadas) y ajo picado en trocitos.

Verduras y frutas frescas. La papa blanca y la batata dulce (camote, *yam*, *sweet potato*) preparadas enteras al horno siempre serán bien vistas en la mesa y contienen mucha menos grasa que sus primas preparadas con crema y queso (*scalloped potatoes*) o confitadas. En lugar de llenarlas de mantequilla, use crema agria o yogur sin grasa y cebolleta (cebollino) picada. Para preparar unas papas a la francesa bajas en grasa, pique las papas en forma de gajos, rócielas con aceite antiadherente en aerosol y hornéelas en una sola capa hasta que estén bien cocidas y doradas.

La cebolla, la zanahoria, el pimiento (ají, pimiento morrón), el nabo y el cidrayote (calabaza de invierno, *winter squash*) también quedan muy sabrosos horneados, ya sea enteros o en trozos. Una manzana o pera rellena de pasas y horneada sirve como saludable guarnición para sus platos de carne de cerdo y de ave, no sólo como postre.

Delicias dulces. Usted puede "adelgazar" sus recetas favoritas de *muffins* y panes preparados sin levadura (*quick breads*) eliminando una parte de la grasa y del azúcar. Empiece con una sola de las siguientes sugerencias. Si le gusta como queda, agregue otra. (No las pruebe todas al mismo tiempo, pues corre peligro de obtener algo incomible).

- Muchas veces puede sustituir la mitad de la grasa que indica la receta por fruta molida. La compota de manzana (*applesauce*), la "mantequilla" de manzana (*apple butter*) (que no contiene mantequilla) y las ciruelas secas (ciruela pasas) molidas funcionan muy bien. Varíe el sabor con melocotones (duraznos), peras o batatas dulces cocidas y aplastadas. Otra opción es el suero de leche bajo en grasa o sin grasa. Cuando va a utilizar un preparado comercial para pastel o *brownie*, siga las indicaciones de la caja para recortar la grasa.

- La leche o el suero de leche semidescremados al 1 por ciento (*low-fat milk*) o sin grasa son buenos sustitutos de la leche entera. Una combinación de partes iguales de leche semidescremada al 1 por ciento y leche descremada evaporada sirve para reemplazar la crema ligera.

- Los frutos secos contienen una cantidad asombrosa de calorías y grasa (si bien se trata, en lo fundamental, de grasa insaturada). Si le corta ½ taza de nuez a una receta de pan sin levadura o *muffins* ahorrará 385 calorías y 37 gramos de grasa. Si va a usar frutos secos, intensifique su sabor tostándolos primero (a 350°F/178°C durante 5 minutos) y luego píquelos muy fino para que se repartan mejor. Y escoja una variedad que tenga un sabor muy llamativo (la nuez de nogal negro tiene un sabor más fuerte, por ejemplo, que la nuez de Castilla/*English walnut* común).

- Utilice pasas u otras frutas secas (como arándano agrio/*cranberry*, cereza, arándano u orejones de albaricoque/chabacano/damasco o de melocotón) en lugar de todos los frutos secos o una parte de ellos al preparar sus panes sin levadura y *muffins*.

- Opte por chispitas de chocolate en miniatura para sus galletitas (*cookies*) y panes. Al ser más pequeñas, el sabor a chocolate se reparte mejor y usted puede usar una cantidad más pequeña.

- Reduzca la cantidad de azúcar que se pide en las recetas. Por cada ½ taza que elimine, ahorrará 387 calorías. Una pizca de canela o de nuez moscada molida o una cucharadita de extracto de vainilla le ayudarán a compensar el dulce que pierda.

- No le ponga una tapa de masa a sus pasteles (pays, tartas, *pies*) de frutas. Prepare el pastel de calabaza (calabaza de Castilla) o de *squash* sin concha.

- Al usar ¼ de taza de sustituto de huevo sin grasa en lugar de un huevo ahorrará unas 50 calorías, y aproximadamente 42 calorías al sustituir un huevo entero por dos claras.

- La crema agria y el queso crema de grasa reducida sirven muy bien para reemplazar las versiones de grasa entera en los pasteles y en las tartas de queso.

- Engrase sus moldes para hornear con aceite antiadherente en aerosol en lugar de mantequilla, margarina o manteca vegetal.

Asar al horno

Asar al horno es otra variación de hornear y por lo común se guarda para trozos grandes de carne o verduras. Lo mejor de asar al horno es lo sencillo que resulta. Usted se limita a colocar el alimento en el horno —un pollo o un pavo entero, por ejemplo— y se olvida de él hasta que esté casi listo.

Simplemente suculento. Para intensificar el sabor, adobe (remoje) la carne, sobre todo los cortes más bajos en grasa (como el *top round* o el *top sirloin*), antes de meterla al horno, y báñela mientras la asa. El consomé, el vino, el jugo y un aliño basado en vinagre y bajo en grasa para ensaladas funcionan bien para ambos pasos. Reduzca las calorías de la carne cortándole toda la grasa visible antes de cocinarla. Ase la carne, también la de ave, sobre una parrilla dentro de una olla (charola) para asar para que la grasa se escurra; de esta forma la carne no la volverá a absorber. Siempre ase las aves con el pellejo para que no se sequen,

pero quítelo antes de comerse la carne para ahorrar mucha grasa.

Las ventajas de las verduras. Asar las verduras al horno subraya sus sutiles sabores dulces. Casi todas quedan exquisitas cuando se preparan de esta forma, incluso las alcachofas, los espárragos, las habichuelas verdes (ejotes, *green beans*), la berenjena, la coliflor, el brócoli y el cidrayote.

Reparta grandes trozos de verduras en una sola capa sobre una bandeja de hornear. Rocíelas con aceite antiadherente en aerosol. Hornéelas entre 375°F y 425°F (192°C y 220°C) hasta que se doren bien, revolviéndolas de vez en cuando.

Los pimientos asados al horno saben deliciosos en ensaladas y como guarnición. Si se los pone a un sándwich (emparedado), ya no le hará falta agregar mayonesa. Hornee los pimientos enteros a más o menos 450°F (234°C) hasta que se pongan negros. Tardarán unos 10 minutos por cada lado, pero tendrá que revisarlos cada 3 ó 4 minutos. (También los puede asar en el asador/broiler del horno con el horno en la posición "ASAR" o BROIL". En este caso, voltee los pimientos cada 5 minutos). Deje que se enfríen y luego córtelos a la mitad, pélelos, quíteles las semillas y córtelos en tiras.

El ajo asado al horno es un cremoso sustituto de la mantequilla para untar pan o comer con una papa al horno; también queda muy rico con una carne asada al horno. Corte la punta de una cabeza de ajo de manera que los dientes queden al descubierto y envuélvala con papel aluminio. Ase la cabeza de ajo al horno a 375°F hasta que se suavice, o sea, unos 30 minutos. Déjela enfriar un poco y apriétela para sacar el ajo asado.

Cocinar en su jugo

Este método lento y húmedo de cocción es perfecto para los cortes más magros de carne, como el *rump* o el *bottom round*, así como para verduras duras como la zanahoria o el colinabo (*rutabaga*). Cuando las carnes con muchos nervios se cocinan lentamente por mucho tiempo en una pequeña cantidad de líquido, se convierten en

Sazonadores sabrosos

Cuando la comida tiene un sabor excelente, no hay necesidad de llenarla de salsas altas en grasa. Ahí es donde entran en juego las hierbas y las especias. Para aprovecharlas al máximo, tenga presentes las siguientes sugerencias.

Esmérese con las especias. Es muy posible que muchos de los frascos de su especiero lleven años ahí, perdiendo su aroma poco a poco. Desde luego le costará reemplazarlas, pero vale la pena a la larga.

Si realmente quiere disfrutar de sabores frescos, apunte la fecha de compra en la base de cada frasco y deseche cualquiera que tenga más de un año.

Una buena selección básica de hierbas debe incluir albahaca seca, hojas de laurel, chile en polvo, eneldo, orégano, pimentón (paprika), romero y tomillo. Por su parte, la canela molida, el clavo, el jengibre y la nuez moscada son especias útiles. Si desea variación, experimente con saborizantes menos conocidos como el comino, la menta (hierbabuena), la salvia (*sage*), la mezcla de especias tipo cajún, el polvo chino de cinco especias y el *curry*.

Préndase con la pimienta. Compre granos de pimienta enteros y muélalos según le hagan falta para conservar la intensidad de su sabor. En realidad lo único que necesita es pimienta negra, pero una mezcla de granos de pimienta roja, verde, blanca y negra le servirá para darles un sabor incomparable a sus platos.

Fíjese en la frescura. Las hierbas secas se conservan por más tiempo, pero su sabor no se compara con el de las frescas. Lávelas en cuanto llegue a casa, séquelas cuidadosamente con toallas de papel y guárdelas en el refrigerador. Cuando las vaya a utilizar, píquelas con un cuchillo filoso o córtelas en pedacitos con unas tijeras de cocina. Tenga ajo fresco a la mano, así como jengibre fresco (guarde el ajo en un lugar fresco y seco y el jengibre, en el refrigerador).

Otras sugerencias sabrosas. Asegúrese de contar con una buena selección de vinagres, incluyendo vinagre balsámico, de frambuesa, de vino tinto, de arroz y de malta. La acidez del vinagre suaviza la carne y a la vez le agrega sabor. Un vinagre con mucho sabor de hecho le permite reducir las calorías de un aliño (aderezo) tradicional tipo vinagreta para ensaladas. Use entre la cuarta parte y la mitad del aceite que normalmente le pone y aumente, en cambio, la cantidad de vinagre. Vierta el aliño en una botella para agua provista de una tapa atomizadora y humedezca sus ensaladas y verduras ligeramente. (Las hierbas taparán el atomizador, así que será mejor que las agregue directamente al alimento).

El aceite de oliva extra virgen definitivamente vale lo que cuesta. Por lo común se utiliza como condimento esparcido encima del pescado, la pasta, las ensaladas o las verduras frescas. Aunque por cierto consiste en un 100 por ciento de grasa, su sabor es tan intenso que no necesita usar mucho.

No se le vayan a olvidar los tomates (jitomates) deshidratados secados al sol para darles vida a sus pizzas y platos de pasta. Pero evite los tomates conservados en aceite. Son más caros y contienen las calorías adicionales de la grasa.

Los jugos de limón y de limón verde (lima) muy bien pueden reemplazar la mantequilla o la margarina en unas verduras cocidas al vapor y agregan interés al pescado o al pollo preparado al horno. Lo mejor es el jugo recién exprimido, pero el de botella o congelado pasará.

Por último, no se apresure a quitar la sal de su mesa. A veces sólo hace falta un poco de sal para que un alimento bajo en grasa resulte más apetitoso.

manjares suculentos, y las verduras adquieren una dosis adicional de sabor.

El secreto para tener éxito al cocinar algo en su jugo está en mantener el líquido a punto de ebullición pero sin soltar el hervor. Es ideal el horno a entre 325°F y 350°F (164°C y 178°C), pero también se puede lograr en la estufa. En cualquiera de los dos casos resulta imprescindible una olla con una tapa que cierre herméticamente, como un caldero (caldera) de hierro para asar (*Dutch oven*) o una fuente de horno.

La elección del líquido es fundamental. El agua es una posibilidad, pero el sabor del plato se resalta mejor con consomé desgrasado, vino, jugo de frutas o cerveza. Necesitará una cantidad suficiente de líquido para cubrir más o menos la tercera parte del alimento. Intensifique el sabor aún más con hierbas y especias.

Selle para salvar el sabor. Las carnes preparadas en su jugo quedan mejor si primero se sellan en una sartén caliente sin agregar grasa. Este paso dora la superficie de la carne y evita que se seque. Además derrite la grasa de la superficie de la carne; deseche esta grasa antes de continuar con su receta.

Un reposo refrescante. Después de haber cocinado la carne en su jugo, póngala a enfriar en el refrigerador durante varias horas junto con el líquido en que se coció. Esta técnica ofrece varios beneficios. En primer lugar, los sabores se mezclan y se intensifican al reposar la carne. En segundo lugar, la grasa que la carne soltó sube a la superficie del líquido y se endurece. Deseche esta grasa y despídase de 100 calorías por cada cucharada que elimine. Para recalentar el plato regréselo al horno con líquido caliente hasta que la carne se haya calentado y luego sírvala.

Valore las verduras. Es posible cocinar en su jugo verduras enteras como papas, batatas dulces, zanahorias, cebollas, puerros (poros) y otras más, ya sea solas o junto con la carne. Una desventaja de preparar las verduras de esta forma es que las vitaminas llegan a pasarse al líquido en que se están cocinando. Así que aprovéchelo, ya sea convirtiéndolo en una salsa espesada con maicena o guardándolo para una sopa o caldo.

Asar en el asador del horno y a la parrilla

La única diferencia entre estos dos métodos de cocción bajos en grasa es la dirección de la que proviene el calor. Cuando un alimento se asa en el asador del horno, una fuente de mucho calor lo cocina desde arriba; cuando se prepara a la parrilla (a la barbacoa), el calor proviene desde abajo. En ambos casos no se requiere grasa y se conservan los sabores naturales. Use astillas de madera aromática, como las de mezquite, para mejorar aún más el sabor de la comida asada a la parrilla.

Cancela las calorías. Asar los alimentos a la parrilla y en el asador del horno ayuda a reducir al mínimo las calorías de la carne, incluyendo la de ave. Mientras la carne se cocina, la grasa en su interior se funde y escurre dentro de la charola del asador del horno o sobre las brasas. ¡Y usted no la consumirá!

Para aumentar el sabor de la carne —también de la de ave— y suavizarla, adóbela antes de prepararla. Los líquidos ácidos como el vinagre, el jugo de frutas y el vino son excelentes para este fin, sobre todo cuando se trata de cortes de carne dura como *London broil*, *flank steak* y falda de res (*skirt steak*). Entre más sabor tenga la carne en sí, menos salsas altas en grasa requerirá para darle gusto a su paladar.

Pautas para preparar el pescado. Entre más firme sea el pescado, mejores resultados da asado al horno o a la parrilla. Los filetes de atún y de pez espada quedan excelentes con ambos métodos de cocción. Para evitar que el pescado se pegue a la parrilla, úntela con un poco de aceite de oliva o de *canola* o bien rocíela con aceite antiadherente en aerosol antes de colocar el pescado.

Verduras y frutas fabulosas. Para asar la mayoría de las verduras a la parrilla, lo mejor es envolverlas con papel aluminio, que hay que picar varias veces con un tenedor. El papel evita que caigan entre los huecos de la parrilla, pero les permite empaparse de ese exquisito sabor ahumado. Acuérdese de que las verduras de consistencia más compacta tardarán más en cocinarse, así que píquelas en trozos pequeños o sepárelas de las verduras más suaves.

Si las verduras son lo bastante grandes, las puede colocar directamente sobre la parrilla (úntela con aceite para evitar que se peguen). Las mazorcas de maíz (elote, choclo), por ejemplo, se pueden asar envueltas en sus propias hojas. Quedarán tan dulces que ni siquiera le hará falta ponerles mantequilla. Los alambres (pinchos, brochetas) también son una excelente opción para asar las verduras directamente al fuego. Ensarte una hilera de tomates pequeños, trozos de pimientos y hongos enteros para preparar unos coloridos alambres de verduras. Si lo desea, puede agregar pequeños trozos de carne, pollo o camarón y tendrá toda su comida en un alambre. Para preparar unas hamburguesas sin carne, ase unos sombreretes de hongo *portobello* y apílelos en unos panecillos para hamburguesa acompañados de queso de grasa reducida y rodajas de tomate (jitomate).

Algunas frutas, como la piña (ananá) en trozos o el melocotón, la pera y la ciruela en rodajas, también se pueden ensartar en alambres para asarlas al horno o a la parrilla. O bien envuelva trozos más grandes de fruta con papel aluminio y ásela hasta que quede cocida. Cualquiera de los dos métodos le brindará un entremés, una guarnición o un postre dulce y refrescante.

Cocinar en el horno de microondas

Lo bueno del horno de microondas es que no requiere nada de grasa adicional para sellar los alimentos y evitar que se escapen su sabor y nutrientes.

Los puntos principales. El tiempo de cocción varía según el contenido en humedad del alimento, la cantidad que vaya a preparar, el tamaño de su plato y la potencia de su horno, así que tendrá que revisar los alimentos continuamente. Los puede sacar del horno un poco antes de que queden completamente cocidos, ya que seguirán cocinándose durante varios minutos después de haber salido del horno. Si su horno no cuenta con un plato giratorio, usted misma deberá dar la vuelta al alimento cada determinado tiempo para que se caliente de manera uniforme.

La maravilla del microondas. Las verduras y frutas se prestan muy bien a cocinarse sin grasa adicional en el horno de microondas. Las papas y las batatas dulces enteras, que llegan a tardar más de una hora en cocerse en el horno convencional, quedan listas en cosa de minutos en el microondas. Píquelas primero con un tenedor para que el vapor que se produzca durante el proceso de cocción pueda escapar.

Pique otras verduras —como brócoli, coliflor, zanahoria y habichuelas verdes— en trozos uniformes. Póngalas en un molde a prueba de microondas con más o menos ½ pulgada (1 cm) de agua, consomé desgrasado o vino. Tape el molde con una envoltura autoadherente de plástico y píquela varias veces con un tenedor. Cocine la verdura con el horno a alta potencia hasta que quede suave, pero aún crujiente.

La fruta entera, cortada a la mitad o en rodajas y sin centro (sobre todo la manzana y la pera) queda muy bien preparada en el horno de microondas. Métala a que se hornee mientras esté cenando, y su postre libre de grasa estará listo para cuando lo necesite.

Manjares sin molestias. El pescado y el pollo no se secan cuando se preparan en el horno de microondas. Sin embargo, es importante asegurarse de que el alimento se cocine de manera uniforme. Doble los extremos más delgados del filete de pescado o de la pechuga de pollo deshuesada y aplanada, y métalos debajo de lo demás para garantizar que se cocinen de modo uniforme y no se sequen. Ponga el pescado o el pollo en un molde junto con media pulgada de consomé desgrasado o vino así como hierbas picadas o secas. Tape el molde y métalo al horno hasta que el pescado o el pollo quede apenas cocido. Déjelo reposar unos minutos para que se termine de cocer.

El horno de microondas no dora la carne, pero puede utilizarlo para cocinar la carne molida de res, pollo o pavo que necesita para una lasaña, un chile con carne (*chili*), una cacerola de hamburguesa o una salsa para espaguetis. Desmorone la carne en un tazón (recipiente) de vidrio y métalo al horno de microondas hasta que pierda su color rosado (apague el horno y revuelva la carne cada 2 minutos). Escurra la carne antes de usarla.

Métodos misceláneos. Invierta en un reci-

¡Triunfo!

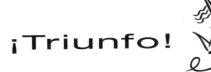

Cindi recortó la grasa y también su peso

Cindi Arvanites, de 45 años, se había puesto a dieta de vez en cuando desde sus días en la secundaria (preparatoria).

"Lograba bajar de peso cuando cambiaba mis hábitos alimenticios por un breve período de tiempo —comenta esta mamá de Peabody, Massachusetts, que trabaja de tiempo completo—. Pero siempre lo volvía a subir. . . con bastante peso extra".

Hace casi 2 años, Cindi por fin se hartó. Empezó a reducir las calorías eliminando la crema de su café y cambiando los aliños (aderezos) de grasa entera para ensaladas por versiones más bajas en grasa. Casi de inmediato notó que se le estaba reduciendo la panza. A Cindi le gustó el cambio y quiso más de lo mismo. Por lo tanto, ella y su esposo Peter se propusieron recortar la grasa de sus platos caseros preferidos.

"En muchos casos eliminamos los ingredientes grasos por completo o los sustituimos por otros más bajos en grasa", señala Cindi. Por ejemplo, la leche semidescremada al 2 por ciento (*reduced-fat milk*) o sin grasa espesada con harina les sirve para reemplazar la crema en las salsas, y sustituyen la leche de grasa entera por leche descremada (*fat-free milk*) en la mayoría de las recetas.

La carne de ave y los cortes de carne más magros (bajos en grasa), como el lomo (*tenderloin*) de cerdo, dominan la mesa de la cena. El pescado hace acto de presencia una vez a la semana. Los platos sin carne, como una pasta con salsa de ver-

duras, se han vuelto comunes. Cindi y Peter preparan su propia pizza con pan comprado, salsa de tomate (jitomate) y un poco de queso *mozzarella* bajo en grasa. Siguen preparando los platos favoritos de la familia, como el *chop suey* y los pimientos (ajíes, pimientos morrones) rellenos, pero utilizan pechuga de pavo molida y carne molida para hamburguesa de un 95 por ciento libre de grasa para disminuir la cantidad de esta.

Algunos ingredientes simplemente no se pueden eliminar por completo, opina Cindi. "Cuando una receta pide mantequilla, usamos apenas la suficiente para darle un toque de sabor".

No obstante, la mayor parte del tiempo cuenta con sazonadores bajos en calorías en lugar de agregar grasa a su comida. "¡Las especias, el vinagre balsámico y el consomé de pollo sin grasa obran maravillas!", declara.

Después de haber moderado su alimentación durante varios meses, Cindi agregó el ejercicio a su rutina. "Utilizo mi bicicleta fija sin falta cinco veces a la semana durante 30 minutos —explica—. El ejercicio realmente me ha ayudado a reducir los muslos y caderas".

Después de 7 meses, Cindi ha perdido más 20 libras (9 kg). Y lo mejor de todo es que sus nuevos hábitos se le han hecho costumbre.

"Es la primera vez que bajo de peso sin volver a subir —afirma—. Funciona porque no siento que me estoy privando".

piente especial de microondas para palomitas (rositas) de maíz (cotufo). Sólo tiene que comprar los meollos (*kernels*) en el super (colmado), echarlos en el recipiente y meterlos al micro. Las palomitas preparadas de tal manera le brindan una merienda (refrigerio, tentempié) saludable e igualmente baja en grasa que cuando las hace a

presión (pero no vaya a agregarles mantequilla antes de servirlas). También puede cocinar los huevos revueltos en el horno de microondas, en lugar de freírlos. Simplemente bata los huevos o el sustituto de huevo con un poco de agua, tápelos y hornéelos durante uno o dos minutos o hasta que apenas cuajen.

Cocinar al vapor

Cocinar al vapor es una técnica culinaria sencilla que —al igual que el horno de microondas— conserva el sabor y los nutrientes de los alimentos sin que se les agregue grasa. Además es económica, ya que sólo requiere una canastilla plegable o una rejilla para cocinar al vapor. (Si se aficiona a este método y recurre a él a menudo, podrá adquirir una vaporera eléctrica o para la estufa).

A todo vapor. Prácticamente todas las verduras se pueden preparar al vapor. Para aprovechar su sabor al máximo, déjelas a que estén apenas cocidas y aún crujientes. La carne de ave, el pescado y los mariscos también quedan riquísimos. En lugar del agua tradicional, utilice algún sabroso líquido, como consomé sin grasa, vino, cerveza o jugo de frutas. Agregue sazonadores como hierbas, especias y ajo al líquido. Utilice una cacerola lo bastante grande para que el vapor circule y tápela muy bien. Para preparar el pescado, la carne de ave o las verduras al vapor en el horno, envuelva los alimentos muy bien con papel aluminio o papel pergamino y hornéelos a temperatura alta (unos 450°F/234°C) durante más o menos 20 minutos o hasta que estén cocidos.

Sofreir al estilo asiático

Esta técnica tiene dos variantes casi idénticas: los alimentos se revuelven constantemente y se cocinan de manera rápida ya sea fritos o al vapor, según se utilice una pequeña cantidad de aceite o bien de algún líquido. Al mezclar trocitos de carne, carne de ave, pescado o mariscos con muchas verduras bajas en calorías, una pequeña cantidad de proteínas le rendirá mucho. Y los alimentos se cocinan muy rápido, por lo que conservan tanto su sabor como sus nutrientes.

Píquele primero. Para cocinar un alimento al estilo asiático, el primer paso es picar. Unos cuchillos filosos le facilitarán la tarea. Prepare todos los ingredientes, incluyendo los sazonadores como el ajo y el jengibre fresco, antes de empezar a cocinar. Asegúrese de picar la carne y las verduras en trozos pequeños para que se cocinen rápidamente. Si lo desea, puede adobar (remojar) la carne en un poco de salsa de soya baja en sal para intensificar su sabor.

A continuación saque una sartén antiadherente grande o un *wok*. El *wok* es muy útil porque distribuye el calor de manera rápida y uniforme. Su fondo redondeado y lados altos le permiten revolver los alimentos rápidamente sin que brinquen. Rocíe la sartén o el *wok* ligeramente con aceite antiadherente en aerosol o un poco de aceite de *canola*, maíz o cacahuate (maní) que haya puesto en una botella de plástico provista de una tapa con atomizador (estos aceites no se queman a altas temperaturas). Caliente bien la sartén o el *wok*. Al eliminar las dos cucharadas de aceite que por lo común se utilizan para freír al estilo asiático, usted ya se habrá ahorrado 240 calorías.

Cocinar los alimentos revueltos al vapor se hace igual pero sin la grasa. Agregue unas cuantas cucharadas de agua, consomé sin grasa, jugo, vino o cerveza a la sartén caliente antes de empezar a cocinar su mezcla de carne y verduras.

La preparación perfecta. Una vez que la sartén esté caliente, agregue la carne, la carne de ave, el pescado o los mariscos en una cantidad equivalente a 3 onzas por porción. Cuando el alimento esté casi cocido, añada ajo picado o el intenso sabor del jengibre fresco picado y mézclelo todo bien.

Agregue las verduras picadas ya adelantado el proceso de cocción de la carne para que se conserven crujientes. Pruebe diversas combinaciones de pimientos, comelotodos (arvejas chinas), brócoli, zanahoria, cebolla, hongos, coliflor y espárragos. Cocínelas hasta que queden apenas cocidas y aún crujientes. Vale la pena cocinar las verduras más duras —como el brócoli y la zanahoria— al vapor por adelantado, para que estén listas junto con las suaves.

(*Nota:* Si no reconoce algún término en este capítulo, vea el glosario en la página 404).

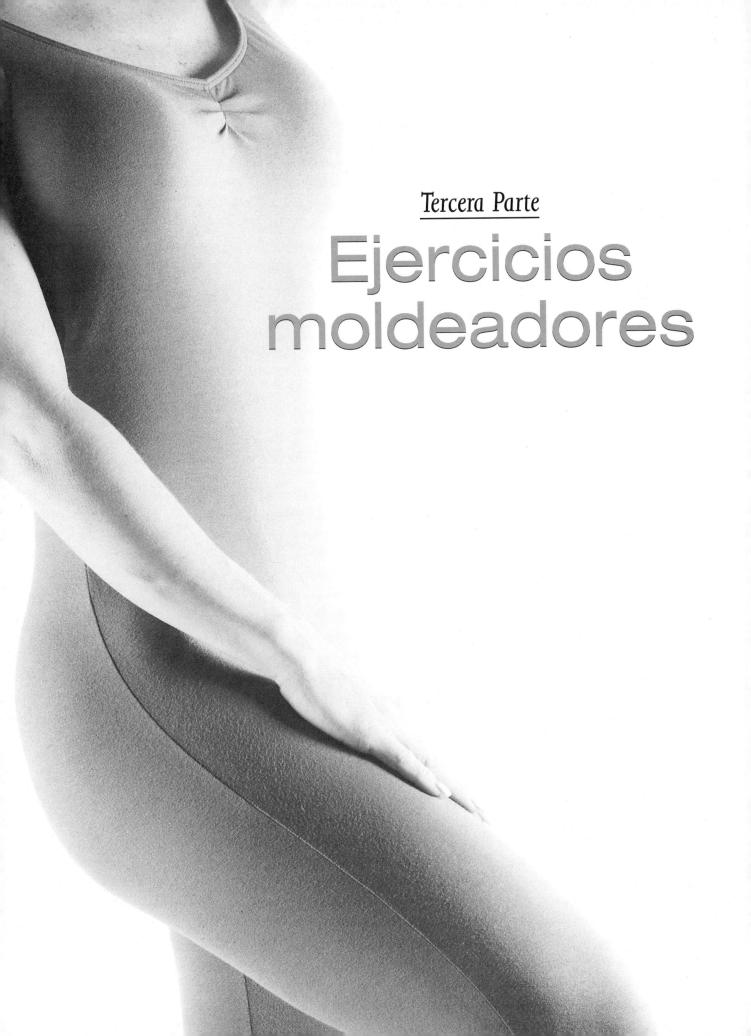

Tercera Parte

Ejercicios moldeadores

Claves para tener una cinturita en un dos por tres

Un día, Dawn MacInnes se dio cuenta de que ya no tenía cintura. De adolescente y veinteañera, Dawn era muy activa y tenía una cinturita brevísima de entre 19 y 21 pulgadas (48 y 53 cm). No obstante, conforme pasaron los años su vida cambió. . . y también su cintura, que aumentó a 28 pulgadas (70 cm). Recientemente entró en la década de los cuarenta y tiene dos hijos de 5 y 9 años de edad.

"Tuve a mi primer hijo a los 31 años y al segundo a los 35 —cuenta Dawn, una enfermera y representante de ventas para una empresa de tecnología médica—. Además, trabajaba de tiempo completo, sentada en una oficina. Luego nos cambiamos de la costa oriental a Indiana. Hasta que nos instalamos en nuestra casa comíamos en hoteles y restaurantes. El trabajo me obligaba a pasar mucho tiempo en el coche y comía fuera. Entre la mudanza, los viajes y las idas diarias a trabajar, mi dieta se echó a perder.

"El peso que subí se depositó en zonas donde nunca antes lo había hecho: la parte superior de los muslos y la cintura —explica Dawn—. Las faldas y los pantalones de mezclilla (mahones, *jeans*) me quedaban apretados. Al principio le eché la culpa a la secadora de ropa. Pero luego dejé de negar la realidad y me di cuenta de que debía hacer algo o tendría que comprarme un guardarropa nuevo. Además, para el tiempo que llegara a los 50 estaría hecha una vaca".

Anteriormente Dawn había intentado caminar para bajar de peso, pero no sirvió para reducirle la cintura como ella quería. Así que consultó a Marjorie Albohm, una fisióloga especializada en ejercicios, entrenadora atlética y directora de medicina deportiva en el Hospital Kendrick Memorial de Mooresville, Indiana. "Marjorie me enseñó numerosos ejercicios abdominales centrados en la cintura, incluyendo la media abdominal, la contracción abdominal, la flexión lateral, el levantamiento de cadera y la inclinación de la pelvis. Hago mis ejercicios abdominales religiosamente, realizando tantas repeticiones como pueda en 30 minutos 3 ó 4 días a la semana, ya sea por la mañana o por la noche. Además camino media hora la mayoría de las tardes, ya sea al aire libre o en una estera mecánica (caminadora, *treadmill*)".

Al cabo de 3 meses, Dawn recuperó una cintura esbelta de 22 pulgadas.

"Los resultados son increíbles —afirma—. Empecé a notar la mejoría en sólo 1 mes. Las pretinas volvieron a sentirse cómodas. Me puse mis pantalones de mezclilla y me quedaron otra vez. Mis faldas no estaban apretadas. De hecho ahora me quedan un poco grandes".

El problema de la panza

Dawn definitivamente no es la única mujer del mundo que lamenta tener una cintura cada vez más gruesa. Las dos terceras partes —el 67 por ciento— de las más de 500 mujeres que participaron en una encuesta realizada para este libro mencionaron la panza como una zona problemática. De esas mismas mujeres, el 40 por ciento señaló que la cintura también las preocupaba.

Los músculos abdominales encierran los órganos internos como una faja ceñida. No obstante, el embarazo les exige mucho a estos músculos.

Conforme el bebé crece en la matriz, los músculos abdominales a su alrededor —sobre todo los de la parte inferior del abdomen— se estiran más y más y más. Con cada mes que pasa, las fibras musculares pierden más fuerza y elasticidad. El proceso se repite con el segundo o tercer bebé. Si se da a luz por medio de una cesárea, en la cual los músculos se cortan en una operación quirúrgica, estos se debilitan aún más, perdiendo su capacidad de expandirse y contraerse. Cuando se suman todos estos cambios, se traducen en una pérdida de tono muscular. El resultado es una abultada panza después del embarazo.

Y aunque una mujer no se haya embarazado nunca se le puede hacer una pancita, sobre todo al acercarse la etapa de la menopausia. Los investigadores científicos no están completamente seguros de la razón, pero la baja en la producción de hormonas sexuales femeninas que precede a la menopausia hace que la grasa se acumule encima de los músculos abdominales. De esta forma, si alguien tiene su sobrepeso distribuido en todo el cuerpo, es posible que una capa adicional de grasa se deposite temporalmente sobre sus músculos abdominales.

Músculos más firmes en un mes

Todo lo que usted haga para dar mayor firmeza a sus músculos abdominales le ayudará a sostener el estómago y otros órganos. Los abdominales consisten en cuatro músculos que en conjunto dan forma al torso.

■ El recto mayor del abdomen (superior e inferior), un músculo que se extiende de manera vertical desde la caja torácica hasta el pubis.

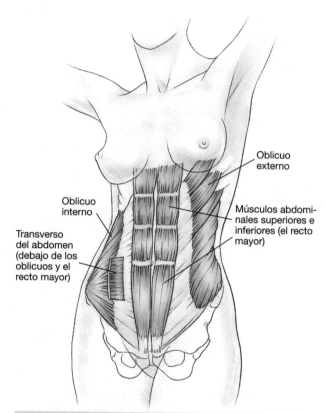

Para reducir la cintura y el estómago, necesita trabajar los músculos abdominales superiores e inferiores así como los músculos oblicuos del abdomen.

■ El transverso del abdomen, que es el músculo más profundo del abdomen y se extiende de manera horizontal sobre el torso.

■ El oblicuo mayor, un músculo ancho y delgado que se extiende en diagonal de las costillas a las caderas.

■ El oblicuo menor, que se extiende por el frente y los costados del torso.

El recto superior e inferior y los músculos oblicuos son "ayudantes", es decir, usted puede solicitar sus servicios conforme los necesite. Si está tendida boca arriba en la playa y extiende el brazo para ponerse filtro solar en las rodillas, está trabajando el recto superior. Si está acostada en el piso viendo la tele y levanta las piernas, está trabajando el recto inferior. Si se encuentra de pie frente a la fotocopiadora de la oficina y se inclina hacia la derecha o la izquierda, está trabajando los músculos oblicuos.

El problema está en que por lo común no les exigimos mucho a nuestros músculos abdominales en el curso de un día normal. Si los trabajáramos con mayor fuerza, mayor frecuencia o ambas cosas, se pondrían más firmes y fuertes y no tendríamos las panzas salidas.

Para adelgazar la cintura y aplanar una panza abultada debido a los efectos del embarazo, el sobrepeso o los cambios hormonales, usted necesita un programa de ejercicios que trabajen los músculos abdominales de forma deliberada —sobre todo el recto mayor superior e inferior y los oblicuos— así como un régimen alimenticio que le ayude a bajar de peso y a perder el exceso de grasa. También le servirá trabajar los músculos abdominales mientras se dedica a sus actividades diarias. Los ejercicios moldeadores que describimos a continuación le mostrarán cómo hacerlo. Albohm los recomienda y son los mismos que le recetó a Dawn MacInnes.

"Al igual que Dawn, es posible que note los resultados en tan sólo 4 semanas", promete Albohm, quien trabaja con todo tipo de mujeres, desde las principiantes que nunca han hecho ejercicio hasta las adictas a la buena forma física con muy buena preparación, así como todas las de nivel intermedio.

"Los músculos abdominales son unos grupos excelentes de músculos en que trabajar porque responden muy rápido al ejercicio —indica Albohm—. En comparación con las asentaderas, los muslos y otros grupos de músculos, los del abdomen se fortalecen bastante rápido".

Los ejercicios que presentamos en este capítulo dan resultado porque se basan en el principio de la sobrecarga. Es decir, la única forma de tonificar y fortalecer un músculo es incrementando el esfuerzo ya sea aumentando su duración (mediante un mayor número de repeticiones) o su intensidad (mediante el mismo número de repeticiones pero agregando peso para dificultar el ejercicio). Si usted no acostumbra hacer ejercicio, comience con el nivel para principiantes. Si es capaz de terminar el programa señalado con relativa facilidad en tres sesiones consecutivas de ejercicio, es hora de pasar al siguiente nivel.

"Notará los resultados en unas 2 semanas —opina Albohm—. Al llegar a las 4 semanas debería observar más firmeza o pequeños cambios de forma. Para la sexta semana se verá y se sentirá tonificada. Si no es así, no está haciendo los ejercicios correctamente".

Las mujeres que han tenido hijos están ansiosas por recuperar la figura que tenían antes de embarazarse, según dice Albohm, pero es posible que les cueste más trabajo. "Puesto que los músculos abdominales se estiran para sostener el tamaño de un feto, a la panza le cuesta trabajo volver a su estado previo al embarazo. No obstante, al trabajar los músculos abdominales podrá dar mayor firmeza a los que se estiraron y recuperar tono muscular".

Un máximo de resultados con un mínimo de esfuerzo

Para asegurarse de lograr los resultados que desea, Albohm sugiere hacer estos ejercicios moldeadores frente a un espejo para que pueda revisar su posición. "Si nunca ha hecho ejercicio antes, es posible que no tenga la menor idea de la posición de la cabeza, cuello, hombros y espalda ni de la distancia que la separa del piso".

Y Albohm tiene otras sugerencias más para que obtenga resultados lo más rápido posible con el menor esfuerzo.

Trabaje todos los músculos. Si quiere recuperar su tono muscular después de un embarazo, probablemente querrá concentrarse más en los abdominales inferiores. Pero no descuide a los demás. Siempre debe trabajar por igual el recto mayor superior e inferior y los oblicuos.

Doble las rodillas. Si no lo hace es posible que utilice los músculos de las caderas y no los abdominales, lo cual le impediría cumplir con el propósito del ejercicio. Conforme avance tal vez termine haciendo levantamientos de la pierna estirada.

Pegue la espalda. La espalda debe quedar perfectamente pegada al piso a fin de proteger los músculos de la baja espalda contra una presión excesiva. Quizá quiera usar un tapete para ejercicios, pero es posible que una alfombra o una toalla grande doblada le sirva de igual manera.

Empiece poco a poco. Una principiante no debe hacer más de 3 a 10 repeticiones.

Muévase despacio y de forma controlada. Cuide que sus movimientos sean lentos y continuos y sostenga cada posición hasta la cuenta de dos, según sugiere Albohm. Si siente algún dolor o molestia al hacer un ejercicio, deténgase e intente otra versión, recomienda la fisióloga. Si el dolor no desaparece, consulte a su médico.

Sea constante. "Además de ejecutar los ejercicios correctamente, hacerlos con regularidad es fundamental", advierte Albohm. Los programas de ejercicios para principiantes, de nivel intermedio y de avanzado que se explican en las siguientes páginas deben realizarse tres o cuatro veces por semana. Aproveche las sugerencias incluidas en la sección "La forma facilita de hacerlo" en el caso de algunos ejercicios para trabajar los mismos músculos en su vida diaria.

Aproveche los tres mosqueteros. "Usted no puede decir: 'Quiero bajar 3 pulgadas (8 cm) de mi cintura', hacer 500 ejercicios abdominales y nada más y esperar que funcione, pues no lo hará", indica Albohm. Si usted se olvida de los dos compañeros de los abdominales, es decir, el ejercicio aeróbico y una alimentación prudente, lo notará en la panza.

Combinar el ejercicio aeróbico con ejercicios abdominales ayuda de dos formas: se queman calorías, lo cual le ayuda a deshacerse del exceso de peso en todo el cuerpo, incluyendo el abdomen, y les da un refuerzo adicional a los músculos abdominales.

"El hecho de que usted sostiene su cuerpo al moverse obliga a los músculos a contraerse —explica Albohm—. Si usted contrae los músculos abdominales de manera deliberada durante sus ejercicios aeróbicos, se beneficiará aún más".

Tenga paciencia. "No pretenda obtener resultados de la noche a la mañana. Si es principiante, empiece en el nivel para principiantes. Cuando el trabajo en un nivel se haya vuelto fácil para usted y ya no le exigja ningún esfuerzo, continúe con el siguiente", recomienda Albohm.

(*Nota*: Después de que aprenda a hacer estos ejercicios, vea cómo puede integrarlos a su rutina diaria —según su nivel de forma física— en la sección "Un cuerpo a su medida en 28 días" en la página 369).

Media abdominal Nº 1

Músculos que trabaja
Recto mayor superior

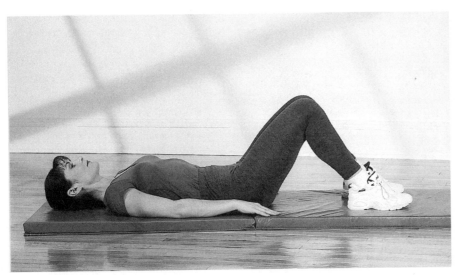

Acuéstese boca arriba con la pelvis inclinada para pegar la espalda completamente al piso, los brazos extendidos a sus costados, las rodillas dobladas en un ángulo de aproximadamente 90 grados y las plantas de los pies apoyadas en el piso, tal como lo muestra la fotografía.

Consejitos clave

- Utilice los músculos abdominales para realizar el ejercicio. No se ayude con los brazos.
- Mantenga la espalda completamente pegada al piso.

Alternativa para las apuradas

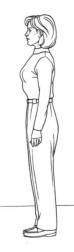

Estando de pie, inhale con fuerza y apriete los músculos abdominales para contraer el recto mayor superior. Manténgalo contraído de 6 a 8 segundos, respirando normalmente, y suelte.

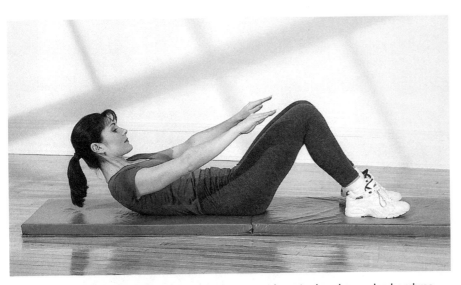

Contraiga los músculos abdominales superiores para levantar la cabeza y los hombros, tal como lo muestra la fotografía. Debe tener los brazos extendidos al frente. Sostenga esta posición durante 2 segundos. Entonces baje los hombros al piso con un movimiento lento y controlado, tocando el piso ligeramente con ellos. Repita.

Media abdominal Nº 2

Músculos que trabaja
Recto mayor superior

Consejitos clave

- Mantenga las plantas de los pies y la baja espalda pegadas al piso.

- No se balancee para impulsarse hacia arriba.

- No haga esfuerzo con la cabeza o el cuello al levantarlos.

Variación

Para aumentar la intensidad, puede sostener una mancuerna de 1 libra (450 g) sobre el pecho al realizar esta media abdominal. Para incrementar la intensidad aún más, agregue hasta 3 libras (1.4 kg).

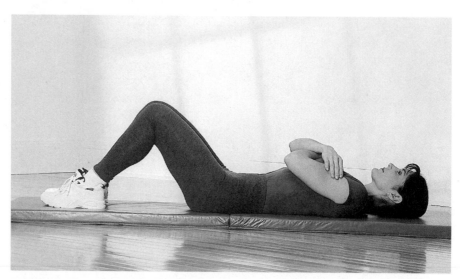

Acuéstese boca arriba con la pelvis inclinada para pegar la espalda completamente al piso, con los brazos cruzados sobre el pecho, las rodillas dobladas en un ángulo de aproximadamente 90 grados y las plantas de los pies apoyadas en el piso, tal como lo muestra la fotografía.

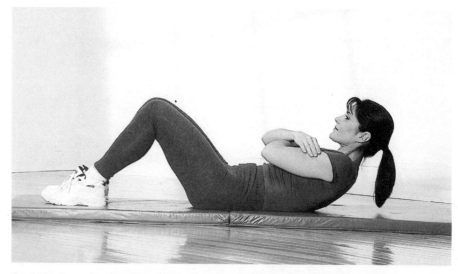

Contraiga los músculos abdominales superiores para levantar la cabeza y los hombros en dirección hacia las rodillas, tal como lo muestra la fotografía. Sostenga esta posición durante 2 segundos. Entonces baje los hombros con un movimiento lento y controlado, tocando el piso ligeramente con ellos. Repita.

Media abdominal Nº 3

Músculos que trabaja
Recto mayor superior

Consejitos clave

- No haga fuerza con la cabeza y el cuello a la hora de levantar los hombros.
- Para evitar que se le tense el cuello, apunte la barbilla al frente y fije la mirada en el techo.
- Mantenga los codos extendidos hacia los lados de tal manera que apenas los pueda ver.

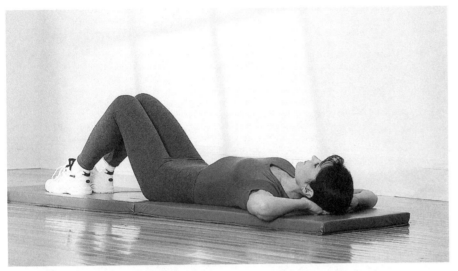

Acuéstese boca arriba con la pelvis inclinada para pegar la espalda completamente al piso, las rodillas dobladas en un ángulo de aproximadamente 90 grados y las manos entrelazadas detrás de la cabeza. Debe tener los codos extendidos hacia los lados y las plantas de los pies apoyadas en el piso, tal como lo muestra la fotografía.

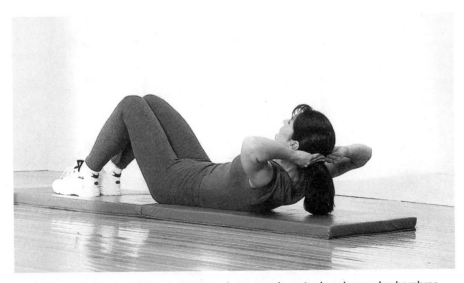

Contraiga los músculos abdominales superiores para levantar la cabeza y los hombros. Sostenga esta posición durante 2 segundos. Entonces baje los hombros con un movimiento lento y controlado, tocando el piso ligeramente con ellos. Repita.

Contracción abdominal con las rodillas elevadas

Músculos que trabaja
Recto mayor superior

Consejitos clave

■ Asegúrese de que los hombros se separen del piso.

■ No se impulse hacia arriba.

■ Mantenga la baja espalda pegada al piso.

Variación

Para incrementar la intensidad puede sostener una mancuerna de 1 libra (450 g) en el pecho al realizar esta contracción. Para aumentar la intensidad aún más, utilice una de 2 libras (900 g).

Alternativa para las apuradas

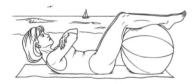

Puede efectuar una versión sencilla de este ejercicio acostada en la playa o en el piso de su sala con las piernas apoyadas sobre una pelota de playa, tal como lo muestra la ilustración.

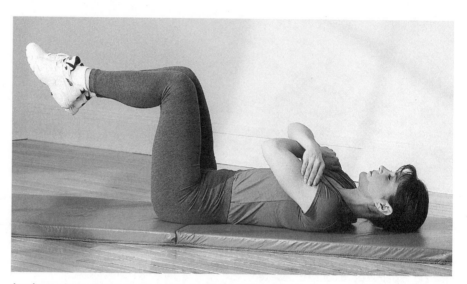

Acuéstese boca arriba con las piernas elevadas de modo que los muslos queden perpendiculares al torso y las pantorrillas y los pies estén en posición paralela al piso. Cruce los brazos sobre el pecho, tal como lo muestra la fotografía.

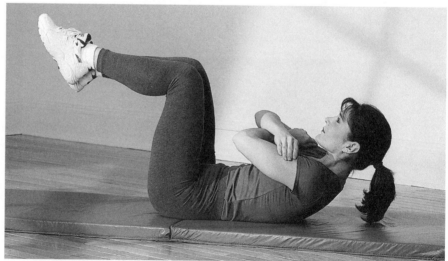

Contraiga los músculos abdominales superiores para encoger el cuerpo, separando los hombros y la parte superior de la espalda del piso. Sostenga esta posición durante 2 segundos. Entonces baje los hombros lentamente a la posición inicial, tocando el piso ligeramente con ellos. Repita.

Contracción abdominal con las rodillas elevadas y abiertas

Músculos que trabaja
Recto mayor superior

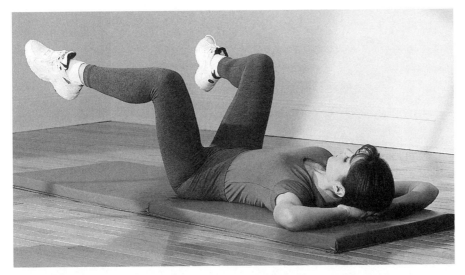

Acostada boca arriba, levante las piernas de modo que los muslos queden perpendiculares al torso, con las pantorrillas y los pies elevados en posición paralela al piso y las manos detrás de la cabeza con los codos extendidos. Abra las piernas tal como lo muestra la fotografía.

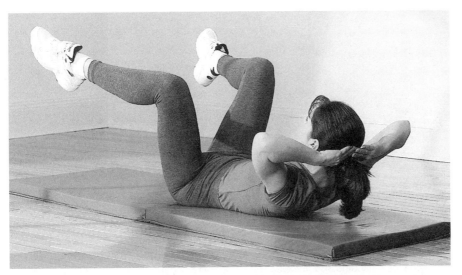

Contraiga los músculos abdominales superiores para encoger el cuerpo con un movimiento lento y controlado, separando los hombros y la parte superior de la espalda del piso. Sostenga esta posición durante 2 segundos. Entonces baje los hombros a la posición inicial, tocando el piso ligeramente con ellos. Repita.

Consejitos clave

- Realice el movimiento de manera lenta y controlada.
- No jale la cabeza o el cuello con las manos al levantarlos.
- No descanse los hombros en el piso al bajarlos entre repeticiones.

Alternativa para las apuradas

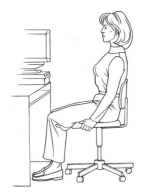

Sentada frente a su escritorio, inhale con fuerza y contraiga el abdomen apretando los músculos abdominales superiores. Sostenga esta posición de 6 a 8 segundos, respirando normalmente, y entonces relájese. Repita.

Contracción abdominal sobre una tabla inclinada

Músculos que trabaja
Recto mayor superior

Consejitos clave

- No empuje la cabeza y el cuello hacia arriba con las manos.
- No se relaje al bajar los hombros entre repeticiones.

Variación

Puede incrementar la intensidad aumentando la inclinación de la tabla.

Alternativa para las apuradas

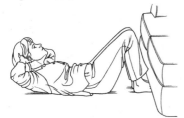

Puede efectuar una versión modificada de este ejercicio realizándolo con los pies enganchados debajo de un mueble muy pesado que no se mueva, tal como lo muestra la ilustración.

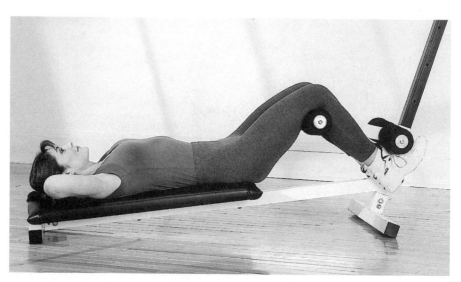

Acuéstese boca arriba sobre una tabla inclinada con los pies enganchados debajo del descansapiés y las manos detrás de la cabeza, con los codos extendidos tal como lo muestra la fotografía.

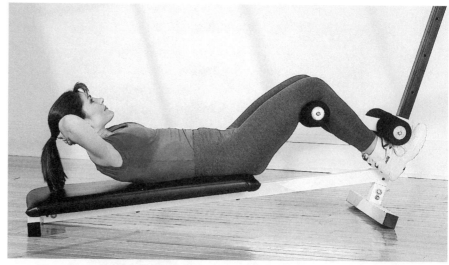

Contraiga los músculos abdominales superiores para encoger el cuerpo, separando la cabeza y los hombros de la tabla. Sostenga esta posición durante 2 segundos. Entonces baje los hombros con un movimiento lento y controlado a la posición inicial, tocando la tabla ligeramente con ellos. Repita.

Levantamiento de cadera Nº 1

Músculos que trabaja
Recto mayor inferior

Consejitos clave

- No utilice los brazos o los hombros para ayudarse a levantarse.
- No balancee la cadera hacia atrás.
- No permita que las piernas se le vayan hacia la cabeza.

Acuéstese boca arriba con las piernas extendidas hacia arriba, los brazos extendidos hacia atrás y haciendo punta con los pies. Sujete un mueble pesado que no se mueva, como la parte de abajo de un escritorio, tocador o sofá.

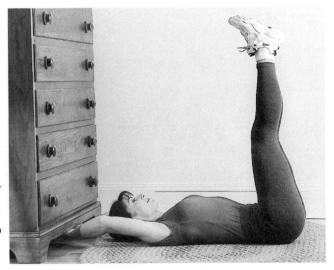

Contraiga los músculos abdominales inferiores para separar la cadera del piso y levantar las piernas en posición vertical hacia arriba con las rodillas ligeramente dobladas, tal como lo muestra la fotografía. Sostenga esta posición durante 2 segundos. Entonces baje las piernas, tocando el piso ligeramente con la cadera. Repita.

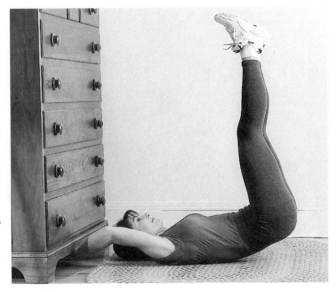

Levantamiento de rodilla

Músculos que trabaja
Recto mayor inferior

Consejitos clave

- Mantenga el pie contrario en el piso.
- No separe la cabeza y el cuello demasiado del piso; los omóplatos sólo se deben levantar ligeramente.

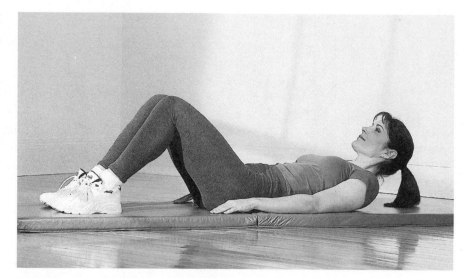

Acuéstese boca arriba con la pelvis inclinada para pegar la espalda completamente al piso y las rodillas dobladas. Debe extender los brazos a los costados con las palmas hacia abajo, la cabeza levantada y los omóplatos ligeramente separados del piso, tal como lo muestra la fotografía.

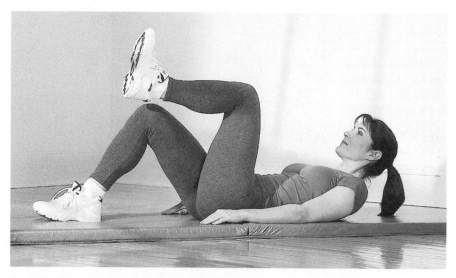

Contraiga los músculos abdominales inferiores para levantar una rodilla hacia el pecho con un movimiento lento y controlado, tal como lo muestra la fotografía. Sostenga esta posición durante 2 segundos. Luego baje la pierna lentamente hasta que el talón toque el piso ligeramente. Repita con la otra pierna.

Inclinación de la pelvis

Músculos que trabaja
Recto mayor inferior

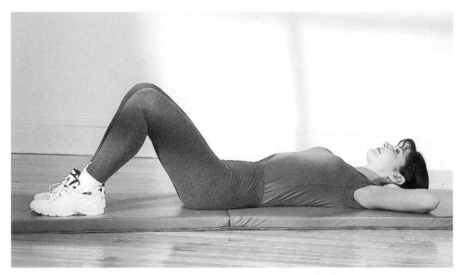

Acuéstese boca arriba con las rodillas dobladas en un ángulo de aproximadamente 90 grados, las manos detrás de la cabeza, los codos extendidos hacia los lados y la cabeza en el piso, tal como lo muestra la fotografía.

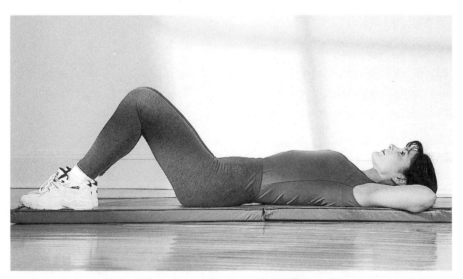

Contraiga los músculos abdominales inferiores y "empuje" la pelvis suavemente contra el piso, inclinándola hacia arriba, en dirección a las costillas. Sostenga esta posición durante 2 segundos. Relájese y permita que la pelvis vuelva a su posición normal. Repita el ejercicio despacio y de manera controlada.

Consejitos clave

■ No separe la cabeza ni el cuello del piso.

Alternativa para las apuradas

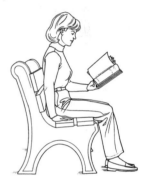

Para realizar este mismo ejercicio estando sentada, incline la pelvis ligeramente hacia arriba, contraiga los músculos abdominales inferiores y aplane la baja espalda un poco. Sostenga esta posición de 8 a 10 segundos y suelte.

Levantamiento de cadera Nº 2

Músculos que trabaja
Recto mayor inferior

Consejitos clave

- No se balancee ni se impulse hacia atrás para realizar este levantamiento.
- No descanse la cadera en el piso entre repeticiones.
- Mantenga una tensión constante en los músculos abdominales durante este ejercicio.

Variación

Para incrementar la intensidad, puede enderezar las piernas un poco al efectuar el ejercicio.

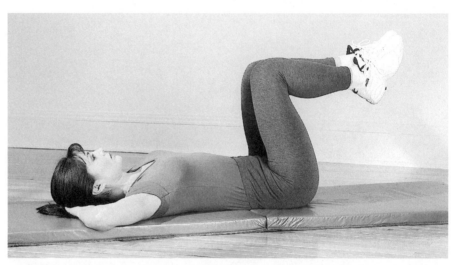

Acuéstese boca arriba con la cabeza en el piso, las manos detrás de la cabeza apoyando el cuello, y los codos extendidos hacia los lados. Levante las piernas de modo que los muslos queden perpendiculares a su torso, tal como lo muestra la fotografía, y las pantorrillas y los pies estén en posición paralela al piso.

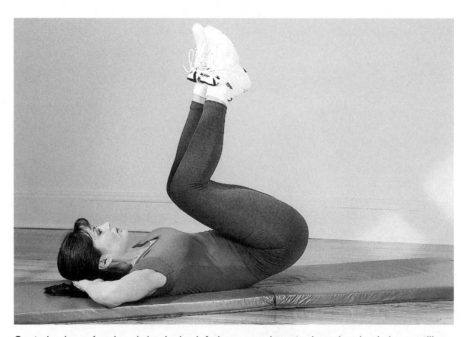

Contraiga los músculos abdominales inferiores para levantar la cadera hacia las costillas, con las rodillas apuntando a la cabeza, tal como lo muestra la fotografía. Sostenga hasta la cuenta de 2. Entonces baje la cadera con un movimiento lento y controlado, manteniendo contraídos los músculos abdominales, hasta que la cadera entre en contacto con el piso. Repita.

Levantamiento de rodilla con contracción

Músculos que trabaja

Recto mayor superior e inferior

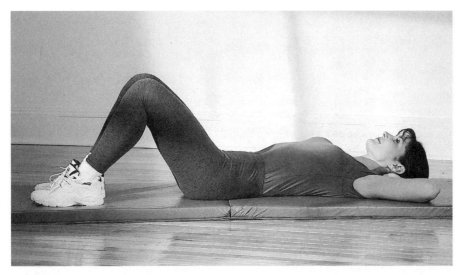

Acuéstese boca arriba con las rodillas dobladas, los pies apoyados en el piso y la pelvis inclinada para pegar la espalda completamente al piso. Debe tener las manos detrás de la cabeza y los codos extendidos, tal como lo muestra la fotografía.

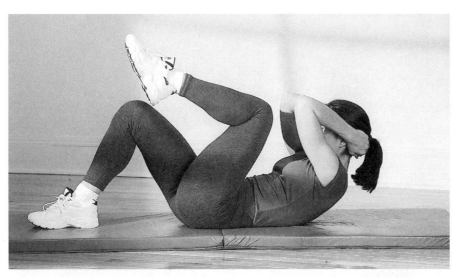

Contraiga los músculos abdominales superiores e inferiores para levantar una rodilla y el torso simultáneamente, acercando ambos codos a la rodilla. Sostenga esta posición durante 2 segundos. Entonces baje los hombros y la pierna con un movimiento lento y controlado. Repita con la otra rodilla.

Consejitos clave

- A la hora de levantar la cabeza y el cuello, no los jale con los brazos.
- Levante el torso y la rodilla al mismo tiempo, encogiendo el cuerpo de manera uniforme.
- No se impulse hacia arriba.

Alternativa para las apuradas

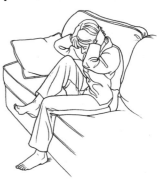

Estando sentada, ponga las manos detrás de la cabeza. Deje un pie apoyado en el piso y suba la otra rodilla hacia el torso. Contraiga los músculos abdominales superiores para encoger el torso en dirección hacia la rodilla levantada y sostenga de 8 a 10 segundos. Regrese el torso y la pierna a sus posiciones iniciales con un movimiento lento y controlado. Repita con la otra pierna. Repita el ejercicio contrayendo los músculos abdominales inferiores.

Media abdominal cruzada Nº 1

Músculos que trabaja
Oblicuos

Consejitos clave

- No jale los hombros hacia arriba con los brazos.
- Haga girar el torso con un movimiento lento y controlado y mantenga contraídos los músculos oblicuos.
- No impulse el cuerpo de un lado al otro.

Alternativa para las apuradas

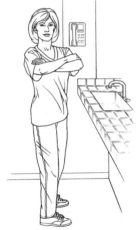

De pie frente a su encimera (mueble de cocina) o a una foto-copiadora, gire el cuerpo hacia un lado con un movimiento lento y controlado. Doble los brazos y contraiga los músculos abdominales a la hora de girar. Sostenga esta posición de 6 a 8 segundos y repita el ejercicio del otro lado.

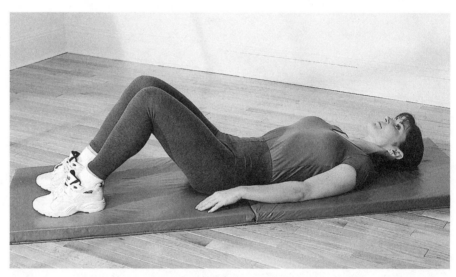

Acuéstese boca arriba con las plantas de los pies apoyadas en el piso, las rodillas dobladas en un ángulo de aproximadamente 90 grados, la pelvis inclinada para pegar la espalda completamente al piso y los brazos extendidos a los costados, tal como lo muestra la fotografía.

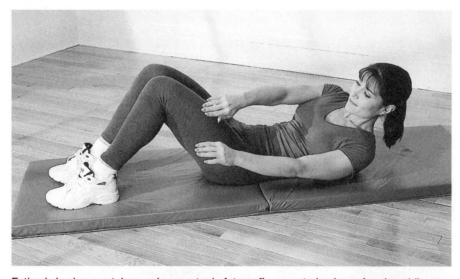

Extienda los brazos, tal como lo muestra la fotografía, y contraiga los músculos oblicuos para separar la cabeza y hombros del piso, girando el torso hacia un lado al despegar los hombros del piso. Sostenga esta posición durante 2 segundos. Entonces baje los hombros con un movimiento lento y controlado, tocando el piso ligeramente con ellos. Repita el ejercicio del otro lado.

Claves para tener una cinturita en un dos por tres 175

Media abdominal cruzada Nº 2

Músculos que trabaja
Oblicuos

Consejitos clave

- Mantenga las plantas de los pies apoyadas en el piso.
- No impulse el cuerpo de un lado al otro.
- No exagere el giro.

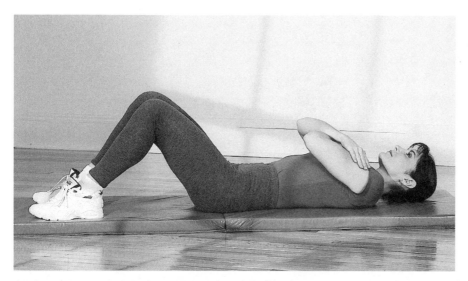

Acuéstese boca arriba con la pelvis inclinada para pegar la espalda completamente al piso, las rodillas dobladas en un ángulo de aproximadamente 90 grados, las plantas de los pies apoyadas en el piso y los brazos cruzados sobre el pecho, tal como lo muestra la fotografía.

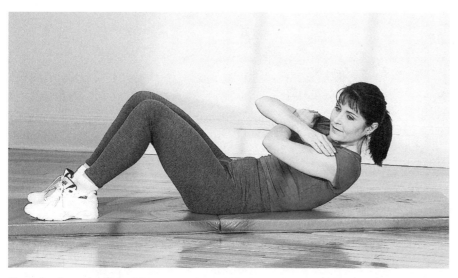

Contraiga los músculos oblicuos para levantar la cabeza y los hombros, girando el cuerpo hacia un lado al separar los hombros del piso. Sostenga esta posición durante 2 segundos. Baje los hombros con un movimiento lento y controlado, tocando el piso ligeramente con ellos. Repita el ejercicio del otro lado.

Media abdominal cruzada Nº 3

Músculos que trabaja
Oblicuos

Consejitos clave

- No empuje la cabeza y el cuello.
- No exagere el giro.
- No impulse el cuerpo de un lado al otro.

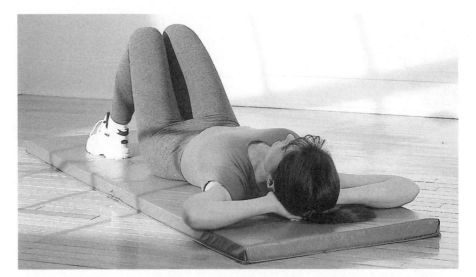

Acuéstese boca arriba con las plantas de los pies apoyadas en el piso y las rodillas dobladas en un ángulo de aproximadamente 90 grados, con la pelvis inclinada para pegar la espalda completamente al piso. Debe tener las manos entrelazadas detrás de la cabeza con los codos extendidos hacia los lados, tal como lo muestra la fotografía.

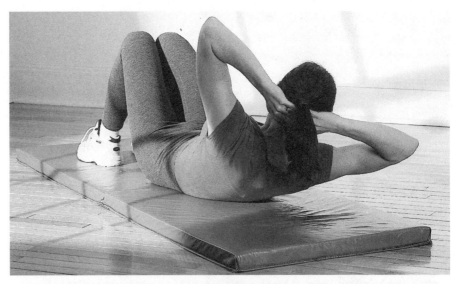

Contraiga los músculos oblicuos para levantar la cabeza y los hombros, haciendo girar el cuerpo hacia un lado al separar los hombros del piso. Sostenga esta posición durante 2 segundos. Entonces baje los hombros con un movimiento lento y controlado, tocando el piso ligeramente con ellos. Repita el ejercicio del otro lado.

Contracción lateral

Músculos que trabaja
Oblicuos

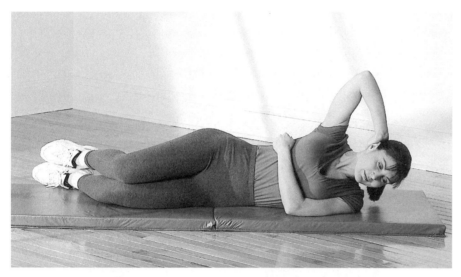

Acuéstese sobre su lado izquierdo, con las rodillas dobladas de manera que los muslos queden casi perpendiculares al torso. Coloque la mano derecha detrás de la cabeza con el codo extendido y ponga la mano izquierda sobre el costado derecho, tal como lo muestra la fotografía.

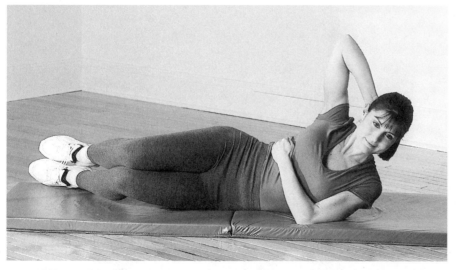

Contraiga los músculos oblicuos para levantar la parte superior del torso del piso más allá de la cadera, acercando las costillas a esta. Sostenga esta posición durante 2 segundos. Entonces baje el cuerpo con un movimiento lento y controlado, tocando el piso ligeramente. Repita el movimiento del mismo lado hasta que termine de hacer las repeticiones. Luego realice el mismo ejercicio del otro lado.

Consejitos clave

■ Asegúrese de separar del piso todo el torso de la cintura para arriba, no sólo la cabeza y el cuello.

■ No jale la cabeza y el cuello con la mano.

■ Debe percibir cómo se contraen los músculos oblicuos.

Alternativa para las apuradas

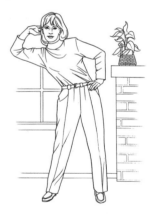

Póngase de pie con los pies separados a una distancia cómoda. Coloque la mano derecha detrás de la cabeza con el codo extendido hacia el lado y ponga la otra mano en la cadera. Contraiga los músculos oblicuos para flexionar el torso hacia el lado derecho, tal como lo muestra la ilustración. Sostenga esta posición de 6 a 8 segundos y relájese. Repita del otro lado.

Flexión lateral

Músculos que trabaja
Oblicuos

Consejitos clave

- Realice todo el movimiento despacio y de manera controlada.
- No se impulse para hacer las repeticiones.
- No se incline al frente al flexionar el torso.

Alternativa para las apuradas

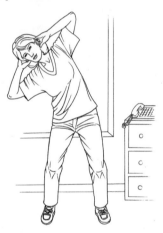

Póngase de pie con los pies separados a una distancia cómoda y las rodillas dobladas un poco, como para hacer una sentadilla (cuclilla). Coloque las manos detrás de la cabeza y extienda los codos. Contraiga los músculos oblicuos para flexionar el torso hacia un lado, hasta un ángulo de entre 25 y 30 grados. Sostenga esta posición de 6 a 8 segundos y relájese. Repita del otro lado.

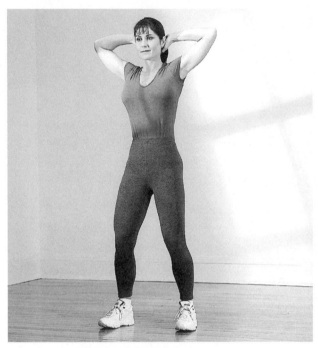

Póngase de pie con las rodillas ligeramente dobladas, los pies separados a la misma distancia que los hombros, las manos detrás de la cabeza y los codos extendidos, tal como lo muestra la fotografía.

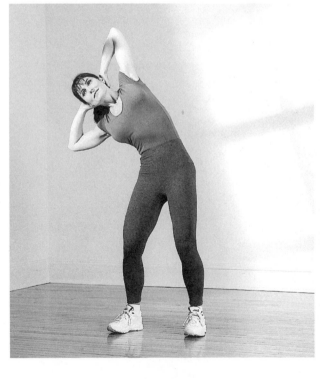

Contraiga los músculos oblicuos para flexionar el torso hacia el lado derecho con un movimiento lento y controlado, acercando el codo derecho a la rodilla derecha. Regrese a la posición inicial y repita el movimiento del mismo lado hasta que termine sus repeticiones. Vuelva a realizar el mismo ejercicio del otro lado.

Levantamiento lateral de tijera

Músculos que trabaja
Oblicuos

Consejitos clave

- Levante la parte superior del torso y la pierna de manera que la rodilla y el codo queden más o menos a la misma altura.

- Realice el ejercicio con un movimiento lento y controlado; no se impulse.

- Asegúrese de separar del piso toda la parte superior del torso, no sólo la cabeza.

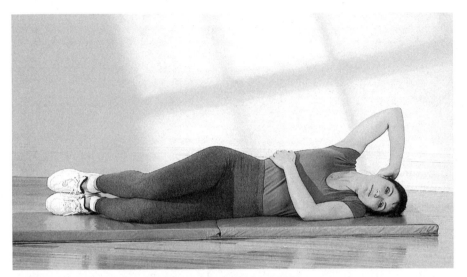

Acuéstese sobre su lado izquierdo con las piernas juntas, las rodillas dobladas y los muslos casi en posición perpendicular al torso. El brazo izquierdo debe estar cerca del torso como punto de apoyo, con la mano izquierda sobre la cintura. Por su parte, debe tener la mano derecha sobre el lado derecho de la cabeza, con el codo doblado, tal como lo muestra la fotografía.

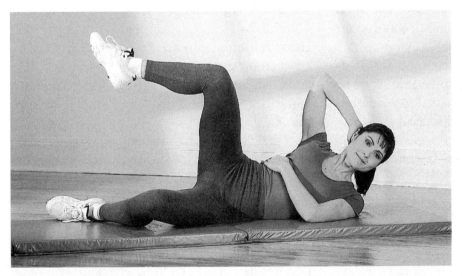

Contraiga los músculos oblicuos para levantar la pierna de arriba a la vez que eleva la cabeza, los hombros y el torso, tal como lo muestra la fotografía. Sostenga esta posición durante 2 segundos. Entonces baje el torso y la pierna con un movimiento controlado. Al terminar sus repeticiones de un lado, repita el ejercicio del otro.

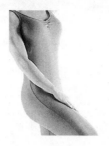

Ejercicios para caderas, muslos y asentaderas

Pocas mujeres hubieran afirmado que Carrie Givens tenía sobrepeso. A los 43 años, esta madre menudita (de 5 pies con 1 pulgada/1.55 m de estatura) con tres hijas sólo pesaba 117 libras (53 kg). El problema era que las libras de más se le acumularon en las caderas y muslos.

"Definitivamente tenía un cuerpo con forma de pera —dice Carrie, una maestra de educación artística en Alliance, Ohio, cuyas tres hijas actualmente tienen 13, 15 y 19 años—. Me sentía desaliñada, sobre todo cuando trataba de encontrar pantalones de mezclilla (mahones, *jeans*) que me quedaran bien y se vieran igual".

Al igual que muchas mujeres con forma de pera, Carrie descubrió que resultaba difícil, si no es que imposible, encontrar pantalones de mezclilla y de otras telas que se ajustaran a las proporciones de su cuerpo. "Cuando encontraba uno que me quedara en la cadera, la cintura estaba muy grande. Cuando encontraba uno que se ajustara a mi cintura, no me lo podía pasar por los muslos. Llegaba a probarme 20 pantalones de mezclilla sin encontrar uno que tuviera estilo y fuese cómodo".

Carrie le echaba la culpa de tener caderas y muslos gruesos al factor de la herencia, los embarazos y la edad. Trató de bajar de peso eliminando ciertos alimentos por completo, dejando de comer o sometiéndose a "dietas" que ella misma improvisaba. Nada funcionó hasta que un día em-

pezó a hacer ejercicios con pesas. "Mi hermana es dueña y administradora de un centro para buena forma física y me animó a intentar los ejercicios con pesas —indica Carrie—. Empecé a hacer ejercicios como levantamientos de piernas, *curls*, extensiones y sobre todo arcos, 3 días a la semana. Perdí varias pulgadas de las caderas y los muslos, pero sobre todo de los muslos".

Además, Carrie dedica sesiones de entre 5 y 15 minutos cada una a un *stepper* (*step machine* escaladora) o bien se mete a una clase de aeróbicos de 40 minutos como calentamiento. Y hace sus ejercicios aeróbicos con mayor regularidad. "Corro, ando en bicicleta y tomo clases de aeróbicos. Sin embargo, los ejercicios con pesas son los que han logrado los cambios más importantes en mis muslos", opina.

Carrie también ha adoptado una alimentación baja en grasa más controlada. Incluye muchas frutas, verduras, cereales y leche de soya. Cubre sus necesidades de proteínas con pescado, *tofu* y un poco de carne roja.

Este programa de ejercicio y alimentación por fin le ha dado a Carrie los resultados que deseaba. Después de 6 meses de hacer ejercicios con pesas ha bajado a 110 libras (50 kg). No obstante, para ella lo más importante es que ha perdido grasa y adquirido más músculos (y energía). Y por fin encontró unos pantalones de mezclilla que le quedan bien y se ven igual.

Caderas y muslos más delgados y mejor formados

El cuerpo de Carrie tiene la clásica forma de pera. Muchas mujeres —jóvenes y no tan jóvenes— comparten su deseo de adelgazar las caderas y muslos. De las 500 mujeres encuestadas para este libro, casi la mitad dijeron que quisieran tener los muslos más delgados, y más del 40 por ciento afirmaron no estar contentas con sus caderas. Un buen número —el 25 por ciento— también señalaron que las asentaderas eran una zona problemática para ellas.

Desde luego estas mujeres no quieren parecer hombres, con las caderas estrechas, unas asentaderas planas y los hombros anchos. Cualquier profesor de Fisiología le dirá que la Naturaleza ha dispuesto que la mitad inferior del cuerpo de la mujer debe ser más ancha que la del hombre. Necesitamos una pelvis más ancha para cumplir con nuestras funciones maternales y apoyar al feto durante su crecimiento, así como muslos sólidos y asentaderas generosas para darnos estabilidad a *nosotras* mientras andamos cargando al feto durante 9 meses. Si a eso le agregamos una capa de grasa genéticamente programada, es fácil terminar con las caderas, los muslos y las asentaderas que usted posiblemente le conoció a su mamá.

En algunas mujeres este cuerpo con forma de pera resulta más exagerado que en otras, aunque su exceso de peso se limite sólo a unas cuantas libras. Por lo tanto les cuesta trabajo encontrar unos pantalones de mezclilla que sean cómodos y les da pena ponerse un traje de baño.

"Sin embargo, la mayoría de las mujeres —aunque no tengan una forma de pera muy marcada— suben de peso en las caderas y los muslos antes que en otra parte del cuerpo —señala Marjorie Albohm, una fisióloga especializada en ejercicio, entrenadora atlética y directora de medicina deportiva en el Hospital Kendrick Memorial de Mooresville, Indiana—. Los hombres acumulan la grasa en el área del abdomen y las mujeres, en las caderas y los muslos. Esto es un hecho. Lo único que usted tiene que hacer es observar a muchos hombres y mujeres la próxima vez que se encuentre entre mucha gente o que vaya a un centro comercial. Así es cómo se distribuye la grasa entre los sexos".

Unas caderas, muslos y asentaderas más gruesos son más bien cuestión de sexo que de edad. "Ya sea que tengan 20 ó 40 años, las mujeres siempre tienen entre un 10 y un 15 por ciento más de grasa corporal que los hombres, aunque hagan ejercicio", explica Albohm. En cuanto al mito de que el embarazo "estira" la pelvis y ensancha las caderas, simplemente no es cierto, indica la fisióloga. "Si las mujeres tienen las caderas más anchas después del embarazo es que subieron de peso, nada más".

El estar sentada frente a un escritorio tampoco es el único factor culpable de unas caderas más anchas y unas asentaderas más gruesas, lo que se llama la "dilatación secretarial".

"Estar sentada por sí mismo no determina necesariamente dónde se va a depositar la grasa —dice Albohm—. Nuestro estilo de vida sedentario en general se encarga de eso. Los músculos estarían mucho más tonificados si estuviera trabajando en una granja o subiendo y bajando escaleras (. . .) esos son los ejercicios que tonifican los músculos de las caderas y los muslos".

Cuando se hace correctamente, recortar la grasa dietética y las calorías puede ayudarle a bajar de peso en general, lo cual sin duda le serviría para "encoger" caderas, muslos y asentaderas hasta cierto punto. Otro tanto puede decirse de los ejercicios aeróbicos que se encargan de quemar el exceso de grasa corporal y calorías mientras trabajan al corazón y pulmones, como caminar, correr, andar en bicicleta o tomar clases de aeróbicos. El ejercicio hecho de manera deliberada puede compensar los efectos de un estilo de vida sedentario que conduce a la acumulación de libras en todo el cuerpo, incluyendo las caderas y los muslos. No obstante, para notar realmente una diferencia en su cuerpo de la cintura para abajo tendrá que hacer lo mismo que Carrie, según señala Albohm: agregar ejercicios de resistencia con pesas a su programa. Ahora bien, aunque Carrie usó pesas para hacer sus ejercicios de resistencia, estas no son necesarias. Como ya verá al probar los ejercicios que recomendamos a continuación, el peso de su propio cuerpo también sirve para dar resistencia y así sustituye las pesas de lo más bien.

Los músculos que debe trabajar

Algunos de los músculos que integran las caderas, los muslos y las asentaderas son los siguientes:

- Los glúteos (los músculos pequeños, medianos y grandes que dan forma a las asentaderas).
- El cuádriceps (los músculos en la parte anterior del muslo).
- Los músculos de las corvas (los músculos en la parte posterior del muslo).
- El vasto externo (la parte externa del muslo).
- Los aductores (la parte interna del muslo).

Algunas mujeres tienen los músculos de los muslos alargados y delgados; en el caso de otras, son más cortos y anchos. "Por lo tanto, de nueva cuenta la genética es un factor fundamental para determinar el tamaño y la forma de sus muslos", señala Albohm.

Los glúteos, el cuádriceps y los músculos de las corvas son los que más trabajan. Son los que usted usaría si se dedicara a correr, brincar, escalar y levantar objetos pesados. Los aductores, por su parte, son los que más se descuidan.

Albohm compara unos muslos fofos con unos brazos fofos. "No usamos el tríceps (la parte inferior del brazo) en ninguna actividad cotidiana, por lo que tiende a volverse fofo", dice. "Lo mismo sucede con la parte interna de los muslos".

El mismo principio se aplica al vasto externo, el músculo que forma la parte externa del muslo. "Usted usa el cuádriceps, músculos de las corvas y glúteos para moverse para atrás y para adelante y de arriba abajo, pero no se mueve de lado a lado con mucha frecuencia —explica Albohm—. Sin embargo, si trabaja los músculos internos y externos de los muslos 3 días a la semana notará la diferencia".

Para tonificar y mantener en forma las caderas, muslos y asentaderas, "lo que necesita son ejercicios para todo el cuerpo, con un énfasis especial en los grupos de músculos que quiere tonificar —explica Albohm, quien diseña programas de ejercicios de manera específica para mujeres que quieren deshacerse del peso que llevan en las

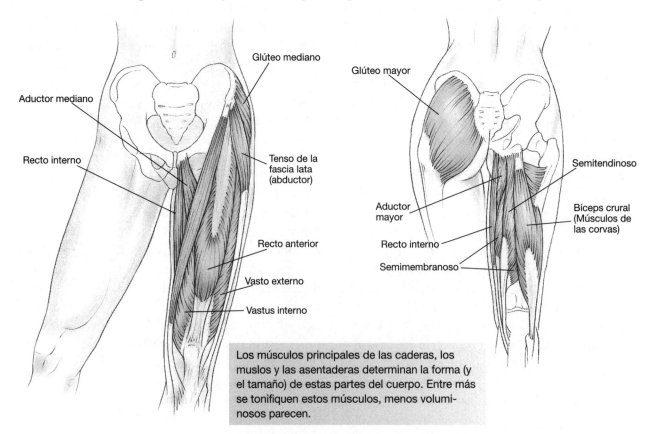

Los músculos principales de las caderas, los muslos y las asentaderas determinan la forma (y el tamaño) de estas partes del cuerpo. Entre más se tonifiquen estos músculos, menos voluminosos parecen.

caderas y los muslos—. Su meta es modificar la circunferencia de esta parte de su cuerpo". En combinación con alguna clase de ejercicio aeróbico regular —y con hábitos alimenticios que resten libras—, los ejercicios descritos a continuación le ayudarán a alcanzar su meta, según la experta. Si apenas está empezando a hacer ejercicio, comience con el programa para principiantes. Si puede realizar todo el programa de manera relativamente fácil en tres sesiones consecutivas de ejercicios, avance al siguiente nivel.

Comenzará a notar ciertos cambios en tan sólo 30 días, de acuerdo con Albohm.

Para trabajar con técnica

Al igual que en el caso de cualquier otro ejercicio, hay una técnica correcta y una equivocada para trabajar las caderas, los muslos y las asentaderas.

Tome su tiempo al empezar. Empiece con el programa para principiantes hasta que se acostumbre a los movimientos, sugiere Albohm. Si decide agregar polainas para el tobillo a la hora de trabajar los músculos de las partes interna y externa de los muslos, comience con pesas ligeras y pocas repeticiones. No vaya a pasar de 5 libras (2.2 kg), pues cambiaría por completo la presión sobre sus articulaciones.

Haga los ejercicios correctamente para evitar lastimarse. Si arquea la espalda al efectuar la extensión de pierna, por ejemplo, puede hacerse daño en la espalda. Y no haga trampa: realice el movimiento completo.

Póngase cómoda. En el caso de algunos de los ejercicios de piso, utilice un tapete para ejercicios. Si no tiene uno, quizá le funcione de igual manera una alfombra o una toalla grande doblada. No obstante, si siente algún dolor o molestia al hacer un ejercicio, deténgase e intente otra versión, recomienda Albohm. Si el dolor no desaparece, consulte a su médico.

Trabaje todo el cuerpo. "Al contrario de lo que posiblemente ha escuchado, si un ejercicio aeróbico es lo bastante extenuante —si camina en serio, por ejemplo— puede tonificar sus músculos hasta cierto punto —indica Albohm—. Yo hago aeróbicos principalmente por sus efectos cardio-

vasculares, por ejemplo. No obstante, entre el 20 y el 30 por ciento de mi esfuerzo contribuye a fortalecer y tonificar los músculos".

Suba a sudar. Los aeróbicos con banca (vea la página 238) son mejores para las caderas, los muslos y las asentaderas que los aeróbicos normales porque les exigen más esfuerzo al cuádriceps, los aductores, el vasto externo y los glúteos. Por su parte, las trepadoras/escaladoras (vea la página 294) son buenas para el cuádriceps, los músculos de las corvas y los glúteos, pues se trabaja subiendo y bajando en línea recta.

Si utiliza una trepadora, entrenador elíptico o bicicleta, prográmela para variar la resistencia y la altura de manera que sus músculos trabajen a fondo, recomienda Albohm.

Mida sus avances. Es buena idea medirse las caderas, muslos y asentaderas una vez al mes, no una vez a la semana, opina Albohm. "Sólo asegúrese de medir en el mismo punto y de la misma forma cada vez". Y no se preocupe de due las caderas, muslos y asentaderas vayan a ensancharse con este programa. "Los ejercicios con pesas sólo agrandan los músculos si se hacen con este fin. Hay una forma de entrenar que agranda los músculos: hay que usar pesas muy, muy pesadas y un rango de movimiento muy corto con pocas repeticiones. Con estos ejercicios no sucede así".

Realícelos con regularidad. "Para obtener resultados más pronto en el tiempo más breve posible, efectúe los ejercicios exactamente como lo muestran las ilustraciones y conviértalos en parte de su vida —indica Albohm—. Ponga atención a 'las formas facilitas de hacerlos' que acompañan algunos de los ejercicios para que trabaje los músculos todos los días, aunque no tenga tiempo para 'hacer ejercicios' formalmente".

¿No tiene tiempo para ir al gimnasio porque hay que barrer las hojas? "Limpie las goteras (canales) de su casa durante 2 horas —sugiere Albohm—. Subir y bajar la escalera es excelente para los músculos de las corvas y glúteos".

(*Nota:* Después de que aprenda a hacer estos ejercicios, vea cómo puede integrarlos a su rutina diaria —según un nivel de forma física— en la sección "Un cuerpo a su medida en 28 días" en la página 369).

Extensión de pierna

Músculos que trabaja
Cuádriceps (la parte anterior del muslo)

Consejitos clave

- Mantenga la pierna que está levantando ligeramente doblada al realizar el movimiento.
- Mantenga la posición adecuada del torso durante todo el ejercicio.
- Utilice los músculos del muslo para levantar la pierna; no la impulse hacia arriba.

Alternativa para las apuradas

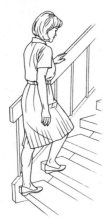

Prefiera las escaleras al elevador. Si hay varios tramos de escaleras en su lugar de trabajo, suba un tramo diariamente durante 3 semanas; agregue otro tramo de escaleras cada 3 semanas. O bien suba y baje las escaleras de su casa de 3 a 5 veces adicionales todos los días.

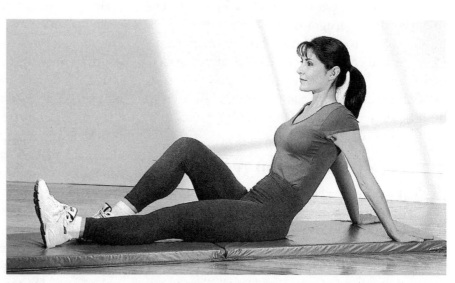

Siéntese en el piso con una pierna extendida, la rodilla ligeramente doblada y el pie flexionado, apoyando el torso con los brazos, tal como lo muestra la fotografía. Doble la otra pierna y apoye la planta del pie en el piso.

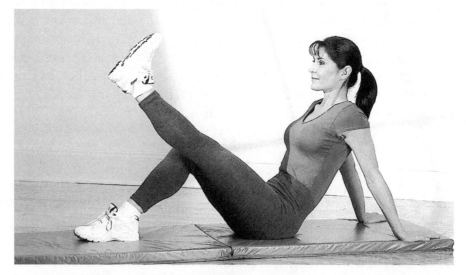

Manteniendo ligeramente doblada la rodilla y el pie flexionado, levante la pierna con un movimiento lento y controlado hasta que la rodilla se empareje con la de la pierna doblada. Regrese a la posición inicial. Complete la serie y repita con la otra pierna.

Arcos

Músculos que trabaja

Cuádriceps (la parte anterior del muslo), glúteos (asentaderas)

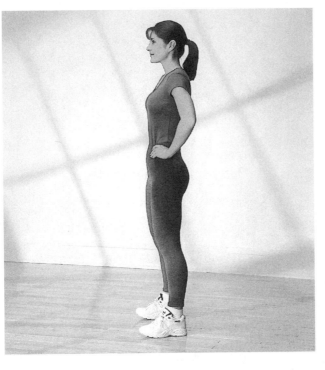

Consejitos clave

- Mire directamente al frente para evitar que el torso se incline hacia delante. Posiblemente le sirva revisar su posición en un espejo.

- Realice el estiramiento completo con cada arco. No vaya acortando el arco conforme haga más repeticiones.

- No permita que la rodilla se extienda más allá de los dedos del pie.

- Debe sentir el estiramiento en el cuádriceps.

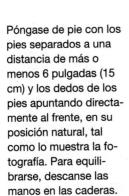

Póngase de pie con los pies separados a una distancia de más o menos 6 pulgadas (15 cm) y los dedos de los pies apuntando directamente al frente, en su posición natural, tal como lo muestra la fotografía. Para equilibrarse, descanse las manos en las caderas.

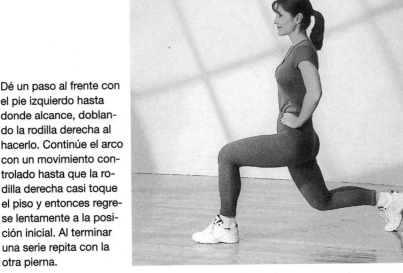

Dé un paso al frente con el pie izquierdo hasta donde alcance, doblando la rodilla derecha al hacerlo. Continúe el arco con un movimiento controlado hasta que la rodilla derecha casi toque el piso y entonces regrese lentamente a la posición inicial. Al terminar una serie repita con la otra pierna.

Sentadilla (cuclilla)

Músculos que trabaja
Cuádriceps (la parte anterior del muslo), glúteos (asentaderas)

Consejitos clave

- Al doblar las rodillas, manténgalas alineadas con los pies.
- No permita que las rodillas se extiendan más allá de los dedos de los pies.
- No baje las asentaderas más allá de una posición paralela al piso.

Alternativa para las apuradas

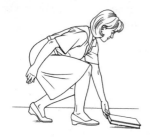

Al efectuar sus actividades diarias, haga una ligera sentadilla para levantar o recoger objetos. (Además, esto resulta más seguro que doblar la espalda, porque protege la baja espalda contra lesiones musculares).

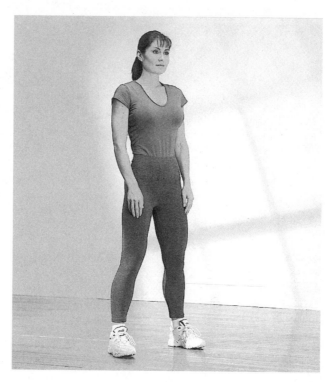

Póngase de pie con los pies separados a la misma distancia que el ancho de los hombros. Apriete los músculos abdominales y párese derecha, con la mirada fija al frente y centrada en un punto específico para que la cabeza y la espalda se mantengan rectas durante todo el ejercicio.

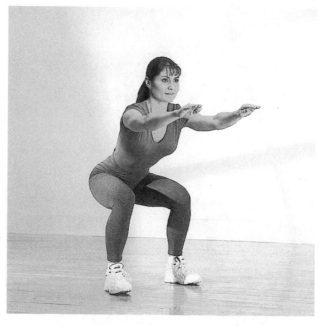

Doble las rodillas para bajar el cuerpo lentamente hasta la posición de la sentadilla.

Descienda a una posición en que los muslos queden paralelos al piso. Regrese a la posición inicial. Repita.

Sentadilla de pared

Músculos que trabaja
Cuádriceps (la parte anterior del muslo)

Póngase de pie y apoye la espalda en una pared, con los pies separados a la misma distancia que el ancho de los hombros y las puntas de los pies apuntando ligeramente hacia fuera. Coloque las manos detrás de la cabeza, enderece el torso y eche los hombros hacia atrás. Vaya adelantando los pies hasta separarlos de la pared a una distancia de aproximadamente 18 pulgadas (45 cm), cuidando que las espinillas permanezcan en posición perpendicular al piso, tal como lo muestra la fotografía.

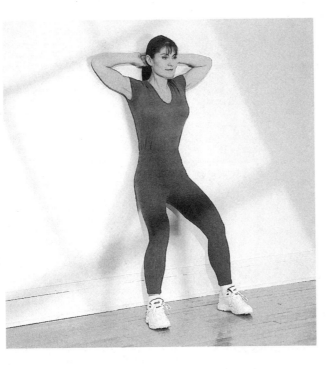

Consejitos clave

- Mantenga el torso recto todo el tiempo.
- No doble las piernas más allá de una posición en la que los muslos queden paralelos al piso.
- Haga un movimiento lento y controlado.

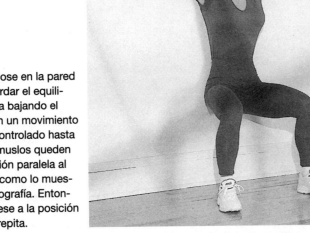

Apoyándose en la pared para guardar el equilibrio, vaya bajando el torso con un movimiento lento y controlado hasta que los muslos queden en posición paralela al piso, tal como lo muestra la fotografía. Entonces regrese a la posición inicial y repita.

Levantamiento de pantorrilla

Músculos que trabaja
Músculos de las corvas (la parte posterior de los muslos)

Consejitos clave

- Al realizar ese ejercicio con- céntrese en los músculos de las corvas, apretándolos al levantar el talón hacia las asentaderas.

- Mantenga ligeramente doblada la rodilla de la pierna de apoyo.

- Utilice los músculos de las corvas para efectuar ese ejer- cicio; no impulse la pierna hacia arriba.

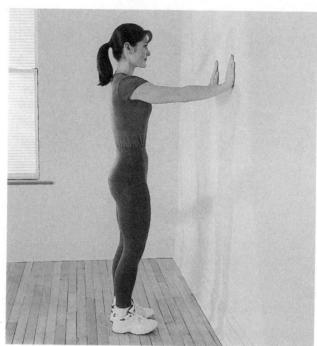

Póngase de pie frente a una pared. Apoye las manos en la pared para equilibrarse y coloque los pies a una distancia de entre 12 y 15 pulga- das (31 y 38 cm) de la pared, tal como lo mues- tra la fotografía.

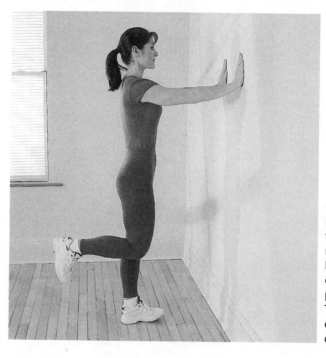

Doble una rodilla lenta- mente, levantando el talón hacia las asentade- ras con un movimiento lento y controlado hasta que la espinilla quede en posición paralela al piso. Termine una serie y entonces repita con la otra pierna.

Levantamiento de pierna boca abajo

Músculos que trabaja

Músculos de las corvas (la parte posterior de los muslos), glúteos (asentaderas)

Consejitos clave

- No levante la pierna tan alto que le duela la baja espalda.
- Apriete las asentaderas al levantar la pierna.
- Haga el ejercicio con un movimiento lento y controlado.

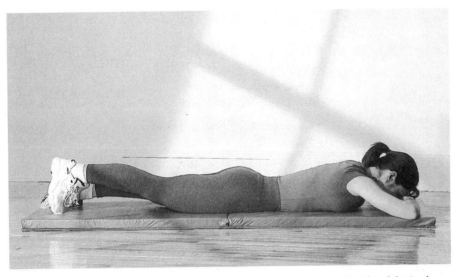

Acuéstese boca abajo con las piernas extendidas y las manos entrelazadas delante de usted. Apoye la frente sobre las manos.

Levante una pierna con un movimiento lento y controlado —manteniéndola extendida, el pie flexionado y la rodilla ligeramente doblada— hasta que sienta tensos los músculos de las asentaderas. Regrese a la posición inicial. Termine una serie y repita con la otra pierna.

Extensión de pierna hacia atrás

Músculos que trabaja

Músculos de las corvas (la parte posterior de los muslos), glúteos (asentaderas)

Consejitos clave

- Mantenga el torso inmóvil al trabajar cada pierna.
- No levante la pierna extendida tan alto que le duela la baja espalda.
- Asegúrese de apretar los músculos de las asentaderas al realizar este ejercicio.

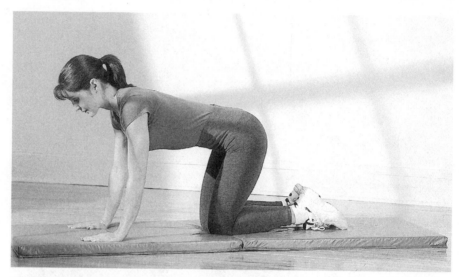

Póngase a gatas, con los brazos y los codos completamente extendidos y la cabeza y el cuello alineados con la espina dorsal.

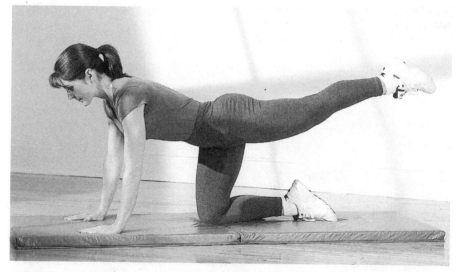

Utilice los músculos de las asentaderas para extender y levantar una pierna hasta que el muslo quede en posición paralela al piso. Regrese a la posición inicial. Termine una serie y repita con la otra pierna.

Extensión de la pierna doblada

Músculos que trabaja

Músculos de las corvas (la parte posterior de los muslos), glúteos (asentaderas)

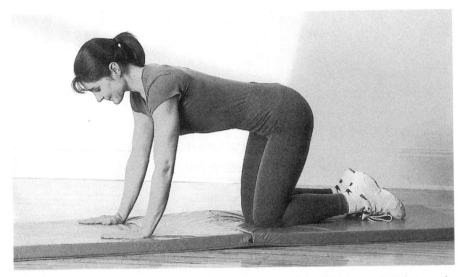

Póngase a gatas, con los brazos y los codos completamente extendidos y la cabeza y el cuello alineados con la espina dorsal.

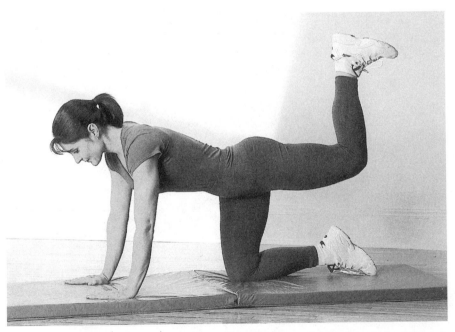

Levante una pierna doblada en un ángulo de 90 grados con el pie flexionado hasta que el muslo quede en posición paralela al piso, tal como lo muestra la fotografía. Regrese a la posición inicial. Termine una serie y repita con la otra pierna.

Consejitos clave

- Realice todo el ejercicio con un solo movimiento continuo, lento y controlado.

- No levante la pierna que está trabajando más arriba de una posición paralela al piso.

- Levante la pierna con los músculos de las asentaderas; no la impulse hacia arriba.

Alternativa para las apuradas

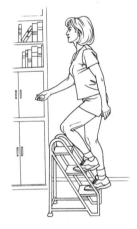

Suba y baje una escalera de tijera durante 3 a 5 minutos en series de 30 segundos cada una, descansando durante 15 segundos entre ellas.

Levantamiento de la pelvis

Músculos que trabaja

Músculos de las corvas (la parte posterior de los muslos), glúteos (asentaderas)

Consejitos clave

- Levante las caderas sólo hasta enderezar la espalda. No vaya a arquear la espalda.
- Mantenga los músculos de las asentaderas contraídos todo el tiempo.
- Haga el ejercicio con un movimiento lento y controlado.

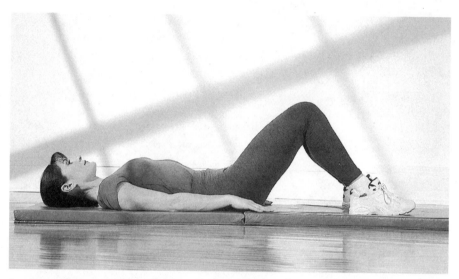

Acuéstese boca arriba con las rodillas dobladas, las plantas de los pies apoyadas en el piso y los brazos extendidos a los costados, con las palmas de las manos hacia abajo.

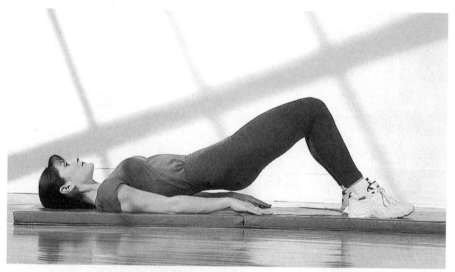

Levante la pelvis hacia el techo apretando las asentaderas hasta enderezar la espalda, tal como lo muestra la fotografía. Repita.

Cruzamiento con la rodilla doblada

Músculos que trabaja

Glúteos (asentaderas), músculos de las corvas (la parte posterior de los muslos), vasto externo (la parte externa de los muslos)

Consejitos clave

- Mantenga el muslo en posición paralela al piso en la posición inicial.
- Al dar comienzo al ejercicio, suba el pie hacia el techo.
- Realice todo el ejercicio con un solo movimiento lento y controlado.

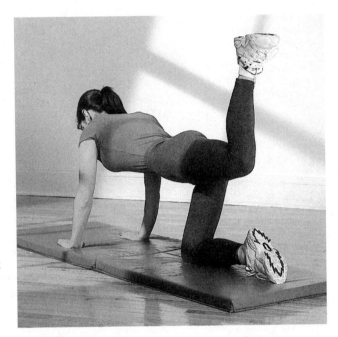

Póngase a gatas con la espalda recta y levante una pierna doblada, tal como lo muestra la fotografía.

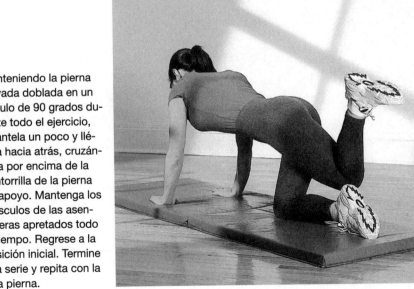

Manteniendo la pierna elevada doblada en un ángulo de 90 grados durante todo el ejercicio, levántela un poco y llévela hacia atrás, cruzándola por encima de la pantorrilla de la pierna de apoyo. Mantenga los músculos de las asentaderas apretados todo el tiempo. Regrese a la posición inicial. Termine una serie y repita con la otra pierna.

Levantamiento lateral sobre el piso

Músculos que trabaja

Glúteos (asentaderas), vasto externo (la parte externa de los muslos)

Consejitos clave

- Mantenga la pierna de arriba vuelta hacia abajo.
- Mantenga inmóvil la parte superior del torso.
- Realice el ejercicio con un movimiento lento y controlado.

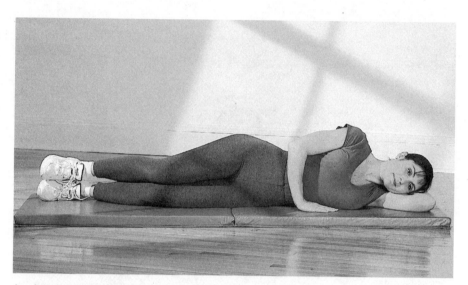

Acuéstese de lado con las piernas juntas. Descanse la cabeza sobre un brazo y equilíbrese con el otro, tal como lo muestra la fotografía.

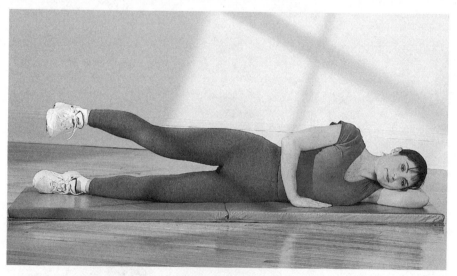

Manteniendo la pierna de arriba vuelta hacia adentro (con los dedos del pie apuntando hacia abajo) y el pie flexionado, levántela con un movimiento lento y controlado hasta una distancia de entre 10 y 12 pulgadas (25 y 30 cm) del piso sin mover el torso. Regrese a la posición inicial. Termine una serie y repita con la otra pierna.

Abducción estando de pie

Músculos que trabaja
Glúteos (asentaderas) y vasto externo (la parte externa de los muslos)

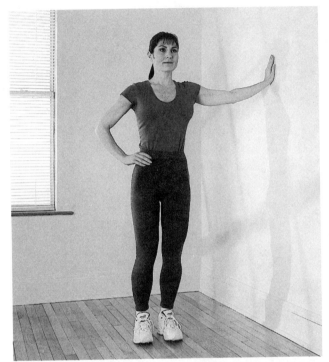

Apoyándose en una pared con una mano, párese con las rodillas ligeramente dobladas, tal como lo muestra la fotografía.

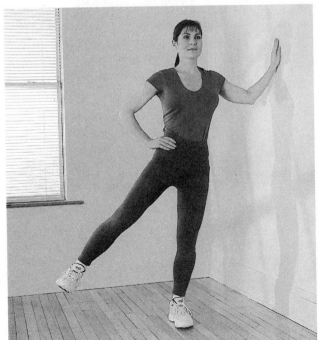

Manteniendo la rodilla de apoyo ligeramente doblada, levante la otra pierna hacia un lado. El pie debe estar flexionado. Levántelo lo más que pueda sin mover la parte superior del torso. Regrese a la posición inicial. Termine una serie y repita con la otra pierna.

Consejitos clave

- Utilice los músculos externos del muslo y la cadera para levantar la pierna.
- Mantenga la pierna de apoyo ligeramente doblada.
- Levante la pierna con un movimiento lento y controlado.
- No gire los hombros ni el pecho.

Alternativa para las apuradas

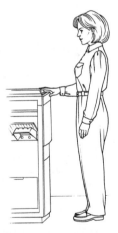

Estando de pie, contraiga los músculos de las asentaderas, manténgalos apretados de 6 a 8 segundos y suelte. Repita este ejercicio entre 1 y 3 minutos, 2 ó 3 veces al día.

Abducción sentada

Músculos que trabaja
Vasto externo (la parte externa de los muslos)

Consejitos clave

- Mantenga la rodilla ligeramente doblada y el pie flexionado durante todo el ejercicio.
- No mueva la parte superior del torso.

Alternativa para las apuradas

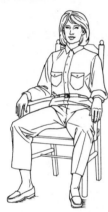

Estando sentada, oprima la parte externa de los muslos contra los lados o los brazos de su silla y sostenga esta posición de 6 a 8 segundos. Repita este ejercicio entre 1 y 3 minutos, 2 ó 3 veces al día.

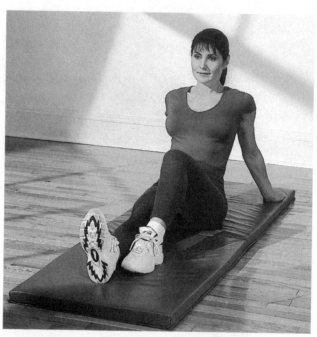

Siéntese en el piso con una pierna extendida, la rodilla de esta pierna ligeramente doblada y el pie flexionado, apoyando el torso con los brazos ligeramente doblados, tal como lo muestra la fotografía.

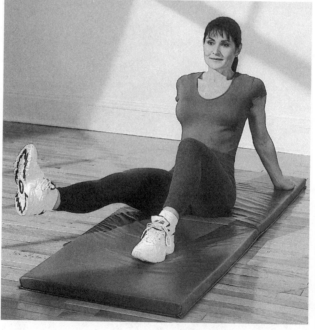

Manteniendo la rodilla ligeramente doblada y el pie flexionado, separe la pierna extendida hacia un lado todo lo que pueda, tal como lo muestra la fotografía, sin mover el torso. Regrese a la posición inicial. Termine una serie y repita con la otra pierna.

Levantamiento de rodilla sobre el piso

Músculos que trabaja

Vasto externo (la parte externa de los muslos)

Consejitos clave

■ Mantenga doblada la rodilla y flexionado el pie de la pierna que está arriba durante todo el ejercicio.

■ Mantenga inmóvil la parte superior del torso durante todo el ejercicio.

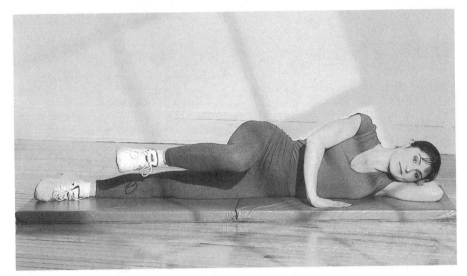

Acuéstese de lado con la pierna de abajo extendida y la de arriba en posición perpendicular al torso, con la rodilla doblada en un ángulo de 90 grados. Descanse la cabeza sobre el brazo de abajo y equilibre su cuerpo apoyando la palma de la otra mano delante del pecho.

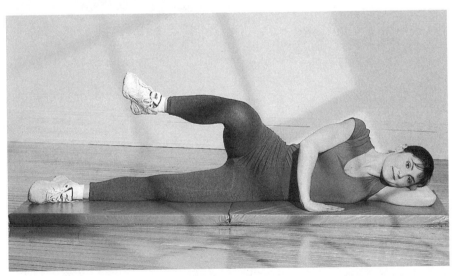

Manteniendo la pierna de arriba en posición perpendicular al torso, levántela con un movimiento lento y controlado lo más alto posible sin torcer el torso ni modificar la posición del pie. Regrese a la posición inicial y repita con la otra pierna una vez que haya terminado la serie.

Levantamiento lateral de rodilla

Músculos que trabaja

Vasto externo (la parte externa de los muslos), aductores (la parte interna de los muslos), glúteos (asentaderas)

Consejitos clave

- Para asegurarse de que la espalda esté recta y la espina dorsal alineada correctamente, mantenga recta la cabeza (no la levante ni la baje).
- Realice este ejercicio con un movimiento continuo, lento y controlado.

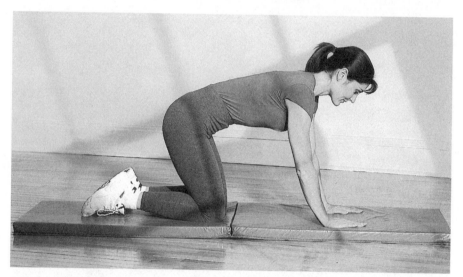

Póngase a gatas con los brazos y los codos completamente extendidos y la espalda en posición paralela al piso.

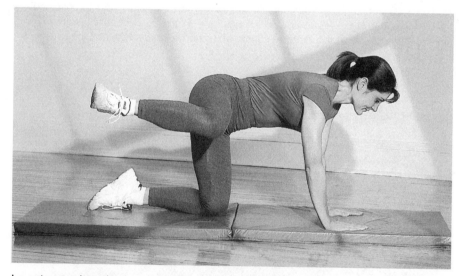

Levante una pierna hacia un lado en un ángulo de 90 grados hasta que quede en posición paralela al piso. Regrese a la posición inicial. Termine una serie y repita con la otra pierna.

Media tijera hacia adentro

Músculos que trabaja
Aductores (la parte interna de los muslos)

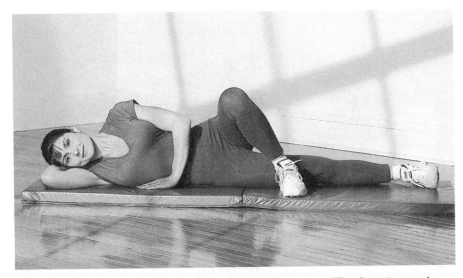

Consejitos clave

- Mantenga inmóvil la parte superior del torso.
- Mantenga la parte interna del muslo vuelta hacia el techo.
- Realice el movimiento de forma lenta y controlada.

Alternativa para las apuradas

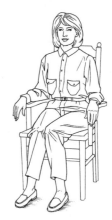

Acuéstese de lado, descansando la cabeza sobre el brazo, y equilibre la parte superior del torso con la otra mano, tal como lo muestra la fotografía. Doble la pierna de arriba y colóquela delante de la otra de manera que la planta del pie quede apoyada en el piso y la pierna de abajo esté extendida, con la rodilla ligeramente doblada y el pie flexionado.

Sentada en una silla, apriete las rodillas una contra otra para contraer los músculos de la parte interna de los muslos. Sostenga esta posición de 6 a 8 segundos y suelte. Repita este ejercicio entre 1 y 3 minutos, 3 veces al día.

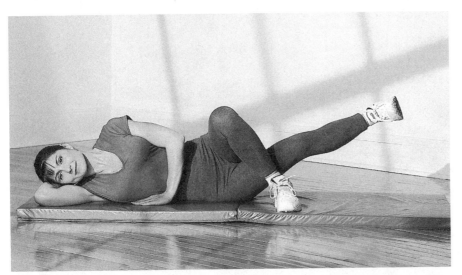

Levante la pierna de abajo lo más posible sin mover el resto del cuerpo. Regrese a la posición inicial sin tocar el piso con el pie. Termine una serie y repita con la otra pierna.

Media tijera

Músculos que trabaja
Aductores (la parte interna de los muslos)

Consejitos clave

- Mantenga la pierna levantada a 1 pulgada (2.5 cm) del piso durante todo el ejercicio.
- Mantenga la parte superior del torso recta y centrada; no la vaya a girar.
- Realice el ejercicio con un movimiento lento y controlado.

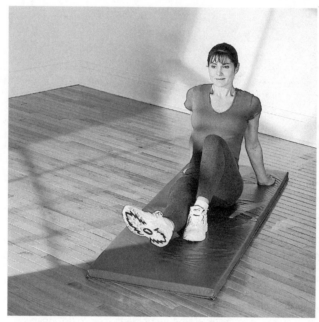

Siéntese con una pierna doblada y la planta del pie apoyada en el piso. Apóyese sobre los brazos extendidos hacia atrás, tal como lo muestra la fotografía. Extienda la otra pierna con la rodilla ligeramente doblada, el pie flexionado y toda la pierna volteada desde la cadera (apunte los dedos del pie hacia afuera).

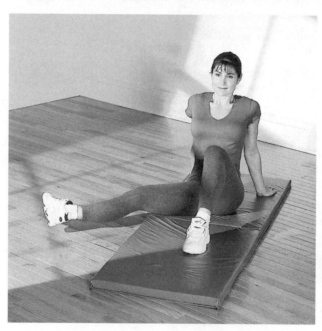

Separe la pierna extendida de su cuerpo lo más posible sin perder el equilibrio. Regrese a la posición inicial sin tocar el piso con el pie. Termine una serie y repita con la otra pierna.

Pinzas

Músculos que trabaja
Aductores (la parte interna de los muslos)

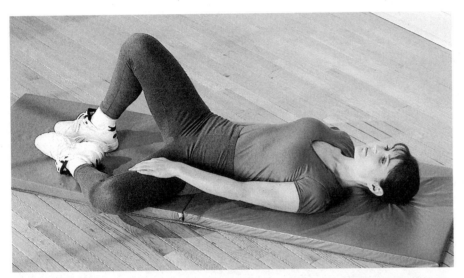

Acuéstese boca arriba con una pierna doblada y la planta del pie apoyada en el piso, y la otra pierna doblada y recostada hacia un lado, tal como lo muestra la fotografía. La planta del pie de la pierna recostada debe dar hacia el arco del otro pie.

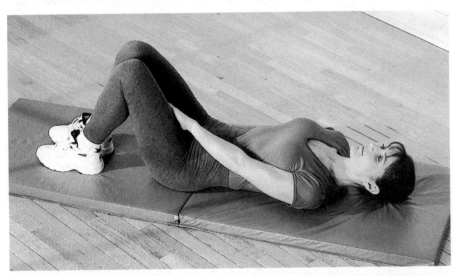

Manteniendo dobladas las piernas, levante la rodilla recostada hacia la otra rodilla, apretando la parte interna del muslo con la mano para hacer resistencia, tal como lo muestra la fotografía. Regrese a la posición inicial. Termine una serie y repita con la otra pierna.

Consejitos clave

- Mantenga ambas piernas dobladas durante todo el ejercicio.
- Utilice la mano para producir la resistencia necesaria para que el ejercicio le exija cierto esfuerzo.
- Mantenga la baja espalda pegada al piso.

Levantamiento de la pelvis con una pierna

Músculos que trabaja

Glúteos (asentaderas) y aductores (la parte interna de los muslos)

Consejitos clave

- Levante la pelvis hasta enderezar la espalda, pero no más (no la vaya a arquear).
- Mantenga los músculos de las asentaderas contraídos durante todo el ejercicio.
- Realice este ejercicio con un movimiento lento y controlado.

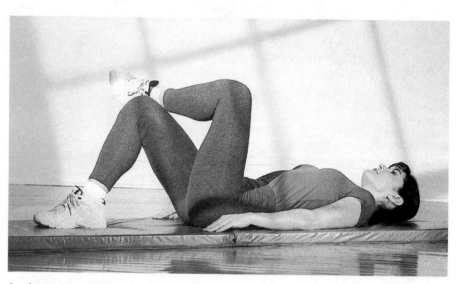

Acuéstese boca arriba con una pierna doblada, la planta del pie apoyada en el piso y los brazos extendidos a los costados. Cruce la otra pierna sobre la que está doblada, apoyando el tobillo un poco arriba de la rodilla.

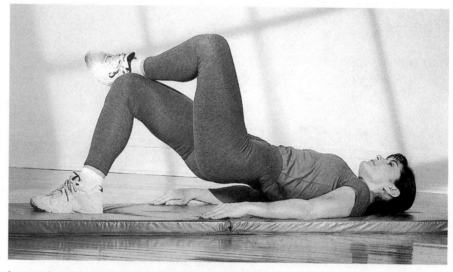

Levante la pelvis hacia el techo, apretando los músculos de las asentaderas al hacerlo. Regrese a la posición inicial. Termine una serie y repita con la otra pierna.

Tijeras

Músculos que trabaja
Aductores (la parte interna de los muslos), vasto externo (la parte externa de los muslos)

Consejitos clave

- Utilice los músculos de las partes interna y externa de los muslos para realizar este ejercicio; no lo haga con impulso.

- Mantenga la espalda pegada al piso.

- Al realizar este ejercicio, sostenga la tensión muscular en las partes interna y externa de los muslos.

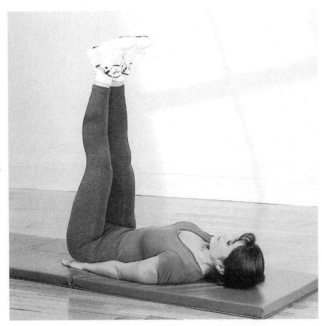

Acuéstese boca arriba con la cabeza apoyada en el piso. Coloque las palmas de las manos debajo de las asentaderas y levante ambas piernas, con las rodillas ligeramente dobladas, hasta una posición casi perpendicular al piso. Debe tener los pies ligeramente flexionados con los dedos apuntando un poco hacia fuera.

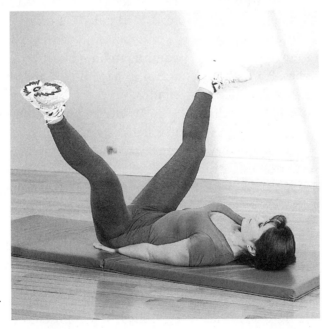

Separe las piernas todo lo que pueda con un movimiento lento y controlado. Regrese a la posición inicial y repita.

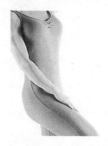

El estiramiento es esencial

Estirar los músculos los mantiene flexibles, ayuda a prepararlos para el ejercicio y contribuye a que se recuperen del esfuerzo posteriormente. Si usted pasa por alto el estiramiento, no obtendrá todos los beneficios posibles de sus ejercicios aeróbicos y de fortalecimiento.

"El estiramiento le ayuda a moverse con facilidad durante los ejercicios aeróbicos, les permite a los músculos adquirir más fuerza al levantar pesas y contribuye a mantener los músculos alargados y delgados", explica Sharon Willett, una terapeuta física y entrenadora deportiva del Instituto Virginia Sportsmedicine ubicado en Arlington, Virginia.

El estiramiento incrementa su rango de movimiento al proporcionar mayor flexibilidad a los músculos, tendones y articulaciones. Por lo tanto, entre más estiramientos haga, más se beneficiará con sus sesiones de ejercicio y notará los resultados más rápido.

Al contrario de lo que posiblemente haya escuchado en el pasado, los expertos están de acuerdo en que debe calentar los músculos antes de estirarlos, para evitar desgarrar un músculo "frío" o rígido.

Estirarse evita distensiones musculares

La falta de flexibilidad no sólo frena su avance con respecto a su programa de ejercicio sino que puede conducir a lesiones, las cuales son capaces de frustrar incluso las rutinas de ejercicio mejor diseñadas. Y a menos que se haya dedicado a actividades atléticas durante toda la vida, lo más probable es que no tenga toda la flexibilidad que debería para aprovechar los ejercicios moldeadores al máximo.

De bebé usted era tan flexible que probablemente podía meterse los dedos del pie a la boca. De adolescente podía deslizarse por debajo de la barra al bailar el limbo. Sin embargo, de adulto lo más probable es que ni siquiera se le ocurra meterse a la cola de bailadores cuando empiece a sonar la música del limbo. Conforme envejecemos, los músculos y tendones pierden flexibilidad. Si el único ejercicio que hacemos es repasar la programación televisiva a toda velocidad con el control remoto, los estamos utilizando aún menos y con el paso de los años se van poniendo más rígidos.

"Aparte del proceso de envejecimiento, nuestros hábitos y actividades diarias también pueden ocasionar que los músculos y tendones se acorten", afirma Willett. Incluso los zapatos pueden reducir su flexibilidad. Por ejemplo, en el caso de las mujeres, los tacones altos acortan los músculos de las corvas y las pantorrillas. No es problema si permanece sentada, según indica Willett. Pero si trata de hacer un levantamiento de pantorrilla o una sentadilla (cuclilla), los músculos más cortos no harán el trabajo de muy buena gana. Y si insiste en obligar a un músculo o tendón más corto a efectuar demasiado ejercicio o un movimiento demasiado amplio, el resultado será dolor o una lesión, como tendinitis (inflamación del tendón).

Quizá suene irónico, pero no sólo el envejecimiento y el estilo de vida pueden afectar la flexibilidad, sino también el ejercicio. "En los ejercicios con pesas y de resistencia al peso, como correr, los músculos se contraen una y otra vez, lo cual acorta los músculos y los tendones involucrados —dice Willett—. Por lo tanto, tiene que tomarse tiempo para volver a estirar los músculos después de haberlos utilizado. Si lo hace, los músculos y tendones no sólo conservarán su elasticidad sino que podrán fortalecerse aún más. Un programa de ejercicio que incluya los tres elementos (entrenamiento cardiovascular, fuerza y flexibilidad) mantendrá sus músculos y tendones en la mejor forma posible".

Queme grasa al estirarse

Además de mantenerla flexible, el estiramiento quema calorías y le ayuda a relajarse.

"El estiramiento no es un ejercicio aeróbico —admite Willett—. No obstante, quemará más calorías estirándose que sentada sin hacer nada". En el caso de una mujer que pesa 150 libras (68 kg), 30 minutos de estiramientos queman entre 60 y 100 calorías —más o menos el mismo número que una rutina suave de yoga—, en comparación con las 22 calorías que quemaría estando sentada durante ese mismo período.

Como un incentivo adicional se dará cuenta de que estirarse es muy relajante, sobre todo después de una sesión de ejercicio. "Los estiramientos reducirán su ritmo cardíaco lentamente después de una actividad —afirma Willett—, lo cual tiene un efecto calmante en la mayoría de las personas. Además, la respiración profunda y la quietud que se requieren para estirarse son muy útiles para liberar la tensión tanto de los músculos como de la mente".

La técnica correcta para el estiramiento

Los expertos recomiendan que se estiren todos los grupos musculares, en lugar de realizar únicamente los estiramientos dirigidos a la zona problemática personal. Todos los músculos y tendones trabajan juntos. Por lo tanto, si usted pasa por alto un estiramiento no obtendrá el beneficio máximo de los demás.

En cuanto a la técnica correcta para estirarse, debe hacerlo con un movimiento bastante natural. Alzamos los brazos al levantarnos de la cama y movemos la espalda si nos duele algún músculo. Todos estos movimientos en realidad son estiramientos. Es fácil. Como sea, para lograr la eficacia máxima debe tener presente unas cuantas reglas al estirarse, según advierte Willett.

Caliente los músculos. Los estiramientos no sirven como calentamiento. Dedique por lo menos 5 minutos a algún ejercicio aeróbico ligero, como caminar, subir escaleras o limpiar la casa. Esfuércese lo suficiente para que le dé calor y empiece a sudar un poco. Por otra parte, si hace sus estiramientos después de su sesión de ejercicio, los músculos ya estarán calientes y ágiles.

No rebote. Forzar los músculos con movimientos cortos y desiguales desgarra las fibras musculares. En cambio, realice el estiramiento de forma lenta y fluida hasta que perciba cierta resistencia; entonces suéltelo un poco y sostenga esta posición.

Sostenga cada estiramiento durante 20 segundos. "Los estiramientos sostenidos durante por lo menos 20 segundos son los que más incrementan la flexibilidad", dice Willett. No aguante la respiración. En cambio, respire profundamente 2 ó 3 veces mientras sostiene el estiramiento.

Realice cada estiramiento dos, tres o cuatro veces. Los verdaderos beneficios se van sumando con cada estiramiento adicional que haga.

Cuándo (y cada cuándo) estirarse

Los estiramientos no toman mucho tiempo. Hasta 10 minutos deben ser suficientes. Son fáciles de integrar en un breve programa de ejercicio, pues sólo le hace falta un tapete para ejercicio. En cuanto a cuándo hacerlos, usted cuenta con varias opciones.

- Si acaba de empezar su programa de ejercicio, lo mejor es estirar cada grupo de músculos inmediatamente después de la actividad en que los utilizó, de acuerdo con Willett. Por lo tanto, si está haciendo sentadillas para tonificar las asentaderas, por ejemplo, estire los glúteos enseguida de terminar el ejercicio. Si está haciendo ejercicio todos los días, esto significa que hará sus estiramientos todos los días.

- Si se siente a gusto con su rutina y nunca le duelen los músculos al terminar, indica Willett, puede hacer todos los estiramientos juntos al finalizar su rutina.

- Si le viene bien, también puede hacer los estiramientos solos (pero no se olvide de los ejercicios de calentamiento). Le beneficiarán dos sesiones semanales de media hora incluso en los días en que no haga otro ejercicio.

"Incluso puede hacer estiramientos mientras ve la tele —comenta Willett—. No hay necesidad de convertirlo en algo formal".

(*Nota*: Después de que aprenda a hacer estos estiramientos, vea cómo puede integrarlos a su rutina diaria en la sección "Un cuerpo a su medida en 28 días" en la página 369).

Media plancha (lagartija)

Músculos que estira
Músculos superiores e inferiores del abdomen

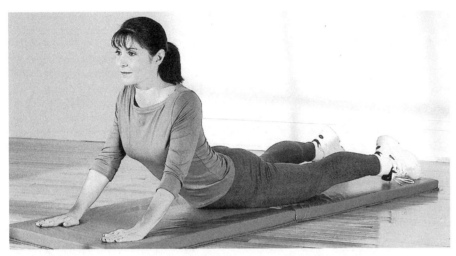

**Versión más fácil:
Esfinge**

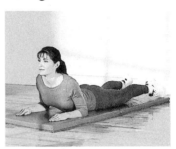

Acuéstese boca abajo con las manos apoyadas en el piso directamente debajo de los hombros. Levante el torso lo más posible enderezando los codos y arqueando la espalda, sin despegar las caderas del piso. Saque el pecho para no levantar los hombros hacia las orejas. Debe sentir el estiramiento en la parte anterior de su cuerpo. Puede levantar la barbilla, pero no deje caer la cabeza hacia atrás. Sostenga esta posición de 20 a 30 segundos. Repita cuatro veces.

Si no puede hacer la versión normal de este ejercicio porque le duelen las muñecas, los brazos o la baja espalda, apóyese en los antebrazos y levante el pecho manteniendo la cadera en contacto con el piso.

Ovillo

Músculos que estira
Músculos de la parte superior, media y baja de la espalda

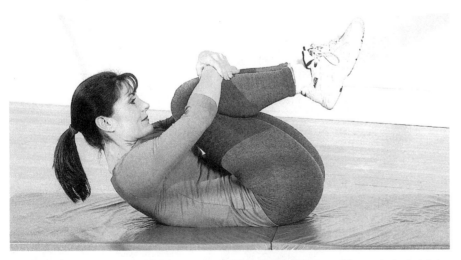

**Versión más fácil:
Rodilla al pecho**

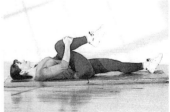

Acuéstese boca arriba con las piernas extendidas. Doble ambas rodillas y abrácelas, tal como lo muestra la fotografía. Acérqueselas al pecho hasta que perciba el estiramiento. Baje la barbilla hacia el pecho y levante la cabeza lentamente al encuentro de las rodillas. Manténgase relajada. Sostenga esta posición de 20 a 30 segundos. Repita cuatro veces.

Si no puede trabajar con las dos rodillas al mismo tiempo, empiece acercándose una rodilla al pecho; sostenga el estiramiento de 20 a 30 segundos. Relájese y repita con la otra rodilla. Además, no tiene que separar la cabeza del piso si siente que está forzando demasiado la nuca.

Medio giro

Músculos que estira
Músculos de la parte media y baja de la espalda

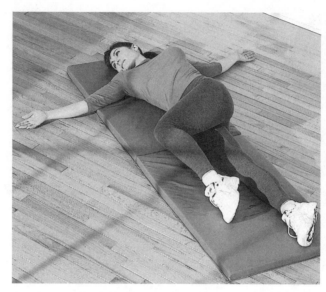

Acuéstese boca arriba con los brazos extendidos a ambos lados del cuerpo (de manera que queden perpendiculares a este). Sin despegar los hombros del piso, doble la rodilla izquierda y cruce la pierna doblada lentamente hacia el lado derecho de su cuerpo. Voltee la cabeza para mirar la mano derecha hasta que perciba el estiramiento. Sostenga esta posición de 20 a 30 segundos y repita del otro lado. Realice cuatro estiramientos de cada lado.

Estiramiento cruzado

Músculos que estira
Glúteos (asentaderas)

Acuéstese boca arriba con las dos rodillas dobladas. Cruce el pie izquierdo sobre la rodilla derecha. Sujete la pierna derecha con las manos detrás de la rodilla y acérquese la rodilla lentamente al pecho. Debe sentir el estiramiento en el glúteo izquierdo. Sostenga de 20 a 30 segundos y repita del otro lado. Estire cada lado cuatro veces.

Estiramiento de la cadera

Músculos que estira
Músculos anteriores de la cadera y los muslos

Arrodíllese en el piso. Adelante la rodilla derecha y
apoye la planta del pie en el
piso. La rodilla izquierda
debe permanecer apoyada
en el piso. Inclínese lentamente al frente para ex-
tender la pierna izquierda
hacia atrás, manteniendo la
espinilla y la rodilla en el
piso, tal como lo muestra la
fotografía. Debe percibir un
estiramiento en la parte anterior de la cadera y el muslo
derechos. Asegúrese de que
la rodilla derecha no rebase
los dedos del pie derecho.

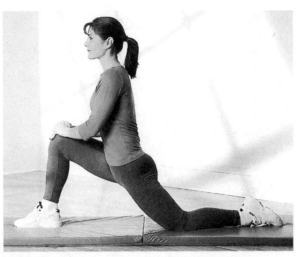

(Si así sucede, adelante la pierna derecha un poco más). Sostenga este estiramiento de
20 a 30 segundos y cambie de lado. Repita cuatro veces.

Estiramiento de la cadera y del cuádriceps

Músculo que estira
Banda iliotibial (la parte externa de la pierna desde la cadera hasta la rodilla) y el cuádriceps

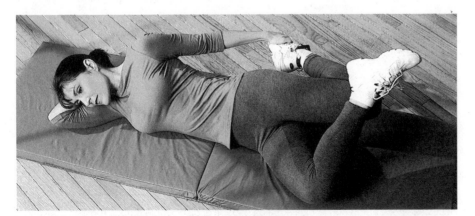

Acuéstese del lado derecho con la cabeza apoyada sobre el brazo derecho. Doble la
rodilla izquierda y utilice la mano izquierda para acercar el talón hacia las asentaderas.
Levante el pie derecho y colóquelo encima de la rodilla izquierda, tal como lo muestra la
fotografía. Haga presión con el pie derecho hacia abajo, empujando la rodilla izquierda
hacia el piso. Sostenga esta posición de 20 a 30 segundos y repita del otro lado. Repita el
estiramiento cuatro veces de cada lado.

Mariposa

Músculos que trabaja
Parte interna de los muslos y la ingle

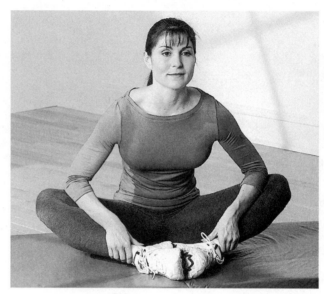

Siéntese en el piso con la espalda recta. Junte los talones de los pies y deje caer las rodillas hacia los lados. Sujétese los tobillos con las manos. Haga presión lentamente sobre las rodillas con los antebrazos, empujándolas hacia el piso, hasta que perciba un estiramiento. No fuerce el estiramiento para bajar las rodillas hasta el piso. Sostenga la posición de 20 a 30 segundos. Repita cuatro veces.

Estiramiento de los músculos de las corvas

Músculos que estira
Parte posterior de los muslos

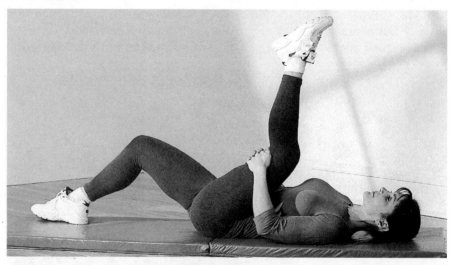

Acuéstese boca arriba con la baja espalda pegada al piso. Doble ambas rodillas, apoyando las plantas de los pies en el piso. Sujete la parte posterior del muslo izquierdo con ambas manos y enderece y levante la pierna izquierda lentamente. Acérquese la pierna suavemente al torso hasta que perciba un estiramiento en la parte posterior de la pierna. Sostenga esta posición de 20 a 30 segundos y repita con la otra pierna. Repita el estiramiento cuatro veces con cada pierna. Conforme se le facilite este estiramiento, puede extender la pierna que no está estirando, en lugar de mantenerla doblada; así intensificará el estiramiento.

Estiramiento de la pantorrilla

Músculos que estira
Gastrocnemio y sóleo (la parte posterior y lateral de la pantorrilla) y tendón de Aquiles

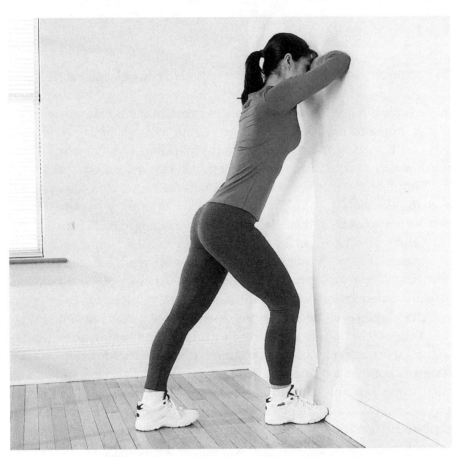

Póngase de pie con los antebrazos apoyados en la pared y adelantando la pierna derecha con la rodilla doblada. La rodilla no debe rebasar los dedos del pie. Mantenga recta la pierna izquierda con la planta del pie apoyada en el piso. Apoye su peso poco a poco sobre la pierna derecha, hasta que perciba un estiramiento en la parte posterior de la pantorrilla izquierda. Sostenga esta posición de 20 a 30 segundos; estirará la parte superior de la pantorrilla. A continuación doble la rodilla izquierda ligeramente y repita el ejercicio para estirar la parte inferior de su pantorrilla. Sostenga cada estiramiento de 20 a 30 segundos y cambie de lado. Repita cuatro veces con cada pierna.

La ropa adecuada

¿Se acuerda de los tiempos en que su "ropa para salir a jugar" consistía en unos *shorts*, una vieja playera (camiseta) y unos zapatos tenis? El conjunto le seguirá sirviendo si su programa de ejercicio se limita al trabajo de la casa o a paseos informales. No obstante, si lo que quiere es correr, andar en bicicleta o dedicarse a algún deporte, necesitará varios artículos deportivos especiales, como un sostén (brasier, ajustador) deportivo, calzado diseñado para la actividad que elija y algunos otros artículos diseñados para brindarle comodidad o bien seguridad.

Actualmente es más fácil que nunca encontrar la ropa adecuada para hacer ejercicio, gracias a mujeres emprendedoras como Anne Kelly, la dueña de Junonia, una empresa de ropa deportiva para mujeres que vende por catálogo. La compañía atiende específicamente a mujeres que buscan ropa atractiva con soporte para hacer ejercicio, pero a las que les cuesta mucho trabajo encontrarla en las tiendas. Kelly es una mujer bajita que viste talla 16 y hace ejercicio también. Le quedaba una talla XL *unisex*, pero incluso para esta talla, dice, "lo único que encontraba en las tiendas era un solo modelo de pantaloncillos negros para ciclista".

"Las mujeres más corpulentas tienen otra complexión y necesitan ropa diseñada especialmente para ellas —afirma Kelly—. Debido a su tamaño, las mujeres más corpulentas producen más calor. Si te pones unas sudaderas (*pants*, equipo) grandes y holgadas, no obtienes nada de soporte y te da calor", indica la experta. Hay telas de alta tecnología que ofrecen soporte, "control de brincoteo" para los senos, un perfil terso y sistemas para la dispersión de agua y calor que apartan el sudor del cuerpo y mantienen frescas a quienes las usan.

Junonia es sólo uno entre el creciente número de proveedores que ofrecen una colorida selección de ropa deportiva para mujeres más corpulentas, desde lo básico como sostenes hasta prendas específicas para diversos deportes. Woman's View, un departamento de Sears dedicado a las mujeres que visten de la talla 14 para arriba, ahora ofrece mallones (*leggings*) de algodón y *spandex* en tallas hasta la 4X (de 50 a 52 pulgadas/127 a 132 cm) en 11 colores, por ejemplo. La compañía de ventas por catálogo Lane Bryant vende calzado para entrenamiento múltiple (*cross-training*) en números que llegan hasta el 13 D y el 11 EE. Las tiendas Lane Bryant (que no tienen relación con el catálogo) ofrecen mallones, unitardos, sostenes deportivos y camisetas de ejercicio de manga corta y larga hechas de varias telas de alto rendimiento en las tallas 14 a 28 (3X). Para las más exigentes, un nuevo fabricante de Los Ángeles, A Big Attitude, ha creado una línea de ropa deportiva que se distribuye a través de los almacenes (tiendas de departamentos) Nordstrom y boutiques especializadas para mujeres.

Según los fabricantes, la ropa se está vendiendo bien.

"A las mujeres que usan tallas grandes se les ha programado para ponerse ropa informe a la hora de hacer ejercicio —indica Cynthia Tivers, la fundadora de A Big Attitude—. Muchas de las mujeres que usan tallas grandes hacían ejercicio a solas porque no podían ponerse lo mismo que las demás y se sentían estigmatizadas", señala Tivers, quien opina que todas las mujeres merecen contar con opciones atractivas, prácticas y que les brinden soporte. Sus diseños les ofrecen a las mujeres más corpulentas detalles que estas le han agradecido, como mangas y camisetas más largas, pero también les permiten moverse libremente y revisar sus posiciones, al igual que todas las personas que hacen ejercicio.

Armar el conjunto adecuado para hacer ejercicio debe comenzar por una prenda que probablemente sea una de las más valoradas —y detestadas— en el guardarropa de la mujer activa: el sostén deportivo.

Cómo seleccionar el supersostén deportivo

Las mujeres que hacen ejercicio necesitan soporte para los senos, pero muchas veces tienen que aguantar el roce de la tela, la incomodidad de una prenda húmeda y la molestia de tener que convertirse en una contorsionista para quitarse el sostén después de haber sudado haciendo ejercicio.

Si usted ha anhelado hallar un sostén deportivo tan cómodo y atractivo como su sostén normal, anímese. Actualmente existen más estilos que nunca. La clave para un ajuste perfecto es encontrar el estilo que mejor le funcione a usted.

"Las mujeres deben tomar ciertas decisiones acerca de lo que necesitan en cuanto a su sostén y a qué tipo de usuarias de sostén pertenecen —opina Missy Park, la fundadora de Title 9 Sports, un proveedor de ropa deportiva para mujeres con sede en Emeryville, California—. Si lo que más le interesa es la apariencia de su silueta, por ejemplo, querrá comprar un sostén de copa completa o envolvente. Ni se moleste en revisar los sostenes con compresión que se pasan por encima de la cabeza".

A continuación repasaremos los diferentes estilos para ayudarle a determinar cuál es el indicado para usted.

Sostén envolvente/de copa completa (*encapsulation/isolation bra*)

Usted quiere: Soporte para senos grandes (copa D o más grande), evitar los senos planos o tener una silueta más curvilínea (todos los tamaños de seno).

Busque: Un sostén que apoye cada seno por separado, conocido como sostén envolvente o de copa completa. Algunos sostenes de copa completa cuentan con copas moldeadas que le brindan aún más curvas.

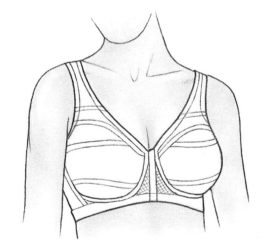

Sostén con compresión (*compression bra*)

Usted quiere: Soporte para senos de pequeños a medianos (copa A, B o C) o evitar verse demasiado "pechugona".

Busque: Un sostén que le comprima los senos contra el pecho, conocido como sostén con compresión. Para lograr la máxima compresión, algunos de estos sostenes se hacen con más tela y se ajustan al cuerpo como una camiseta sin mangas corta y ceñida. La tela adicional, sobre todo en la espalda, sostiene los senos firmemente y apoya su peso mejor que el sostén con compresión normal.

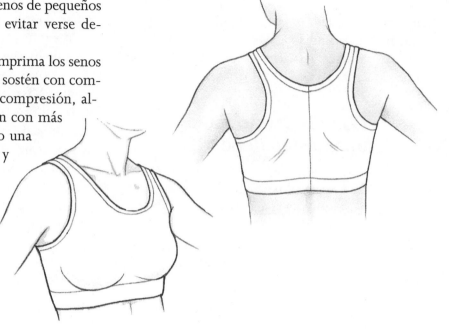

Sostenes de tirantes cruzados o en "Y" (*X/Y-back bras*)

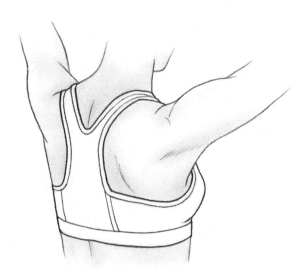

Usted quiere: Evitar que le brinquen los senos.

Busque: Un sostén con tirantes en el centro de la espalda. Estos tirantes cruzados o en forma de "Y" son de la misma tela que el sostén y sirven para levantarle los senos. Ayudan mejor a evitar que los senos brinquen que los tirantes que pasan derechos sobre los hombros. Entre más anchos sean los tirantes, más soporte y control le brindará el sostén.

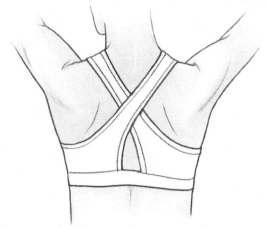

Camiseta-sostén (*bra top*)

Usted quiere: Taparse el estómago, si prefiere hacer ejercicio sólo con su sostén deportivo.

Busque: Una prenda que parece una camiseta sin mangas y que trae integrado el sostén. Esta prenda, conocida como camiseta-sostén, le llegará justo debajo del ombligo, de modo que no andará con el estómago al aire. Sin embargo, no ofrece el mismo soporte que un sostén deportivo corto, así que les queda mejor a las mujeres de senos más pequeños (si bien las mujeres de senos más grandes lo pueden utilizar para actividades de bajo impacto).

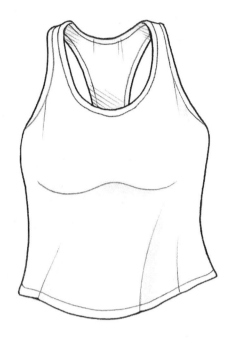

Sostén con cierre

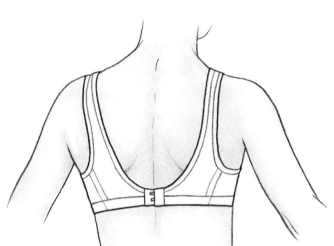

Usted quiere: Un sostén que se pueda poner y quitar fácilmente.

Busque: Un estilo que cuente con cierre adelante o atrás, para que no tenga que esforzarse por pasar un sostén ajustado y sudado por encima de la cabeza después de haber hecho ejercicio.

Una vez que determine qué estilo de sostén necesita, será hora de pensar en la tela. "A menos que esté empeñada en usar algodón (que se empapa fácilmente), querrá un sostén forrado de alguna tela que aparte la humedad de su cuerpo, como *CoolMax*, la cual se seca rápidamente y aleja el sudor del cuerpo", indica Park. También hay otras telas que debe tomar en cuenta. Si lo que busca es evitar al máximo que sus senos brinquen, compre un sostén con tirantes que no sean elásticos; para que su piel pueda respirar y para reducir la humedad, consígase uno hecho de malla; para reducir los roces, busque telas suaves como el nilón *Supplex*.

Una vez que haya decidido qué estilo de sostén y tela necesita, pruebe algunas marcas. "Encontrar el sostén deportivo perfecto es como encontrar los tenis perfectos —afirma Park—. La única forma de saber si un sostén es el indicado para usted es probarlo corriendo, caminando, en un juego de tenis o de golf o con el ejercicio que usted haga normalmente". Acuérdese de que para deportes como fútbol soccer o correr necesitará un estilo y una tela que controle mejor el movimiento de lo que le hará falta para actividades como el patinaje de navaja (en línea) o caminar.

Es importante que el sostén que elija sea cómodo y no le produzca roces, no la haga sudar, no exponga sus senos, no permita que brinquen ni los aplane de manera incómoda para usted. Para obtener el mejor ajuste, empiece por probarse un sostén deportivo de la misma talla que su sostén normal, sugiere Park. A las mujeres de busto grande les dará gusto saber que se venden sostenes deportivos de copa DD o tallas 38, 40 y más grandes.

Una vez que encuentre un sostén que le guste, compre dos o tres para que pueda lavar y ponerse uno para probarlo. Si se ajusta a sus necesidades no tendrá que regresar a comprar más, y si no le queda podrá devolver los que no usó y probar algún otro.

Otro equipo esencial

Aparte del sostén correcto, la ropa que use estará determinada más por el tipo de ejercicio que haga y el clima que por otra cosa. Sin importar cuál sea la actividad que le llame la atención, hay una regla de oro: escoja ropa que se sienta bien, recomienda Mike May, portavoz de la Asociación de Fabricantes de Artículos Deportivos con sede en North Palm Beach, Florida. "Usted no quiere que su ropa dificulte los movimientos naturales de su cuerpo de forma alguna", indica.

Además, la ropa deportiva adecuada podrá mejorar su actitud al igual que su rendimiento, señala Ellen Glickman-Weiss, Ph.D., profesora adjunta de Fisiología del Ejercicio en el departamento de Ejercicio, Diversión y Deportes de la Universidad Estatal Kent en Ohio. La ropa apropiada para el ejercicio le ayuda a perseverar, en lugar de abandonar el esfuerzo porque tiene frío, está sudada, adolorida o incómoda.

Caminar, correr, andar en bicicleta y excursionar. La ropa exterior de alta tecnología se ha ganado las alabanzas de quienes salen en el invierno a caminar, correr, andar en bicicleta o excursionar. Si usted anda a pie cuando está nevando, póngase mallas para correr y varias capas delgadas de ropa. Escoja telas hechas de *CoolMax*, *Capilene* u otras fibras especializadas diseñadas para apartar la humedad de su cuerpo y protegerla contra la intemperie al mismo tiempo.

Unos pantalones y chaquetas (chamarras) a prueba de viento, un sombrero (gorro) y guantes le ayudarán a seguir corriendo incluso en los días más fríos de invierno. A algunos corredores les gustan los pasamontañas que cubren la cabeza, el cuello y la mayor parte de la cara. Los encontrará en tiendas de artículos deportivos y en catálogos de ropa deportiva.

En el verano, las prendas que promueven la evaporación del sudor mientras usted hace ejercicio le ayudarán a su cuerpo a difundir el calor y a enfriarse de manera más eficaz, según afirma la Dra. Glickman-Weiss. Escoja ropa deportiva ligera, de colores claros y holgada que cubra la menor superficie del cuerpo posible. Póngase un filtro solar con un factor de protección (o SPF por sus siglas en inglés) de 15 o más por lo menos 30 minutos antes de salir a hacer ejercicios.

Además, tome en cuenta la cuestión de la visibilidad. Al igual que muchas mujeres ocupadas, Ruth Barnes, una antigua presidenta de la Asociación de California de Organizaciones de Ciclistas de Los Ángeles, California, muchas veces no tiene la oportunidad de hacer ejercicio hasta que cae la noche, cuando la tranquilidad invade las calles atestadas de coches más temprano durante el día.

"Si usted hace ejercicio por la noche, ya sea que ande en bicicleta, camine o corra, tenga presente que puede perderse a la vista de los demás en la oscuridad. Las tiendas de artículos deportivos ofrecen chaquetas cuyo diseño incorpora franjas de tela que brillan en la oscuridad. Incluso al anochecer es buena idea evitar el gris, el azul marino, el verde y otros colores que se funden con el entorno y funcionan como un camuflaje. Póngase colores vivos, como amarillo, rojo y morado, para que la vean", sugiere Barnes.

Existe una gran demanda de ropa en colores vivos para mujeres activas de todas las tallas, y los fabricantes han respondido diseñando estilos atractivos y funcionales que no estaban disponibles antes, cuando la actitud prevaleciente les imponía a las mujeres más corpulentas diseños oscuros y gruesos. Ahora cuentan con más opciones que nunca. "Pruébese algo nuevo y véase en el espejo —insta Catherine Lippincott, directora de relaciones públicas de las tiendas Lane Bryant en Columbus, Ohio—. Es posible que se lleve una buena sorpresa".

Ciclismo. La ropa para caminar y correr también puede servir para andar en bicicleta. Además, según Barnes, los artículos especiales para mujeres ciclistas son una bendición para las aficionadas a cualquier tipo de ciclismo, ya sea de bicicleta estacionaria, de calle o de montaña.

Pantalones largos y pantaloncillos acolchados para ciclista. Los pantaloncillos de ciclista para mujeres cuestan unos $30 y le brindarán una experiencia mucho más cómoda. Los pantalones de ciclista diseñados para hombres contienen costuras acolchadas que rozan a la mayoría de las mujeres "en los puntos equivocados —advierte Barnes con delicadeza—. De plano no recomiendo los pantaloncillos *unisex*". Champion and Danskin hacen unos pantaloncillos para mujeres más corpulentas.

Una sugerencia dictada por el sentido común: Al igual que los leotardos y los trajes de baño, los pantaloncillos para ciclista deben lavarse cada vez que se usen para evitar candidiasis y otras infecciones vaginales.

Si busca protección adicional, quizá quiera invertir en un asiento de bicicleta especial para mujeres. Los hay de muchos tipos diferentes y con formas innovadoras. Uno de los diseños tiene rendijas en el centro para evitar que se le rocen los genitales al andar en bicicleta. Si no encuentra ninguno de estos asientos en las tiendas de bicicletas de su zona, revise el catálogo Bike Nashbar.

Incluso con pantaloncillos acolchados y un asiento diseñado para tratar a las mujeres con amabilidad, probablemente experimente ciertas molestias durante los primeros días o semanas de practicar este deporte. "Se le quitará", promete Barnes. Le hará falta salir más o menos una docena de veces antes de que sus asentaderas se acostumbren al asiento.

Guantes rellenos de gel. Estos accesorios reducen la presión sobre las puntas de los dedos y las manos durante los largos paseos en bicicleta. Lo más importante en lo que debe fijarse es que le queden bien, de acuerdo con Barnes.

"Las manos de las mujeres tienden a ser más pequeñas que las de los hombres, de modo que algunas compañías ahora ofrecen tamaños especiales sólo para mujeres. Yo prefiero los guantes lavables", opina la experta.

Natación y aeróbicos acuáticos. Para hacer ejercicio en el agua como Dios manda, use trajes cuyo diseño le dé mayor importancia a la libertad de movimiento que a la moda, recomienda Marti Boutin, una entrenadora especializada de la Asociación de Ejercicio Acuático con sede en Nokomis, Florida.

"Para hacer ejercicio, existe el factor de la comodidad y el factor del pudor", comenta Boutin. En el caso de los aeróbicos acuáticos, por ejemplo, "no querrá que se le suba el traje". Para obtener mayor información acerca de trajes de baño para mujeres con problemas de línea, vea la página 363.

Esquiar de montaña y a fondo (a campo traviesa). La ropa para deportes invernales ha

(continúa en la página 220)

El calzado correcto para hacer ejercicio

Comprar calzado deportivo llega a ser una tarea difícil incluso para los aficionados al deporte más experimentados, de modo que es lógico que los principiantes muchas veces se confundan. Es fácil sentirse desconcertada, incluso perpleja, ante las maravillas ergonómicas que actualmente se les agregan a los zapatos deportivos. Y la variedad disponible es impresionante. La clave radica en encontrar el zapato correcto para la actividad (o actividades) que usted haya escogido. El cuadro que presentamos a continuación le ayudará. Lo redactó James McGuire, D.P.M., un terapeuta físico y el director del departamento de Medicina Física de la Universidad Temple en Filadelfia, Pensilvania. Si usted tiene problemas especiales en los pies, el Dr. McGuire sugiere que consulte a un podiatra para recibir consejos personalizados.

No obstante, tenga presente que las siguientes indicaciones sólo son directrices generales. Regresará a casa con el calzado correcto si se lo compra a un vendedor bien informado capaz de contestar sus preguntas acerca de cómo está armado el producto. Y siempre pruébelos antes de comprar nada. Muchas tiendas de artículos deportivos cuentan con áreas donde usted puede saltar, correr o patear unas pelotas para probar sus zapatos. Ya que los términos que utilizamos para las partes de los tenis son muy especializados, le aconsejamos que lleve su libro a la tienda para ayudarle en la compra. Si el vendedor no le ofrece la oportunidad de probar la mercancía, pídaselo. Si le contesta que no, pregúntele si puede devolver el calzado ya usado. Si la respuesta sigue siendo negativa, compre sus zapatos en otra parte.

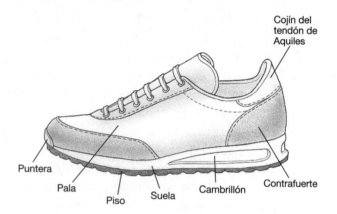

Actividad	Qué buscar
Aeróbicos, bádminton, máquina trepadora (escaladora), *ping-pong* (tenis de mesa), remo, saltar la cuerda (brincar la cuica) y *stepping*	Empella (*forefoot*) flexible muy acojinada con un quiebre metatarsiano para mayor flexibilidad (esto significa que el zapato se dobla fácilmente); medio pie reforzado (enfranque o cuña reforzada); contrafuerte firme; piso recto; tacón antiimpacto; plantilla removible (*removable insole*) para permitir su sustitución al gastarse o para insertar una ortosis si se la receta el podiatra. Los zapatos para tenis, aeróbicos y entrenamiento múltiple son muy semejantes y normalmente pueden intercambiarse.
Aeróbicos acuáticos y nadar	Zapatos para el agua que se escurran fácilmente, se sequen rápido y brinden una capa protectora acojinada entre sus pies y el piso; estos zapatos protegen los pies contra las lesiones o una infección que pudiera contraer al caminar descalza en un lago, la playa o alrededor de una piscina (alberca).
Bailar	Se puede practicar descalza, con zapatillas de punta dura o zapatillas de baile. Los zapatos deben proporcionar un mínimo de resistencia al movimiento y permitirle a la bailarina darle una bella "línea" o apariencia al pie y al tobillo al realizar los movimientos. Los zapatos para bailar *tap* y otros bailes especiales por lo general se eligen más por su apariencia durante las ejecuciones que por la estructura del zapato. Trate de encontrar un máximo de apoyo para el talón y el empeine y prefiera un diseño con agujetas (cordones) antes que el estilo mocasín, de ser posible.
Bolos (boliche)	Un zapato típico para jugar a los bolos es un zapato estilo oxford enlazado con agujetas provisto de una suela flexible resbaladora o lisa, un enfranque reforzado para apoyar el cambrillón y un contrafuerte reforzado para prevenir la pronación.

Actividad	Qué buscar
Caminar, caminata atlética y tareas domésticas	Empella flexible; puntera amplia; suela ligeramente basculadora (un diseño que facilita continuar el movimiento del pie hasta los dedos y reduce el movimiento del tobillo); enfranque rígido; contrafuerte reforzado; bullón y zona del tendón de Aquiles acojinados; tacón tipo *roller* (un tacón achaflanado y redondeado); plantillas removibles; está muy bien una ligera elevación del tacón.
Caminar en estera mecánica (caminadora, *treadmill*) y correr	Zapatos para correr con puntera ancha y flexible; quiebre metatarsiano para mayor flexibilidad; suela recta o conformada, según su tipo de pie; medio pie firme y reforzado sin recortes que disminuyan el apoyo; contrafuerte reforzado firme con bullón acojinado y acojinado en la zona del tendón de Aquiles; lengüeta acojinada; piso anti-impacto, sobre todo en la parte del talón; está bien una suela apiramidada siempre y cuando la base no sea demasiado ancha.
Ciclismo	Los zapatos para ciclista están diseñados específicamente para entrar a la canastilla de los pedales, pero no funcionan para el ciclismo de montaña, en el que se necesita separar los pies de los pedales para equilibrarse. En este caso puede utilizar un borceguí (zapato para excursionar o *hiker*) ligero de corte bajo que se deje apartar fácilmente de los pedales en caso necesario (vea "Excursionar" abajo). Los zapatos para entrenamiento múltiple también son una buena opción. Los zapatos para ciclismo de calle deben tener la puntera flexible, un enfranque rígido y un contrafuerte firme de corte bajo.
Ciclismo estacionario, entrenamiento elíptico, *spinning*	Los zapatos para correr, caminar o ciclista son adecuados, siempre y cuando sean cómodos (vea "Caminar", "Caminar en estera mecánica" y "Ciclismo" arriba).
Danza del medioriente	Por lo común se practica descalza, pero si le duele pruebe una zapatilla de baile suave y flexible.
Esgrima	Pala flexible para permitir que el pie se mueva rápidamente; suela flexible para que la esgrimista pueda pararse de puntas; contrafuerte reforzado para apoyar el talón; agujetas para conseguir un máximo apoyo del medio pie.
Esnórquel	Se puede practicar descalza, con zapatos para el agua o aletas de natación. Se recomienda usar zapatos para el agua al caminar en cualquier parte donde no esté segura de las condiciones del fondo (vea "Aeróbicos acuáticos" en la página 218).
Esquiar a fondo (a campo traviesa)	Las botas de esquí a fondo deben ser de corte impermeable y contar con un diseño especial de la puntera para ajustarse a su mecanismo específico de fijación; empella flexible para permitir un deslizamiento fluido; medio pie y contrafuerte reforzados para prevenir la pronación y apoyar el talón. Casi cualquier calzado que apoye el pie, como los zapatos para entrenamiento múltiple, correr o caminar, sirven para las máquinas de esquiar a fondo (vea los detalles de construcción en "Aeróbicos" en la página 218 o "Caminar" arriba).
Esquí de montaña	Casco conformado rígido con un mecanismo que permita la flexión hacia delante en los giros; acojinado en el tobillo y el tendón de Aquiles; plantilla removible para insertar una hecha a la medida o una ortosis, de ser necesario; se recomienda un forro autoconformado o con conformación de calor o inyección para mejorar el ajuste y la comodidad, de ser posible.
Excursionar	*Borceguíes ligeros*: Parecidos a los zapatos para caminar, pero con un enfranque más rígido y una empella más tiesa para escalar; contrafuerte reforzado y acojinado; plantilla removible (y plantillas extras por si las primeras se mojan); corte de tres cuartos o bajo. En inglés estos se llaman *hikers*.

(continúa)

Actividad	Qué buscar
Floricultura y horticultura	Pala impermeable o a prueba de agua; puntera flexible para poder arrodillarse; cambrillón firme y contrafuerte reforzado para apoyar el talón. Muchas personas prefieren los zuecos (choclos, *gardening clogs*) para jardinería, los cuales tienen la suela rígida y una horma o forma muy específica que los hace muy cómodos para algunos tipos de pie y muy incómodos para otros.
Mantenimiento del jardín	Empella flexible; mucho espacio en la puntera; enfranque rígido o reforzado; contrafuerte reforzado; bullón y zona del tendón de Aquiles acojinados; piso impermeable; pala a prueba de agua; plantilla removible. Lo mejor son los borceguíes ligeros o las botas del tipo que se usa en la industria de la construcción.
Patinaje de navaja (patinaje en línea)	Patines con plantillas removibles, de ser posible, para permitir un ajuste más a la medida.
Patinaje sobre hielo	Patines con plantillas removibles, de ser posible, para permitir un ajuste más a la medida.
Racquetball* y *squash	Zapatos para tenis o entrenamiento múltiple con una empella muy acojinada y quiebre metatarsiano para mayor flexibilidad; enfranque o cuña reforzada; contrafuerte firme; piso recto; tacón antiimpacto; plantilla removible.
Tenis	Los zapatos para tenis tienen una empella muy acojinada y un quiebre metatarsiano para mayor flexibilidad; enfranque o cuña reforzada; contrafuerte firme; piso recto; tacón antiimpacto; plantilla removible.

mejorado mucho desde aquellos pantalones de mezclilla (mahones, *jeans*) empapados y las abultadas chaquetas de plumón que usted posiblemente usó cuando salía a esquiar con sus amigos de la secundaria (preparatoria). Ya sea que se trate de trazar huellas sobre unas pistas de descenso barridas por el viento o de atravesar despejadas llanuras, vestir capas de telas ligeras que apartan la humedad del cuerpo es fundamental para que usted permanezca calentita, seca y con libertad de movimiento, según afirma Mike Lloyd, el gerente de Christy Sports en Colorado Springs, Colorado. Agregue o retire capas conforme la temperatura exterior suba o baje o si intensifica su actividad o empieza a relajarse.

Capa 1: Empiece con ropa interior térmica tanto en la parte superior del cuerpo como en la inferior. Se han creado diversas telas nuevas de poliéster que apartan la humedad de la piel, según explica Lloyd. Algunas son tejidas y otras cuentan con fibras huecas que apartan la humedad, que es algo que el algodón no hace. Todas estas telas "la mantienen más seca, lo cual a su vez la conserva más caliente", indica el experto.

Es posible que usted esté pensando algo así como: "¿Poliéster pegado a mi piel? ¿No se sentirá áspero o me hará sudar?". De ninguna manera, declara Lloyd. Las nuevas variedades de poliéster son suaves y cómodas, apartan la humedad y duran mucho. No hacen pelusa y aguantan la lavadora y la secadora.

Capa 2: Si hace mucho frío —10°F (−22°C) o menos— agregue una capa aislante de lana, lanilla o una combinación de ambas para no enfriarse. Esta capa también debe absorber la humedad.

Si está soplando una brisa o incluso viento, agregue una capa no aislante de nilón, poliéster o alguna de las telas sedosas más nuevas de microfibras.

Capa 3: Si está nevando o lloviznando, aproveche la ropa exterior hecha de alguna de las telas impermeables que dejan respirar la piel y salir la humedad, pero evitan que esta penetre. Así el sudor se evaporará y usted no se mojará, lo cual le permitirá cumplir con su programa de ejercicio aun en días húmedos. Podrá hacer su selección entre varias marcas conocidas como *Durepel*, *Gore-Tex* y *MemBrain*.

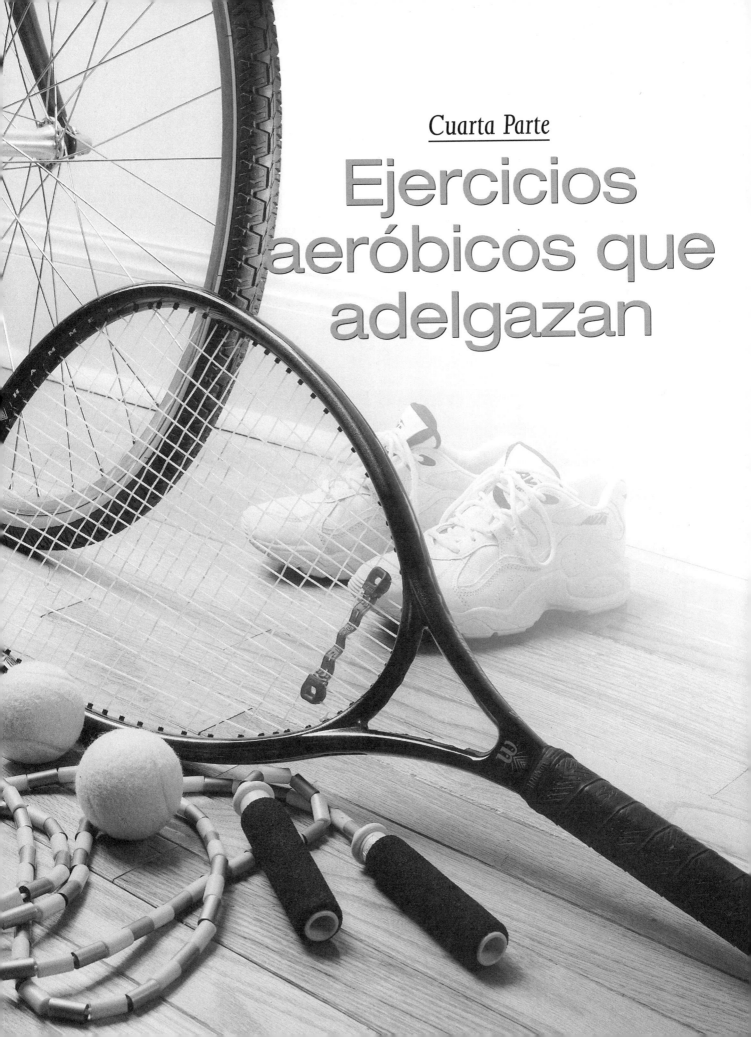

Cuarta Parte

Ejercicios aeróbicos que adelgazan

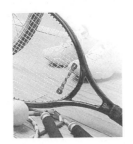

22 formas de quemar grasa y calorías

Gracias a un programa diario de ejercicio aeróbico que consistía sólo en caminar (combinado con pesas), Barbara Evanson bajó un total de 23 pulgadas (58 cm) de sus medidas, principalmente de la cintura, el vientre y las caderas.

"Tengo bastante sobrepeso y me falta un largo camino por recorrer —afirma Barbara, de 51 años, una asistente de enfermería que vive en Cadott, Wisconsin—. ¡Pero no puedo creer que haya empezado a notar los cambios en sólo un mes! A veces simplemente no me alcanza el tiempo para caminar. Pero en esos días dedico 1 ó 2 horas a desherbar mi jardín".

Le dará gusto averiguar que el concepto del ejercicio aeróbico no significa que esté obligada a correr o a tomar una clase de aeróbicos para bajar de peso y mejorar su forma física. A menos que a usted le llamen la atención estas actividades, por supuesto. Pero también cuentan como ejercicio aeróbico ocupaciones cotidianas como caminar y trabajar en el jardín. Queman la grasa y las calorías de la misma forma que ejercicios más agotadores y les pueden ayudar a las mujeres como usted a reducir el abdomen, adelgazar los muslos y cambiar el perfil de las asentaderas.

La forma en que funcionan

Los ejercicios aeróbicos funcionan de la siguiente forma. Debido al esfuerzo, su cuerpo le exige una mayor cantidad de oxígeno para darle energía. Cuando inhala, el oxígeno pasa de los pulmones al torrente sanguíneo. El corazón lo lleva a los músculos. Y ahí el oxígeno se utiliza para descomponer los carbohidratos, la grasa y las proteínas, convirtiéndolos en la energía que los músculos necesitan para funcionar.

Las actividades aeróbicas queman muchas calorías y —cuando se acompañan de una alimentación que controla la grasa y las calorías— ayudan mucho a hacer desaparecer la grasa. Esto se debe a que durante el ejercicio se obliga al corazón a latir a una velocidad sostenida más alta, lo cual acelera el metabolismo, quema más calorías y posiblemente con el tiempo sirva para incrementar su índice metabólico, o sea, la velocidad con la que quema calorías al dedicarse a sus ocupaciones cotidianas. A su vez, los cambios metabólicos mejoran la capacidad de su cuerpo para quemar la grasa así como la de los músculos para utilizar el oxígeno con este fin. Conforme mejore su forma física aeróbica, su corazón, pulmones y músculos se tornarán más eficientes y usted podrá hacer más cosas sin cansarse.

Una vez que usted se vuelva más activa físicamente, tal vez la gente empiece a notar que se ve más delgada y musculosa. La mayoría de las actividades aeróbicas no aumentan la masa muscular, pero sus músculos se verán mejor tonificados y usted perderá grasa, así que se verá más delgada. Por la misma razón probablemente observe que la ropa le queda mejor, desde antes de que la pesa (báscula) haya registrado un cambio de peso.

Una mejor apariencia no es el único beneficio que aporta el movimiento. También se sentirá bien. Las pruebas científicas demuestran que realizar algún ejercicio aeróbico puede ayudar a

223

atenuar los síntomas de la depresión y la ansiedad y darle una sensación de mayor bienestar emocional. Un estudio llevado a cabo por el departamento de Rendimiento Humano y Promoción de la Salud en la Universidad de Nueva Orleans, por ejemplo, observó que las 36 mujeres y los seis hombres que se inscribieron en clases de aeróbicos con banca de diversas intensidades se sentían menos tensos, deprimidos, fatigados y enfadados después de las sesiones más intensas de ejercicio que al finalizar las menos intensas.

De acuerdo con algunos expertos, el ejercicio levanta el estado de ánimo por el simple hecho de despejar la mente de las preocupaciones cotidianas. "Es posible que uno simplemente se esté divirtiendo —opina Charles Corbin, Ph.D., profesor de Ciencias del Ejercicio y Educación Física en la Universidad Estatal de Arizona en Tempe—. Se está haciendo algo grato". En vista de que muchas mujeres achacan el hecho indeseable de subir de peso en parte a la tendencia a comer de más cuando se sienten cansadas, aburridas, tensas o enojadas, los beneficios psicológicos del ejercicio aeróbico muy bien pueden influir en el éxito de su propósito.

Nadie está completamente seguro de la razón por la que el ejercicio levanta el ánimo. Según algunos expertos, el cerebro libera endorfinas mientras se hace ejercicio y después de terminar. Estas sustancias químicas se asocian con una sensación de placer. Posiblemente usted ya escuchó a atletas y otras personas hablar de este efecto como un "viaje (pasón) de endorfinas". Pero también las personas comunes como usted pueden disfrutar el efecto de levantar el ánimo al hacer ejercicio.

¿Qué tan duro debe trabajar?

Los expertos afirman que para cosechar los beneficios que el ejercicio aeróbico brinda a la salud se necesita trabajar a una intensidad moderada, de manera tal que el ritmo cardíaco se eleve durante por lo menos 30 minutos diarios de tres a cinco veces por semana.

Si su propósito es bajar de peso, necesita hacer ejercicio aeróbico a una intensidad moderada de 30 a 60 minutos la mayoría de los días de la semana. "A los 30 minutos se llega al punto en que la grasa se utiliza como principal fuente de energía", dice Laurie L. Tis, Ph.D., profesora de Kinesiología y Salud en la Universidad Estatal de Georgia en Atlanta.

¿Y cómo se sabe qué significa "intensidad moderada"? Una forma es calculando el ritmo cardíaco que quiere lograr. Para obtenerlo, reste su edad de 220. Esta cifra le indica cuál debe ser —aproximadamente— su ritmo cardíaco máximo. Sin embargo, usted no querrá (ni debería) alcanzar su ritmo máximo. En cambio, tiene que mantenerse dentro de un rango que según su nivel de forma física puede fluctuar entre el 60 y el 90 por ciento de su ritmo cardíaco máximo. Para calcular este rango, multiplique su ritmo máximo por 0.6 si quiere mantenerse en el 60 por ciento de su ritmo máximo (intensidad baja), lo cual es un nivel bueno para principiantes; por 0.7 para obtener el 70 por ciento de su ritmo cardíaco máximo (intensidad moderada); o por 0.8 para sacar el 80 por ciento de su ritmo máximo (intensidad alta).

No es tan difícil como suena. Para calcular el rango en el que debe mantener su ritmo cardíaco al hacer ejercicio, por ejemplo, Sarah, la mujer de 52 años a la que conocimos en varios capítulos anteriores, tiene que restar 52 de 220 para obtener su ritmo cardíaco máximo de 168. Para trabajar al 70 por ciento de este ritmo máximo, debe multiplicar 168 por 0.7 para llegar a un resultado de 118 como ritmo cardíaco que debe mantener al hacer ejercicio.

Para asegurarse de que su ritmo cardíaco se encuentre dentro del rango deseado cuando hace ejercicio, coloque dos o tres dedos de una mano —pero no el pulgar, que cuenta con su propio pulso— ligeramente sobre la parte interior de la muñeca opuesta, justo debajo de la base del pulgar. Cuente los latidos durante 1 minuto para averiguar su pulso —que son los latidos del corazón percibidos a través de las paredes de las arterias— o cuente durante 15 segundos y multiplique el resultado por cuatro.

De acuerdo con los expertos, si apenas está empezando a hacer ejercicio aeróbico debe procurar un ritmo cardíaco del 60 por ciento. Una vez que haya logrado una forma física bastante buena, podrá ir subiendo hasta el 90 por ciento.

Si no le gustan los números, hay otras formas más sencillas de saber si está haciendo ejercicio con suficiente intensidad, según indica Michael Youssouf, un entrenador físico y director de preparación y desarrollo de entrenadores en The Sports Center at Chelsea Piers en la ciudad de Nueva York. Lo está haciendo muy bien si tiene que jadear, pero no tanto que le impida conversar. O bien si empieza a sudar. O si simplemente tiene la *sensación* de estar trabajando.

¿Quiere medir la intensidad de sus ejercicios de otra forma? Pregúntese a sí misma por cuánto tiempo podría seguir realizando la actividad. Debería costarle suficiente esfuerzo como para que no pueda continuar durante horas, pero no debería trabajar tan arduamente como para que tenga que detenerse enseguida, según afirma Youssouf.

Conforme mejore su forma física, los ejercicios que antes la extenuaban se volverán más fáciles, de modo que tendrá que incrementar su duración, intensidad o frecuencia o bien dedicarse a otra actividad más exigente, dice Youssouf. Junto con cada una de las actividades aeróbicas que se describen en las páginas que siguen, hemos incluido los consejos de los expertos con respecto al nivel indicado para principiantes, así como para las intensidades intermedia y avanzada. Estas indicaciones le ayudarán a empezar y a progresar. Además de que así podrá cuidar mejor su salud, los niveles mencionados están diseñados para garantizar el éxito de su programa de ejercicio, según explica Youssouf. Asígnese de 20 a 30 minutos diarios y convierta su sesión de ejercicio en parte de su rutina diaria. Encuentre el nivel adecuado para usted; si lo disfruta, perseverará. Cuando esté lista para avanzar al siguiente nivel, lo hará.

Trabaje arduamente (pero no demasiado)

De la misma forma en que la ropa unitalla por lo general no le queda bien a nadie, un programa estricto e inflexible de ejercicio no les agrada a la mayoría de las mujeres. Lo único que una mujer tiene que hacer es hallar actividades que le permitan trabajar con suficiente intensidad para poner a latir al corazón más deprisa. A lo largo de esta sección del libro leerá los comentarios de docenas de mujeres. Cada una de ellas corrigió sus zonas problemáticas con una actividad diferente. Algunas caminaron para deshacerse de los bultos superfluos de su figura. Otras se dedicaron al patinaje de navaja (en línea). Otras más encontraron la solución perfecta a su problema de peso en equipos "novedosos" como los entrenadores elípticos. Y hubo algunas que prefirieron aparatos ya conocidos, como las bicicletas estacionarias y las máquinas de esquiar a fondo (a campo traviesa).

Para todas ellas, al igual que para muchas mujeres más, la clave para no abandonar un programa de ejercicio aeróbico radicó en que este resultara divertido o interesante. "Muchas veces simplemente es cuestión de encontrar una actividad que le guste —opina la Dra. Tis—. Si no le agrada caminar, intente andar en bicicleta o en bicicleta de montaña o pruebe el patinaje de navaja". Mejor aún, busque varias actividades. Los lunes puede jugar tenis, por ejemplo, ir a una clase de aeróbicos los miércoles y salir en bicicleta con su familia los viernes.

Usted es la única que puede decidir qué le funciona mejor. De acuerdo con el Dr. Martin Hoffman, profesor de Medicina Física y Rehabilitación en el Colegio Médico de Wisconsin en Milwaukee, a algunas mujeres les resulta mejor elegir un solo tipo de ejercicio en lugar de varios, porque les agrada sobresalir en una sola cosa. Si a usted le gusta correr, por ejemplo, quizá encuentre suficiente motivación para entregarse exclusivamente a este ejercicio si se esfuerza de manera constante por mejorar sus tiempos o la distancia que corre. Al buscar una actividad aeróbica que se adecue a sus propósitos, también aprenderá a moldear su cuerpo con la mayor eficacia posible al aumentar al máximo su esfuerzo o la frecuencia del ejercicio.

Otro método consagrado por la tradición —y eficaz— que les puede servir a las mujeres que apenas están comenzando con un programa de ejercicio es encontrar a una compañera que la acompañe en el esfuerzo, comenta el Dr. Hoffman. "Si usted sabe que su amiga la estará esperando a las 6:00 de la mañana para salir a caminar, no decidirá que está demasiado cansada ni se quedará dormida".

Simplemente caminar 30 minutos diarios a un ritmo moderado le ayudará a perder entre 5 y 15 libras (2 y 7 kg) en un año, según su tamaño, promete el Dr. Corbin. "La mejor forma de ejercicio para controlar el peso es cualquiera que usted realmente esté dispuesta a hacer", agrega el experto.

El ejercicio o alguna otra actividad física también puede convertirse en una oportunidad para mantener o fortalecer los vínculos familiares o las amistades, según opina la Dra. Tis. Salga a andar en bicicleta con sus hijos y utilice el tiempo no sólo para quemar calorías sino para conversar con ellos. O llévese a su esposo a sus caminatas nocturnas y aproveche al máximo este tiempo a solas.

La Dra. Tis hace ejercicio regularmente con una de sus compañeras de trabajo "y es nuestro tiempo para conversar. Hacemos ejercicio, nos alejamos de los teléfonos y la oficina durante 30 minutos y podemos dedicarnos a hablar, simplemente".

Para empezar

Antes de comenzar con un programa de ejercicio aeróbico, consulte a su médico si puede hacer suyas dos o más de las siguientes afirmaciones.

- Tiene más de 45 años.
- Tiene menos de 55 años, ya pasó de la menopausia y no está haciendo una terapia de reposición hormonal (la cual le protege el corazón).
- Fuma cigarrillos.

- Tiene presión arterial alta (hipertensión) o un nivel alto de colesterol, o en algún momento de su vida los tuvo.
- Lleva una vida sedentaria, es decir, trabaja frente a un escritorio, no tiene pasatiempos que impliquen actividad física y no hace ejercicio regularmente.
- Tiene antecedentes familiares de enfermedades cardíacas, presión arterial alta o un nivel alto de colesterol.

Si su búsqueda de una buena forma física la lleva a un gimnasio público u otra actividad de grupo, no se deje intimidar por la apariencia de las otras mujeres ni por el hecho de que posiblemente manejen con mayor destreza la estera mecánica (caminadora, *treadmill*), la trepadora (escaladora) o algún otro aparato, según recomienda la Dra. Tis.

"He tenido la experiencia de que se sorprenderá de cuánto mejora el ejercicio su autoestima si logra superar esos momentos iniciales de inseguridad —afirma la Dra. Tis—. Sólo recuerde que está ahí para mejorar *su* salud y bienestar físico. Quiere sentirse bien ahora y también dentro de 25 años. Se trata de un compromiso consigo misma. Entonces se sentirá más a gusto y todo empezará a aclararse".

Empiece con un ligero calentamiento. Camine a un paso cómodo durante 5 minutos para animar la circulación de la sangre. Luego haga unos estiramientos suaves (sin rebotar) antes de comenzar su actividad aeróbica. Al finalizar su actividad, deje que su cuerpo se enfríe. Camine de 3 a 5 minutos. Luego efectúe unos estiramientos suaves, que le ayudarán a aumentar o mantener la flexibilidad, según la Dra. Tis.

Al comenzar no se desanime aunque sólo sea capaz de hacer 10 minutos de ejercicio en una máquina en particular, aconseja la Dra. Tis. La próxima vez reduzca la tensión, baje la velocidad e inténtelo durante 15 minutos. Posteriormente trate de irle aumentando poco a poco.

"No se trata de una competencia ni de una carrera —señala la Dra. Tis—. Tiene que mantenerse dentro del límite de sus habilidades para que resulte cómodo".

¿Cuánto debe incrementar su esfuerzo antes de mantenerse en un nivel determinado de ejercicio? "La regla general dicta que en un 10 por ciento por semana —indica la Dra. Tis—. Probablemente se trate de un incremento más bien bajo. Lo que debe recordar es que puede aumentar la intensidad o el tiempo, pero no las dos cosas a la vez".

Por ejemplo, digamos que está caminando en una estera mecánica a 3 millas (4.8 km) por hora durante 20 minutos. Le resulta muy cómodo, pues apenas tiene que jadear ni está sudando. Cuenta con las siguientes opciones: puede aumentar su tiempo de trabajo con la máquina a entre 22 y 23 minutos. O bien puede quedarse en 20 minutos, pero incrementar su velocidad a entre 3½ y 4 millas (5 y 6 km) por hora. O bien puede olvidarse de ambas cosas y aumentar un poco la inclinación de la estera.

"Puede incrementar la intensidad, el tiempo o la resistencia —en algunas de las máquinas—, pero elija sólo un incremento a la semana", sugiere la Dra. Tis. Si realmente le encantan sus ejercicios, puede mantener la misma intensidad y duración pero agregar otro día. Y acuérdese de tomarse un día libre a la semana, sin importar qué tan buena sea su forma física.

Sea cual sea el método que elija, estará firmemente encaminada hacia el cuerpo que desea.

Para tener un cuerpo a su medida, puede elegir entre más de dos docenas de actividades diferentes, desde caminar o dedicarse a la floricultura y horticultura hasta aspirar las alfombras o mantener su jardín. Todas ellas se describen en las páginas siguientes. (Los levantamientos de piernas y otras formas de ejercicios de resistencia o con pesas pueden contribuir a la misma meta, pero por causas distintas).

Aeróbicos: clases y videocasetes

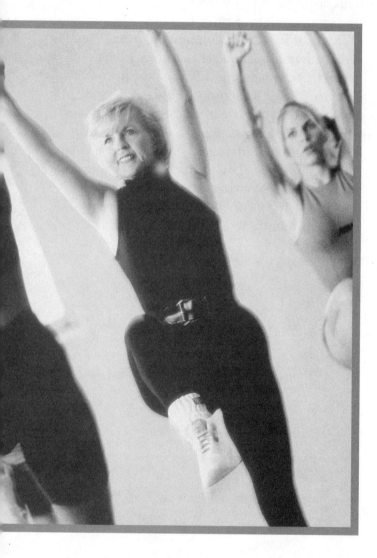

Los movimientos de los aeróbicos sirven para quemar la grasa, tonificar los músculos y fortalecer el corazón, y su evolución ha sido impresionante desde sus comienzos como coreografías de calistenia inspiradas en la música disco. Actualmente las clases y los videocasetes de aeróbicos la instan a hacer rutinas de *kickboxing*, a saltar la cuerda (brincar la cuica), a realizar golpes de tenis y mucho más, mientras que la música de fondo abarca desde el *reggae* hasta canciones modernas muy conocidas.

Una sesión de ejercicio aeróbico prácticamente no tiene rival cuando se trata de perder peso, según afirma Laurie L. Tis, Ph.D., profesora de Kinesiología y Salud en la Universidad Estatal de Georgia en Atlanta. Para tonificar los músculos, los aeróbicos también incorporan ejercicios de resistencia que contribuyen a lograr un físico delgado.

Beneficios moldeadores

Hacer aeróbicos de forma regular contribuye de varias formas a bajar de peso y tonificar el cuerpo.

- Usted quemará grasa de manera más eficaz.
- Tonificará sus músculos de la cabeza a los pies, logrando una mejoría en la apariencia, la fuerza y la resistencia de todo el cuerpo.
- Aumentará su flexibilidad, lo cual extenderá su rango de movimiento y mejorará su rendimiento muscular, equilibrio y coordinación.

Beneficios psicológicos

Las investigaciones han revelado que los aeróbicos brindan una mayor sensación de bienestar y confianza a quien los practica, además de aliviar el estrés, la depresión, los síntomas del sín-

En resumen

Calorías quemadas*
228 por media hora

Potencial moldeador
Tonifica los músculos abdominales, las caderas, los muslos, las asentaderas y, según el tipo de aeróbicos de que se trate, también otros músculos importantes

*Para el caso de la mujer que pesa 150 libras (68 kg). Si usted pesa más, quemará más calorías; si pesa menos, quemará menos.

drome premenstrual y los problemas del sueño. Un grupo de mujeres encuestadas por el Instituto Melpomene, una organización investigadora que se dedica a estudiar el vínculo entre la salud y la actividad física en las mujeres, dijeron sentirse "radiantes" después del ejercicio, animadas por una sensación de mayor energía, bienestar y euforia.

"Una buena sesión de aeróbicos le entrega una recompensa inmediata por haber hecho algo bueno para usted misma —afirma Jennifer Sherman Bolger, directora de programas en el centro de buena forma física FitLinxx en San Diego, California—. Las mujeres desarrollan mucha más con-

fianza en su capacidad para hacer cualquier cosa que se propongan".

El calzado adecuado

Compre unos tenis de entrenamiento múltiple (*cross-trainer shoes*), que le proporcionarán el acolchado, apoyo, flexibilidad y agarre que necesita para realizar los diversos ejercicios incluidos en una sesión de aeróbicos, según recomiendan los expertos del Consejo Estadounidense para el Ejercicio (o *ACE* por sus siglas en inglés). Si tiene los arcos de los pies muy elevados, busque zapatos

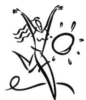

¡Triunfo!

Jana perdió 40 libras (18 kg) sin volverlas a subir

Cuando la familia de Jana Trabert se mudó a los Estados Unidos desde Corea, ella tenía 12 años. Su presentación a este nuevo mundo incluyó la comida chatarra, la televisión y el sobrepeso.

"El estilo de vida estadounidense es muy sedentario —opina la diseñadora de interiores de 33 años—. A pesar de que era delgada en Corea, al llegar al primer año de la secundaria (preparatoria) aquí pesaba 150 libras (68 kg), y sólo mido 5 pies con 2 pulgadas (157 cm) de estatura. Me sentía gorda, asquerosa y totalmente acomplejada".

Jana decidió ponerse a dieta para bajar de peso. "Probé todas las dietas habidas y por haber, incluyendo el ayuno total —afirma—. Mis amigas y yo incluso leímos acerca de la bulimia y tratamos de obligarnos a vomitar después de comer. Nada funcionó, por supuesto, y sólo estaba echando a perder mi cuerpo y mi salud".

En la universidad, una amiga invitó a Jana a inscribirse en una clase de danza aeróbica con ella en un gimnasio público. Enseguida le encantó.

"Era divertido —dice Jana—. Y empecé a notar

la diferencia en mi cuerpo, tanto en la pesa (báscula) como en la forma en que me veía y sentía, después de sólo un par de meses". Haciendo ejercicio tres veces a la semana bajó 40 libras y no las ha vuelto a subir. "Comprendí que tendría que adoptar el ejercicio como un régimen para toda la vida, al igual que una alimentación sana. Pero me gusta. Estoy feliz de haber descubierto algo que realmente funciona".

Jana no ha abandonado su programa de aeróbicos desde hace unos 15 años, pero actualmente los hace en casa. Ha cambiado los gimnasios atestados por la sala de juegos de su familia, donde pone sus videocasetes favoritos de ejercicio aeróbico.

"Trato de fijar un día y una hora para hacerlo —indica Jana—, pero a veces me salen ocupaciones —sobre todo desde que me volví madre— y simplemente tengo que buscarme un tiempo. Y lo hago. No siempre es fácil, pero hace que me sienta muy bien".

Aprovéchelo al
MÁXIMO

"Marcialícese"

Montones de mujeres con mucha experiencia en los aeróbicos han querido agregar mayor fuerza a sus sesiones de ejercicios, y la solución que encontraron han sido los ejercicios aeróbicos inspirados en las artes marciales, como el *Tae Bo* de Billy Blanks y los Aeróbicos Integrados con Karate (*Karate Integrated Aerobics* o *KI Aerobics*), entre otros estilos. Estas rutinas rápidas se ofrecen en muchos centros de buena forma física y también en videocasetes. Acompañadas de música, incorporan patadas, golpes y otros movimientos que con frecuencia se encuentran en otras clases de aeróbicos de alta intensidad. "En resumen, se trata de una versión estadounidense de las artes marciales", explica Ginny Whitelaw, Ph.D., instructora en jefe de aikido en la Asociación Aikido de Atlanta en Georgia.

El tipo más conocido de aeróbicos inspirados en las artes marciales probablemente sea el *Tae Bo*. No obstante, abundan otras versiones semejantes y las clases se anuncian con nombres como "*cardio kickboxing*" y "*aerobo-tae*". El número de calorías que usted quemará por sesión varía según el tipo de rutina de que se trate. Como sea, de acuerdo con los expertos debe quemar aproximadamente 280 calorías por media hora, más o menos el mismo número que en cualquier clase de aeróbicos intensos.

Para encontrar una clase de aeróbicos basada en las artes marciales cerca de usted, comuníquese con el gimnasio o el centro de buena forma física de su localidad. Por cierto, los expertos señalan que las rutinas de aeróbicos de este tipo están pensadas para quienes ya están en un nivel intermedio o avanzado, no para principiantes.

---

que amortigüen mejor los golpes y le apoyen más los tobillos. Si sus pies más bien tienden a ser planos, busque menos acolchado y un mayor apoyo y control en el talón.

Para un ajuste apropiado, deje media pulgada (1.2 cm) libre entre la punta del dedo más largo del pie y el extremo del zapato. El zapato también debe ser lo más ancho posible en la parte anterior del pie, sin que se le mueva el talón. Por muy bien que le quede, tendrá que ablandar el zapato. Si le salen ampollas en los pies después de varios días, devuelva los zapatos. Por último, compre zapatos nuevos con regularidad. El acolchado se echa a perder después de entre 3 y 6 meses de uso constante y usted se volverá más propensa a sufrir lesiones de la rodilla y el tobillo.

Otros equipos esenciales

Además de un buen par de zapatos, necesitará la ropa adecuada para hacer ejercicio hasta sudar. Y si piensa hacer ejercicio sola, le harán falta unos videocasetes de aeróbicos.

Ropa. Busque telas que "respiren", o sea, una mezcla de algodón y fibras sintéticas que aparten el sudor de su cuerpo y le permitan mantenerse fresca. Encontrará mayores detalles en la sección "La ropa adecuada" en la página 212.

Si la temperatura fluctúa en el lugar donde va a hacer ejercicio, póngase varias capas de ropa que se pueda estar quitando o poniendo según le haga falta.

Videocasetes. Los videocasetes de aeróbicos son una forma excelente de hacer ejercicio en casa. Usted podrá disfrutar una música animada mientras sigue los movimientos de las personas con buena forma física que están saltando en la pantalla de su televisión. Hay casetes disponibles para una amplia gama de estilos aeróbicos, desde las coreografías tradicionales de piso hasta ejercicios que ayudan a tonificar grupos musculares específicos.

Tome en cuenta las siguientes sugerencias al elegir un videocasete, recomienda Jill Ross, directora de adquisiciones en la tienda Collage Video de Minneapolis, Minnesota, que se especializa en videocasetes de ejercicio.

- **Tipo.** Busque ejercicios y música que le llamen la atención personalmente.

- **Duración.** Determine —de manera realista— cuánto durará su sesión de ejercicio. Si cuenta con un límite de tiempo, utilice videocasetes de 30 minutos y junte varios cuando tenga oportunidad de alargar su sesión de ejercicio. Si es principiante, disminuya la duración o la intensidad de su rutina si le parece demasiado difícil.

- **Intensidad.** No sobrestime sus habilidades o se arriesgará a desanimarse desde el principio, advierte la Dra. Tis. Lo más probable es que sea una principiante si ni siquiera ha salido a caminar en seis meses por lo menos o si tiene mucho sobrepeso. Si camina o hace algún otro ejercicio al menos dos o tres veces por semana, empiece con un nivel intermedio.

Cómo empezar

Ahora le diremos qué necesita para empezar y continuar un programa de ejercicio aeróbico.

Aprenda lo fundamental. Muchos ejercicios aeróbicos requieren cierto grado de habilidades motrices y coordinación, que posiblemente le tome algún tiempo desarrollar. Empiece con una clase introductoria o con un videocasete descrito como de bajo impacto o sin impacto, lo cual significa que someterá sus articulaciones a menos estrés, según sugiere Lauri Reimer, directora de formación de instructores de aeróbicos para la Asociación de Aeróbicos y Buena Forma Física de los Estados Unidos. Conforme se sienta más a gusto con el programa de ejercicio, podrá pasar poco a poco a uno más avanzado.

Caliéntese. Prepare el cuerpo y la mente para los ejercicios calentando de 5 a 10 minutos los músculos que utilizará durante su sesión, según recomiendan los expertos del ACE. Por ejemplo, camine en un solo lugar para calentar las piernas. Continúe con estiramientos "estáticos" (suaves sin rebotar) de los mismos músculos. El calentamiento le ayuda a su cuerpo a quemar calorías de manera más eficaz al aumentar su temperatura básica. Asimismo ayuda a las músculos a trabajar más rápido y con mayor fuerza, mejora su elasticidad y control muscular e impide la acumulación de ácido láctico en la sangre, el cual provoca dolor.

Vigile su nivel de intensidad. La prueba de hablar es un buen modo, basado en el sentido común, de juzgar si la intensidad de sus ejercicios es segura para usted, según indica Richard Cotton, el fisiólogo en jefe especializado en ejercicio del Consejo Estadounidense para el Ejercicio con sede en San Diego, California. Debe ser capaz de mantener una conversación mientras hace ejercicio. Si no es así, bájele a la intensidad.

Una sesión de aeróbicos quema grasa, fortalece los músculos y le ayuda al corazón a hacerse más fuerte, siempre y cuando mantenga una intensidad que eleve su ritmo cardíaco arriba de lo usual, por lo general a entre el 60 y el 90 por ciento de su ritmo cardíaco máximo, en opinión de los expertos. Si apenas está empezando, querrá mantener su ritmo cardíaco en el rango más bajo de 60 al 90 por ciento durante la parte aeróbica de su sesión de ejercicio. Asegúrese de revisarse el pulso durante la rutina de ejercicio. Nunca debe rebasar su ritmo cardíaco máximo.

Aspire a entre 30 y 60 minutos. Póngase como meta hacer ejercicios durante por lo menos 30 minutos, ya sea en una sola sesión o sumados a lo largo del día, indican los expertos. Si es una principiante que nunca ha hecho ejercicio, empiece con entre 10 y 15 minutos para la parte aeróbica de sus ejercicios, a un nivel de intensidad entre bajo y moderado. Conforme adquiera mayor fuerza, vaya aumentando el tiempo poco a poco sin incrementar la intensidad.

Agregue ejercicios tonificantes. Después de la mayoría de las clases de aeróbicos se dedican algunos minutos a ejercicios diseñados específicamente para fortalecer los músculos. Busque una clase que se centre en sus "zonas problemáticas".

O bien agregue ejercicios tonificantes con pesas ligeras a su sesión de ejercicio en casa.

Enfríese. Sólo 3 minutos de algún movimiento moderado como caminar, después de una sesión de ejercicio, les permiten a su corazón y músculos volver poco a poco a su estado normal, según señala la Dra. Tis. Es posible que algunos movimientos y estiramientos suaves también le ayuden a incrementar o a mantener su flexibilidad y a reducir el dolor muscular al mínimo.

Haga ejercicio varios días a la semana. A fin de bajar de peso, los expertos recomiendan hacer ejercicio por lo menos 4 ó 5 días a la semana.

Programas de aeróbicos

Para principiantes

De 10 a 20 minutos, 3 días por semana; entre un 60 y un 65 por ciento del ritmo cardíaco máximo

Nivel intermedio

De 20 a 30 minutos, de 3 a 5 días por semana; entre un 65 y un 75 por ciento del ritmo cardíaco máximo

Nivel avanzado

Un mínimo de 20 a 30 minutos, de 3 a 5 días por semana; entre un 75 y un 90 por ciento del ritmo cardíaco máximo

La mejor forma de controlar la intensidad del ejercicio es trabajar a su propio ritmo, según afirma Lauri Reimer, directora de formación de instructores de aeróbicos para la Asociación de Aeróbicos y Buena Forma Física de los Estados Unidos. "En una clase, no se preocupe por mantenerles el ritmo a las personas de la primera fila".

Tire 5 patadas en lugar de 10 si eso es todo lo que puede hacer en este momento. Brinque, pero no junte las manos encima de la cabeza aunque se lo pidan. Simplemente manténgase en movimiento. "Lo fundamental es hacer todo lo que pueda y aspirar a mejorar con el tiempo", opina Reimer.

Vigilar su ritmo cardíaco le ayudará a asegurar que esté trabajando con una intensidad segura y eficaz. Para perder un máximo de peso, haga ejercicio de 30 a 60 minutos con una intensidad moderada la mayoría de los días de la semana, recomienda Laurie L. Tis, Ph.D., profesora de Kinesiología y Salud en la Universidad Estatal de Georgia en Atlanta.

Aeróbicos acuáticos

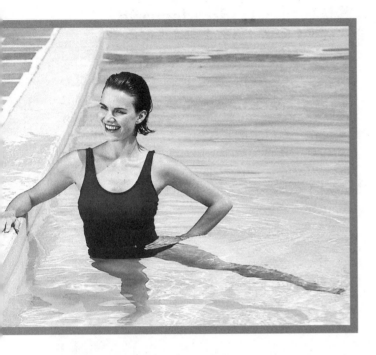

En resumen

Calorías quemadas*
de 200 a 250 por media hora

Potencial moldeador
Tonifica los músculos abdominales, las caderas, los muslos, las asentaderas, las pantorrillas y los brazos, entre otros músculos

***Para el caso de la mujer que pesa 150 libras (68 kg). Si usted pesa más, quemará más calorías; si pesa menos, quemará menos.

No tiene que saber nadar para hacer aeróbicos acuáticos. Siempre y cuando se sienta a gusto con el agua a la altura del pecho podrá optar por esta forma de ejercicio sumamente eficaz, según indica Marti Boutin, una entrenadora especializada de la Asociación de Ejercicio Acuático con sede en Nokomis, Florida. En inglés, este ejercicio no se conoce solamente como "*water aerobics*" sino también como "*aquatics*", y cada vez está adquiriendo mayor popularidad entre estrellas deportivas profesionales, atletas olímpicos y personas comunes.

¿De qué están enterados todos ellos que usted también debería saber? De tres cosas: los aeróbicos acuáticos no fuerzan las articulaciones y con todo le aseguran una muy buena sesión de ejercicio aeróbico. La resistencia que brinda el agua a sus movimientos es de 12 a 14 veces mayor que la que se obtiene fuera de ella y proporciona a los músculos un entrenamiento de resistencia continuo. Por último, el reducidísimo impacto dentro del agua le permite realizar movimientos que posiblemente no podría hacer fuera del agua.

Beneficios moldeadores

Hacer ejercicio en el agua de forma regular puede aportarle una serie continua de recompensas.

- Con una sesión vigorosa de aeróbicos acuáticos usted quemará las mismas calorías que si hiciera aeróbicos fuera del agua, sin el estrés que estos imponen a las articulaciones.

- Los efectos tridimensionales del agua le ofrecen resistencia en todas las direcciones, por lo que usted tonificará los músculos de los pies a la cabeza. Gracias a los ejercicios acuáticos logrará un cuerpo hermoso y equilibrado.

- A fin de mantener la posición recta y alineada y el equilibrio del cuerpo, trabajará los músculos abdominales y de la espalda con particular fuerza, además de las piernas, lo cual le dará unos músculos abdominales y piernas fuertes y bien definidos.

Beneficios psicológicos

Los aeróbicos acuáticos le brindan una maravillosa sensación de bienestar durante la sesión de ejercicio y después de ella, de acuerdo con Boutin. El ejercicio libera endorfinas, unos compuestos sedantes naturales del cerebro que reducen el estrés. El agua proporciona un entorno agradable y su efecto como de masaje sirve para relajar los músculos cansados, según indica la experta. En el instante en que se sumerja en el agua, penetrará en un ambiente de nuevas sensaciones y percepciones.

El calzado adecuado

Las zapatillas para hacer ejercicio en el agua son suaves y flexibles y están diseñadas de manera específica para caminar en el agua. Le ofrecen comodidad y una suela antiderrapante y ayudan a proteger los pies, según explica Boutin. Los tenis para hacer ejercicio en el agua brindan más apoyo que las zapatillas y también son una buena opción, agrega la entrenadora. No obstante, si usted gusta puede hacer los aeróbicos acuáticos descalza.

¡Triunfo!

Linda se inspira con los aeróbicos acuáticos

"Me encanta estar activa", afirma Linda Grable, una directora de oficina mayor de 50 años que vive en Redondo Beach, California. A pesar de que nació con una cadera dislocada que la hacía propensa a lesionarse, corría y hacía ejercicio en un gimnasio. No obstante, con los años le salió artritis en las caderas. Su médico le recomendó dos sustituciones de cadera.

"Desde la intervención quirúrgica no he podido hacer ejercicios que fuercen mis caderas —explica Linda—. Ya no puedo correr, usar el *stepper* ni tomar clases de aeróbicos. Tuve que investigar otras actividades.

"Un día recibí por correo un folleto que anunciaba una clase de aeróbicos acuáticos —recuerda Linda—. Leí la descripción de la clase y pensé el asunto durante unos días. Entonces decidí: '¡Pues sí, lo haré!'". Y está encantada con su decisión.

"Los aeróbicos acuáticos por fin me están permitiendo volver a hacer las cosas que antes podía hacer fuera del agua —indica—. Me sentí muy limitada después de la operación. Ahora por primera vez he podido correr y brincar juntando las manos arriba de la cabeza, hacer arcos y dar patadas. ¡Estoy contentísima!"

La clase de una hora es "una sesión de ejercicio realmente exigente —señala Linda—. Se mueve uno de manera casi constante, de modo que sé que estoy trabajando mi corazón muy bien". La clase también incluye ejercicios de resistencia para tonificar los músculos de manera más específica.

"De nuevo vuelvo a tener muy buena forma física —dice Linda—. A veces prácticamente tengo que arrastrarme fuera de la piscina (alberca) después de una clase, pero es divertido. Para mí era una verdadera privación no poder hacer ejercicio. Ahora puedo hacer en el agua todo lo que no puedo hacer fuera de ella".

Aprovéchelo al
MÁXIMO

Sugerencias para extender y aumentar la dificultad de sus ejercicios acuáticos

Los expertos en ejercicio acuático le ofrecen las siguientes recomendaciones para que usted se sienta muy motivada.

Métase a una clase. La dirección y la motivación que una buena instructora puede brindar inspira a los participantes, en opinión de Marti Boutin, una entrenadora especializada de la Asociación de Ejercicio Acuático con sede en Nokomis, Florida. El compañerismo y la camaradería que irá desarrollando con sus compañeros de clase también le ayudarán a mantenerse motivada.

Varíele. No se limite a caminar en el agua y punto, sugiere Boutin. "Usted puede hacer una amplísima gama de cosas en el agua, desde nadar a lo largo de la piscina (alberca) hasta yoga acuático. Al experimentar con actividades novedosas, mantendrá su interés".

Acompáñese. Hacer ejercicio en compañía de otra persona la motivará a presentarse a las sesiones y, una vez ahí, a permanecer en el agua por más tiempo y a esforzarse más, apunta Boutin.

Lleve un diario de sus ejercicios. Un registro escrito de lo que ha logrado aumentará su motivación para conseguir aún más, según explica Boutin. Anote la fecha de su sesión de ejercicio, el tiempo que permaneció en el agua, el tipo de ejercicio, el equipo de entrenamiento de resistencia que utilizó y el número de repeticiones que hizo. También describa brevemente cómo se sintió antes de su sesión de ejercicio, durante la misma y después de ella.

Vea un videocasete antes de hacer ejercicio. Vea aunque sea unos minutos de un videocasete de aeróbicos acuáticos antes de hacer ejercicio, ya sea que lo haga sola o en una clase. Esto le enseñará algo nuevo en cuanto a la forma de realizarlo o bien la motivará para trabajar mejor, indica Boutin.

Agregue música. Si está trabajando sola, agregue música para tener más energía y divertirse más haciendo ejercicio.

Otros equipos esenciales

Los aeróbicos acuáticos requieren muy poco equipo. Basta con un traje de baño y una piscina (alberca). Para aumentar la eficacia de los ejercicios y su seguridad al hacerlos, puede agregar otros equipos especializados.

El agua. Tanto la piscina del patio de atrás como la del gimnasio local son perfectas. El agua debe llegarle más o menos al pecho y tiene que contar con suficiente espacio para efectuar todo el rango de movimientos sin chocar con el lado de la piscina ni con la persona de al lado, según indica Boutin. La temperatura del agua es importante. De acuerdo con la Asociación de Ejercicio Acuático, para una clase de ejercicio acuático debe estar entre 80° y 85°F (26° y 29°C). Conforme la temperatura de su cuerpo se eleve durante las partes vigorosas de la rutina, esta temperatura la mantendrá fresca, según explica Boutin.

El traje de baño. La comodidad es fundamental. Use un traje que le permita moverse cómodamente. Si le da pena ponerse un traje de baño porque no tiene buena forma física, simplemente póngase una camiseta (playera) encima.

Accesorios para el entrenamiento de resistencia. Hacer ejercicio en el agua tonifica los músculos abdominales y ayuda a aplanar el estómago. Al agregar otros equipos, como mancuernas para el agua, tubos de espuma de poliestireno (*Styrofoam noodles*) y guantes provistos de membranas interdigitales, tonificará otros grupos musculares —sobre todo los muslos, las asentaderas y los brazos— e incrementará al mismo tiempo la intensidad de las rutinas, de acuerdo con Boutin.

El flotador. Para trabajar en el agua honda (donde sus pies no toquen el fondo de la piscina), un flotador resulta esencial para garantizar su seguridad, además de que le proporciona un buen apoyo a la espalda.

Cómo empezar

Los expertos le tienen los siguientes consejos para que usted inicie con éxito un programa de aeróbicos acuáticos.

Inscríbase en una clase. Los gimnasios locales y otras instalaciones para la salud ofrecen una amplia gama de clases. Asegúrese de que la instructora cuente con un certificado nacional de ejercicio acuático y que esté preparada en cuanto a medidas de seguridad tanto generales como acuáticas. De acuerdo con el Consejo Estadounidense para el Ejercicio, una buena clase debe incluir un calentamiento, una parte aeróbica que vaya aumentando de intensidad poco a poco, ejercicios para tonificar los músculos y un enfriamiento que consista en ejercicios de flexibilidad.

Caliéntese. Los expertos recomiendan que haga de 3 a 5 minutos de calentamiento en el agua antes de una sesión de aeróbicos acuáticos. Empiece con levantamientos de la rodilla y luego caliente los músculos tirando patadas con la pierna extendida. Quizá también quiera hacer estiramientos al lado de la piscina durante 3 a 5 minutos antes de meterse al agua.

Ponga a latir su corazón. La parte aeróbica de su sesión de ejercicio puede consistir en cualquier cosa desde caminar en el agua hasta nadar a lo largo de la piscina. Los expertos recomiendan que suba la intensidad poco a poco hasta alcanzar el ritmo cardíaco que pretende y que mantenga ese nivel durante al menos 20 minutos.

Programas de aeróbicos acuáticos

Para principiantes

Entre un 60 y un 65 por ciento del ritmo cardíaco máximo, 2 ó 3 días por semana.

Nivel intermedio

Entre un 65 y un 75 por ciento del ritmo cardíaco máximo, de 3 a 4 días por semana.

Nivel avanzado

Entre un 75 y un 90 por ciento del ritmo cardíaco máximo, de 4 a 6 días por semana.

La intensidad es un factor fundamental para los aeróbicos acuáticos. "No se engañe pensando que los aeróbicos acuáticos son ejercicios 'sin sudor'", advierte Marti Boutin, una entrenadora especializada de la Asociación de Ejercicio Acuático con sede en Nokomis, Florida. Es posible que su ritmo cardíaco se mantenga más bajo en el agua, pero eso no significa que no esté trabajando arduamente. El enfriamiento y la compresión brindados por el agua, la menor fuerza de la gravedad y otros factores pueden contribuir a reducir su ritmo cardíaco.

Pruebe las siguientes técnicas para aumentar la intensidad.

- Levante las rodillas más y dé pasos más grandes al caminar en el agua.
- Corra en lugar de caminar.
- Ahueque las manos y aparte el agua de su cuerpo empujando o jalándola.
- Agregue equipo que aumente la intensidad, como accesorios que se arrastran, flotantes o con peso.

Enfríese. Utilice los últimos 3 a 5 minutos de la parte aeróbica de su sesión de ejercicio para enfriarse, según indica Boutin. Vaya disminuyendo poco a poco la intensidad de sus movimientos, de forma que su ritmo cardíaco baje y usted empiece a respirar más despacio.

Vigile su intensidad. A fin de aprovechar su sesión de ejercicio al máximo y de asegurarse de que esté trabajando en un nivel seguro para su salud, manténgase al tanto del esfuerzo que está haciendo, recomienda Boutin. Tómese el pulso para asegurarse de que se encuentre dentro de su rango permitido de ritmo cardíaco, según se describe en la página 224. O bien sométase a la prueba de la conversación: si no puede conversar cómodamente con la persona que está a su lado, se está esforzando demasiado, afirma la experta.

Agilícese. Debe concluir la clase con el mismo tipo de estiramientos que usó para el calentamiento, afirma Boutin. Así mantendrá su flexibilidad y evitará dolores musculares.

Mójese por lo menos de tres a cinco veces por semana. "Si es constante cumplirá con sus metas", apunta Boutin. Extienda su sesión de aeróbicos acuáticos durante por lo menos 20 minutos, de preferencia un día sí y un día no para otorgarle a su cuerpo un tiempo de descanso y recuperación, sugiere la entrenadora.

Aeróbicos con banca

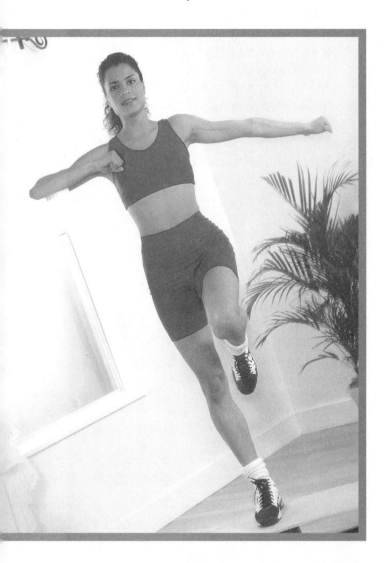

Los aeróbicos con banca o *step aerobics* —un movimiento de alta intensidad y bajo impacto cuyas coreografías giran en torno a una plataforma de altura ajustable— nacieron a finales de los años 80. Durante una sesión de aeróbicos con banca, usted se subirá a una banca, la atravesará y se moverá a su alrededor, y todo ello al compás de música que pondrá a latir su corazón. Es una de las pocas modas de ejercicio que han llegado para quedarse.

No tiene que contar con mucha coordinación para hacer aeróbicos con banca (aunque las coreografías se le irán facilitando conforme adquiera mayor habilidad), según afirma Gin Miller, la inventora de los aeróbicos con banca, creadora de la técnica *Step Reebok* y estrella de la serie de videocasetes *Reebok Step Training*, que vive en Canton, Georgia. Y no tiene que ir a un gimnasio para hacer aeróbicos con banca. Puede comprar una banca y varios videocasetes en las tiendas o los catálogos de artículos deportivos. De esta forma, los aeróbicos con banca son uno de los ejercicios menos caros —y más eficaces— que puede hacer en su casa.

Beneficios moldeadores

Usted puede esperar lo siguiente cuando haga aeróbicos con banca regularmente.

- Quemará mucha grasa, ya que los aeróbicos con banca son un ejercicio de alta intensidad.
- Tonificará y moldeará los músculos de la parte inferior de su cuerpo, sobre todo las asentaderas, muslos y pantorrillas.
- Si se concentra en mantener contraídos los músculos abdominales mientras realiza su rutina de aeróbicos, también los tonificará y los fortalecerá.

Beneficios psicológicos

Al igual que los demás ejercicios aeróbicos, los aeróbicos con banca le levantarán el ánimo

---

En resumen

Calorías quemadas*
Aproximadamente 300 por media hora al usar una banca de 6 pulgadas (15 cm) de alto

Potencial moldeador
Trabaja toda la parte inferior del cuerpo: las caderas, los muslos y las asentaderas

---

*Para el caso de la mujer que pesa 150 libras (68 kg). Si usted pesa más, quemará más calorías; si pesa menos, quemará menos.

y aumentarán su capacidad de pensamiento creativo.

"Un beneficio adicional es que los aeróbicos con banca pueden ayudarles a las mujeres que se sienten torpes a superar su temor a las coreografías o a mover los pies —indica Miller—. No requiere tanta coordinación como bailar, pero se hace ejercicio acompañado de música y se utilizan algunos movimientos de baile de bajo impacto".

El calzado adecuado

Usted querrá contar con un buen apoyo al realizar su rutina de aeróbicos con banca, así que lo mejor que puede hacer es comprar un buen par de zapatos para aeróbicos. Busque zapatos flexibles que tengan mucho acolchado y apoyen el arco del pie, según recomienda Tamilee Webb, la coreógrafa de muchos videos de aeróbicos con banca, que vive en San Diego, California. Algunas

¡Triunfo!

Beth perdió 25 libras (11 kg) haciendo aeróbicos con banca

Beth Mendelson, que tiene 41 años, ama a sus tres hijos y haría lo que fuera por ellos. Lo que no le gusta es *lucir* como una madre con tres hijos. Los aeróbicos con banca cambiaron su vida.

El momento decisivo llegó cuando Beth, un ama de casa de Silver Spring, Maryland, fue a un restaurante con unas amigas. Cuando pasaron por el bar, "ninguno de los hombres presentes me miró —indica—. Tenía 35 años en ese entonces, pero me veía mucho mayor".

Con sus 5 pies y 1 pulgada (155 cm) de estatura y 140 libras (64 kg) de peso, Beth decidió hacer algo para sí misma. "Las clases de aeróbicos tradicionales siempre me habían intimidado, porque me sentía torpe —explica—. Sin embargo, pensé que no habría problema si hacía ejercicio en mi casa. Fui a la biblioteca y saqué unos videocasetes de aeróbicos normales. Pero seguían sin gustarme".

Entonces alguien le prestó una banca y un videocasete de aeróbicos con banca. "¡Me encantaron! —afirma—. Me resultó fácil aumentar mi confianza. Por alguna razón —será porque la música es más lenta—, los pies y el cerebro me funcionan mejor con los aeróbicos con banca que con los normales".

Beth empezó con un videocasete para principiantes de Kathy Smith y luego siguió con la serie *Reebok* de Gin Miller. Le encantan los videocasetes de Cathe Friedrich, que es una de las instructoras más difíciles. "He encontrado que siempre soy capaz de seguir la coreografía después de utilizar un videocasete sólo unas cuantas veces —afirma Beth—. Cuando consigo un videocasete nuevo, realmente tengo que concentrarme cuando lo utilizo por primera vez; conforme me voy sintiendo más cómoda con él, puedo fijarme más en trabajar el cuerpo intensamente en lugar de tener que aprender los nuevos movimientos de memoria. Las mejores ideas se me ocurren cuando estoy utilizando algunos de los videocasetes con los que me siento más a gusto".

Los aeróbicos con banca realmente le han dado buenos resultados a Beth. Ahora pesa unas 115 libras (52 kg). "Tengo los muslos más delgados y firmes y mucho más musculosos —apunta—. Pero por encima de eso tengo la impresión de que ahora me veo bien. Definitivamente no creo que aparente mi edad".

Aprovéchelo al
MÁXIMO

Los pasos básicos son sólo el principio

Gracias a las instructoras entusiastas y creativas, los aeróbicos con banca han adquirido muchísima popularidad entre las mujeres. Una vez que se sienta a gusto usando los videocasetes para principiantes en su casa y empiece a mejorar su forma física, quizá quiera inscribirse en una clase de aeróbicos o subirle de intensidad a su rutina casera.

Las instructoras Gin Miller, la inventora de los aeróbicos con banca, creadora de la técnica *Step Reebok* y estrella de la serie de videocasetes *Reebok Step Training*, que vive en Canton, Georgia, y Tamilee Webb, la coreógrafa de muchos videos de aeróbicos con banca, que vive en San Diego, California, le ofrecen las siguientes sugerencias.

Agregue ejercicios con pesas. Algunas instructoras de aeróbicos con banca utilizan mancuernas (pesas de mano) y ligas de resistencia después de haber terminado la rutina de la banca a fin de incorporar entrenamiento de resistencia a sus sesiones de ejercicio. Estas rutinas de resistencia adicionales no sólo le ayudan a quemar más calorías, sino que también le permiten trabajar las zonas que más desee tonificar, incluyendo la parte superior del torso.

Cree su propia rutina. ¿Piensa que ya tiene dominados todos los pasos? Entonces ponga un poco de música y diseñe sus propias coreografías con una combinación de movimientos de intensidad baja, moderada y alta.

Algunos movimientos de *baja intensidad* son el paso básico (arriba-arriba, abajo-abajo), el levantamiento de rodilla (arriba-rodilla, abajo-abajo/arriba-rodilla, abajo-abajo) y atravesarse (cuando pasa por encima de la banca al otro lado). Los movimientos de *intensidad moderada* son los desplazamientos (moviéndose de un lado a otro de la banca) y las repeticiones (apoyando un pie en la banca y subiendo la otra rodilla repetidamente). Entre los movimientos de *alta intensidad* figuran los arcos o cualquier movimiento que implique impulsarse, como saltar, brincar, correr y brincar con un solo pie. Asegúrese de despegarse del suelo sólo en el movimiento ascendente, advierte Miller.

Escoja la música indicada. No tiene nada de malo utilizar sus melodías favoritas para acompañar sus ejercicios, pero no deben ser demasiado rápidas. La música que se usa para los aeróbicos con banca no es tan rápida como la de los aeróbicos tradicionales. Lo ideal es una pieza con dos tiempos (*beats*) por segundo, es decir, 120 tiempos por minuto. Si no quiere contar los tiempos, simplemente fíjese en cómo se siente y cómo se está moviendo durante su rutina. Si se está tropezando al hacer los ejercicios, la música es demasiado rápida para aeróbicos con banca.

---

mujeres prefieren zapatos más altos que brinden mayor apoyo a los tobillos.

Otros equipos esenciales

Una vez que se haya amarrado los zapatos, necesitará una banca, una plataforma baja y ancha provista de contrahuellas ajustables, de modo que pueda subir la altura de la banca conforme vaya adquiriendo mayor experiencia con el ejercicio. Algunas contrahuellas vienen sujetas a la banca y simplemente se doblan debajo de esta cuando desea cambiar su altura.

Busque lo siguiente al comprar una banca, sugiere Webb.

Una construcción sólida. Usted se estará subiendo y bajando de la banca, por lo que debe estar tan sólida como cualquier escalón al que usted se subiría en su casa. De igual forma, cualquier contrahuella que venga con la banca también debe ser sólida y no moverse en absoluto cuando usted se suba y baje de la banca.

Una banca lo bastante ancha y larga. Necesita disponer de mucho espacio para colocar ambos pies sobre la banca. Algunas coreografías no funcionan con una banca angosta, así que si lo es demasiado no se trata de una buena opción de compra. También debe poder dar por lo menos un paso lateral subida en la banca. La banca ideal mide 2 pies (61 cm) de ancho y 3 pies (91 cm) de largo. Encontrará bancas más cortas (y más baratas), pero entre más larga y ancha sea, más intensas podrán ser sus sesiones de ejercicio.

Cómo empezar

Los aeróbicos con banca son un ejercicio de alta intensidad, así que querrá iniciar su rutina despacio. Los expertos recomiendan videocasetes destinados específicamente a principiantes (como

Programas de aeróbicos con banca

Para principiantes

Realice una sesión de 30 minutos que comience con un calentamiento de 8 minutos y termine con 5 minutos para enfriarse. Empiece haciéndolo dos veces a la semana durante 3 semanas a 1 mes.

Nivel intermedio

Aumente cualquiera de los siguientes 3 factores: la intensidad (utilice movimientos más difíciles o un mayor número de combinaciones con los brazos), la duración (trabaje por un total de 40 a 50 minutos) o el número de veces que hace ejercicio (inténtelo 3 ó 4 veces por semana). No aumente las 3 cosas al mismo tiempo y siga ajustando su rutina durante 1 mes a 6 semanas.

Nivel avanzado

Agregue movimientos difíciles, como los arcos. No haga ejercicio por más de 60 minutos o más de 4 veces por semana.

Quizá quiera empezar subiéndose y bajándose del primer escalón de una escalera en su casa al compás de una música de velocidad moderada, sugiere Gin Miller, la

inventora de los aeróbicos con banca, creadora de la técnica *Step Reebok* y estrella de la serie de videocasetes *Reebok Step Training*, que vive en Canton, Georgia. No le llamará la atención por mucho tiempo, pero una vez que pueda hacerlo durante 10 minutos sin parar estará lista para intentarlo con un videocasete para principiantes.

"Una vez que haya empezado a utilizar un videocasete para principiantes, siga la rutina de dos a tres veces por semana durante 4 a 6 semanas —indica Miller—. Si lo hace así de manera constante, podrá premiar su esfuerzo con un nuevo videocasete, algo en un nivel intermedio".

Quédese con su nuevo videocasete por 1 mes más o menos, incrementando la frecuencia de sus sesiones a tres veces por semana. Evalúe qué tan duro está trabajando en una escala del 1 al 10, en la que el 1 es un paseo cómodo y el 10, un *sprint*, recomienda Miller. Si está entre el 4 y el 6, quizá quiera esperar hasta sentir que ha bajado más o menos a 3 (intensidad moderada) antes de intentar un videocasete de nivel avanzado.

(*Nota:* Seguramente observará una discrepancia entre los consejos para principiantes de Gin Miller y los que damos nosotras al comienzo de esta sección. Eso se debe a que los consejos que damos nosotras son para personas que están comenzando con aeróbicos de banca en una clase en un gimnasio. Los consejos para principiantes de Miller son para las que comenzando con *videos* de aeróbicos de banca).

los que ofrecen instructoras como Gin Miller, Tamilee Webb y Kathy Smith, por ejemplo).

Una vez que haya elegido un videocasete, úselo de la siguiente manera.

Dé pasos de bebé. Los pasos básicos van "arriba-arriba, abajo-abajo": arriba con el pie derecho, arriba con el pie izquierdo, abajo con el pie derecho, abajo con el pie izquierdo. "Es como cuando un niño aprende a subir una escalera por primera vez —explica Webb—. Lo más importante que debe recordar es que tiene que apoyar toda la planta del pie sobre la banca, no sólo los dedos ni la parte anterior del pie".

Al principio tendrá que mirar para asegurarse de tener el pie en la posición correcta. Con el tiempo se acostumbrará a los pasos y podrá mirar al frente, no hacia abajo, para seguir el videocasete o a la instructora.

Primero domine los pasos y luego agregue los movimientos de brazos. Cuando esté empezando a hacer aeróbicos con banca, no se preocupe por mover los brazos, aunque la instructora del videocasete los incluya en su coreografía. En cambio, concéntrese en aprender los pasos y en sentirse a gusto utilizando la banca, sugiere Miller. Cuando ya esté lista, empiece a incorporar los movimientos de brazos a su rutina. Mover los brazos continuamente aumenta el ritmo cardíaco —y por lo tanto el número de calorías que quema— hasta en un 10 por ciento.

Olvídese de las pesas. Las mancuernas (pesas de mano) llegan a limitar la capacidad de movimiento y también pueden producir dolor y fatiga en los hombros cuando las utiliza por mucho tiempo, advierte Webb.

Limítese a un máximo de cuatro sesiones de aeróbicos con banca por semana. Diversos estudios han demostrado que efectuar este ejercicio más de cuatro veces por semana incrementa notablemente la posibilidad de lesionarse. Por lo tanto, conténtese con haber encontrado un ejercicio de alta intensidad con el que quemará montones de calorías en muy poco tiempo.

Aumente la altura de la banca poco a poco. La banca *Reebok* —cuyo tamaño, según los expertos, debería servir de parámetro general— mide 6 pulgadas (15 cm) de alto. La altura se puede aumentar en incrementos de 2 pulgadas (5 cm) hasta darle a la banca una altura total de 10 pulgadas (25 cm), adecuada para un nivel avanzado.

Cuando se sienta a gusto realizando su rutina de aeróbicos en la altura más baja, agregue 2 pulgadas de altura cada vez, hasta que su pierna esté trabajando a un ángulo de 60 grados o a una altura cómoda para usted. Sólo las personas muy altas o que han alcanzado un nivel avanzadísimo deben trabajar a una altura superior a las 10 pulgadas, afirma Miller. La altura de la banca (y el peso de su cuerpo) es la variable más importante en lo que se refiere al número de calorías que va a quemar.

Bailar

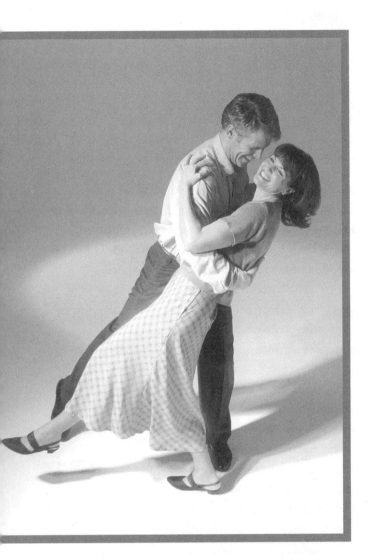

¿**B**ailamos?

La respuesta es un rotundo "sí".

Las raíces del baile se remontan a la más remota antigüedad, como una forma de celebración, entretenimiento y cortejo que consiste en movimiento, energía, ritmo e invención humana. Si bien puede llegar a ser un ejercicio intenso, apenas hace poco se han comenzado a apreciar los beneficios que aporta a la buena forma física.

"La gente lo ve como una simple diversión, pero el baile social puede ser un ejercicio tan bueno como el baloncesto o correr", afirma Phil Martin, un maestro de baile y conferencista en el departamento de Kinesiología y Educación Física de la Universidad Estatal de California en Long Beach.

Martin realizó un estudio en colaboración con Betty Rose Griffith, Ph.D., con el fin de observar los efectos del baile en cuanto al entrenamiento aeróbico. Los investigadores hallaron que el ritmo cardíaco de los bailarines se ubica dentro de la "zona del ejercicio beneficioso" (entre el 60 y el 85 por ciento del ritmo cardíaco máximo aproximado) cuando se ha bailado la samba, la polka, el *swing* o el vals.

Muchos bailes folclóricos también tienen un alto valor aeróbico. "Es posible alcanzar el 85 por ciento o más del ritmo cardíaco máximo", apunta Martin.

En resumen

Calorías quemadas*
Por media hora: el baile de salón, 105; la danza aeróbica, 201–276; la moderna, 147; el baile estilo *country* en línea, 150

Potencial moldeador
Tonifica los músculos de las pantorrillas, los muslos, el abdomen, las asentaderas, los hombros, los brazos y la parte superior de la espalda

*Para el caso de la mujer que pesa 150 libras (68 kg). Si usted pesa más, quemará más calorías; si pesa menos, quemará menos.

Beneficios moldeadores

Si usted baila con regularidad puede esperar los siguientes resultados.

- Tonificará todo su cuerpo de la cintura para abajo, sobre todo las pantorrillas, los muslos, las asentaderas, el abdomen y las caderas.

- Fortalecerá los principales músculos de la cintura para abajo, incluyendo los músculos de la corva (los músculos de la parte posterior de los muslos), el cuádriceps y los glúteos. Algunos movimientos, como jalar a la pareja al bailar el swing, trabajan el tríceps, el bíceps, los deltoides y los pectorales.

- Perderá peso y mejorará su condición cardiovascular. El baile estilo *country* en línea, el folclórico, el merengue, la cumbia, el *swing*, la samba, la salsa, la polka y el *tap* (claqué) pueden servir de ejercicio aeróbico. Otras formas de baile, como la danza moderna o el ballet, pueden ser

¡Triunfo!

Las noches —y las libras— se le fueron bailando a Lisa

Lisa Deslauriers no buscaba una manera de perder peso ni de mejorar su forma física. Después de haber pasado recientemente por un divorcio, estaba viviendo una etapa introvertida y ni siquiera le interesaba mucho salir con hombres.

Todo eso —y mucho más— empezó a cambiar una tarde cuando un compañero de trabajo le explicó que había perdido a su pareja de baile cuando esta se comprometió para casarse. "¿Quieres intentarlo?", le preguntó.

Lisa tuvo que asistir a clases durante varios meses para aprender el *Lindy Hop*, una variante del *swing*. A continuación encontró una nueva vida al ritmo del sonido de las grandes bandas de los años 30 y 40.

"Lo que pasó fue que empecé a salir todas las noches. Había muchas personas en la comunidad dispuestas a apoyar a una principiante bailando conmigo y me divertía. De repente me dije a mí misma: 'Oye, ¡soy buena para esto!'", según recuerda Lisa.

A lo largo de los siguientes años, la especialista en apoyo técnico de 33 años, que trabajaba para una compañía de computadoras de la zona de Boston, empezó a juntar un nuevo guardarropa para bailar *swing*. Mientras compraba ropa nueva para bailar se dio cuenta de que también tendría que hacerlo para el trabajo, porque había bajado una o dos tallas debido a su actividad.

"Siempre había usado ropa que probablemente me quedaba demasiado grande. No obstante, la imagen que tenía de mi cuerpo cambió y empecé a ponerme cosas que me quedaban mejor", indica.

Lisa se sorprendió mucho al darse cuenta de que había perdido 20 libras (9 kg) a pesar de permitirse un barquillo (cono) de helado de vez en cuando después de toda una noche en la pista de baile. No obstante, la pérdida de peso ha sido menos importante para ella que la diversión que le brinda el *swing*.

"Se volvió importante para mí poder bailar toda la noche y aún ser capaz de respirar con suficiente facilidad para hablar", explica. Muy pronto pudo cumplir con esta meta.

De acuerdo con Lisa, el cambio más notable de todos fue el que se manifestó en su personalidad. "Solía ser muy tímida. Era de las personas que prefieren hacer las cosas solas", indica.

Arrebatada por el pujante movimiento del *swing*, de repente comenzó a desarrollar la fama de ser una persona que sabía encargarse de las cosas. Era capaz de pararse delante de la multitud para anunciar las actividades del club o el siguiente baile. Y empezó a esperar con gusto la oportunidad de conocer a una nueva pareja de baile y de conversar durante los 3 minutos que duraba cada baile.

El *swing*, que mantiene a las personas a una distancia socialmente aceptable mientras se conocen, le ayudó a desarrollar más confianza.

"Soy una persona totalmente diferente", afirma.

aeróbicas —o no— de acuerdo con los pasos y la velocidad.

Beneficios psicológicos

De acuerdo con un estudio llevado a cabo por el Colegio Reed de Portland, Oregon, las personas que bailan son más felices, seguras de sí mismas, confiadas, creativas, animadas e inteligentes. Además, tienen más coordinación y energía que aquellos que no bailan. Posiblemente esto se deba a que en la mayoría de los casos, bailar requiere concentración, creatividad e interacción social, todo lo cual proporciona beneficios a la salud que van más allá del plano meramente físico, según comenta Martin, quien conoció a su esposa en una pista de baile.

"Bailar puede producir euforia", afirma el experto. Ha conocido a personas a quienes su pareja o amigos prácticamente arrastraron por los pelos para asistir a clases de baile y que terminaron entregándose con entusiasmo a la samba o el *swing*.

El baile mejora el estado de ánimo, alivia el estrés y le otorga variedad a la vida. Sirve para que las personas recién llegadas a una ciudad nueva o los solteros conozcan a gente nueva y también para que las parejas de casados abandonen sus rutinas e inyecten una nueva vitalidad a sus relaciones.

Además, "es muy divertido —según agrega Martin—. Muchas personas asisten a una sola clase de baile y lo convierten en un pasatiempo para toda la vida".

El calzado adecuado

Muy bien, ha llegado la hora de ponerse sus zapatos de baile, que pueden abarcar desde tenis de entrenamiento múltiple (*cross-trainer shoes*) hasta zapatillas de ballet o zapatos de *tap*, según el tipo de baile que elija. Para adquirir zapatos de baile (excepto tenis), acuda a una tienda especializada donde cuente con la ayuda de un experto. Por su parte, la danza moderna con frecuencia se ejerce descalzo. Fíjese en los siguientes puntos a la hora de hacer su elección.

Tenis. Para bailes sociales requerirá unos zapatos que giren con facilidad en el piso sin ser demasiado resbalosos, según explica Martin. Por lo general es buena idea usar tenis con un poco de acojinado si piensa bailar toda la noche, ya que de otra forma los pies le pueden arder al día siguiente debido al golpeteo constante. Si el piso del estudio o del escenario donde baila está pegajoso, es posible que necesite zapatos con suela de cuero o de ante (gamuza). Puede comprar zapatos especiales para baile de salón (*ballroom dance shoes*), pero cuestan entre $70 y $150, así que tal vez prefiera esperar hasta tener la certeza de que el baile es su ejercicio ideal. Los zapatos para baile de salón son perfectos para bailar, porque sus suelas de ante le permiten deslizarse y girar sin ser demasiado resbalosas. El resto del zapato suele ser de cuero, que es ligero y flexible. Limpie sus zapatos con un cepillo para pulir calzado. La acumulación de cera en las suelas de los zapatos para baile de salón puede hacer que estas se endurezcan y se hagan más resbalosas.

Botas de vaquero. Para el baile estilo *country* en línea, de acuerdo con Martin puede usar tenis como los mencionados arriba o bien botas de vaquero. "Busque unas botas de vaquero de tacón bajo para que pueda bailar de manera más fácil y cómoda", sugiere el experto. Además, las botas de cuero le mantendrán los pies frescos.

Medias (calcetines). Las medias deben ayudarle a mantener puestos los zapatos sin que se le resbalen los pies, pero definitivamente no deben hacer que los zapatos le queden demasiado justos, ya que es posible que los pies se le hinchen un poco en el curso de una noche en la pista de baile. "A veces una media muy gruesa le puede hacer perder el equilibrio por ser demasiado mullida", advierte Martin. Las medias hechas en parte de algodón ayudan a evitar que se le resbalen los pies al reducir la sudoración.

Zapatillas de ballet. Este tipo de calzado suele costar entre $20 y $30 y debe quedarle un poco más justo que el calzado de calle ya que son de cuero y se estirarán, según indica Lori Binkly, la dueña de la tienda especializada Karabel Dancewear en Burbank, California. El dedo más largo del pie tiene que tocar el extremo del zapato cuando esté parada sobre las plantas de los pies, pero no debe encogerlo para que quepa en la zapatilla. Si esta le queda demasiado amplia, el cuero se arrugará cuando se pare de puntas, según señala la experta. Asegúrese de que la tienda cuente con calzado adecuado para acomodar también el ancho de su pie, no sólo el largo.

Zapatos de *tap*. Los zapatos para bailar *tap* se venden de agujetas (*oxford style*) o de hebilla y tacón bajo tipo colegiala (*Mary Jane style*), entre otros. Tanto el zapato *oxford* como el *Mary Jane* son muy buenos para principiantes, ya que es más difícil aprender con un zapato de tacón más alto, de acuerdo con Binkly. Por entre $60 y $70 puede conseguir el zapato con los *taps* y las gomas (hules) ya puestos, en lugar de tener que llevarlos a una zapatería para agregárselos.

Otros equipos esenciales

Los bailarines modernos y de ballet suelen vestirse cómodamente con un leotardo (malla), mallas y quizá calentadores. Los bailarines de cuadrilla (*square dance*) y de danza folclórica a veces usan un vestuario especial, mientras que para el baile estilo *country* en línea se requieren pantalones de mezclilla (mahones, *jeans*) y camisas vaqueras. Para la danza aeróbica y el jazz (*jazzercise*) se usa ropa para ejercicio, desde un sostén (brasier, ajustador) deportivo hasta mallas o *shorts*.

El baile de salón por lo general se practica con ropa informal de calle, no con ropa para hacer ejercicio. Las mujeres no deben usar telas resbalosas que se deslicen bajo la mano de su pareja ni cinturones (correas) con los que esta se pueda atorar, según advierte Martin.

En vista de que las formas de baile son tan

Programas de baile

Para principiantes

Empiece con clases de vals lento o *foxtrot*. Baile a un nivel que le permita conversar con facilidad.

Nivel intermedio

Baile vals vienés, samba o cumbia.

Nivel avanzado

Intente la polka, merengue, salsa o el *swing* del este de los Estados Unidos, que también se conoce como *jitterbug*. Asimismo puede probar el baile estilo *country* en línea.

"En vista de que es muy fácil alcanzar el ritmo cardíaco máximo al bailar, es buena idea consultar al médico antes de empezar —afirma Steven F. Loy, Ph.D., profesor de Kinesiología en la Universidad Estatal de California en Northridge—. Además, si apenas está comenzando, hágalo con un baile para principiantes. Cuando tenga la impresión de poderlo realizar con facilidad, podrá intentar un baile de nivel intermedio y así sucesivamente". El Dr. Loy asimismo indica que no recomienda practicar ningún baile por más de media hora a la vez.

La variedad no sólo aumenta la diversión del baile de salón sino que también le permite trabajar diferentes músculos y modificar su ritmo de trabajo aeróbico. Ninguna forma de baile por sí sola tonificará todos sus músculos, aumentará su fuerza y flexibilidad y le ayudará a perder mucho peso, según explica el Dr. Loy. Para mejorar su forma física y bajar de peso, debe combinar diferentes formas de baile y modificar su alimentación.

"Tenga presente que la velocidad de la música y su propio nivel de energía influyen mucho —indica el Dr. Loy—. Puede bailar *swing* sin hacer mucho esfuerzo, mientras que la persona a su lado tal vez esté rebotando del techo".

variadas, antes de la primera clase es buena idea averiguar qué tipo de calzado se permite en la pista y cuál es la ropa apropiada.

Cómo empezar

Para encontrar clases de baile para principiantes cerca de usted, revise su periódico o directorio telefónico local o bien el boletín de las actividades ofrecidas por las autoridades de los parques y recreativas en su ciudad.

Comience con calma. Algunos bailes son fáciles de aprender. Quizá quiera empezar con una clase de chachachá, salsa, mambo o tango. "Si de plano no suele moverse para nada, empiece con el *foxtrot*", recomienda Martin.

Respete su ritmo. Es posible que hasta que no se haya aprendido los pasos no tenga la impresión de estar haciendo ejercicio. Sin embargo, no se preocupe. La concentración que dedique a este fin al principio beneficiará su forma física en grande dentro de unas pocas semanas.

Enriquezca su ejercicio. "Diversos bailes e intensidades pueden servirle como un excelente sustituto para caminar o correr", afirma Steven F. Loy, Ph.D., profesor de Kinesiología en la Universidad Estatal de California en Northridge. Acuérdese de que un solo estilo de baile no le servirá para tonificar todos los músculos, incrementar su fuerza y flexibilidad y obtener una sesión aeróbica que queme grasa.

Repase los pasos. Si le encanta la idea de bailar pero es incapaz de vencer su timidez ante la idea de aprender en compañía de otros, repase los pasos más importantes en su casa con la ayuda de videos de baile. Los videos de Martin, *Sodanceabit*, incluyen el *swing* tanto del oeste como del este de los Estados Unidos, el vals, la polka, el chachachá, el *two-step*, el baile estilo *country* en línea y los aeróbicos basados en el baile de salón y la danza folclórica. Para obtener un catálogo gratuito, diríjase por escrito a Sodanceabit, 15550 Carfax Avenue, Bellflower, CA 90706.

Caminar

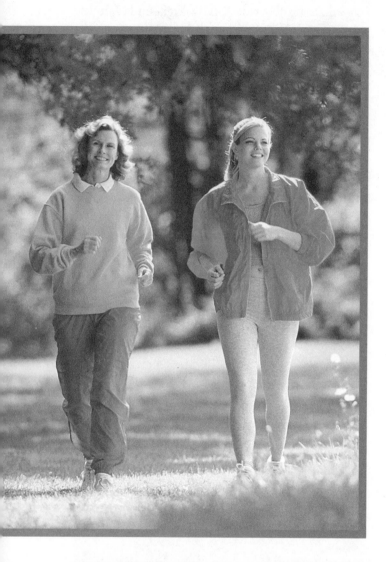

¿Qué pudiera ser más sencillo que poner un pie delante del otro? Es todo lo que se necesita para caminar. No hacen falta equipos sofisticados ni una membresía en un gimnasio, ni siquiera buen clima. Bajo techo se puede caminar en una estera mecánica (caminadora, *treadmill*) o dar vueltas a un centro comercial. Al aire libre no hay límites.

Lo mejor de todo es que caminar le brinda todas las recompensas del ejercicio aeróbico con menos estrés para las rodillas, caderas y espalda. Un programa de caminata puede ayudarle a bajar el riesgo de contraer enfermedades cardíacas, reducir el nivel de colesterol y la presión arterial, acelerar la pérdida de grasa y tonificar los músculos, según afirma la Dra. Rosemary Agostini, profesora clínica adjunta de Ortopedia en la Universidad de Washington en Seattle.

Beneficios moldeadores

Usted puede esperar lo siguiente si camina con regularidad.

- Su cuerpo quemará más calorías y grasa durante todo el día porque su metabolismo se acelerará.
- Contribuirá a la tonificación de los músculos abdominales, caderas, muslos y asentaderas.
- Usará todos los músculos principales del cuerpo: glúteos, cuádriceps, músculos de la corva (los músculos de la parte posterior de los muslos), espalda, bíceps y tríceps.

Beneficios psicológicos

Caminar produce una mayor sensación de bienestar. Si quiere pruebas sólo tiene que preguntárselo a las mujeres que toman clases de caminata con Bonnie Stein, una instructora y entrenadora de marcha de Redington Shores, Florida. Cynthia Gates Baber, trabajadora social y psicoterapeuta que trabaja para el Centro Médico Infantil Scottish Rite de Atlanta, Georgia, realizó

En resumen

Calorías quemadas*
100 por milla (1.6 km)

Potencial moldeador
Tonifica los músculos abdominales, las caderas, los muslos y las asentaderas

---

*Para el caso de la mujer que pesa 150 libras (68 kg). Si usted pesa más, quemará más calorías; si pesa menos, quemará menos.

un estudio con 25 mujeres participantes en una de las clases de caminata de Stein. Al inicio del programa de 8 semanas, Baber descubrió que el 48 por ciento de las mujeres mostraban señales de estrés y que casi la mitad de ellas se habían sometido a terapias por estar deprimidas. Al finalizar las 8 semanas, sólo el 32 por ciento de las mujeres manifestaban síntomas de estrés.

El calzado adecuado

La primera prioridad para todas las personas que caminan es un buen par de tenis. Stein recomienda fijarse en lo siguiente al comprarlos.

Flexibilidad. El tenis debe doblarse donde se dobla el pie: en la parte anterior de la planta, no a la mitad del mismo.

Una puntera amplia. Al caminar, los dedos del pie se doblan y se usan para impulsarse. Por lo tanto, el espacio correspondiente al ancho de un pulgar debe quedar entre la punta de su dedo más largo y la del tenis, según indica Stein. Si la puntera no es lo suficientemente amplia, empezará a sentir molestias en los dedos después de 20 minutos de caminar.

Materiales ligeros y delgados. Busque calzado ligero con un tacón delgado y una suela flexible. Los tenis para correr y caminar

¡Triunfo!

Karen perdió peso paso a paso

Karen Primerano, de 47 años de edad y apenas 5 pies (1.52 m) de estatura, usaba pantalones de mezclilla (mahones, *jeans*) talla 14. Había tratado de bajar de peso comiendo alimentos y bebidas dietéticas, pero siempre volvía a subir las libras que perdía. Después de varios años de dietas infructuosas, por fin se cansó.

"Un día —comenta Karen— le dije a mi esposo: 'Hasta aquí llegué. No volveré a gastar un centavo en nada que sea para dieta'. Así que salimos a comprar una estera mecánica (caminadora, *treadmill*).

"Estaba tan fuera de forma que tardé meses en poder caminar 20 minutos. Al principio no podía caminar ni 5 minutos a paso lento sin quedar totalmente sin aliento", recuerda. Sin embargo, siguió adelante.

Cada semana aumentaba su tiempo en la estera mecánica en 1 minuto, hasta que llegó a 20 minutos por sesión. Usaba la estera mecánica todas las noches entre semana, y los fines de semana salía a

caminar de 2 a 3 millas (3 a 5 km) por su barrio (colonia).

Conforme transcurrían las semanas las libras empezaron a desvanecerse. Karen perdió 40 libras (18 kg) y pudo cambiar sus pantalones de mezclilla talla 14 por una esbelta talla 6.

"Desde el principio me di cuenta de que mis medidas se estaban reduciendo —indica Karen—. Eso me animó, así que empecé a mejorar mi alimentación. Por fin caí en la cuenta de que no hay una forma rápida de bajar de peso. Hay que cambiar el estilo de vida y el modo de pensar".

Karen aún camina. Ahora, a más de 2 años de haber empezado, no ha vuelto a subir esas 40 libras.

"Caminar es el ejercicio perfecto para mí —afirma—. Es posible caminar dondequiera que uno esté: de vacaciones, de visita con amigos, en los viajes de negocios. No cambiaría la caminata por nada".

Aprovéchelo al
MÁXIMO

Trabaje su técnica de caminar

A fin de obtener los mayores beneficios moldeadores que la caminata le puede brindar, siga estos consejos que le da Kate Larsen, una instructora de caminata y buena forma física de Minneapolis, Minnesota.

Dé pasos cortos y rápidos en lugar de grandes zancadas. Trabajará los glúteos (asentaderas) conforme sume las millas.

Practique pasar su peso por toda la planta. Empezando desde el talón, vaya pasando el peso de su cuerpo por la parte externa del pie y luego impúlsese con el dedo gordo. Piense en este como un botón de arranque y empújese hacia delante. Mantenga relajados los demás dedos del pie. (Se requiere práctica para que salga bien).

Apriete las asentaderas. Imagínese apretando y levantando los glúteos hacia arriba y atrás, como si estuviera sosteniendo un billete de $50 entre ellos. Este ejercicio fortalecerá y tonificará los músculos de las asentaderas. Tardará un poco en desarrollar la capacidad de mantener esta contracción profunda durante toda su caminata.

"Cierre" los abdominales. Mientras camina, imagínese que está cerrando el cierre (cremallera) de unos pantalones de mezclilla (mahones, *jeans*) ajustados. Párese muy derecha y contraiga los músculos abdominales hacia arriba y adentro. Puede practicar esta posición incluso cuando no esté caminando. También le fortalecerá los músculos de la baja espalda.

Balancee los brazos. Imagínese que está sujetando los puños de goma (hule) de unos bastones de esquí. Párese derecha sin levantar los hombros, junte los omóplatos y empuje los codos hacia atrás con cada paso que da. Mueva los brazos con movimientos fluidos y fuertes que pasen cerca de las caderas.

Mantenga el pecho erguido y los hombros hacia atrás. Aproveche su caminata para practicar una postura perfecta. Imagínese que alguien le echó hielo en la espalda. Esa es la sensación que debe conservar al mantener el pecho erguido y los hombros hacia atrás.

Levante la cabeza. Mantenga la mirada fija en un punto ubicado a unos 10 pies (3 m) delante de usted. Imagínese que lleva una gorra de beisbol con la orilla de la visera a la altura del horizonte, de modo que tiene que alzar la vista justo lo suficiente para ver la calle. Esta posición le mantendrá el cuello alineado correctamente.

Sonría y diviértase. Aprender estas técnicas requiere tiempo y concentración. Tenga paciencia y disfrute sus sesiones de ejercicio. Vístase con ropa cómoda, encuentre a una compañera de caminatas o póngase unos audífonos (sólo si va a caminar bajo techo) para escuchar la música que le encanta; si camina al aire libre, cambie de ruta.

Monitoree su mente. Cuando salga a caminar, trate de no pensar en sus problemas y preocupaciones. Trate de mantenerse en estado de alerta y relajada al mismo tiempo, poniendo atención en la respiración y en cómo se siente su cuerpo. Dígase a sí misma que se está volviendo más sana, fuerte y delgada, e imagínese así.

provistos de suelas extremadamente gruesas y acojinadas no son buenos para caminar. También evite los tenis para aeróbicos, jugar tenis y baloncesto, según recomienda Stein. Por su parte, los tenis de entrenamiento múltiple (*cross-training shoes*) son demasiado tiesos e inflexibles para caminar y no brindan el apoyo adecuado.

Otros equipos esenciales

Si decide caminar al aire libre, querrá estar preparada para cualquier contingencia.

Agua. Tome dos tazas (16 onzas/480 ml) de agua unas 2 horas antes de su sesión de ejercicio y luego entre 5 y 10 onzas (150 y 300 ml) cada 15 a 20 minutos durante la misma, sugiere la Dra. Agostini. Al terminar, tome 16 onzas de agua por cada libra de peso que haya perdido durante su caminata.

Protección solar. Póngase filtro solar y un sombrero flexible de ala ancha o bien una gorra de beisbol, anteojos (espejuelos) oscuros con un 100 por ciento de protección contra los rayos ultravioleta o una visera para brindar sombra a los ojos y proteger la cara contra las quemaduras de sol. La visera es lo mejor cuando realmente hace muchísimo calor, porque no retiene el calor.

Equipo para la lluvia. Se vende mucha ropa para la lluvia que le permitirá disfrutar sus caminatas aun en condiciones climáticas húmedas. También encontrará ropa deportiva para días lluviosos en algunos catálogos de ventas por correo, como los de L. L. Bean y Eddie Bauer.

Equipo para el frío. Cuando haga frío, usted querrá ropa hecha de una tela que aparte la humedad de su piel. Busque playeras (camisetas), suéteres de cuello vuelto (de tortuga) y otras prendas hechas de *CoolMax* u otras fibras sintéticas diseñadas para actividades deportivas. Puede ponerse varias capas de ropa, pero no use algodón junto a la piel, porque no apartará el sudor de esta. Tápese las orejas con una banda (*headband*) o un gorro, pero tome en cuenta que aun en un día fresco, a 35° o 40°F (2° o 5°C), la cabeza le puede sudar si se la tapa, de modo que la banda sería una mejor elección. Cuando esté bajo 32°F (0°C), debe usar un gorro. Cuando haga fresco, tal vez quiera ponerse unos guantes. Cuando realmente se suelte el frío, cámbielos por guantes calientes que sólo

Programas de caminata

Para principiantes

20 minutos, 6 ó 7 días por semana durante 2 semanas

Nivel intermedio

25 minutos, 6 ó 7 días por semana; aumente la duración de su caminata en un 10 por ciento por semana hasta llegar a 40 minutos

Nivel avanzado

Siga aumentando la duración de su caminata en un 10 por ciento por semana hasta llegar a entre 45 y 60 minutos, 6 ó 7 días por semana. Si no necesita perder grasa corporal puede caminar de 20 a 30 minutos 3 días por semana para mantenerse en forma.

Las principiantes deben aspirar a un esfuerzo equivalente a un 6 ó 7 en una escala del 1 al 10, según aconseja Bonnie Stein, una instructora y entrenadora de marcha de Redington Shores, Florida. Debe ser capaz de sostener una conversación sin que le falte el aliento.

Otra forma de medir su esfuerzo es monitoreando el ritmo cardíaco. Para calcular su ritmo cardíaco permitido, reste su edad de 220 y multiplique el resultado por el esfuerzo que quiere realizar (el 60 por ciento del ritmo cardíaco máximo es una buena meta para principiantes). Por ejemplo, si tiene 50 años de edad y quiere empezar con un esfuerzo del 60 por ciento, tendría que hacer el siguiente cálculo: $220 - 50 = 170$; $170 \times 0.60 = 102$.

Por lo tanto, tendría que mantener un ritmo cardíaco de 102 latidos por minuto al caminar. Conforme aumente su resistencia y pierda peso, incremente la duración de su caminata y también la intensidad, ya sea multiplicando su ritmo cardíaco máximo por un porcentaje más alto o procurando un esfuerzo de 7 u 8.

tengan el pulgar separado de la palma de la mano. A Stein le gusta el corderito polar (*polar fleece*) para las cintas y los guantes porque no retiene la humedad.

Cómo empezar

Con los tenis para caminar firmemente calzados, es hora de salir a la calle. Y Stein le tiene las siguientes recomendaciones.

Láncese, pero lentamente. Si necesita perder 50 libras (23 kg) o más o si ha llevado una vida relativamente sedentaria, no exagere al principio. Trate de caminar 20 minutos todos los días a un paso que le dificulte un poco respirar, pero que no la deje sin aliento. "Al terminar los 20 minutos probablemente se sentirá muy bien, como si pudiera seguir, pero no lo haga —dice Stein—. Durante las primeras 2 a 3 semanas de caminar no pase de 20 minutos por sesión".

Avance continuamente. Si puede, camine los 20 minutos completos sin detenerse. No obstante, aunque sólo pueda caminar 10 minutos a la vez obtendrá algunos beneficios. Baje la velocidad, descanse durante unos minutos y luego vuelva a empezar.

Escuche a su corazón. "El mejor indicio de si está caminando lo bastante rápido para beneficiar a su salud es su ritmo cardíaco", afirma la Dra. Agostini.

Comprométase a caminar diariamente. "Incluso los días en que no tenga ganas, salga a recorrer sólo unas cuantas cuadras", indica Stein. Se sorprenderá de cómo esas pocas cuadras pueden convertirse en 1 milla (1.6 km) o más una vez que se ponga en movimiento.

Si prefiere caminar bajo techo, considere comprar una estera mecánica. Stein recomienda la versión con motor. Póngala a una velocidad que le permita caminar cómodamente sin sostenerse. Una vez que se sienta segura y se haya acostumbrado a ella podrá incrementar la velocidad. Use la estera mecánica durante el mismo tiempo que caminaría al aire libre.

Caminar rápidamente

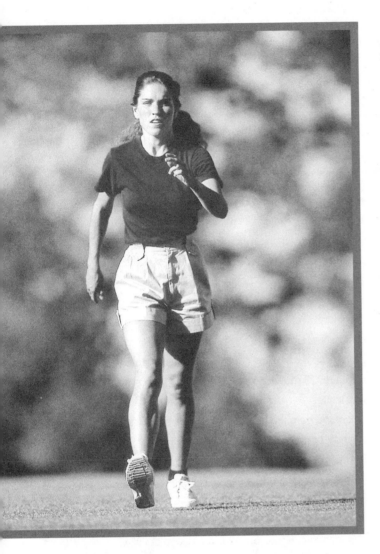

Si usted se parece a muchas mujeres que caminan para bajar de peso y mejorar su forma física, probablemente lleva meses recorriendo su barrio (colonia) casi todos los días. Conoce a todos los niños, gatos y perros dentro de una distancia de 2 millas (3 km) alrededor de su casa. Ya sea que llueva o que brille el sol, usted anda allá fuera. Sólo hay un problema: se está aburriendo un poco. No le interesa correr, pero de alguna forma quisiera aumentar la intensidad de sus caminatas para quemar unas cuantas calorías más o adelgazar más pronto.

Caminar rápidamente es el deporte indicado para usted. Mientras que en promedio una persona recorre unas 3 millas (5 km) en 1 hora al caminar, quien camina rápidamente tratará de llegar por lo menos a 4 millas (6 km) en el mismo tiempo. Algunas personas que realmente se lo toman en serio con el tiempo llegan a alcanzar una distancia de 6 millas (10 km) en una hora, pero eso sí que es rapidísimo. De hecho, hay quien corre más lento.

La mayoría de las mujeres simplemente buscarán convertir su paseo de 20 minutos por milla (1.6 km) en una excursión de 15 minutos por milla. Caminar rápidamente equivale a cualquier caminata que se haga a manera de ejercicio, no sólo de recreación, según lo indica Jeff Salvage de Medford, Nueva Jersey, coordinador nacional junior de Atletismo Estadounidense, un organismo rector del equipo estadounidense de atletismo.

"Caminar rápidamente es el siguiente y obvio paso para las mujeres que han convertido el caminar en un hábito", afirma Salvage, quien asimismo es entrenador de marcha.

En resumen

Calorías quemadas*
Entre 198 y 250 por milla (1.6 km)

Potencial moldeador
Tonifica las caderas, los muslos, las asentaderas y los músculos abdominales

---

*Para el caso de la mujer que pesa 150 libras (68 kg). Si usted pesa más, quemará más calorías; si pesa menos, quemará menos.

Beneficios moldeadores

Usted puede esperar lo siguiente cuando camina rápidamente con regularidad.

- Si camina con regularidad pero necesita hacerlo por mucho tiempo a fin de quemar toda la grasa de la que quiere deshacerse, caminar rápidamente le ayudará a quemar calorías en menos tiempo.

- Tonificará los glúteos (el músculo grande de las asentaderas), los músculos de la corva (los músculos de la parte posterior de los muslos) y el cuádriceps (el músculo de la parte anterior de los muslos).

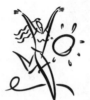

¡Triunfo!

Paso a paso Ruth de deshizo de 32 libras de más

El día de Año Nuevo de 1993 marcó una auténtica celebración para Ruth Artz, ama de casa y madre de familia. Fue el día en que nació su segundo hijo y tomó una decisión. "Tenía que ir a una reunión de ex alumnos en mayo —indica—. Estaba decidida que para cuando llegara la fiesta habría perdido las 32 libras (15 kg) extras que me quedaron después del embarazo".

Ruth mide 5 pies con 1 pulgada (1.55 m) y pesaba 113 libras (51 kg) antes de su embarazo. En vista de que corría un alto riesgo de sufrir complicaciones durante el mismo, tuvo que renunciar a sus dos sesiones semanales de aeróbicos. Para cuando dio a luz pesaba más de 160 libras (73 kg); después, bajó a más o menos 145 libras (66 kg).

"Fui a ver a mi maestra de aeróbicos, Rosemary, y resultó que había dejado de dar clases —afirma Ruth—. Ya que sentía molestias en las rodillas, se estaba concentrando en las caminatas que llevaba 20 años practicando y me invitó a acompañarla".

Ruth dudó que caminar fuera suficiente para deshacerse de su sobrepeso, pero lo intentó de todas formas. "¡Rosemary me dejó anonadada! —recuerda Ruth—. Lo de ella no era salir a dar un paseo tranquilo sino caminar rápido. Al principio ni siquiera pude mantenerle el paso. De hecho tardé bastante en alcanzar su velocidad de 4 millas (6 km) por hora".

Sin embargo, con el tiempo Ruth notó la diferencia en su cuerpo. "En unos 5 meses bajé a más o menos 115 libras (52 kg). También me esforcé mucho por cuidar lo que comía y beber mucha agua más utilicé un video de ejercicios para los abdominales a fin de aplanar los míos".

Al año siguiente, Ruth y Rosemary —que siguen caminando juntas hasta la fecha— empezaron a competir en maratones. "Nuestras caminatas normales son de 5 millas (7 km) por hora (un poco arriba de 13 minutos por milla/1.6 km), pero ya que hay límites de tiempo tratamos de caminar a una velocidad de entre 12 y 11½ minutos por milla cuando participamos en un maratón", indica Ruth. De hecho, Ruth y Rosemary siempre aspiran a recorrer el total de 26 millas (42 km) en 6 horas o menos.

"Realmente me ayudó contar con Rosemary para caminar. No sé qué hubiera hecho sin ella", admite Ruth. Juntas caminan 30 millas (48 km) por semana y se han unido a la asociación Loma Linda Lopers, un gimnasio y club para correr y caminar ubicado en Loma Linda, California. "La mitad de los miembros corren y la mitad caminamos".

Cuando tenía 35 años, Ruth participó en el maratón de Walt Disney World. Su figura refleja sus logros. "Peso 103 libras (47 kg) ahora y me siento muy bien —afirma—. Estoy en mejor forma ahora que cuando estaba en la veintena".

Aprovéchelo al
MÁXIMO

¿Quiere competir?

¿Está orgullosa de haber comenzado por fin a tomar sus caminatas lo bastante en serio como para estar caminando rápidamente de verdad? Le proporcionaremos aún más motivos para darse palmaditas en la espalda: si mejora su velocidad lo suficiente y perfecciona su técnica de acuerdo con las exigencias del deporte conocido como marcha, estará ejerciendo un deporte olímpico.

La marca mundial de mujeres en el rubro de marcha se sitúa justo debajo de 42 minutos para un recorrido de 10 km (6 millas). Esto equivale a una velocidad de 10 millas (17 km) por hora.

"Es impresionante, pero la velocidad no es el único propósito —afirma Jeff Salvage de Medford, Nueva Jersey, coordinador nacional junior de Atletismo Estadounidense, un organismo rector del equipo estadounidense de atletismo—. La marcha cuenta con reglas con respecto a la técnica. La primera regla es: 'No debe ocurrir ninguna pérdida de contacto con el suelo que sea visible para el ojo humano'. Dicho de otra manera, un pie debe permanecer en contacto con el suelo en todo momento. Regla Nº dos: 'La pierna que avanza debe estar recta (sin doblar la rodilla) desde el momento de su primer contacto con el suelo hasta la posición vertical (cuando empiece a moverse hacia detrás del cuerpo)' ".

¿Suena complicado? Pues lo es. Ahora le diremos lo que necesitará para ser marchista.

Entrenamiento. Para asegurarse de estar ejecutando los movimientos de la marcha correctamente, le hace falta alguien dotado de una vista aguda que conozca las reglas. Por lo tanto, si quiere competir por lo menos deberá haber pasado por unas cuantas sesiones de entrenamiento. Comuníquese con una secundaria (preparatoria) o con un colegio local que cuente con un buen programa de atletismo y pídales que la pongan en contacto con alguien que conozca el reglamento y las técnicas de la marcha.

Considere comprarse unos tenis. A la velocidad usual para la marcha es posible que unos tenis bien diseñados para correr sean una mejor opción que unos para caminar, de acuerdo con Salvage. "Hay una diferencia en cuanto a la flexibilidad y la posición en que se coloca el pie sobre el suelo —agrega—. Los marchistas suelen preferir unos tenis para correr". Sugiere que busque unos de tacón bajo, punta flexible, contrafuerte (la parte donde va el talón) estable y mucho espacio en la puntera (la parte donde van los dedos de los pies).

Piense en participar en un maratón. ¿Ha deseado alguna vez poder participar en todas las carreras de 5 ó 10 kilómetros o bien maratones que se llevan a cabo en su comunidad? Puede hacerlo. La mayoría les permite competir a los marchistas. Quizá arranque antes que los corredores, pero comenzará y terminará la carrera en los mismos sitios. Aunque usted no lo crea, los marchistas profesionales caminan a una velocidad que no se queda muy atrás de la de los corredores de maratones. La mayoría de los maratones se basan en el tiempo, no en la técnica de caminar, así que debe averiguar cuál es el límite de tiempo de la competencia y decidir si resulta razonable para usted, según indica Salvage.

El calzado adecuado

"Pruébese todos los tenis para caminar que pueda antes de comprar unos —recomienda Carol Espel, directora ejecutiva de buena forma física de los gimnasios Equinox Fitness Clubs en Nueva York—. Querrá buscar unos tenis ligeros que respiren. Fíjese en que el tenis tenga malla en la parte de arriba o lateral. La empella (la parte delantera del tenis) debe ser flexible para que se doble con relativa facilidad. (*Nota:* Cuando decimos "tenis", nos referimos a los que han sido específicamente diseñados para caminar. Debe buscar *"walking shoes"* en cualquier tienda que venda tenis).

"Un tacón inclinado o achaflanado facilita caminar pasando el peso del talón a los dedos, que es una de las técnicas de caminar rápidamente. Somete los músculos de las espinillas a menos esfuerzo, evitando así fisuras de las espinillas —agrega Espel—. No obstante, en última instancia lo que tiene que encontrar son los tenis más cómodos para usted".

Otros equipos esenciales

Si bien caminar es el ejercicio más sencillo de todos, caminar rápidamente requiere dominar ciertas técnicas. "No se trata sólo de caminar más rápido", indica Espel.

"La diferencia entre una persona que camina 17 minutos por milla en beneficio de su salud y alguien que rápidamente camina 13 minutos por milla radica en la técnica", señala Salvage, quien entrena a muchas mujeres de todos los niveles y edades.

Necesitará lo siguiente para transformarse.

Un sendero o estera mecánica (caminadora, *treadmill*). Si bien no tiene nada de malo simplemente dar una vuelta por su barrio (colonia), si pretende caminar rápidamente querrá saber exactamente cuánto mide la distancia recorrida. Para ello, usando su coche, puede trazar un camino de 4 a 5 millas (6 a 8 km) de largo en la calle, dar vueltas a la pista de atletismo de una secundaria (preparatoria) que le quede cerca. También podría caminar en una estera mecánica que registre la velocidad y distancia automáticamente. Cada una de estas opciones cuenta con sus beneficios particulares.

"Empezar puede ser tan fácil como caminar por un parque o su barrio, lo cual es maravilloso debido al paisaje y las variaciones en el terreno —opina Espel—. Por su parte, las pistas son buenas porque puede concentrarse en su técnica y no tiene que preocuparse por el tránsito".

Respirar el aire limpio y dejar que el viento sople por su cuerpo es saludable, comenta Salvage. Las esteras mecánicas, por su parte, le permiten precisar la velocidad y la distancia recorrida, lo cual también es muy útil al principio. No obstante, tenga presente que no estará recibiendo los beneficios del aire fresco, según señala Salvage.

Empiece con un calentamiento, recomienda Espel. Camine a paso cómodo durante unos 5 minutos o hasta que empiece a sudar ligeramente. Luego haga estiramientos de cuádriceps, caderas, músculos de la corva y espinillas.

Agua. Si está acostumbrada a esperar hasta llegar a casa para rehidratar su cuerpo, es hora de cambiar. "Tiene que llevar siempre una botella de agua —indica Espel—. Al caminar rápidamente el ejercicio será más intenso que las caminatas de antes, así que es importante que tome agua tanto antes de su sesión de ejercicio como durante y después de la misma". Tome por lo menos una taza de agua antes de salir, una o más tazas al caminar y más todavía al llegar, recomienda la experta.

Si no quiere llevar el agua en la mano, cómprese una cangurera (*fanny pack* o *waist pack*) lo suficientemente grande para llevar una botella de agua, o bien una que cuente con una cinta para sujetarla. Es realmente imprescindible.

Un diario de ejercicios. Para avanzar de caminar simplemente a caminar rápidamente, tendrá que mantener un registro de sus avances. "Su diario no tiene que ser sofisticado ni formal —afirma Espel—. Sólo apunte cuándo caminó, qué distancia recorrió, cómo se sintió y cuánto tardó".

Cómo empezar

Para poner a punto su técnica de caminar rápidamente, tendrá que concentrarse en las siguientes áreas.

Pies: Muévalos desde el talón hasta los dedos. Debe dar pasos cortos y rápidos, no zancadas largas y extendidas. "Su meta es levantar los pies más rápido —explica Espel—. Para lograrlo tiene que concentrarse en pasar el peso del talón a los dedos. Aterrice el pie sobre el talón, con los dedos levantados, y luego pase su peso por todo el pie, empujándose con los dedos cuando esa pierna quede detrás de usted". Debe sentirse casi como un movimiento mecánico.

Caderas: Muévalas de manera continua y recta. Muchas personas opinan que quienes cami-nan rápidamente parecen andar como patos y suponen que mecen las caderas de un lado al otro. No es así. Lo que sucede es que se utilizan las caderas como una extensión de las piernas, de modo que cada cadera se mueve hacia delante y

Programas para caminar rápidamente

Para principiantes

Empiece a cambiar la forma en que se mueve al caminar basándose en las técnicas de caminar rápidamente. Doble los brazos en un ángulo de 90 grados, muévalos hacia delante y atrás y trate de pasar su peso del talón a los dedos. Hágalo una o dos veces durante un rato en el transcurso de sus caminatas normales durante varias semanas antes de pasar al siguiente nivel.

Nivel intermedio

Empiece a incluir intervalos de velocidad en su rutina, utilizando puntos de referencia naturales como metas. Por ejemplo, durante su sesión normal de ejercicio camine lo más rápido posible, usando sus nuevas técnicas, hasta una señal de pare (alto) que haya adelante. Luego dése mucho tiempo para recuperarse (caminando más lento) antes de dar inicio a otro intervalo de velocidad. Se habrá recuperado cuando para respirar sólo tenga que hacer un poco más de esfuerzo que el normal. Haga esto de 3 a 5 veces durante 20 a 30 segundos a lo largo de una caminata, durante por lo menos 4 ó 5 semanas, pero no todos los días. Se trata de un programa para cada 2 días.

Nivel avanzado

Empiece a medir su tiempo y su ritmo cardíaco durante las caminatas. Para obtener su ritmo cardíaco máximo, reste su edad de 220. Nunca debe llegar a este ritmo cardíaco al hacer ejercicio; trate de mantenerse entre el 60 y el 90 por ciento de este número.

Quizá quiera comprar un monitor del ritmo cardíaco, el cual se consigue en las tiendas de artículos deportivos, según sugiere Carol Espel, directora ejecutiva de buena forma física de los gimnasios Equinox Fitness Clubs en Nueva York. Los monitores, cuyo precio varía entre $70 y $250, más o menos, le proporcionan una lectura mucho más precisa de la que podría obtener al tomarse el pulso usted misma.

Sólo debe tratar de llevar a cabo los tres programas de diferentes intensidades que se detallan en la columna de la izquierda si ya tiene experiencia caminando, advierte Espel. Esto significa que ya debe estar caminando por lo menos 3 días por semana, y posiblemente más. Cada una de sus caminatas debe incluir un calentamiento de 5 minutos caminando, 25 minutos de caminar a una intensidad moderada y 5 minutos de enfriamiento también caminando, además de algunos estiramientos.

"A continuación concéntrese en su técnica y velocidad —indica Espel, quien dirige a muchos grupos en la realización del programa progresivo de caminata de *Reebok*—. La técnica siempre debe representar la parte más importante de su sesión de ejercicio. Una vez que se sienta a gusto con ella, aumente su velocidad poco a poco. Luego, cuando la velocidad le parezca la adecuada, empiece a trabajar en aumentar la distancia que recorre a esa velocidad.

"Cuando haga ejercicio a una intensidad alta, su meta es trabajar a entre el 80 y el 90 por ciento de su ritmo cardíaco máximo durante la parte más extensa de su sesión de ejercicio, conservando la técnica más impecable posible, por supuesto", explica Espel.

atrás (manteniéndose a una misma altura) conforme la pierna de su lado se adelanta. Las caderas no se impulsan, afirma Espel, sino que se utiliza su fuerza.

Brazos: Debe utilizarlos para impulsarse. Los brazos influyen mucho en su velocidad al caminar. Si los mantiene inmóviles, su paseo nunca se convertirá en una caminata rápida. "Entre más rápido balancee los brazos, más rápido se moverá su cuerpo —dice Espel—. Sin embargo, esto no significa que deba agitar los brazos a tontas y a locas sin ningún control". En cambio, debe doblarlos en un ángulo de 90 grados y moverlos de manera continua hacia delante y atrás. Los puños nunca deben retrasarse más allá de las caderas ni subir más alto que el esternón.

Ojos: Mire al frente. Fije los ojos en algún punto muy adelantado, sugiere Espel. "Debe ver el horizonte o fijar los ojos en un punto más adelante en la cuadra. Este centro de atención aumentará su velocidad y asegurará que adopte la postura correcta".

Postura: Inclínese al frente desde los tobillos. "Imagínese con el aspecto de un esquiador de saltos a la mitad de su vuelo —dice Espel—. Casi es el ángulo que quiere para su cuerpo". Dicho de otra manera, no debe doblarlo en la cintura.

Ahora le daremos algunas ecuaciones.

- Si apenas está empezando a caminar rápidamente, entonces tal vez necesite música con 110 tiempos (*beats*) por minuto, lo que se traduce en un ritmo en que recorrerá 1 milla (1.6 km) en 19 minutos. Este ritmo es un poco más acelerado que el normal (en que recorre 1 milla en 20 minutos) al cual tal vez ya esté acostumbrada.

- Si ya está acostumbrada a caminar rápidamente, seleccione música con 130 tiempos por minuto, lo que se traduce en un ritmo de 1 milla recorrida cada 15 minutos.

- Si camina a todo meter recorriendo 1 milla cada 13 minutos, seleccione música con 150 tiempos por minuto.

El cuerpo entero: Estírelo después. Caminar rápidamente es un ejercicio más duro para muchas partes del cuerpo de la cintura para abajo que caminar despacio, así que tendrá que asegurarse de hacer los estiramientos adecuados después de su sesión de ejercicio, de la misma forma en que lo haría una atleta profesional después de entrenar o competir.

¿En qué zonas debe concentrar los estiramientos? De nueva cuenta en las caderas, el cuádriceps, los músculos de la corva y las espinillas. "El dolor de espinillas probablemente sea la principal queja de las personas que caminan para hacer ejercicio —explica Espel—. En el caso ideal, las espinillas deben ajustarse a la caminata durante los primeros 5 minutos. Si siente un dolor intenso o sordo, va demasiado rápido". En este caso, Espel sugiere bajar la velocidad o caminar hacia atrás, lo cual elimina toda la presión de las espinillas. Una vez que las espinillas estén mejor, vuelva a caminar hacia delante.

Ciclismo

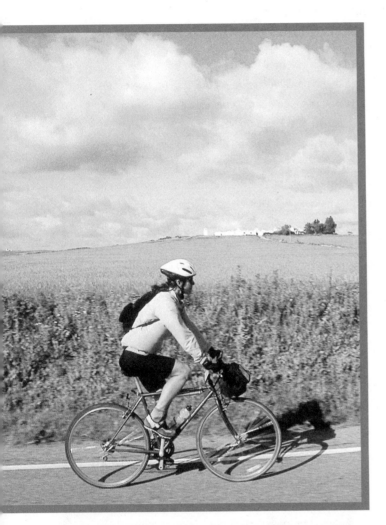

¿**D**ice usted que la última vez que se subió en una bicicleta el vehículo era rosado y tenía un asiento con forma de plátano y cintas colgadas del manubrio (timón)? Pues ya es una mujer adulta y la industria de la bicicleta también ha madurado. De acuerdo con la Asociación Nacional de Artículos Deportivos, el 45 por ciento de los ciclistas adultos son mujeres. Y cada vez se diseñan más bicicletas especiales para ellas. No son rosadas ni llevan cintas. Lo que sí tienen son asientos y armazones diseñados para la anatomía femenina. Y son sólidas y fáciles de manejar para cualquiera, aunque nunca se haya subido a una bicicleta en su vida.

"Si siente molestias en las rodillas, los tobillos o las caderas al caminar, el ciclismo puede ser una forma excelente e indolora de hacer ejercicio y bajar de peso —opina Edmund Burke, Ph.D., profesor de Ciencias del Ejercicio en la Universidad de Colorado en Colorado Springs—. A diferencia de caminar o correr, el ciclismo no es un ejercicio que soporte peso; es la bicicleta, y no los huesos y articulaciones, la que soporta el peso de su cuerpo".

Beneficios moldeadores

"Los beneficios moldeadores del ciclismo se dan principalmente de las caderas para abajo —explica el Dr. Burke—. El ciclismo trabaja los músculos de las asentaderas, las partes anterior y posterior de los muslos y la parte inferior de las piernas". Se trata de los músculos más grandes del cuerpo, y cuando los utiliza para una actividad muy intensa, como andar en bicicleta, quema muchas calorías. (Acuérdese de que las calorías son una forma de energía y se requiere energía para efectuar un trabajo físico). Por lo tanto, si anda en bicicleta con regularidad:

■ Fortalecerá y tonificará los músculos de la cintura para abajo durante su sesión de ejercicio.

En resumen

Calorías quemadas*
130–345 por media hora, según su velocidad y el terreno

Potencial moldeador
Fortalece y tonifica todos los músculos de la cintura para abajo, incluyendo las asentaderas, los muslos y las pantorrillas

---

*Para el caso de la mujer que pesa 150 libras (68 kg). Si usted pesa más, quemará más calorías; si pesa menos, quemará menos.

¡Triunfo!

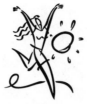

Sus recorridos sabatinos en bicicleta le ayudaron a Lynn a perder 26 libras (12 kg)

Al igual que muchas mujeres, Lynn Hoerle, una mujer de 43 años de Inverness, California, descubrió que algunos acontecimientos importantes de su vida, como cumplir 30 años, comenzar una nueva relación y mudarse a un suburbio, aportaron algo nuevo a su existencia: sobrepeso.

"Mido 5 pies con 7 pulgadas (1.7 m) y siempre había pesado más o menos 125 libras (57 kg) —afirma Lynn—. Sin embargo, de treintañera subí a 156 libras (71 kg). Luché contra el sobrepeso, pero estaba muy ocupada con mi trabajo para hacer algo al respecto".

Lynn, una gerente de oficina, había comprado una bicicleta de montaña en algún momento, pero se quedó estacionada en su garaje (cochera) durante tres años sin que la usara. "Entonces mi mamá y mi hermano murieron con pocos meses de diferencia el uno del otro —dice Lynn—. Comprendí que hay mucho más en la vida que ir a trabajar, así que me hice la promesa de salir más".

Una de las cosas que Lynn hizo fue inscribirse en un curso de ciclismo de montaña que se ofrecía los sábados en el colegio comunitario de su ciudad. "Aprendí mucho sobre el ciclismo, pero también acerca del monte Tamalpais, una área recreativa que muchas personas del norte de California visitan para andar en bicicleta y excursionar —comenta—. Me hice amiga de otra participante en la clase y juntas decidimos seguirnos viendo los sábados para salir en bicicleta. Sacábamos nuestros mapas y guías y decidíamos adónde ir".

Lynn disfrutaba tanto salir en bicicleta con su amiga los fines de semana que juntas se fueron de vacaciones con sus bicicletas a los estados de Washington, Idaho, Montana e incluso Alaska. Du-

rante los siguientes 2 años se unió a la Sociedad Femenina de Ciclismo de Montaña y Té, una organización nacional de mujeres ciclistas, y conoció a más mujeres con quienes podía salir en bicicleta cada 3 ó 4 días. "Todo mi círculo de amistades creció en el acto. Me encantó", dice Lynn.

Al andar en bicicleta regularmente, Lynn observó un cambio en la forma de su cuerpo. "Definitivamente tenía las piernas más delgadas y fuertes —afirma. Sin embargo, aún transportaba 156 libras por esas montañas—. Mi sobrepeso realmente afectó mi forma de andar en bicicleta. Llegó el momento en que casi renuncié a todo porque no podía mantenerles el ritmo a las demás".

Lynn no quiso abandonar el ciclismo ni las amistades que habían llegado a ser tan importantes para ella. "Así que decidí que simplemente tendría que bajar de peso", explica. Siguió un programa estructurado de pérdida de peso que incluía comidas más saludables. "Fundamentalmente eliminé la chatarra —dice—. Nada de helados con trozos de chocolate, ningún pedazo de queso después de cenar, adiós a las bolsas de papitas fritas".

Ahora Lynn pesa 130 libras (59 kg) y combina las carreras de bicicleta en la calle con sus salidas en bicicleta de montaña. "A veces soy una de las mujeres más viejas de las excursiones en grupo —dice—. El ciclismo me ha motivado para estar en mejor forma, a fin de seguirles el paso a mis amigas". Además, hace poco se puso por primera vez un traje de baño para reunirse con sus amigas en un *jacuzzi* después de un largo recorrido.

"Nunca me habían visto en traje de baño —afirma Lynn—. Y me sentí muy bien, porque ya no me siento como una intrusa".

■ Quemará una buena cantidad de calorías almacenadas, es decir, de grasa.

Beneficios psicológicos

Si usted se parece a muchas mujeres, probablemente tiene recuerdos maravillosos de cómo exploraba su barrio (colonia) en bicicleta de niña, dando vueltas con sus amigas durante horas. No obstante, en algún momento de su evolución hacia la edad adulta —probablemente cuando sacó su licencia de manejo—, su bicicleta empezó a llenarse de polvo en el garaje (cochera), convirtiéndose en una reliquia olvidada del pasado. Y es una lástima.

"De adulto disfrutará andar en bicicleta tanto como cuando era niña —promete el Dr. Burke—. El ciclismo la saca al aire libre, al igual que caminar, pero extiende su territorio. Cuando monta en bicicleta puede explorar más el mundo".

Si suele caminar 1 hora diaria para hacer ejercicio y en este tiempo recorre entre 3 y 4 millas (5 y 6 km), podrá andar en bicicleta el mismo tiempo y recorrer 10 millas (16 km).

El calzado adecuado

A menos que esté compitiendo en la Tour de France, la mundialmente famosa carrera de bicicletas de varios días, puede usar unos tenis ligeros cómodos, siempre y cuando las suelas cuenten con suficiente agarre para no resbalarse de los pedales de la bicicleta, según indica el Dr. Burke.

"Sin embargo, asegúrese de guardar las agujetas (cordones) debajo de la lengüeta del tenis, para que no se enreden con los pedales, la cadena o el cubrecadena", agrega el experto.

Además, no se apriete las agujetas demasiado o se le dormirán los pies mientras está en la bicicleta. Para mantener los pies cómodos, use medias (calcetines) hechas de una mezcla de algodón y fibras sintéticas, como el polipropileno (*polypropylene*), las cuales apartan la humedad de la piel y la dejan respirar.

Otros equipos esenciales

Además del calzado adecuado, necesitará una bicicleta y un casco. Es recomendable comprar ambas cosas en un taller de bicicletas donde las vendan y les den servicio. Aunque ya tenga una vieja *Schwinn* que desea resucitar, deberá llevarla a un taller para que le hagan un mantenimiento antes de salir a dar una vuelta. Es casi seguro que le harán falta nuevas llantas (gomas) y un poco de aceite para lubricar las cadenas y las velocidades.

"Los dueños de los talleres de bicicletas saben cuáles son buenas para principiantes", indica el Dr. Burke. Los talleres de bicicletas normalmente colaboran con sus clientes para mantener sus bicicletas en buen estado, lo cual significa que usted estará más segura y la bicicleta le durará más.

Si necesita comprar una bicicleta, puede escoger entre tres tipos.

■ Bicicleta de carreras (*road bike*). Esta bicicleta se parece a las de 10 velocidades que usted quizá montó de adolescente. Tiene un manubrio caído (doblado hacia abajo) y llantas estrechas y lisas. Está diseñada para ser rápida, no cómoda.

■ Bicicleta de montaña (*mountain bike*). Esta bicicleta tiene un manubrio extendido (no doblado) y llantas más anchas que la de carreras. Es más fácil mantener el equilibrio en ella. Las llantas cuentan con dibujo para mejorar el agarre. Están diseñadas para andar en senderos sin pavimento, por encima de piedras, raíces y otros obstáculos, pero también sirven muy bien en caminos pavimentados.

■ Bicicleta híbrida (*hybrid bike*). Esta bicicleta tiene velocidades, un manubrio y un armazón parecidos a los de la bicicleta de montaña, pero sus llantas son más estrechas, por lo que brinda la suavidad de una bicicleta de carreras al manejar. Los expertos suelen recomendarles bicicletas híbridas a las mujeres adultas interesadas en el ciclismo.

"Las híbridas por lo común tienen un armazón más sólido que las bicicletas de carreras, por lo que ofrecen una gran estabilidad —explica Tim Blumenthal, director ejecutivo de la Asociación

Internacional de Ciclismo de Montaña en Boulder, Colorado—. Son fáciles de manejar sobre el pavimento. Y si quiere andar en parques, las híbridas también sirven para los senderos de tierra y los caminos sin pavimentar".

El ajuste correcto. Los expertos de los talleres de bicicletas cuentan con mejores recursos para medirla adecuadamente a usted y su nuevo equipo que los vendedores de un almacén (tienda de departamentos). Pregunte por una bicicleta diseñada especialmente para mujeres. El tubo para apoyar el asiento tiene una posición más vertical, para ubicarla correctamente, y el tubo superior (que va desde el asiento hasta la cabeza y el manubrio) es más corto a fin de acomodar el torso y los brazos más cortos de una mujer. O bien es posible que le recomienden una bicicleta para hombre que los especialistas puedan ajustar para que le quede (moviendo el manubrio o cambiando el asiento, por ejemplo, para que no tenga que estirarse tanto para alcanzar el manubrio).

El ajuste correcto es esencial. "Si su bicicleta no le queda correctamente, se sentirá demasiado incómoda para montarla con regularidad", indica el Dr. Burke. Si no tiene experiencia con una bicicleta de varias velocidades, quizá prefiera una en la que las velocidades se encuentran numeradas con claridad, lo cual le ayudará a aprender a cambiarlas.

Un asiento cómodo. Si es en serio su intención de ponerse en forma, pasará bastante tiempo sobre el asiento de la bicicleta. Independientemente del estilo de la bicicleta que elija, necesita sentirse a gusto montada en el asiento.

"Tiene que encontrar una buena bicicleta con un asiento cómodo; de otro modo estará ejerciendo presión sobre determinadas partes de su cuerpo a las que no les gusta la fricción intensa y el exceso de peso", advierte el Dr. Burke. Por lo tanto, definitivamente debe preguntar por los asientos especiales para mujeres. Algunos son más anchos en la parte de atrás y más estrechos y recortados hacia el frente, lo cual disminuye la carga sobre los delicados tejidos de su cuerpo y le proporcionará una experiencia más cómoda.

Otros utilizan un material suave en la parte inferior, con menos refuerzo que los asientos para bicicletas de hombres, que por lo tanto son más tiesos; de tal forma, este tipo de asiento se dobla un poco para absorber los impactos.

Un casco. Cuando ande en bicicleta al aire libre, siempre deberá usar un casco para proteger la cabeza de los impactos por si choca contra el pavimento (o alguna otra cosa). Muchos cascos están diseñados especialmente para la mujer, lo cual es muy útil, por ejemplo, si quiere hacerse una cola de caballo. Los cascos que se venden en los talleres de bicicletas casi siempre son todos de la misma calidad, porque se fabrican de acuerdo con las mismas especificaciones de seguridad. Además, la Comisión de Seguridad de los Productos para el Consumidor exige que todos los cascos que se fabrican o venden en los Estados Unidos cumplan con los estándares federales de seguridad. Considere un casco provisto de una abertura de ventilación para ayudarle a estar fresca; también los hay con reflectores y viseras desprendibles que pueden usarse por la noche o cuando hace sol. Sólo debe usar una gorra debajo del casco si este fue diseñado para ello; de no ser así estará comprometiendo el ajuste del casco y su seguridad.

Cómo empezar

Una vez que cuente con una bicicleta bien lubricada que le quede a la perfección, ha llegado la hora de salir hacia el ancho mundo del ciclismo de calle.

Conozca su bicicleta. Antes de salir a recorrer 10 millas, dése unas vueltas por su barrio o un estacionamiento vacío para conocer las velocidades y los frenos de su nuevo equipo.

Practique el cambio de velocidades. "La mayoría de las personas que apenas están comenzando con el ciclismo dejan sus bicicletas en una sola velocidad porque no están seguras de cómo cambiarlas y no se han tomado el tiempo para averiguar qué velocidad les ayudará en qué tipo de terreno", señala el Dr. Burke.

Hablando estrictamente, la mejor manera de

evaluar si está usando la velocidad correcta para un terreno en especial es contando sus golpes de pedal. Para hacerlo, cuente sus revoluciones de pedal (en una pierna) durante 15 segundos y multiplique el resultado por cuatro. Los ciclistas eficientes ejecutan entre 80 y 100 revoluciones por minuto en un camino plano y entre 60 y 85 en las subidas. No obstante, para una principiante puede ser un poco difícil pedalear y contar mientras ve su reloj y trata de estar atenta al camino. Hay una regla general más sencilla: Utilice las velocidades más bajas (de números más pequeños) en terreno empinado, y las velocidades más altas (de números más grandes) en un terreno más plano. Luego practique hasta que se familiarice

con las combinaciones que le permitan pedalear de la manera más eficiente. Si le está costando trabajo, baje la velocidad. Si las ruedas están dando vueltas con poca o nada de resistencia, súbala.

"No tenga miedo de jugar con su bicicleta al principio", recomienda el Dr. Burke.

Experimente con las posiciones de mano. Algunas posiciones de mano se sienten mejor que otras. Quizá usted esté a gusto con las manos muy juntas, mientras que otra ciclista prefiera sujetar los extremos del manubrio.

Practique el pedaleo. Un buen pedaleo implica desarrollar cierta habilidad técnica. Debe usar los músculos de las piernas en la parte final del golpe de pedal; es decir, cuando el pedal está

Programas de ciclismo

Para principiantes

Ande en bicicleta sin parar durante 20 minutos en terreno plano, 2 ó 3 veces por semana durante 3 a 4 semanas.

Nivel intermedio

Empezando en terreno plano, ande rápidamente en bicicleta durante 20 a 30 minutos y luego incluya un par de cerros o cambie a una velocidad más difícil durante 5 minutos cada vez, sin ir rápido necesariamente. Hágalo 3 veces por semana hasta que poco a poco llegue a andar cómodamente durante 60 minutos por sesión.

Nivel avanzado

Extienda una de sus salidas regulares, probablemente el fin de semana, hasta por lo menos 1½ ó 2 veces el tiempo o la distancia de una salida de entre semana. Varíe la velocidad y la intensidad al andar: suba cerros, avance rápidamente por varios minutos y utilice una mayor intensidad en otras ocasiones.

Cuando empiece a andar en bicicleta por primera vez, no trate de conquistar cerros ni de cumplir con una cuota fija de tiempo, sugiere Edmund Burke, Ph.D., profesor de Ciencias del Ejercicio en la Universidad de Colorado en Colorado Springs. En cambio, escoja un terreno plano. "Querrá sentir que ha logrado algo cada vez que salga en bicicleta, para que espere con gusto la idea de volverse a subir a ella. Durante las primeras semanas, piense en sus salidas solamente como en una forma agradable y fácil de pasar sus ratos de ocio".

Su siguiente meta será modificar la intensidad de su sesión de ejercicio y alargarla un poco más, quizá hasta 1 hora en total. "Cambie una sola cosa al principio, como agregar colinas o utilizar una velocidad más alta —recomienda el Dr. Burke—. Y siempre dése un poco de tiempo para recuperarse de un cambio de intensidad antes de realizar otro cambio durante esa salida".

Conforme progrese, realice salidas más largas y difíciles por lo menos una vez a la semana, indica el Dr. Burke. "Puede andar sola —dice el experto—. Pero me parece útil unirse a un club de ciclismo para salir en grupo. Todos estarán haciendo el mismo recorrido en cuanto a intensidad y distancia, lo cual inspira a muchas personas a avanzar al siguiente nivel de su forma física".

subiendo nuevamente y usted dobla la pierna para pedalear de manera eficiente. Para hacerlo, simplemente imagínese que está raspando la suela del zapato para limpiarla de lodo. Dicho de otra forma, baje la pierna, aplique fuerza cuando el pie llegue al fondo del golpe de pedal y utilice los músculos de la pierna para subir el pie otra vez hacia las asentaderas, según explica el Dr. Burke.

Inclínese hacia delante o párese en los cerros. Conforme logre avances y empiece a sentirse más a gusto con su bicicleta, pasará más tiempo fuera del asiento. Por ejemplo, al entrar a una curva se inclinará al frente, despegándose del asiento. Al subir un cerro, se pondrá de pie para poder ejercer más fuerza con las piernas.

Cuídese de los coches, ya sea que se encuentren en movimiento o estén estacionados. Si usted anda en bicicleta por caminos y calles, probablemente cuente con los conocimientos suficientes para ponerles atención a los vehículos en movimiento. Pero también debe estar atenta a los coches estacionados. Muchos accidentes tienen lugar cuando alguien que acaba de estacionar su coche abre la portezuela justo cuando va a pasar un ciclista. "Se requiere práctica para aprender a andar en bicicleta en una calle transitada —advierte Blumenthal—. Debe avanzar en el mismo sentido que el tránsito, no en su contra. Mantenga abiertos los ojos y los oídos; ambos son importantes". Esto significa que debe dejar su *walkman* en casa.

Tome una clase. Muchos talleres de bicicletas ofrecen clínicas y clases para ciclistas novatos. Ahí usted aprenderá, por ejemplo, que al igual que sucede con el coche, por lo común es mejor frenar antes de una curva, no en la misma.

Ciclismo estacionario

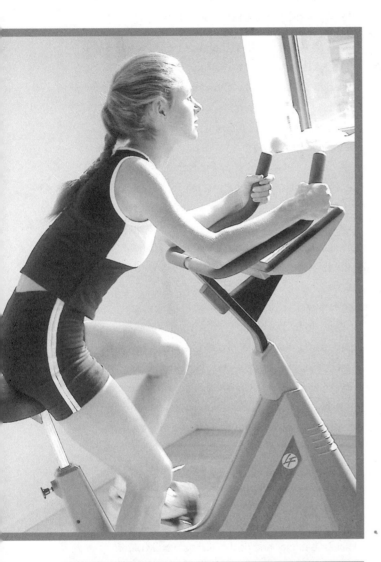

En resumen

Calorías quemadas*
De 130 a 330 por media hora

Potencial moldeador
Tonifica los músculos de las piernas y las asentaderas

*Para el caso de la mujer que pesa 150 libras (68 kg). Si usted pesa más, quemará más calorías; si pesa menos, quemará menos.

Si se pusiera a registrar debajo de la ropa amontonada en los rincones de 35 millones de recámaras (dormitorios, cuartos) estadounidenses, probablemente encontraría una bicicleta estacionaria. Esta costumbre de usar el aparato unas cuantas veces y luego olvidarlo quizá cause la impresión de que tiene algún defecto inherente. Sin embargo, no es así. Las personas simplemente esperan demasiado, en el sentido psicológico, de sus sesiones de ejercicio en casa, según afirma Edmund Burke, Ph.D., profesor de Ciencias del Ejercicio en la Universidad de Colorado en Colorado Springs.

"El ejercicio bajo techo puede producir aburrimiento —indica el Dr. Burke—. Tiene que hacer otras cosas al mismo tiempo, como ver la tele o escuchar música, o bien usar su bicicleta estacionaria como complemento de alguna otra actividad".

Dicho con otras palabras, no dependa de la bicicleta estacionaria como su único medio para bajar de peso y ponerse en forma. Más bien piense en ella como en un accesorio en el guardarropa de su programa de ejercicio, como una "sesión de ejercicio fácil" que puede hacer una o dos veces a la semana para complementar sus caminatas o aeróbicos regulares. De esta forma habrá menos posibilidades de que su bicicleta estacionaria termine sirviendo únicamente de perchero.

Beneficios moldeadores

Usted puede esperar lo siguiente al usar una bicicleta estacionaria con regularidad:

- Quemará unas 5 calorías por minuto al hacer ejercicio. Son muchas más que la caloría por minuto que normalmente quema al realizar otras actividades cotidianas.

- Desarrollará y fortalecerá los glúteos de las asentaderas, el cuádriceps (los músculos de la parte anterior de los muslos) y los músculos

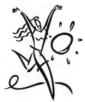

¡Triunfo!

Nancy descubrió la posibilidad de perder peso permanentemente

El papá de Nancy Allen murió cuando ella tenía 37 años. Nancy sabía que la pérdida le dolería, y así fue. Le dolió tanto, de hecho, que prácticamente dejó de hacer cualquier cosa por un tiempo.

"Mi papá murió en la época navideña de 1995 y me convertí en un bulto inmóvil durante unos 4 meses —recuerda Nancy—. Debido a mi edad, este cambio de ritmo se tradujo en un acelerado aumento de peso. Sólo mido 5 pies con 3 pulgadas (1.6 m) y terminé más o menos en una talla 12".

Después de 4 meses de inactividad, Nancy, que es de Chickamauga, Georgia, decidió que estaba cansada de languidecer en el sillón de su sala. El 4 de abril de 1996 —se acuerda de la fecha exacta— empezó a hacer ejercicio en la bicicleta estacionaria reclinada que llevaba bastante tiempo sin usarse en un rincón de la sala.

Los meses de inactividad se hicieron sentir. "Sólo aguanté como 3 minutos", recuerda. Sin embargo, cuando se bajó de la bicicleta el impacto de esa breve sesión de ejercicio la sorprendió. "¡Me sentí muchísimo mejor!"

Al cabo de 1 semana, más o menos, Nancy ya pedaleaba hasta 5 minutos diarios. A partir de ahí avanzó rápidamente hasta llegar a unos 15 minutos diarios. Cuatro años después, a los 41 años de edad, Nancy continuaba con una rutina constante de entre 30 y 45 minutos diarios. "El ritmo cardíaco que debo alcanzar es de 23 latidos por 10 segundos. Normalmente resoplo bastante fuerte", comenta.

Y la recompensa fue notoria. Nancy bajó de una talla 12 a la 5. "Mi cintura andaba por las 33 ó 34 pulgadas (84 u 86 cm) y ahora está en 26 pulgadas (66 cm) —indica—. Ya no tengo depósitos de grasa en las caderas ni los muslos y mis asentaderas desafían la gravedad".

A pesar de tener que jadear, Nancy es capaz de hacer otras cosas mientras trabaja en la bicicleta. "Leo o veo la tele —afirma—. A veces incluso tejo a punto de aguja o con gancho, pero tengo que dejarlo cuando me empiezan a sudar las manos".

La bicicleta estacionaria no fue un fin en sí misma. Una vez que Nancy se sintió a gusto haciendo ejercicio regularmente en la bicicleta, agregó otra actividad moldeadora importante: ejercicios con pesas. Después de hacerlos en casa por algún tiempo, ella y su esposo decidieron inscribirse en la YMCA (*Young Men's Christian Association*, una cadena de gimnasios públicos ubicados en todos los EE. UU.). Ahora van a levantar pesas ahí dos o tres veces por semana durante 30 minutos. "En combinación con mis sesiones en la bicicleta reclinada cada 2 días en casa, me ayuda a mantener los logros que he alcanzado", explica Nancy.

Nancy atribuye el hecho de haber empezado a la bicicleta estacionaria casi olvidada y a la voluntad humana, que simplemente no quiso darse por vencida. "Todos los equipos del mundo no sirven si no hay determinación para usarlos", agrega.

de la corva (los músculos de la parte posterior de los muslos).

- El peso del torso no produce ningún impacto, así que tonificará los músculos de las asentaderas y los muslos sin estresar las articulaciones de las piernas.

Beneficios psicológicos

Uno de los placeres que brinda la bicicleta estacionaria es que le permite poner la mente en blanco. Se trata de un ejercicio totalmente seguro. Ningún conductor alocado la rebasará a toda velocidad mientras pedalea en la tranquilidad de su casa, ni tampoco corre riesgo de chocar con una piedra y aterrizar bruscamente sobre un camino cubierto de grava. Por lo tanto, lo que decida hacer con su mente mientras pedalea depende enteramente de usted.

Y cuenta con varias opciones. Puede colocar la bicicleta delante del televisor y perderse en el paisaje de un video de la naturaleza o ver su película favorita. Entérese de las noticias o bien del último capítulo de una telenovela mientras sus pies dan vueltas. Ya sea que opte por ver un programa sobre un deporte intenso o un drama lento, estará quemando calorías y tonificando sus músculos a un ritmo constante. Y desde luego siempre tiene la alternativa de apoyar un libro o una revista sobre el manubrio (timón) si prefiere leer.

"He encontrado que la mayoría de las personas utilizan la bicicleta estacionaria como un descanso mental de otras formas de ejercicio, porque se hace bastante ejercicio sin someter el cuerpo a mucho esfuerzo físico ni se requiere una gran habilidad para usarla", explica el Dr. Burke.

El equipo esencial

Una buena bicicleta nueva para la casa cuesta por lo menos $350. Si no quiere pagar tanto, publique un aviso o un anuncio solicitando una bicicleta usada y vea qué respuestas recibe. Quizá logre conseguir una bicicleta usada por mucho menos de lo que un modelo semejante le costaría nuevo.

En todo caso, asegúrese de subirse a la bicicleta y de pedalear un rato para ver qué tan cómoda le resulta. "Póngase su ropa deportiva, incluyendo los tenis —sugiere el Dr. Burke—. Si no se siente bien, pruebe otro modelo".

Ya sea que la compre nueva o usada, tome en cuenta lo siguiente.

Vertical o reclinada. Las bicicletas verticales tradicionales en términos generales no se diseñaron para mujeres ni para las personas con sobrepeso, porque los asientos no son lo bastante anchos. Y una bicicleta de este tipo puede convertirse en un instrumento de tortura si le duele la baja espalda. Antes de comprarla asegúrese de probar una bicicleta reclinada (*recumbent bike*), que cuenta con un asiento envolvente que brinda apoyo a la espalda. O quizá prefiera un modelo intermedio entre el vertical y el totalmente reclinado, que sería el semirreclinado.

El tamaño correcto. Antes que nada debería ser capaz de permanecer sentada y erguida en la bicicleta aunque esté pedaleando a toda velocidad. No busca una bicicleta para participar en la Tour de France, donde tendría que inclinarse sobre el manubrio y adoptar la posición de una bala en pleno vuelo. Si tiene que encorvarse para alcanzar el manubrio, el tamaño de la bicicleta no es el indicado para usted.

Posibilidad de ajustes. Ninguna bicicleta está hecha a la medida, así que necesita contar con la posibilidad de ajustarla, según señala Cyndi Ford, una fisióloga especializada en ejercicios del Instituto Cooper para la Investigación Aeróbica en Dallas, Texas. Cuando pruebe la bicicleta, asegúrese de que sea posible subir o bajar el asiento a la posición correcta. Cuando esté sentada en una bicicleta vertical, sus caderas deben quedar derechas sobre el asiento. En el punto más bajo del golpe de pedal y con el pie firmemente apoyado en el pedal de abajo, la pierna extendida debe estar ligeramente doblada por la rodilla. Además, mire directamente hacia abajo y fíjese si alcanza a verse los dedos del pie debajo de la rodilla. Si no los ve, está demasiado adelantada. Sentarse en una posición demasiado adelantada ejerce una presión enorme sobre la rótula. Después de haber realizado todos los ajustes necesarios en el asiento, fíjese si el manubrio tiene una altura cómoda. De no ser así, ajústelo también.

Los mismos principios son válidos para la bicicleta reclinada. Debe poder mover el asiento hacia delante o atrás, arriba o abajo. Cuando se encuentre en la posición correcta, su pierna extendida debe estar ligeramente doblada por la rodilla.

Un asiento de gel (*gel seat*). Usted tal vez piense que cuenta con unas caderas y asentaderas bien acolchadas, pero después de muchas millas de pedaleo un asiento de bicicleta normal puede llegar a sentirse como un áspero instrumento de tortura. Si va a comprar una bicicleta nuevecita,

Aprovéchelo al
MÁXIMO

Póngales poder a sus pedales

Con un poco de imaginación, usted puede animar su experiencia en la bicicleta estacionaria y evitar el aburrimiento, promete Cyndi Ford, una fisióloga especializada en ejercicios del Instituto Cooper para la Investigación Aeróbica en Dallas, Texas. Para empezar, aquí le van dos posibilidades.

Traiga la Tour de France a la sala de su casa. Varias compañías venden videos de paseos en bicicleta que usted puede ver mientras hace ejercicio. Puede recorrer el sur de Francia o los parques nacionales mientras pedalea, e incluso tomar parte en carreras famosas. Estas cintas con frecuencia se pueden adquirir en los lugares donde se venden videos para hacer ejercicios.

Mida sus millas. Mientras que los ciclistas novatos suelen limitarse a que sus bicicletas les indiquen a cuántas revoluciones por minuto (r. p. m.) van, usted también puede tomar nota del número total de millas que recorre. A fin de registrar su avance, tome el tiempo que tarda en recorrer una "distancia" de 10 millas (16 km). Con la resistencia en el mismo nivel, recorra las mismas 10 millas la siguiente vez que haga ejercicio y trate de reducir su tiempo.

---

pregúntele al vendedor si le puede proporcionar un asiento más blando de gel en lugar del normal. Si va a comprar una bicicleta usada, podrá encontrar un asiento de gel en la mayoría de las tiendas de bicicletas o de aparatos para hacer ejercicio.

Palancas para ejercitar el torso. En lugar de un manubrio fijo normal, algunas bicicletas cuentan con palancas que usted puede empujar y jalar para ejercitar el torso al mismo tiempo que las extremidades inferiores siguen adelante a todo vapor. Quizá disfrute la actividad adicional de la parte superior del torso, pero estas palancas movibles no aumentarán en mucho el número de calorías que queme. Y significan un gasto extra. Por lo tanto, si no cree que va a usar este accesorio, olvídese de él y quédese con las versiones sólo de pedales.

Resistencia. En algunas bicicletas estacionarias, la resistencia es producto de la presión constante de un patín de freno. Otras utilizan un sistema de resistencia electromagnética o un volante (*flywheel*). Es posible que el tipo de resistencia afecte la forma en que se siente la bicicleta, pero aparte de eso ningún sistema ofrece una ventaja en particular. Lo que sí debe poder hacer es ajustar la resistencia para que pueda variar la intensidad de sus sesiones de ejercicio.

Equipo electrónico. Algunas bicicletas cuentan con elaborados programas —además de monitores del ritmo cardíaco y otros aparatos— para ayudarle a medir muchas variables distintas. En algunas puede echarle carreras a un competidor computerizado. Si le agradan estos detalles y piensa que la mantendrán más motivada, quizá quiera adquirirlos. Sin embargo, no afectarán la forma de funcionar de la bicicleta ni los beneficios que obtenga de ella en cuanto a adelgazar y reducir medidas.

Otras sugerencias útiles:

Pantaloncillos acolchados para bicicleta. Los pantaloncillos que usan los ciclistas cuentan con un aditamento para prevenir las rozaduras, un acolchado extra. Cosido estratégicamente en la entrepierna y la parte interna de los muslos, este acolchado hace más cómodo andar en bicicleta tanto bajo techo como al aire libre.

Reparaciones. Averigüe cómo y dónde pueden repararle la bicicleta si algo se descompone. Cuando se avería el equipo, las sesiones de ejercicio se interrumpen.

Cómo empezar

En una bicicleta estacionaria hay que tomar en cuenta diversas variables: la velocidad, la duración de la sesión, la intensidad y la resistencia. Y ahora Ford le dirá cómo equilibrarlas y fijarse metas razonables, no temerarias.

Regule la resistencia. La velocidad a la que pedalee se verá afectada por la resistencia. Cuando

Programas de ciclismo estacionario

Para principiantes

Intervalos progresivos. **A lo largo de 22 minutos, alterne ratos de andar despacio a baja intensidad con breves acelerones a una intensidad más alta. Ande a velocidad lenta y baja intensidad durante 5 minutos y luego pedalee por 30 segundos a una intensidad más alta. Siga alternando así, pero termine con un pedaleo lento a manera de enfriamiento.**

Nivel intermedio

Sesión piramidal. **Ande durante 10 minutos a una intensidad alta y luego por 2 minutos a una intensidad baja. Continúe con 8 minutos a un nivel de intensidad aún más alto que los primeros 10 minutos, seguido por otro interludio de 2 minutos a baja intensidad. Cada intervalo sucesivamente más difícil debe ser 2 minutos más corto que el anterior, pero siga aumentando la intensidad e incluya siempre un intervalo de 2 minutos como enfriamiento. En total, la rutina debe tardar unos 40 minutos. Termine con un poco de pedaleo lento.**

Nivel avanzado

Entrenamiento de montaña. **Si quiere poner a prueba su capacidad máxima, fije cierto tiempo para su sesión de ejercicio —digamos 40 minutos— y vaya aumentando la resistencia cada vez más conforme avance el tiempo. Incremente la resistencia cada 3 a 4 minutos para subirle a la intensidad de su esfuerzo. A la mitad de la sesión, disminuya la resistencia a intervalos regulares durante la misma cantidad de tiempo.**

Si su bicicleta electrónica cuenta con un programa desplegado electrónicamente, usted tiene la opción de seguir sus indicaciones. Por otra parte, también puede diseñar su propio programa, concentrándose en la resistencia (o intensidad), el ritmo cardíaco, la velocidad, la duración o la cadencia (el ritmo con el cual pedalea).

"Una vez que cuente con una rutina básica de ejercicio y la esté realizando 2 ó 3 días por semana, puede empezar a experimentar con la intensidad y el tiempo que pasa en la bicicleta", indica Cyndi Ford, una fisióloga especializada en ejercicios del Instituto Cooper para la Investigación Aeróbica en Dallas, Texas. De acuerdo con la experta, el mejor plan —tanto para quemar calorías como para moldear el cuerpo— es una combinación de *sprints* con trabajo de fuerza.

Ambos tipos de ejercicio de hecho le ayudan a tonificar fibras musculares distintas. El trabajo de sprint —ir rápido a una intensidad baja— le ayuda a trabajar las fibras musculares que se llaman de contracción clónica. El trabajo de fuerza —andar despacio a una intensidad alta— afecta las fibras musculares de contracción tónica. Si usted mezcla y combina los tipos de ejercicio y la intensidad, utilizará un mayor número de fibras musculares de diferentes formas, lo cual resulta más eficaz que hacer los mismos ejercicios una y otra vez.

la bicicleta esté en la resistencia correcta, usted podrá mantener una cadencia o un ritmo constante y fluido. Si la resistencia es demasiado dura, tendrá que tomar impulso para el siguiente giro del pedal. Si hay muy poca resistencia, terminará empujando y jalando el manubrio y el resultado probablemente será una cadencia irregular. El pedaleo debe imitar su forma de caminar al avanzar a buen paso, a una velocidad medida y constante.

Multiplique los minutos para no cansar a su corazón. Cuando empiece a trabajar con una bicicleta estacionaria, necesitará darles tiempo a las piernas y al corazón para que se acostumbren al ritmo del ejercicio. Durante esta etapa es más aconsejable trabajar por más tiempo a una intensidad baja durante varias semanas, en lugar de hacerlo por poco tiempo a una velocidad alta. De tal forma, su corazón podrá irse acostumbrando al ejercicio.

Acelere a ratos. Cuando pueda pedalear de 20 a 30 minutos a una intensidad entre baja y moderada, habrá llegado el momento de acelerar brevemente a ratos a una intensidad más alta. Sin embargo, no pierda la cadencia al hacerlo. Necesitará aumentar la intensidad de tal forma que no la obligue a empujar demasiado fuerte con las piernas ni a hacer girar los pedales demasiado rápido.

Reajuste la resistencia. Cuando los pies estén girando y el corazón lata más fuerte, es posible que las piernas sean las primeras en rendirse. En términos generales, los músculos de las piernas de la mayoría de las personas son más débiles que su corazón. Si sus piernas empiezan a sentirse pesadas o adoloridas aunque no esté respirando con dificultad, bájele a la resistencia.

Entrenadores elípticos

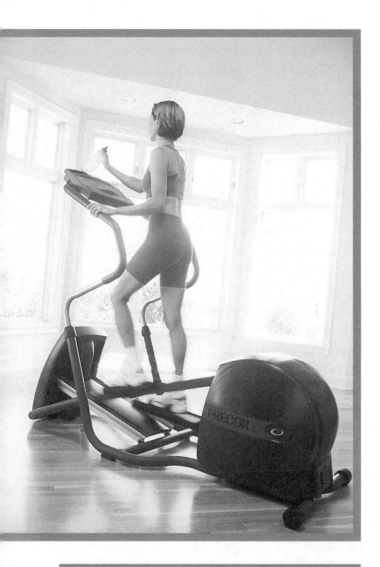

Un entrenador elíptico es lo más cercano a la perfección que existe en cuanto a máquinas para hacer ejercicio. Se ve como una mezcla de una estera mecánica (caminadora, *treadmill*), una máquina de esquiar a fondo (a campo traviesa) y un *stepper* (escaladora) y combina los movimientos (y los beneficios) de excursionar, esquiar a fondo y andar en bicicleta. Trabajar con este entrenador se siente como usar una máquina de esquiar a fondo, pero en lugar de que sus pies se muevan de atrás hacia delante, el aparato los obliga a realizar un movimiento ovalado (o elíptico).

El entrenador elíptico no produce ningún impacto, de modo que trata bien a sus articulaciones. Y ofrece opciones, ya que se puede utilizar para escalar (trepar) o deslizarse. Su esfuerzo le rendirá una sesión de ejercicio en la que quemará muchas calorías y su corazón se pondrá a latir como si estuviera corriendo, sin el estrés y el esfuerzo que tal actividad hubiera significado para sus articulaciones. Así, se convierte en una rutina de ejercicio ideal para las mujeres con sobrepeso que no cuentan con los medios para correr. A pesar de que la mayoría de las mujeres queman cientos de calorías en el entrenador elíptico, tienen la sensación de estarse paseando sin esfuerzo. Por lo tanto, es posible deshacerse de los depósitos de grasa no deseados de la panza, las asentaderas o los muslos sin necesidad de trabajar tan arduamente como con las otras máquinas.

"Comparamos a 16 hombres y mujeres que usaron cada uno un entrenador elíptico, una estera mecánica, una bicicleta estacionaria y un *stepper* (escaladora) —dice John Porcari, Ph.D., profesor de Ciencias del Ejercicio y del Deporte en la Universidad de Wisconsin-La Crosse—. Aunque el entrenador elíptico se use a la misma intensidad que al correr en la estera mecánica, el impacto es el mismo de caminar, de modo que estresa menos los pies y las piernas. Se hace el mismo ejercicio como al correr, con sólo la mitad del riesgo de sufrir una lesión. Es un equipo excelente".

En resumen

Calorías quemadas*
500–600 por hora

Potencial moldeador
Tonifica los músculos de la cintura para abajo y quema la grasa

*Para el caso de la mujer que pesa 150 libras (68 kg). Si usted pesa más, quemará más calorías; si pesa menos, quemará menos.

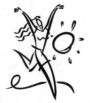

¡Triunfo!

Lisa perdió 45 libras (21 kg) y por detrás es otra

A sus 35 años, Lisa Andruscavage pesaba 221 libras (100 kg) y usaba una talla 24. "Con mis 5 pies con 4 pulgadas (1.63 m) de estatura, mi peso realmente empezaba a afectar mi salud —afirma Lisa, una madre de dos hijos radicada en Allentown, Pensilvania—. De hecho falté tres semanas al trabajo porque tenía la impresión de que mi corazón estaba cansado, como si mi cuerpo fuera a desconectarse".

Al llegar a este punto Lisa estaba convencida de que nunca bajaría de peso, así que salió a comprarse todo un guardarropa en tallas más grandes. Sin embargo, también rezó por una solución a su problema.

Y la solución le llegó. Al regresar a trabajar, Lisa se enteró de que su empleador (patrón) había empezado a ofrecer un programa de *Weight Watchers* en las mismas instalaciones de la empresa. "Me pareció una señal divina —indica Lisa—. Decidí intentarlo una vez más".

Lisa se inscribió en *Weight Watchers*. En vista de que estos programas les recomiendan a sus clientes que hagan ejercicio mientras estén en él, decidió volver a ir al gimnasio de su empresa.

Tenía años de no hacer ejercicio. "Había sufrido varios abortos espontáneos y dejé de hacer ejercicio al embarazarme de mi segundo hijo porque no quería hacer demasiado esfuerzo", explica.

Lo primero que Lisa probó al volver al gimnasio fueron las bicicletas estacionarias, pero no le gustaron. Le parecieron aburridas.

No obstante, justo al lado de las bicicletas había una máquina que nunca había visto: un entrenador elíptico. "Le pedí a alguien que me mostrara cómo usarlo —dice Lisa—. Sólo aguanté cinco minutos en el nivel uno con cero resistencia. Pensé: 'Nunca podré con esto'".

Por fortuna Lisa no se rindió. "Para mí resulta más interesante usar el entrenador elíptico que la bicicleta —señala—. No me lastima las asentaderas ni las rodillas. Además, tengo el síndrome del túnel carpiano y el entrenador elíptico me afecta menos las manos que las otras máquinas".

Al cabo de 4 meses Lisa era capaz de hacer ejercicio de 30 a 35 minutos a la vez, 4 días por semana. "Mantengo baja la resistencia, pero me muevo muy rápido en un nivel alto de rampa —dice Lisa—. Realmente me ha funcionado". La máquina indica que quema más de 300 calorías por sesión de ejercicios.

¿Y cuál ha sido el resultado? En un año Lisa perdió 45 libras y su porcentaje de grasa corporal bajó en un 14 por ciento. También puede vestir una talla 16. "He perdido la mayor parte del exceso de peso en las piernas y asentaderas —afirma—. De hecho, muchas personas se dan cuenta de que he bajado de peso al verme desde atrás. Se me acercan y dicen: 'Estaba detrás de ti y no te reconocí'".

Su apariencia no es lo único que la mantiene motivada. "Me gusta cómo me siento —indica Lisa—. A veces las personas se suben a la máquina a mi lado y tienen que parar después de 10 minutos. Eso me hace sentir que realmente tengo buena forma física, sobre todo si se trata de personas muy delgadas. Ahora comprendo que no hay que ser muy flaca para tener buena forma física y salud".

Lisa está tan contenta con el entrenador elíptico que ella y su marido han decidido invertir en uno para su casa. "No puedo caminar en una estera mecánica (caminadora, *treadmill*) ni muy lejos porque me duele la baja espalda, así que el entrenador elíptico es una compra perfecta para nosotros —declara Lisa—. Lo pondré en el centro de mi sala".

Beneficios moldeadores

Usted puede esperar lo siguiente si usa un entrenador elíptico con regularidad:

- Al moverse hacia delante sobre la máquina, trabajará los cuádriceps (los músculos grandes de la parte anterior de los muslos) y los glúteos (los que dan forma a las asentaderas).
- Tonificará y adelgazará su cuerpo de la cintura para abajo.
- Notará que sus piernas están mejor torneadas que nunca, ya que los entrenadores elípticos utilizan todos los músculos de las piernas, tanto los grandes como los pequeños.
- Quemará aproximadamente 10 calorías por minuto mientras esté haciendo ejercicio, y como un beneficio adicional seguirá quemando más calorías que de costumbre durante varias horas después de haber terminado.

Beneficios psicológicos

Si ha intentado correr en la estera mecánica y le resulta aburrido o bien desea cambiar, un entrenador elíptico ofrece diversos programas para motivarla a seguirse moviendo durante mucho tiempo. A la mayoría de los amantes de esta máquina el entrenador elíptico les encanta simplemente porque es muy fácil de usar, según señala el Dr. Porcari.

El calzado adecuado

En vista de que los pies no se desprenden de la superficie del entrenador elíptico, cualquier tenis ligero le servirá, según indica Gregory Florez, el dueño de Fitness First, una empresa de entrenamiento personal con sucursales en Chicago, Illinois, y Salt Lake City, Utah. Sólo asegúrese de no apretar demasiado las agujetas (cordones), para que no se le entumezcan los pies.

Para mantener los pies secos y libres de ampollas, acompañe sus tenis con unas medias deportivas (calcetas) que "respiren", ya sea de fibras sintéticas o de una mezcla de algodón y fibras sintéticas, recomienda Florez.

Otros equipos esenciales

Un entrenador elíptico cuenta con diversas variables que se pueden ajustar: la resistencia, la velocidad y por lo general también la inclinación. Usted puede programar una variable a la vez o las tres al mismo tiempo.

Al igual que con una bicicleta estacionaria, en un entrenador elíptico la resistencia determina la intensidad del esfuerzo que requerirá para mantener los pies en movimiento. El nivel de la rampa indica qué tan alto o bajo fijó el ángulo de la elipse. Por ejemplo, una rampa alta imita los movimientos de excursionar, mientras que la baja asemeja esquiar a fondo. Al moverse, usted determina la velocidad con la que utiliza el entrenador. La resistencia afectará la velocidad a la que *puede* moverse, desde luego, pero usted controla su forma de responder a esa resistencia. Puede escoger una resistencia baja y moverse rápido, por ejemplo, o subir la resistencia y perder la capacidad de moverse con fluidez. En el caso ideal, de acuerdo con Florez, lo que quiere es poderse mover a una velocidad moderada que sea cómoda, intercalando ratos ocasionales de alta intensidad así como velocidades rápidas.

Los entrenadores elípticos de buena calidad son caros y llegan a costar hasta seis veces lo de una estera mecánica o una bicicleta estacionaria, lo cual los deja fuera del alcance de muchas de las personas que quieren hacer ejercicio en su casa. Por lo tanto, lo más probable es que lo use en un gimnasio, por lo menos al principio. Y por si llegara a enamorarse de la máquina y quisiera comprar una para su casa, los expertos le recomiendan los siguientes consejos.

Busque la variedad. Busque un entrenador elíptico que cuente con varios niveles de rampa y de intensidad. Si la elipse misma no es extensa y no ofrece cambios de inclinación de rampa o de intensidad, sus ejercicios no serán ni por mucho tan eficaces.

Los diversos modelos de la *Precor EFX*, por ejemplo, utilizan un conjunto ovalado de engranajes, pedales y volantes que las permiten a piernas trabajar toda la gama de movimientos a su alcance, lo cual le brinda un ejercicio excelente. Al por menor cuestan entre $2,000 y $2,700, aproximadamente. Si utiliza una máquina menos costosa con una forma menos elíptica, es posible que no obtenga la misma gama de movimientos, según advierte Florez.

Si se lo puede permitir, considere un modelo provisto de un tablero de controles que le ofrezca varias rutinas preprogramadas y registre el número de calorías que va quemando.

Abandone las agarraderas. Algunas máquinas vienen con agarraderas que le permiten mover los brazos hacia delante y atrás, con resistencia, mientras trabaja con el entrenador elíptico. "No aumenta en mucho el número de calorías quemadas —opina Florez—. Para quemar más calorías, es mucho más eficaz comprar una máquina sin agarraderas y trabajar las piernas a una intensidad más alta sin apoyarse en los brazos".

Pruebe varias posiciones. Al igual que con una estera mecánica o una bicicleta estacionaria, querrá adquirir cierto sentido de cómo se siente la máquina en diversas posiciones. Pruebe diferentes combinaciones de inclinación de rampa y velocidad. Asimismo varíe la resistencia, lo cual le per-

Aprovéchelo al MÁXIMO

Una máquina con un montón de opciones

Una forma segura de incrementar su rendimiento aeróbico en un entrenador elíptico es moviendo los brazos para adelante y atrás al hacer ejercicio. Y para aumentar al máximo su trabajo de la cintura para abajo, combine las posiciones a su gusto para imitar varios tipos de deporte. Cada movimiento de piernas trabaja músculos distintos de diferentes maneras, según afirma J. Zack Barksdale, un fisiólogo especializado en ejercicio del Instituto Cooper de Aeróbicos en Dallas, Texas. A continuación le indicamos algunos de los movimientos que puede probar.

Movimiento de esquiar a fondo. A fin de simular el movimiento de esquiar a fondo, ponga el nivel de la rampa en bajo. Este ejercicio pone énfasis en los músculos de las asentaderas y los músculos de la corva (ubicados en la parte posterior de los muslos). A menos que esté preparándose para una carrera de esquí, trate de mantener una velocidad y un nivel de resistencia moderados, para que pueda moverse con fluidez.

Movimiento de excursionar. Ya sea que quiera mantener su buena forma física para sus excur-

siones de los fines de semana o sólo cosechar los beneficios que esta actividad ofrece a su cuádriceps y asentaderas, mantenga la rampa del entrenador elíptico en la posición alta y aumente la intensidad de la máquina, lo cual imitará la acción de escalar (trepar).

Movimiento de correr. ¿Le encanta correr, pero le lastima las rodillas? Súbase al entrenador elíptico. Si coloca la rampa a una altura mediana estará ejecutando un movimiento parecido al de correr. Y a pesar de que el movimiento será semejante, no tendrá que lidiar con el esfuerzo del impacto.

Júntelo todo. Al ofrecer tantas opciones, el entrenador elíptico le sirve como entrenador múltiple. Puede combinar los distintos niveles de rampa e intensidad para crear todo tipo de programas de ejercicio. Por ejemplo, puede cambiar de un deporte a otro dentro de la misma sesión de ejercicio o simplemente practicar un "deporte" diferente cada vez que se suba al aparato. De una forma o de otra, su cuerpo obtendrá un extraordinario conjunto de beneficios de la cintura para abajo.

mite trabajar a distintos niveles de intensidad. Entre más alta sea la resistencia, más fuerza tendrá que hacer para mover los pies.

Lo bien medido será bien comprado. Los entrenadores elípticos son largos, midiendo hasta 5 pies (1.52 m) de largo y más de 5 pies (1.52 m) de altura en su punto más alto. Mida la máquina que piensa comprar y el espacio donde la usará.

Póngase cómoda. Los entrenadores elípticos no requieren ropa especial. Al igual que para la mayoría de los ejercicios, la mejor opción son una o dos capas de ropa holgada y cómoda hecha de telas que aparten el sudor de la piel. Esto le permite quitarse una capa cuando empiece a sudar. Después de varias sesiones de ejercicio sabrá qué es lo que mejor le funciona, según afirma Florez.

Cómo empezar

La primera vez que se suba a un entrenador elíptico, probablemente empiece por ir hacia atrás.

"Simplemente tiende a ser el movimiento natural", explica Florez. Está muy bien por 1 ó 2 minutos, pero diversos estudios (y entrenadores personales) han observado que ir hacia atrás no trabaja las piernas con la misma eficacia que el movimiento hacia delante. Quemará un poco más de calorías al ir en reversa, según señala J. Zack Barksdale, un fisiólogo especializado en ejercicio del Instituto Cooper de Aeróbicos en Dallas, Texas, pero no las suficientes como para compensar el esfuerzo adicional al que posiblemente exponga las rodillas.

En cambio, simplemente párese sobre los apoyapies y empuje un poco al frente. El entrenador empezará a mover sus piernas en forma elíptica; lo único que tiene que hacer es seguirlo. Entre más alto sea el nivel de resistencia, más duro tendrá que empujar.

Desarróllese despacio. Si bien es posible que sienta la tentación de recorrer lo más pronto posible todos los cerros y valles virtuales por los que el entrenador elíptico puede llevarla, al

Programas para el entrenador elíptico

Para principiantes

2 ó 3 veces por semana durante 10 a 20 minutos a un ritmo lento

Nivel intermedio

2 ó 3 veces por semana durante por lo menos 20 minutos, utilizando una rutina preprogramada que no incluya intervalos

Nivel avanzado

2 ó 3 veces por semana durante 20 a 60 minutos con entrenamiento en intervalos, ya sea preprogramado o autodirigido

"Al principio comience con 10 minutos de entrenamiento elíptico a baja intensidad —sugiere J. Zack Barksdale, un fisiólogo especializado en ejercicio del Instituto Cooper de Aeróbicos en Dallas, Texas—. Hágalo dos veces por semana durante 1 semana y luego empiece a modificar sus sesiones. Para ello, aumente una cosa cada semana, pero no dos al mismo tiempo. Por ejemplo, durante la segunda semana podrá incrementar el número de veces que hace ejercicio de dos a tres. Durante la tercera semana podrá trabajar a mayor intensidad. Durante la cuarta semana podrá extender su tiempo de 10 a 20 minutos. Siga haciendo cambios en sus sesiones todas las semanas a fin de obtener el máximo de beneficios. Y asegúrese de incluir otros tipos de actividad aeróbica además del entrenador elíptico en su rutina semanal de ejercicios".

principio limítese al rango medio de la elipse, recomienda Barksdale, quien ha diseñado programas de entrenamiento elíptico para muchas personas. "La amplia gama de movimientos por los que el entrenador elíptico puede llevarla es maravillosa, pero necesita prepararse poco a poco para abarcarla en su totalidad".

Además, es posible que a las personas con problemas de la baja espalda este tipo de ejercicio les provoque un impacto muy fuerte, así que deben consultar a su médico antes de hacer ejercicio en un entrenador elíptico, según apunta Barksdale.

Mantenga libres las manos. Mantener el equilibrio en un entrenador elíptico puede ser algo difícil al principio. No obstante, tenga en mente que quemará muchas más calorías soltando las agarraderas que apoyándose en ellas, de acuerdo con Barksdale. Deje que sus brazos cuelguen libremente o muévalos un poco de adelante hacia atrás, recomienda el experto.

Enderece la cabeza. Es fácil distraerse y volver la cabeza o hablar con alguien mientras trabaja en un entrenador elíptico, pero nunca debe girar el torso. Para alinear las rodillas con los pies y evitar lesiones, mantenga la cabeza hacia el frente, advierte Barksdale.

Excursionar

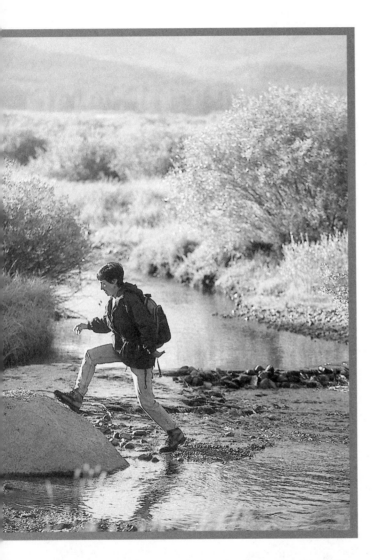

Respire profundo. Disfrute el aroma del aire limpio, las flores y los pinos. Mire a su alrededor. Contemple el cielo azul, las hojas verdes, las margaritas blancas, los ranúnculos amarillos. Escuche. Reina el silencio. Incluso el ruido de los pájaros y los grillos es tranquilo y sereno. Deténgase. Tómese un trago de su botella de agua y deje que la frescura del líquido le corra por la garganta. Camine y escuche crujir las hojas bajo sus pies, palpe la corteza arrugada de los arces y robles, sienta la brisa fría y vigorizante en la cara. ¡Mire! Una gama y su cervato.

"Excursionar es como caminar, pero con una diferencia importante: la lleva a una a conocer terrenos nuevos y emocionantes", comenta Dan Heil, Ph.D., profesor de Fisiología del Ejercicio en la Universidad Estatal de Montana en Bozeman. Por lo tanto, si ha estado caminando o corriendo y anhela algo de variedad, salga a los senderos.

Beneficios moldeadores

En el aspecto fisiológico, excursionar es como caminar aumentado a la segunda o tercera potencia. Y usted se beneficiará de las siguientes formas.

- Excursionar quema más calorías que caminar, ya que escalar cerros o recorrer terreno accidentado consume más energía.

- Al cargar algún tipo de mochila (como lo hacen la mayoría de las personas), las libras adicionales multiplican aún más el número de calorías quemadas.

- Estará trabajando a fondo los cuádriceps, los músculos de la corva (ubicados en la parte posterior de los muslos), el glúteo mayor y el glúteo menor (los principales músculos de las caderas, los muslos y las asentaderas), ya que al subir y bajar cerros obliga a los músculos de las piernas y los muslos a trabajar aún más fuerte y con mayor intensidad que al caminar en terreno plano.

En resumen

Calorías quemadas*
250 por media hora

Potencial moldeador
Tonifica las piernas y las asentaderas; también incrementará su resistencia aeróbica

*Para el caso de la mujer que pesa 150 libras (68 kg). Si usted pesa más, quemará más calorías; si pesa menos, quemará menos.

■ Si usa bastones de excursionista estará tonificando también los músculos de los brazos y la espalda.

El calzado adecuado

Para excursionar no necesita echarse al hombro una mochila pesada cargada de equipo para dormir ni quedarse en una tienda de campaña. Sin embargo, sí le hace falta algo más que unos tenis cualquiera. Podrá arreglárselas con tenis para correr o caminar, sobre todo en el caso de excursiones cortas por terreno relativamente plano. No obstante, sus pies se sentirán mucho más contentos en borceguíes para excursionar, sobre todo si tiene problemas de tobillos débiles o de equilibrio.

Busque borceguíes o botas de excursionista (*hiking boots*) provistos de suelas de hule (goma) con un dibujo pronunciado. "Necesitará un zapato que le brinde tracción al pasar sobre piedras, tierra, hojas y raíces de árboles, todo lo cual está resbaloso, sobre todo cuando se moja —explica el Dr. Heil—. Y le hace falta apoyar los tobillos para tener estabilidad". Haga lo que haga, no se ponga mocasines.

Otros equipos esenciales

Al igual que caminar para mejorar la forma física, excursionar requiere algunos otros equipos esenciales.

Ropa adecuada. ¿Está pensando en ponerse pantalones de mezclilla (mahones, *jeans*) para ir a excursionar? Sería mejor que cambiara de idea. "Los pantalones de mezclilla son 100 por ciento de algodón, el cual mantiene la humedad cerca de la piel cuando se moja ya sea desde el cuerpo o desde fuera —indica el Dr. Heil—. En cambio, use *shorts* de nilón o pantalones para excursionar y suéteres hechos con telas como polipropileno (*polypropylene*) o *CoolMax*, que apartan la humedad de su cuerpo y se secan rápidamente. Cuando haga muchísimo frío, póngase tres capas. Use telas como *CoolMax*, polipropileno o mezclas de *Therma-*

Stat en la capa interior para apartar la humedad de su piel. Como capa media, agregue aislamiento atrapando el aire tibio cerca del cuerpo con corderito, lana o la tela *BiPolar*. La capa exterior debe protegerla contra un clima extremoso. Un rompevientos y pantalones de *Gore-Tex* o de *Gore-Tex* y corderito son buenos protectores externos". Si el clima está despejado y sólo hace un poco de frío, basta con las capas interior y media, según agrega el Dr. Heil. Encontrará estas prendas en una tienda de artículos deportivos.

"Si hace bastante frío para ponerse una chaqueta (chamarra), también necesitará guantes y un gorro, ya que la mayor pérdida de calor se da a través de la cabeza y las extremidades", afirma el Dr. Heil.

Un par de medias (calcetines) adicionales. Si va a salir a una excursión larga —más de medio día, aproximadamente—, póngase dos pares de medias. Las primeras (directamente sobre los pies) deben ser de una tela ligera que aparte la humedad de su piel, como *CoolMax*. La capa exterior debe ser de una tela más gruesa, como la lana, que proteja los pies de rozarse contra el zapato. "Cambie a un nuevo par de ambas capas de medias más o menos a la mitad de la excursión —sugiere el Dr. Heil—. Realmente se siente mejor y es bueno para su piel".

Comida. De acuerdo, si sólo se va a dar una vuelta de 15 minutos por el parque, probablemente sobreviva sin nada de comer. Pero si piensa salir por un par de horas o más, sin duda le dará hambre. "Querrá unas meriendas (refrigerios, tentempiés) altas en carbohidratos complejos, como barras de *granola*, plátanos amarillos (guineos, bananas) o un sándwich (emparedado)", sugiere el Dr. Heil.

Agua. Siempre que haga ejercicio durante una hora o más debe tomar agua para evitar incluso una deshidratación leve. Por lo tanto, lleve siempre consigo agua embotellada o un purificador de agua. "Nunca tome agua de un arroyo o riachuelo, porque no sabe qué pueda haber corriente arriba —advierte el Dr. Heil—. Puede haber excrementos de ganado o fauna salvaje a unos cientos de metros, o bien cadáveres de animales en descomposición, y no querrá tomar el agua que haya pasado por esas zonas antes de llegar hasta usted".

Un bastón para caminar. Puede comprarlo o simplemente usar un palo robusto que encuentre al caminar (a menos que haya salido de excursión al desierto). "Los bastones para caminar son excelentes si tiene problemas con la espalda, las rodillas o el equilibrio —afirma el Dr. Heil—. Le brindan un tercer punto de apoyo sobre el suelo. De hecho, los excursionistas experimentados prefieren dos bastones, que los convierten en criaturas de cuatro patas". Y son muy útiles al cruzar un pequeño arroyo.

Una ávida usuaria de bastones es Diane Benedict, la gerente y líder de excursiones de Mountain Fit, una asociación ubicada en Bozeman que planea y realiza aventuras para excursionistas. "Al descender, los bastones me resultan útiles para disminuir el impacto sobre las rodillas —dice—. Y usar uno o dos bastones convierte el excursionar en un ejercicio excelente para el cuerpo tanto de la cintura para arriba como para abajo".

Un mapa. A menos que domine con la vista toda la zona que recorrerá *mientras* camina, necesitará un mapa. "Comuníquese con los clubes de excursionismo o caminata, con una oficina de turismo o con la oficina central del parque donde piensa excursionar", sugiere el Dr. Heil.

Cómo empezar

Disfrutará más excursionar —y habrá menos probabilidades de que esté adolorida al día

---

Programas de excursionar

Para principiantes

De 20 a 30 minutos de excursionar en un sendero o una playa, 3 veces por semana

---

Nivel intermedio

40 minutos de excursionar 5 ó 6 días a la semana, además de una excursión larga (de 60 minutos), pasando por una montaña, en sábado

---

Nivel avanzado

Excursiones más largas en terreno más pedregoso, con una duración de 2 a 4 horas; para las excursionistas muy experimentadas, aventuras que duren más de 4 horas

---

"La distancia, el terreno y las condiciones climáticas pueden hacer exigente una excursión", afirma Dan Heil, Ph.D., profesor de Fisiología del Ejercicio en la Universidad Estatal de Montana en Bozeman. Por lo tanto, son pocos los excursionistas que se preocupan por la velocidad. "Excursionar no es una carrera —dice el experto—. Incluso se trata de una actividad pausada, ya que aun cuando el terreno es difícil uno se toma su tiempo para darse cuenta de lo bella que es la naturaleza".

Recorrer 1 milla (1.6 km) en un sendero no es lo mismo que caminar esta distancia en terreno plano. Las distancias llegan a ser engañosas. Por lo tanto, fíjese en las indicaciones de las guías acerca de la extensión del sendero, la altura a la que se sube y el tiempo que se requiere para recorrerlo. "El tiempo, la distancia y el ascenso le ayudarán a determinar qué excursión quiere realizar en un día determinado", indica Diane Benedict, la gerente y líder de excursiones de Mountain Fit, una asociación ubicada en Bozeman que planea y realiza aventuras para excursionistas. Como regla conservadora le servirá la siguiente: Calcule una hora por cada 1½ millas (2.4 km) del sendero, además de ½ hora por cada 1,000 pies (305 m) que ascienda.

siguiente— si se prepara con tiempo, afirma Benedict, quien le tiene las siguientes sugerencias.

Ejercítese en las escaleras. El único tipo de caminata que no puede preparar en un gimnasio es el descenso. "Descender suele ser lo que les causa molestias a las personas la primera vez que salen a una excursión larga, así que baje las escaleras de un estadio o sólo las de su oficina a fin de preparar los cuádriceps y rodillas para los descensos", recomienda Benedict.

Camine con su carga. Claro, su cartera (bolsa) pesa una tonelada, ¿pero cada cuándo se la echa a la espalda y se pone a subir cerros durante 7 u 8 horas? Si se está preparando para una excursión larga, cargue su mochila también cuando salga a recorrer distancias cortas. Así averiguará con cuánto peso se siente a gusto y llegará a conocer los pormenores de su mochila.

También practique con los bastones. Se tarda un poco en acostumbrarse a usarlos antes de poder aumentar la velocidad.

Ajuste sus pasos. Al caminar en terreno plano tiende a dar zancadas largas. "No obstante, excursionar requiere pasos pequeños para mantener el equilibrio en suelo accidentado", afirma Benedict.

Floricultura y horticultura

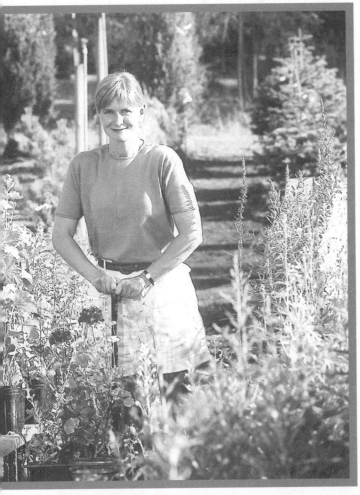

"**P**or las tapias la verdura del jazmín cuelga a la calle. . . y escucharás, amor mío, girando en eterna danza, la interminable romanza de las hojas. . ." Y también hará mucho ejercicio y moldeará su cuerpo, aunque eso no lo mencionó el poeta mexicano Ramón López Velarde.

"La floricultura y la horticultura implican principios de estiramiento, repetición e incluso resistencia parecidos a los de los ejercicios con pesas, además de consumir calorías", indica Barbara Ainsworth, Ph.D., profesora de Ciencias del Ejercicio en la Universidad de Carolina del Sur en Columbia.

"Representan un ejercicio fuerte que no estresa el cuerpo tanto como correr o una actividad semejante", señala Richard Cotton, el principal fisiólogo especializado en ejercicio del Consejo Estadounidense para el Ejercicio en San Diego, California.

Además de facilitarle perder peso y no volverlo a subir, el ayudarle a su jardín a crecer puede reducir su riesgo de sufrir enfermedades cardíacas, diabetes, cáncer de colon y presión arterial alta, así como construirle huesos, músculos y articulaciones más fuertes y sanas.

En resumen

Calorías quemadas*

Sembrar plantas de semillero: 48 por 10 minutos

Pasar la azada: 62 por 10 minutos

Cavar: 86 por 10 minutos

Potencial moldeador

Este ejercicio de todo el cuerpo tonifica los brazos, los hombros, el pecho, la espalda, las asentaderas, el abdomen y las piernas.

*Para el caso de la mujer que pesa 150 libras (68 kg). Si usted pesa más, quemará más calorías; si pesa menos, quemará menos.

Beneficios moldeadores

La floricultura y la horticultura le proporcionan un excelente ejercicio para todo el cuerpo, según Cotton. Ahora le diremos cómo.

- Caminar y otros movimientos de los músculos grandes le brindan una forma de ejercicio aeróbico. Los trabajos del jardín como rastrillar, barrer, pasar la azada y palear son los que más cualidades aeróbicas ofrecen porque se trata de actividades sostenidas.

- Ejercitará la espalda, el pecho, el abdomen, las asentaderas, las piernas, los brazos y los hombros con los movimientos de empujar y jalar que realizará al cavar y labrar. Hará ejercicio con los

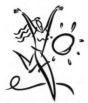

¡Triunfo!

El jardín mantiene a Kate delgada y joven

Kate Flynn perdió 25 libras (11 kg), viste una talla 6 u 8 y parece de 39 años más que de 49, gracias a la floricultura y la horticultura, su "ejercicio" favorito.

"Durante los años de mi infancia y ya de adulta, siempre me preocupó mi peso —dice Kate, una terapeuta clínica y madre soltera de Pittsburgh, Pensilvania—. Todas mis familiares mujeres eran rellenitas y me di cuenta de que estaba subiendo de peso y comenzando a verme exactamente como ellas".

Kate intentó correr, hacer aeróbicos e incluso caminar, pero sin mucho éxito. "Encontré que no podía correr todos los días —afirma—. Y me maltrataba las rodillas; tenía la impresión de estar matando mi cuerpo. Disfruté las clases de aeróbicos, pero por estar criando a dos hijos pequeños yo sola me costaba trabajo asistir. Y por estar criando a dos hijos que estaban creciendo, no podía permitirme el gasto.

"En cuanto a lo de caminar, tengo un terrier trigueño al que hay que pasear, pero el perro se detiene a olfatear tan seguido que en realidad no hago mucho ejercicio", explica Kate.

Cuando se compró un pequeño bungalow para ella y sus hijos, se metió al trabajo del jardín a lo grande y obtuvo excelentes resultados.

"Estaba decidida a aprovechar el espacio al máximo. Arranqué varias partes del césped y sembré macizos de hierbas medicinales, arbustos y hierbas ornamentales, además de algunas verduras. Somos tres, pero ya saben lo que los niños opinan de las verduras y la jardinería", agrega.

Kate odia el calor y la humedad, por lo que se levanta temprano para trabajar en el jardín por la mañana. "Comienzo con lo fácil, como deshierbar, luego siembro un poco y paro antes de que empiece a hacer calor —señala—. Algunas noches trabajo más cuando el sol ya se puso, con luz artificial. Así termino haciendo algo de ejercicio todos los días durante la temporada de cultivo".

Que no le quepa la menor duda, dice Kate: la floricultura y la horticultura son un ejercicio fuerte. "Me estoy moviendo todo el tiempo: saco las malas hierbas, cargo cubos (cubetas, baldes) de mantillo y hierbas cortadas y rastrillo la tierra para aplanarla".

En opinión de Kate, la clave para mantenerse en forma está en el ejercicio, no las dietas. "Tengo el metabolismo de una tortuga, así que estar activa es la única solución para mí. Además, cuando se hace un poco de ejercicio se tiene la sensación de haberse 'ganado' lo que se come y no hay que sentirse culpable por cada bocado".

Kate dice que hacer ejercicio realmente le ha ayudado a tener una silueta más dura. "Siempre había tenido las piernas gruesas, pero ahora son mucho más delgadas".

Además, se ve mucho más joven que otras mujeres de su edad. "Cuando salgo, las personas que apenas me conocen siempre me calculan 37, 38 ó 39 años. Nunca se imaginan la edad que tengo".

brazos y hombros al sembrar, deshierbar y cavar sentada. Por último, trabajará las piernas y las asentaderas al ponerse en cuclillas y pararse una y otra vez conforme recorra un macizo de flores o verduras.

■ La floricultura y la horticultura ofrecen el tipo de ejercicio sostenido, moderado y quemador de grasa que puede ayudarle a bajar de peso y no volverlo a subir si lo hace de tres a cinco veces por semana.

El calzado adecuado

Sus pies adoptarán muchas posiciones al trabajar en el jardín, así que querrá encontrar unos zapatos de puntera flexible que también le apoyen el talón. Asimismo debe tener presente que la tienen que proteger contra las picaduras de los insectos. Quizá quiera probarse unos zuecos (chanclos) para el jardín (*gardening clogs*), que les resultan muy cómodos a algunos tipos de pie.

Otros equipos esenciales

Las herramientas y los equipos de jardinería que necesite dependen del tamaño y del tipo de su jardín.

Herramientas. Es muy posible que algún día le haga falta una laya industrial para labrar el acre (0.4 hectáreas) de tierra detrás de su casa, pero para empezar limítese a unas cuantas herramientas de mano como una pala, una laya y una azada, según sugiere Cotton. Conforme aumenten sus ambiciones y habilidades, progrese a herramientas de mango largo con las que pueda trabajar de pie, las cuales le permitirán ejercitar todo el cuerpo.

Otras cosas. Compre un tapete acolchado en el que pueda arrodillarse o sentarse mientras deshierba, guantes de jardín para protegerla contra los rasguños y la mugre y ropa que respire cuando haga calor y esté sudando y que la mantenga calientita cuando haga más frío. No se olvide de ponerse aunque sea un poco de filtro solar y un sombrero para protegerse contra los dañinos rayos ultravioleta. Kathi Colen, coordinadora de agricultura urbana para la Liga de Jardineros Urbanos de San Francisco, llega incluso más lejos. Ella nunca trabaja en el jardín sin lentes para el sol, un sombrero de ala ancha, mangas largas y pantalones de pierna larga, a fin de proteger todo su cuerpo tanto de la exposición al sol como de las ramitas y ramas que le salgan al paso.

Cómo empezar

Quizá usted sueñe con vastos cerros rebosantes de frutas y flores. Perfecto, pero empiece poco a poco, aconseja María Gabaldo, una terapeuta hortícola del Jardín Botánico de Chicago en Glencoe, Illinois. Para comenzar basta con cultivar sus habilidades en unas macetas sobre su porche, según indica la experta.

Si usted cuenta con un terreno grande para trabajar, haga un poco de calentamiento caminando rápidamente alrededor de su propiedad antes de empezar. Respire el aire fresco y disfrute las maravillas de la naturaleza a su alrededor. Entonces estará lista para ponerse a trabajar, según afirma Suzanne DeJohn, coordinadora del personal de horticultura en la Asociación Nacional de Jardinería de Burlington, Vermont.

De una forma u otra, puede empezar de la siguiente manera.

Organice sus objetivos. No se proponga cultivar y sembrar todo su jardín al mismo tiempo, advierte DeJohn. "Haga una cosa a la vez, poquito a poco".

Ordene su horario. Cuando haga calor, evite trabajar en las temperaturas más estresantes del mediodía y mejor hágalo antes de las 10:00 A.M. o después de las 2:00 P.M. Además, trate de trabajar a la hora en que normalmente tiene más energía. Si usted tiene más vigor por la mañana, aproveche la hora de salir el sol. Si no calienta motores hasta más adelante durante el día, deje el jardín para avanzada la tarde o la noche.

Haga calentamiento. Un calentamiento de 5 a 10 minutos ayuda a prepararla para el esfuerzo de la floricultura y la horticultura y la hace menos propensa a lastimarse, según indica Cotton, quien sugiere un calentamiento específico para esta tarea. Encontrará detalles acerca del estiramiento indicado en "El estiramiento es esencial" en la página 204.

Beba bastante agua. Para evitar deshidratarse, lo cual puede producir fatiga y calambres, tome un vaso de agua antes de salir a trabajar y tenga una jarra o una botella de agua a la mano para seguir tomando frecuentemente mientras esté ocupada, según recomienda la Dra. Ainsworth.

Busque la variedad. Realizar movimientos diversos cada vez que trabaja en el jardín entrena varios músculos y le brindará mayor fuerza y tonificación en general, según explica Cotton. También reduce el riesgo de someter músculos y articulaciones específicas a un estrés excesivo. Por ejemplo, cave durante 10 minutos, luego cambie a sembrar o deshierbar, a continuación póngase a regar y finalmente eche las malas hierbas y las ramitas a un cesto.

Sea prudente para agacharse y levantar objetos. La floricultura y la horticultura pueden exigirle un gran esfuerzo a su baja espalda, en opinión de la Dra. Ainsworth. En lugar de doblar la cintura para deshierbar o sembrar, apóyese en una rodilla mientras dobla la otra; esta postura es más segura y sana. Al levantar algo, utilice la fuerza de las piernas y no la de la espalda.

Acérquese las herramientas. Incluso las herramientas más ligeras pueden forzar los músculos cuando se utilizan para ejecutar los movimientos repetitivos de la floricultura y la horticultura. A fin de reducir el esfuerzo, acérqueselas al cuerpo, sugiere la Dra. Ainsworth. En lugar de estirarse para alcanzar las malas hierbas y así obligar a su espalda a adoptar una posición en la que no cuenta con apoyo, saque las que tenga cerca con una pala de mano que maneje cerca del cuerpo. Luego puede cambiar de lado después de haber sacado todas las malas hierbas cerca de usted, o bien terminar todo un lado de una hilera y luego bajar por el otro lado. A fin de incluir más estiramientos en su sesión de ejercicios en el jardín, alcance las cosas con todo el torso, asegurándose de que la espalda cuente con el apoyo de los pies y las piernas, agrega la experta.

Programas para ejercitarse con la floricultura y la horticultura

Para principiantes

Deshierbar o sembrar semillas o plantas de semillero durante 10 minutos por sesión

Nivel intermedio

Labrar con una laya de mango largo, pasar la azada u otras tareas semejantes durante 30 minutos por sesión

Nivel avanzado

Cavar o extender fertilizante o mantillo u otras tareas semejantes durante 45 minutos por sesión, 5 días por semana

Si usted apenas está iniciándose en esta actividad, lo mejor es comenzar con sesiones de 10 minutos y tareas de bajo nivel, como deshierbar o labrar con una laya de mano. Este tipo de actividades sólo trabajan unos pocos músculos, en comparación con los movimientos que involucran todo el cuerpo, como preparar un huerto desde cero, según explica Richard Cotton, el principal fisiólogo especializado en ejercicio del Consejo Estadounidense para el Ejercicio en San Diego, California. "Sin embargo, no siempre es posible si tiene que preparar su macizo desde cero, lo cual representa una actividad de muy alta intensidad. Cuando menos alterne actividades más sencillas con otras más difíciles". Por ejemplo, cave por unos minutos y luego dedique varios minutos a rastrillar suavemente las plantas muertas.

Conforme vaya adquiriendo más fuerza, alargue o intensifique sus sesiones de floricultura y horticultura. Para bajar de peso, trabaje de 35 a 45 minutos por lo menos cinco veces por semana, recomienda Cotton.

Mantenimiento del jardín

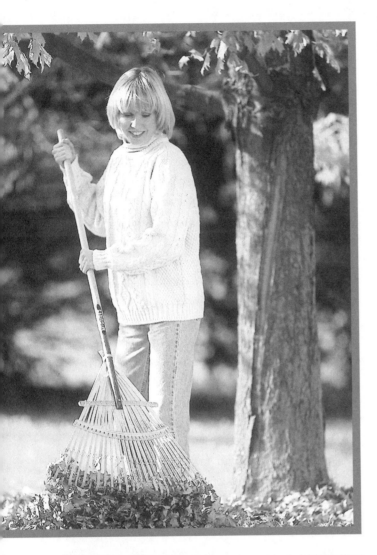

Los expertos en buena forma física dicen que al igual que la floricultura y la horticultura que tratamos en el capítulo anterior, mantener su jardín —es decir, cortar el césped, rastrillar y guardar hojas y arrancar malas hierbas— es un ejercicio excelente.

"Cualquiera que piense que mantener el jardín no produce una sensación clarísima de buena forma física nunca ha tenido que repartir un camión de tierra sobre su césped", comenta Richard Cotton, el principal fisiólogo especializado en ejercicio del Consejo Estadounidense para el Ejercicio en San Diego, California. Además, mantener el jardín puede mejorar su forma aeróbica y tonificar los músculos al mismo tiempo.

Beneficios moldeadores

Mantener el jardín implica caminar, doblarse, jalar y pasar la azada e involucra a casi todos los músculos del torso, las piernas y los brazos, según indica Barbara Ainsworth, Ph.D., profesora de Ciencias del Ejercicio en la Universidad de Carolina del Sur en Columbia. He aquí cómo el mantener su jardín se traduce en un cuerpo esbelto y tonificado.

■ Podar el césped, rastrillar y otras tareas rítmicas pesadas brindan un ejercicio aeróbico fuerte que quema calorías.

■ Empujar una podadora o jalar un rastrillo trabajará la espalda, el pecho, el abdomen, las asentaderas, las piernas, los brazos y los hombros. Podar los arbustos y los árboles les ofrece un ejercicio aún más fuerte a los brazos y a la espalda.

El calzado adecuado

Cualquier actividad que implique trabajar con herramientas filosas en terreno accidentado requiere calzado protector. No se le ocurra salir a

En resumen

Calorías quemadas*

Podar el césped: 76 por 10 minutos

Rastrillar: 37 por 10 minutos

Podar el seto vivo: 52 por 10 minutos

Potencial moldeador

Tonifica los brazos, los hombros, el pecho, la espalda, las asentaderas, el abdomen y las piernas

*Para el caso de la mujer que pesa 150 libras (68 kg). Si usted pesa más, quemará más calorías; si pesa menos, quemará menos.

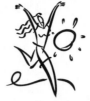

¡Triunfo!

Suzanne recortó sus medidas recortando sus árboles

Cuando Suzanne DeJohn, que ahora tiene 38 años, se trasladó de Boston a una zona rural de Vermont hace 10 años se moría de ganas por salir a trabajar en su nuevo jardín.

"Me encanta estar al aire libre, escuchando cómo el viento agita las hojas de los árboles —comenta—. Me sienta de maravilla".

Estar al aire libre le gusta tanto a Suzanne que aceptó un empleo como paisajista. Durante 5 años cultivó macizos de verduras y flores, podó y regó céspedes, rastrilló hojas y acarreó tierra, mantillo y piedras. Al mismo tiempo cuidó su propio jardín. El trabajo es duro, afirma, pero divertido. Además, es el mejor régimen de ejercicio físico que ha seguido jamás.

"Mantener el jardín es un ejercicio excelente —opina—. Me doy cuenta de que mi forma física mejora con cada año que pasa, y mis amigos incluso me han hecho comentarios acerca de la fuerza de mis músculos y mi buena salud". Ahora ya no es paisajista, trabaja para la Asociación Nacional de Jardinería, donde da clases y responde a las preguntas del público a través de Internet. No obstante, aún es posible encontrarla en su jardín de 3 acres

(1.2 hectáreas) todos los fines de semana, y con frecuencia también entre semana después del trabajo.

"Hay mucho que hacer —indica Suzanne—. Mi esposo se encarga de podar el césped la mayor parte del tiempo, pero yo hago lo demás. Tenemos bastantes arces, así que hay que rastrillar mucho, y debo podar los árboles y los arbustos. También paso mucho tiempo poniendo mantillo, abono orgánico y estiércol en una carretilla y repartiéndolo todo.

"No soy una persona corpulenta —afirma Suzanne—. Mido 5 pies con 6 pulgadas (1.68 m) de estatura y soy de complexión regular. Soy italiana, así que me encanta comer, pero puedo quemar esas calorías mediante el mantenimiento del jardín, la floricultura y la horticultura.

"Definitivamente prefiero trabajar en el jardín que ir a un gimnasio. El aire fresco es maravilloso y encuentro cierta paz y tranquilidad al aire libre. Al terminar tengo la sensación de haber logrado algo. Todo mi trabajo me rinde un resultado palpable, ya sea un nuevo macizo de plantas perennes, un gran montón de hojas o un camino de piedra. Puedo trabajar todo el día y mantenerme tan ocupada que apenas me doy cuenta de que estoy haciendo ejercicio".

---

realizar sus tareas con un par de mocasines delgados o tenis de lona. En cambio, póngase los zapatos más resistentes que tenga, con suelas duras y caras sólidas. De ser necesario, recurra a sus zapatos para caminar o borceguíes para excursionar (*hiking boots*).

Otros equipos esenciales

Si tiene un jardín, es probable que posea por lo menos uno o dos rastrillos, algún tipo de podadora y unas herramientas de mano. Usar las herramientas adecuadas de la manera correcta

contribuirá mucho a que usted aproveche al máximo sus "sesiones de ejercicio" en el jardín.

Las herramientas correctas. Las herramientas manuales que usted tiene que empujar o jalar con su propia fuerza le darán piernas fuertes y un abdomen y asentaderas más firmes. Una podadora de las que se empujan, en lugar de las de tipo tractor, o un anticuado rastrillo en lugar de un soplador de hojas con motor, ayudarán a proporcionarle el ejercicio que quiere.

Al comprar herramientas como tijeras para podar o cortabordes, escoja las versiones manuales. Ponga atención particularmente a su comodidad ergonómica. Busque mangos cómodos y ángulos que requieran esfuerzo sin someter la espalda o alguna otra parte del cuerpo a un estrés excesivo. De ser posible, opte por una podadora manual o una podadora con motor que se empuje.

La ropa apropiada. Lo que viste puede resultar decisivo para que su experiencia sea buena o no tanto, incluso en su propio jardín. Cuando haga calor, póngase ropa ligera y holgada que "respire" cuando usted sude. Cuando haga más frío, póngase capas de ropa que se pueda quitarse o volverse a poner fácilmente según le haga falta.

Sensatez solar. Use siempre un sombrero y un filtro solar para protegerse contra los rayos ultravioleta.

Cómo empezar

El pasto está creciendo, las hojas caen y esos dientes de león (amargones) están invadiendo el

Aprovéchelo al MÁXIMO

Convierta el mantenimiento del jardín en automantenimiento

Los expertos ofrecen las siguientes sugerencias para que el trabajo del jardín sea un ejercicio saludable y gratificante.

Defina su deber del día. No se abrume con una larga lista de tareas para un solo día, según advierte Barbara Ainsworth, Ph.D., profesora de Ciencias del Ejercicio en la Universidad de Carolina del Sur en Columbia. "En cambio, propóngase una tarea razonable por día. Quizá pueda cortar los bordes del césped durante 30 minutos hoy, dedicar media hora a podarlo mañana y al día siguiente rastrillar el pasto podado y meterlo en bolsas. Y un día después puede podar los arbustos. No espere terminarlo todo en un par de horas".

Motívese mentalmente. Mantener el jardín requiere un período de calentamiento psicológico, al igual que otros tipos de ejercicio. "A veces me cuesta trabajo empezar una tarea difícil como acarrear mantillo a mis macizos de flores, pero una vez que logro pasar los primeros 10 a 15 minutos por lo común ya estoy completamente metida en el trabajo —señala Suzanne DeJohn, coordinadora del personal de horticultura en la Asociación Nacional de Jardinería de Burlington, Vermont—. Me sirve recordarme a mí misma cuánto me encanta estar al aire libre. También me digo a mí misma que es una buena forma de hacer ejercicio y que al terminar obtendré un resultado palpable a cambio de todo ese arduo trabajo".

Ayúdese con sus amistades. DeJohn y sus amigas disfrutan ayudándose unas a otras a mantener sus respectivos jardines. "Yo le ayudo a alguien a quitar la maleza un sábado, por ejemplo, y al sábado siguiente ella va a ayudarme a reparar una cerca", explica. Los miembros de otro grupo al que conoce se rotan trabajando en sus respectivas casas un día al mes. "A cada persona le corresponde recibir ayuda un día cada 3 ó 4 meses. Dedican la mañana del sábado a trabajar y la anfitriona les da de almorzar. ¡Es sensacional!"

Desarrolle nuevos desafíos. Conforme se haga más fuerte podrá inventar nuevas formas de hacer que el mantenimiento del jardín sea un ejercicio aún más exigente, según sugiere Richard Cotton, el principal fisiólogo especializado en ejercicio del Consejo Estadounidense para el Ejercicio en San Diego, California. "Trate de caminar un poco más rápido detrás de su podadora —sugiere—. O cambie de una sierra eléctrica a unas tijeras manuales para podar con el fin de hacer mucho ejercicio con los antebrazos y las manos".

césped. Hay mucho que hacer y el mejor momento para empezar es ahora. A continuación le daremos algunas sugerencias para ayudarle a emprender la tarea de mantener su jardín.

Empiece poco a poco. Si hasta ahora le ha estado pagando al muchacho de la otra cuadra para que mantenga su terreno de 2 acres (0.8 hectáreas), no lo despida todavía. Empiece por encargarse sólo de pequeñas partes del trabajo y apúnteselos como grandes logros, recomienda la Dra. Ainsworth. "El simple hecho de caminar por su césped para regarlo quema más calorías y es mucho mejor para su salud que estar sentada en el sofá", señala.

Haga calentamiento. Comience con una actividad ligera, aconseja la Dra. Ainsworth. "No saque la podadora inmediatamente para jalar la manivela de arranque del motor. Significa un enorme esfuerzo para su espalda". En cambio, dedique varios minutos a rastrillar o a alguna otra

actividad que la obligue a mover y a estirar todo el cuerpo suavemente, sugiere la experta.

Varíe sus actividades. No trabaje sólo con el rastrillo durante todo el fin de semana. Es más, no realice ninguna actividad de manera exclusiva a lo largo de horas, según indica la Dra. Ainsworth. Si lo hace, correrá el riesgo de estresar los grupos musculares afectados y terminará adolorida. En cambio, divida las tareas grandes en partes más pequeñas de aproximadamente 10 minutos cada una. "Por ejemplo, rastrille las hojas de una zona hasta formar un montón —sugiere—. Pode los arbustos durante 10 minutos y luego meta las hojas que rastrilló en bolsas. A continuación pode una parte del césped".

Acérquese a sus herramientas. Algunas herramientas, como las cizallas para césped o los cortasetos, llegan a ser pesadas, difíciles de usar y peligrosas. "Estas herramientas imponen cierto esfuerzo a la mano, brazo y espalda, que deben

Programas para ejercitarse manteniendo el jardín

Para principiantes

Regar y sembrar semillas de pasto durante 10 minutos, 2 ó 3 veces a la semana

Nivel intermedio

Podar el césped con una podadora de motor que se empuja, rastrillar o podar arbustos o árboles durante 30 minutos por sesión, 3 veces a la semana

Nivel avanzado

Cavar, repartir fertilizante o podar con una podadora manual u otras tareas durante 35 a 45 minutos, 4 ó 5 veces a la semana

"Estos niveles se basan en ciertas investigaciones que demuestran que se requiere la misma energía para efectuar algunas de las tareas de mantenimiento del jardín que para realizar ejercicios convencionales —explica Barbara Ainsworth, Ph.D., profesora de Ciencias del Ejercicio en la Universidad de Carolina del Sur en Columbia—. Por ejemplo, rastrillar el césped puede compararse con andar en bicicleta a 10 millas (16 km) por hora, y podar el césped con una podadora manual puede ser tan duro como tomar una clase de aeróbicos".

Empiece poco a poco con el trabajo de mantener el jardín a un nivel bajo de intensidad durante 10 minutos por sesión, sugiere la Dra. Ainsworth. "Vaya alargando sus sesiones gradualmente hasta 30 minutos cada una por lo menos tres veces a la semana a fin de obtener un máximo de beneficios para su salud y forma física", dice la experta. Puede ir agregando más actividades de alta intensidad conforme sea capaz de realizarlas. Para quemar un montón de calorías, trabaje en su jardín durante 35 a 45 minutos por lo menos cinco veces a la semana, agrega la Dra. Ainsworth.

trabajar en apoyar el peso del aparato", explica la Dra. Ainsworth. A fin de reducir el esfuerzo, acérquese la herramienta al cuerpo al manejarla.

Cuídese la espalda. Ya sea que esté recogiendo la manguera o inclinada sobre la podadora, el mantenimiento del jardín implica la necesidad de doblarse con frecuencia y realmente puede forzar la espalda. Practique las técnicas adecuadas para doblarse y levantar objetos, sugiere la Dra. Ainsworth. En lugar de doblar la cintura, póngase en cuclillas y levántese nuevamente haciendo fuerza con las piernas, no con la espalda. Al meter las hojas en bolsas, que realmente puede estresar la espalda, la mejor posición es apoyando una rodilla en el suelo.

Cambie de lado. Haga ejercicios con los músculos de ambos lados del cuerpo. "Rastrille desde la izquierda, luego cambie a la derecha y siga alternando periódicamente —recomienda la Dra. Ainsworth—. De otra forma terminará desequilibrada, con un lado del cuerpo perceptiblemente más fuerte que el otro. También existe un mayor riesgo de forzar los músculos si lo hace todo de un lado".

Tome mucha agua. No riegue sólo el pasto. Bríndese el mismo alivio frecuentemente tomando un trago de una botella de agua. Si no lo hace correrá peligro de deshidratarse, lo cual puede causar fatiga y calambres. Y no se espere hasta tener sed. Para entonces ya estará deshidratada, según explica la Dra. Ainsworth.

Pare cuando esté cansada. No se limite a los fines de semana, trabajando en el jardín de la mañana a la noche el sábado y sufriendo dolores de los pies a la cabeza el domingo. En cambio, distribuya sus tareas del jardín a lo largo de todo el fin de semana, recomienda la Dra. Ainsworth. Mejor aún, repártalas entre varios días a lo largo de la semana.

Máquinas de esquiar a fondo

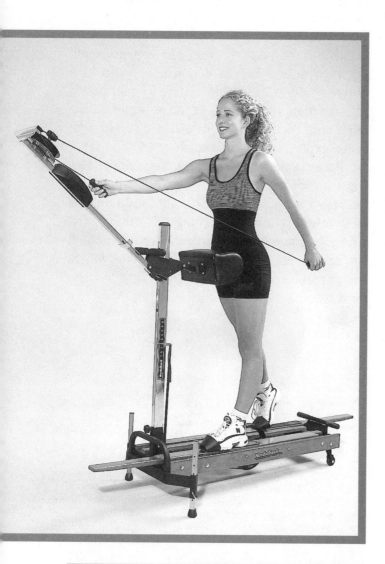

En resumen

Calorías quemadas*
Quema de 254 a 339 calorías por media hora, según la intensidad

Potencial moldeador
Tonifica el cuádriceps, los músculos de la corva (ubicados en la parte posterior de los muslos), las caderas, las asentaderas, la espalda, los brazos, los hombros, las caderas y los muslos

---

*Para el caso de la mujer que pesa 150 libras (68 kg). Si usted pesa más, quemará más calorías; si pesa menos, quemará menos.

Aunque viva en el sofocante calor de Miami, usted puede esquiar a fondo (a campo traviesa): en una máquina que imita este movimiento. Estos aparatos copian el deslizamiento que normalmente se practica sobre senderos cubiertos de nieve.

¡Y cuánto ejercicio brindan!

"Simplemente me parece que es el mejor ejercicio de todos —afirma Jodi Paul, la directora del programa de *racquetball* en el Club de *Racquetball* y Buena Forma Física de Allentown en Allentown, Pensilvania—. Se utilizan al mismo tiempo tanto la parte superior como la inferior del cuerpo, mientras que la mayoría de los demás aparatos trabajan o la una o la otra". Paul tiene una máquina de esquiar a fondo desde hace 8 años, está convencidísima de sus beneficios y les enseña a los miembros de su club a usar el aparato.

Beneficios moldeadores

Los expertos dicen que usted puede esperar lo siguiente si utiliza una máquina de esquiar a fondo como parte de su programa para moldear su cuerpo.

- Obtendrá un ejercicio muy completo que trabaja el cuerpo tanto de la cintura para arriba como para abajo, aumenta su índice cardíaco y quema más calorías que si usara una máquina que se concentrara en cualquiera de las dos partes por sí sola.

- Trabajará los músculos principales —el cuádriceps, los músculos de la corva (ubicados en la parte posterior de los muslos), las caderas y los glúteos—, además de la espalda y los brazos.

Beneficios psicológicos

Al igual que con otras formas de ejercicio, las mujeres que usan máquinas de esquiar a fondo pueden obtener beneficios emocionales, según afirma el Dr. Martin Hoffman, profesor de Medicina Física y Rehabilitación en el Colegio Médico de Wisconsin en Milwaukee. El movimiento rítmico y la naturaleza solitaria del ejercicio pueden infundir una sensación de paz. No obstante, la máquina de esquiar a fondo requiere cierta práctica, por lo que debe tener paciencia. Los beneficios psicológicos no se dan hasta que la haya dominado, así que primero concéntrese en perfeccionar su técnica.

El calzado adecuado

A diferencia de cuando se esquía al aire libre, no hace falta ocuparse de botas ni de sujetadores. Sus pies se apoyan en unas pequeñas conchas sobre la máquina, así que sólo necesita un cómodo par de tenis para entrenamiento múltiple (*cross-training shoes*) o para correr. Paul prefiere estos últi-

mos, ya que cuentan con una puntera más delgada que encaja de manera más firme en los apoyapies.

Otros equipos esenciales

Si va a comprar una máquina de esquiar a fondo para su casa, necesitará bastante espacio para utilizarla. En la mayoría de los modelos, los esquís se extienden más allá de la máquina, por lo que debe calcular un largo total de unos 8 pies (2.5 m) y un ancho de aproximadamente 3 pies (1 m).

Otras máquinas utilizan esquís que se arrastran en lugar de deslizarse, por lo que no se extienden más allá del cuerpo de la máquina. No obstante, de acuerdo con algunos usuarios en realidad no

¡Triunfo!

Becky se liberó de las libras con una máquina de esquiar a fondo

Becky Warner compró una máquina de esquiar a fondo para su casa porque quería contar con una alternativa para sus videos de ejercicios. Luego su matrimonio empezó a tambalearse y ella se fue sobre la máquina de esquiar con fervor renovado.

"Desquité todas mis frustraciones con esa pobre máquina", cuenta Becky, un ama de casa de 46 años de Bethlehem, Pensilvania. Un año más tarde, Becky —que mide 5 pies con 5 pulgadas (1.65 m) de estatura— había bajado de 154 a 127 libras (70 a 58 kg) y tres tallas de vestir, de la 12 a la 6. Tiene las caderas más esbeltas y los brazos, la espalda y las pantorrillas mejor torneadas. "Me siento con más energía", agrega.

La crisis matrimonial ya pasó, pero Becky sigue usando su máquina de esquiar a fondo porque simplemente no se sentiría bien de otro modo. "Me sentiría culpable si no lo hiciera —afirma—. Es una parte tan importante de mi rutina que la extraño cuando no la uso".

Al igual que muchas mujeres más, a Becky le costó un poco de trabajo acostumbrarse a usar una máquina de esquiar a fondo. "Me sentía algo torpe, pero traté de empezar poco a poco y de perseverar, simplemente. Una vez que se domina el ritmo es muy cómoda".

Con el tiempo Becky llegó a 5 millas (8 km) en la máquina, sin importar cuánto se tardaba. Actualmente suma 6 millas (10 km) tres o cuatro veces a la semana, para lo que tarda entre 65 y 80 minutos. Trabaja con tensión o resistencia moderada los movimientos tanto de los brazos como de las piernas.

Además de los beneficios moldeadores, Becky dice que también se siente mejor mentalmente después de una sesión con su máquina de esquiar a fondo. "Sé que he hecho algo bueno para mi cuerpo —indica—. Siento que he logrado algo. Y es más barato que salir de compras al centro comercial".

Aprovéchelo al
MÁXIMO

Cómo "facilitar" una máquina difícil

Una máquina de esquiar a fondo (a campo traviesa) representa un excelente ejercicio para todo el cuerpo, pero es un aparato bastante difícil de dominar. A fin de facilitarle el trabajo mientras obtiene los máximos beneficios, tome en cuenta las siguientes sugerencias de los expertos.

Cree tensión. Al comenzar con la máquina, asegúrese de que haya un poco de tensión en las piernas, aunque sea la mínima. De otra forma es posible que sus piernas se deslicen hacia atrás con demasiada facilidad.

Regule el ritmo. Lo más difícil de aprender en esta máquina es cómo desarrollar un ritmo en que los brazos y piernas se muevan juntos, no a contrarritmo. Trate de perfeccionar primero los movimientos de las piernas; hasta que lo logre, apoye las manos sobre el manubrio (timón) o el parachoques delante de usted. Luego empiece poco a poco a coordinar el movimiento de los brazos con el de las piernas.

Comience caminando. Al comenzar el movimiento de las piernas, coloque un pie al frente y uno atrás, como si estuviera caminando, en lugar de ponerlos el uno al lado del otro.

Doble las rodillas. Debe usar esta máquina con las rodillas ligeramente dobladas.

Muévase al máximo. Practique realizar un rango completo de movimientos con los brazos y las piernas al esquiar en su casa o en el gimnasio.

Perfeccione su postura. No se incline al frente al usar la máquina de esquiar a fondo. Debe enderezar el cuerpo. Si apoya el estómago en el parachoques delante de usted, puede ser lanzada por la parte de atrás del simulador.

---

simulan el movimiento de esquiar a fondo, según señala Paul. "Como sea, brindan un buen ejercicio y tal vez valga la pena echarles un ojo si el espacio es un factor que debe considerar".

Puesto que son cada vez menos los fabricantes que están vendiendo máquinas de esquiar a fondo, lo más probable es que utilice el aparato en un gimnasio. Fíjese en lo siguiente al elegir una.

Deténgase en el diseño. Hay dos tipos básicos de máquinas de esquiar. La primera se basa en un sistema llamado dependiente que vincula los esquís con unos bastones que usted mueve hacia delante y detrás o arriba y abajo con las manos. Un pie se mueve al frente y el otro automáticamente se desplaza hacia atrás. Estas máquinas son fáciles y seguras de usar, pero le exigen menos que los sistemas independientes y llegan a ser aburridas.

El sistema independiente trabaja cada pie por separado y en lugar de los bastones utiliza un cable que usted jala con las manos. Se tarda un poco más en aprender a usar este tipo de máquina, pero la acción independiente de los pies es más fluida y agradable de manejar. Además, la máquina independiente la obliga a trabajar el cuerpo de la cintura para arriba, de modo que le brinda un ejercicio más equilibrado.

Compáreles las características. Su simulador de esquiar a fondo debe ser sólido y contar con la posibilidad de graduar por separado la resistencia en las piernas y los brazos, de modo que pueda incrementar la tensión de cualquiera de las dos cosas o de ambas, conforme adquiera mayor habilidad en el uso de la máquina. También debe tener un mecanismo de ajuste de acuerdo con el largo de sus brazos. Esto le permitirá usar la máquina cómodamente sin importar su estatura. Algunas máquinas poseen monitores electrónicos que le indican a qué velocidad se está moviendo, cuántas calorías está quemando, cuánto tiempo lleva en la máquina y qué distancia ha recorrido.

Pague más por más. Si encuentra una tienda que vende máquinas de esquiar a fondo, debe estar consciente de que cuestan alrededor de $450 o más. No compre las de la tienda de descuentos.

"Ni siquiera vale la pena considerarlas", afirma el Dr. Hoffman.

Cómo empezar

Es difícil agarrarles la onda a las máquinas de esquiar a fondo porque establecer un ritmo mientras mueve los brazos y las piernas al mismo tiempo cuesta trabajo.

"Hay una gran curva de aprendizaje —comenta Laurie L. Tis, Ph.D., profesora de Kinesiología y Salud en la Universidad Estatal de Georgia en Atlanta—. Requiere práctica".

Practique con las piernas primero. A fin de acelerar el proceso de aprendizaje, trabaje sólo con las piernas y luego practique únicamente con los brazos antes de tratar de mover los dos.

Caliente las piernas. Haga un calentamiento de 5 a 10 minutos antes de trabajar en una máquina de esquiar a fondo, recomienda la Dra. Tis. Empiece al ritmo de una caminata cómoda durante varios minutos y luego vaya aumentando gradualmente la velocidad o la resistencia durante varios minutos. Esto le servirá de calentamiento y le ayudará a evitar forzar los músculos o lesionarse.

Tómese su tiempo. No se desanime si al principio la máquina se siente tan rara como lo sería bailar sobre una cama de agua. "Para la mayoría de las personas, la primera vez que la usan no es el momento indicado para juzgar si les gustará o no", opina el Dr. Hoffman. Si usted está pensando en comprar una máquina, el experto le sugiere probar una en el gimnasio local en varias ocasiones antes de hacer el gasto.

Programas para ejercitarse con la máquina de esquiar a fondo

Para principiantes

Durante 1 a 3 meses realice sólo el movimiento de piernas de la máquina. Aspire a lograr 30 pasos por minuto durante 15 a 20 minutos, 3 veces por semana.

Nivel intermedio

Agregue el movimiento de brazos al de las piernas. Aumente su velocidad en un 10 por ciento, más o menos a entre 33 y 35 pasos por minuto. Durante el primer mes a esta velocidad nueva apéguese a las sesiones de 15 a 20 minutos 3 veces por semana, y luego empiece a alargar el tiempo gradualmente.

Nivel avanzado

Aumente la resistencia en varios grados para los movimientos tanto de los brazos como de las piernas. Procure realizar 40 pasos por minuto durante 30 minutos, 5 veces por semana.

En algunas máquinas de esquiar a fondo (a campo traviesa) puede elevar la parte delantera de la máquina para simular una colina. Parece lógico suponer que esto dé por resultado un ejercicio más intenso, pero no es así, según explica el Dr. Martin Hoffman, profesor de Medicina Física y Rehabilitación en el Colegio Médico de Wisconsin en Milwaukee. Si bien la inclinación sí crea una mayor tensión cuando la pierna se mueve hacia delante, las simples leyes de la gravedad hacen muy fácil volver a bajarla.

En lugar de jugar con la inclinación de la máquina, mueva los cuadrantes apropiados para aumentar la resistencia o la tensión en los brazos, las piernas o ambos.

Otra opción: Aumente el ritmo de sus movimientos de 40 a 60 ciclos por minuto, por decir algo. Algunos de los mejores modelos cuentan con un sistema de monitoreo de la velocidad que le permite calcular esta variable.

Máquinas trepadoras y *steppers*

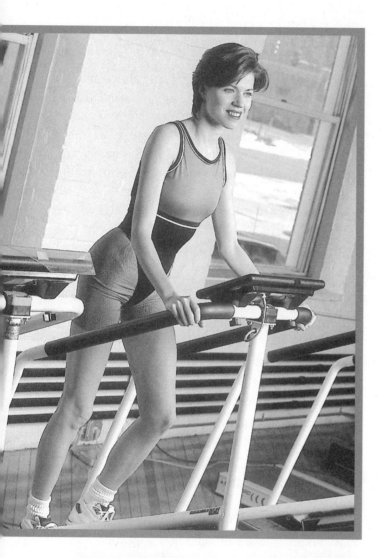

En resumen

Calorías quemadas*
De 250 a 350 calorías por media hora

Potencial moldeador
Tonifica las asentaderas, los muslos, las caderas y las pantorrillas

*Para el caso de la mujer que pesa 150 libras (68 kg). Si usted pesa más, quemará más calorías; si pesa menos, quemará menos.

¿La intimidan —y al mismo tiempo le dan envidia— esas mujeres esbeltas que se la pasan subiendo y bajando sobre la larga hilera de máquinas trepadoras (escaladoras) del gimnasio? Pues hay buenas razones por las que esas mujeres son tan delgadas. Pocos ejercicios le adelgazan y tonifican las asentaderas y los muslos de manera tan eficaz como el *stepper*.

"Al igual que la máquina trepadora, el *stepper* realiza dos trabajos importantes", indica Carla Sottovia, una fisióloga especializada en ejercicio de Dallas, Texas. Quema la grasa de todo el cuerpo y define los músculos de la cintura para abajo, incluyendo los glúteos (en las asentaderas), los músculos de la corva y el cuádriceps (en los muslos) y los gemelos (en las pantorrillas). Conforme el exceso de grasa se desvanece, se revelan los músculos largos y delgados que había debajo de ella.

Si bien en inglés los términos "*stepper*" y "*stairclimber*" suelen intercambiarse al azar, se trata de dos máquinas diferentes. El *stepper* sólo trabaja el cuerpo de la cintura para abajo. Usted tiene que equilibrarse con las agarraderas y empujar con un pie a la vez de forma alternada. El *stairclimber*, o máquina trepadora, trabaja todo el cuerpo.

"La clave para ser constante con sus sesiones de ejercicio en el *stepper* está en encontrar una forma eficaz de distraerse —afirma Cedric X. Bryant, Ph.D., vicepresidente sénior de investigación y desarrollo en el área de Medicina Deportiva en la Corporación StairMaster de Kirkland, Washington—. En un *stepper* se puede leer, ver la televisión, escuchar música o programar la máquina para variar sus sesiones de ejercicio. No se puede hacer nada de ello fácilmente en una máquina trepadora".

Beneficios moldeadores

Levantar y bajar el cuerpo repetidamente, ya sea con una máquina trepadora o un *stepper*, significa utilizar todos los músculos grandes de las caderas, asentaderas, muslos y pantorrillas. Por lo tanto, este tipo de ejercicio quema calorías (un proceso en el que se aprovecha la grasa como energía y por consiguiente esta desaparece de su cuerpo) y al mismo tiempo va moldeando su cuerpo de la cintura para abajo.

Usted puede esperar lo siguiente cuando utilice una máquina trepadora o un *stepper* con regularidad.

- Tonificará y fortalecerá los músculos de las asentaderas y muslos, lo cual le dará unas asentaderas menos voluminosas y unos muslos más esbeltos y tonificados.

- Desarrollará músculos mejor torneados en las pantorrillas.

Otros equipos esenciales

Cualquier tipo de tenis cómodos funcionará con una máquina trepadora o *stepper*, así que no tendrá que salir a comprar calzado especial.

Encontrará máquinas trepadoras y *steppers* en la mayoría de los gimnasios, por lo que no necesariamente tendrá que comprar una, a menos que así lo desee. Al igual que otras máquinas para hacer ejercicio, como las esteras mecánicas (caminadoras, *treadmills*) o las máquinas para hacer pesas, es cómodo tenerlas en casa, pero las de buena calidad llegan a ser algo caras.

A continuación le indicaremos qué preguntas hacer y en qué características fijarse al escoger una de estas máquinas en el gimnasio o salir a comprar una para su casa.

¡Triunfo!

El *stepper* libró a Glenda de 40 libras (18 kg)

En determinado punto, Glenda Holmes alcanzó el mayor peso de toda su vida: 293 libras (133 kg). Entonces esta maestra de *kindergarten* de Fresno, California, de 46 años de edad, habló con su primo Jim, quien quería ayudarle a encontrar una forma de ejercicio. Sugirió que probara un *stepper* y se ofreció a comprarle uno.

No volvieron a mencionar el tema hasta junto antes de Navidad, cuando Jim le habló para decirle que alguien le hablaría por teléfono para quedar de acuerdo respecto a la entrega. "Tuve un resfriado (catarro) alrededor de las fiestas, así que no me subí a la máquina hasta después del Año Nuevo —indica Glenda—. La primera vez que me subí, sólo pude terminar 2 minutos con la máquina puesta en la intensidad más baja.

"Puse el *stepper* en mi comedor, para que tuviera que pasar junto a él todos los días —dice

Glenda—. También decidí que haría ejercicio por la mañana mientras escuchara la Radio Nacional Pública. De esta forma sabía que cumpliría con eso temprano, antes de que otras responsabilidades se me interpusieran".

Este sistema sensato y realista funcionó. Glenda perdió más de 40 libras durante el primer año y bajó dos tallas de vestir. "Mis piernas se endurecieron y mis asentaderas, debo decirlo, obtuvieron un aspecto más desenfadado, más levantado", agrega.

Glenda llegó a 25 minutos por sesión en su *stepper*, a una intensidad más alta. "Hago 20 minutos con el programa manual y luego los últimos 5 minutos con un programa de intensidad más alta, antes de finalizar con un enfriamiento a fondo que dura de 5 a 6 minutos —indica—. Y cada vez lo estoy haciendo mejor".

Aprovéchelo al
MÁXIMO

Variaciones que vale la pena probar

Una vez que haya subido y bajado en una máquina trepadora (escaladora) o *stepper* durante algún tiempo, probablemente querrá cambiar de rutina. Las siguientes sugerencias tal vez le sirvan para complementar sus sesiones de ejercicio, o bien para aumentar el esfuerzo que está haciendo.

Suba las escaleras, las que sea. Lo habrá oído mil veces: suba por las escaleras y no el elevador en el edificio donde trabaja. Es una buena forma de incluir el movimiento de trepar en su día lleno de ocupaciones. Pero también puede aprovechar las escaleras para hacer 10 minutos de ejercicio varias veces al día, en opinión de Carla Sottovia, una fisióloga especializada en ejercicio de Dallas, Texas.

Sin embargo, no suba ni baje las escaleras con zapatillas de vestir o tacones. "Los tacones no sólo le hacen perder el equilibrio, sino que también afectan las rodillas, especialmente cuando baja las escaleras —advierte Sottovia—. Use tenis o por lo menos zapatos bajos".

Imite a Sísifo. Sísifo fue el rey griego condenado a subir un cerro arrastrando una enorme piedra que en cuanto llegaba arriba volvía a rodar hasta abajo, obligándolo a comenzar de nuevo. Usted puede imitarlo con la ayuda de la *Stepmill*, una máquina dura pero eficaz que tiene el aspecto de un tramo de escaleras y exige ejercer el movimiento completo de subir escaleras sobre escalones de 8 pulgadas (20 cm) de altura, según explica Cedric X. Bryant, Ph.D.,

vicepresidente sénior de investigación y desarrollo en el área de Medicina Deportiva en la Corporación StairMaster de Kirkland, Washington. Las escaleras siguen dando vueltas (más o menos como unas escaleras eléctricas), de modo que puede subirlas una y otra (y otra) vez. ¡Cuánto ejercicio!

Agregue la parte superior del cuerpo. Si le gusta usar un *stepper* pero quisiera hacer ejercicio también con la parte superior de su cuerpo, estudie la posibilidad de usar una máquina trepadora (escaladora) vertical, como la *VersaClimber* de la marca *Heart Rate*. Se parece mucho a trepar una escalera de mano fija. Trabajará un rango completo de movimientos con los brazos y las piernas, así que quemará muchas calorías, de acuerdo con el Dr. Bryant.

Imagínese la Estatua de la Libertad. ¿Necesita un objetivo visual para que su sesión de ejercicio siga siendo emocionante? Imagínese que está trepando alguna escalera famosa, como la escalinata española en Roma, las ruinas mayas en la península de Yucatán de México, el Cerro del Telégrafo en San Francisco o las escaleras que conducen a la punta de la Estatua de la Libertad. O bien póngase una meta de largo plazo, como el equivalente a subir a la cima del Monte Everest. Averigüe cuántos pasos requeriría para alcanzar su meta, apunte la cifra cerca de su máquina o en su diario de ejercicio y registre su progreso diario. ¡Eso sí que es hacer ejercicio en serio!

¿Es sólida? El equipo debe ser capaz de apoyar su peso fácilmente y de permanecer estable incluso cuando se esté moviendo, según indica Sottovia. Las máquinas más caras suelen ser más sólidas y mejores para las personas que necesitan perder mucho peso.

¿Tiene el tamaño correcto? Cada máquina cuenta con un rango de distancia preestablecido que el apoyapies puede recorrer. Algunos rangos son más extensos que otros. Debe resultarle fácil mantenerse en el rango medio o "punto natural" de la distancia total. Además, los apoyapies deben ser lo bastante grandes como para que quepa todo su pie y aún le sobre espacio. Pruebe todas las máquinas para ver cuál le resulta más cómoda, sugiere Sottovia.

¿Cómo funciona? Hay dos tipos diferentes de máquina trepadora o *stepper*, el dependiente y el independiente. Cuando usted pisa un lado de una máquina dependiente el otro sube, produciendo más estrés sobre la articulación de la rodilla. En las máquinas de diseño independiente no existe esta conexión y el movimiento con el que se trabaja es más natural y menos estresante, según indica el Dr. Bryant.

La mayoría de las marcas incluyen monitores que despliegan varios reguladores manuales o programados que fijan y miden la duración y la intensidad de su esfuerzo. Los programas también le ayudan a evaluar su avance y la guían en la ejecu-

ción de diversos programas de ejercicio. Sin embargo, no le hace falta un modelo con elaborados programas para hacer mucho ejercicio, opina el Dr. Bryant. De acuerdo con él, lo mejor es escoger una máquina basándose en cómo se mueve el equipo mientras usted hace ejercicio, no en lo que muestre en su monitor.

¿Qué tipo de resistencia utiliza? Los expertos recomiendan comprar una máquina trepadora o *stepper* hidráulico, de cables o de cadenas. No obstante, debe tener cuidado, ya que las máquinas hidráulicas (que son menos caras) utilizan aceite, el cual puede manchar las alfombras de su casa. Algunas marcas importantes de estas máquinas que puede buscar en las tiendas son *StairMaster*, *Tunturi*, *VersaClimber* y *Tectrix*.

Programas para ejercitarse con la máquina trepadora o el *stepper*

Para principiantes

5 minutos en el nivel más bajo con el que se sienta a gusto, de ser posible todos los días. Suba a 20 minutos a esta intensidad.

Nivel intermedio

Una vez que pueda hacer 20 minutos de ejercicio todos los días, baje la frecuencia, pero aumente la intensidad. Haga ejercicio 2 días sí y 1 día no, aumentando el nivel de intensidad cada 3 ó 4 sesiones. Aspire a 20 minutos 3 ó 4 veces por semana.

Nivel avanzado

Alterne entre una intensidad alta y una moderada. Por cada minuto de ejercicio de intensidad alta, haga 2 minutos de ejercicio a una intensidad moderada. Continúe durante 20 minutos, 3 ó 4 veces por semana.

No exagere la primera vez que se suba a una máquina trepadora (escaladora) o un *stepper*, recomiendan los expertos.

"Si empieza con poco y progresa despacio, con el tiempo podrá encender el monitor de su máquina durante sesiones de ejercicio relativamente extensas e intensas —afirma Cedric X. Bryant, Ph.D., vicepresidente sénior de investigación y desarrollo en el área de Medicina Deportiva en la Corporación StairMaster de Kirkland, Washington—. La clave está en comenzar con sesiones cortas que se mantengan dentro de los límites de su capacidad".

Una vez que se sienta a gusto haciendo ejercicio durante 20 minutos a una intensidad entre baja y moderada, trate de comenzar un entrenamiento de alta intensidad. Para ello tendrá que empezar poco a poco de nueva cuenta. Reduzca el número de veces por semana que hace ejercicio, pero aumente el nivel en que lo hace.

Cómo empezar

Hacer ejercicio en una máquina trepadora o un *stepper* tal vez parezca tan sencillo como marchar, pero si lo hace mal quemará 75 calorías menos por sesión de ejercicio. Además, una mala técnica puede contribuir a la aparición de dolores y molestias tanto durante la sesión de ejercicio como después de la misma. Al fin y al cabo, no se trata de correr simplemente escaleras arriba una vez para contestar el teléfono, sino de subir una "escalera" sin parar durante media hora. A fin de hacerlo de manera segura y eficaz, tiene que realizar el movimiento correctamente. Ahora le diremos cómo.

Haga calentamiento. Al igual que con cualquier ejercicio, una buena regla es "empiece poco a poco y deténgase gradualmente", según Sottovia. "Empiece con un calentamiento de 5 minutos con escaladas más bajas en un nivel de resistencia bajo, y luego continúe con escaladas más largas y una resistencia más alta. Bájele otra vez al ritmo al final y asegúrese de estirar los músculos de las piernas al terminar".

No se apoye en las agarraderas. "Cuando la gente se apoya, tienden a trabajar entre un 20 y un 25 por ciento menos de lo que la máquina les indica, porque no están usando todo el peso del cuerpo al trepar —explica el Dr. Bryant—. Si usted está trabajando tan arduamente que debe apoyarse en la máquina, baje la velocidad de los pasos. En todo caso, sus manos sólo deben descansar ligeramente sobre las agarraderas".

Baje la velocidad. Trabajar rápidamente no significa que quemará más calorías. Lo que determina el valor del ejercicio es la fuerza que ejerce la pierna al trabajar con la escalada, no la velocidad de sus pasos. Debe abarcar el rango medio del alcance total de la escalada y su velocidad debe ser constante, no rápida ni dispareja, de acuerdo con el Dr. Bryant.

Nadar

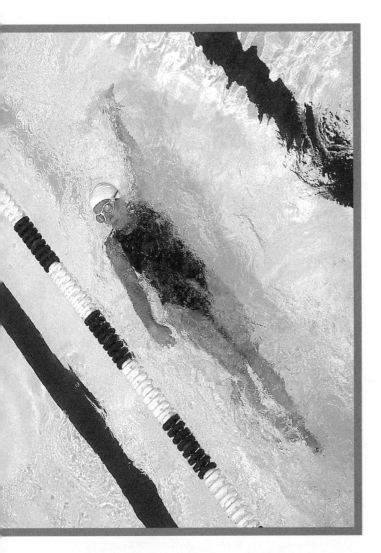

Hay pocas actividades tan sensuales y relajantes como nadar. Además, es posible que sea la manera perfecta para que una mujer que necesita perder unas cuantas libras inicie un programa de ejercicio, ya que el exceso de grasa le ayuda a flotar y le facilita nadar mejor y más rápido. Si tiene que perder mucho peso —50 libras (23 kg) o más—, nadar es una buena forma de comenzar.

"Nadar no trabaja con el peso del cuerpo; no somete sus articulaciones y huesos a mucho impacto adicional —explica Jane Katz, Ed.D., profesora de Salud y Educación Física en la Universidad de la Ciudad de Nueva York—. Usted gasta mucha energía, lo cual quema calorías, pero no tiene que sostener el peso de todo el cuerpo al hacerlo".

Así que si empieza a nadar y persevera, podría terminar con una figura tan esbelta, bien torneada y elegante como una sirena.

Beneficios moldeadores

Usted puede esperar lo siguiente si nada con regularidad.

- Quemará el mismo número de calorías que si corriera, sin estresar las rodillas o los huesos.
- Tonificará el abdomen y las caderas.
- Tonificará y fortalecerá las piernas. Adicionalmente, también endurecerá los músculos del pecho y de los brazos.

Beneficios psicológicos

A pesar de la ansiedad que asalta a muchas mujeres cuando se trata de ponerse un traje de baño, la mayoría se sienten ligeras y hermosas una vez que se meten al agua.

"En el agua, el cuerpo se siente como si tuviera la décima parte de su peso real —afirma la Dra. Katz—. Así que muchas mujeres se sienten llenas de gracia, sensuales y femeninas cuando nadan".

En resumen

Calorías quemadas*
De 249 a 351 por media hora, según el estilo que nade y su velocidad

Potencial moldeador
Quema muchas calorías; tonifica las piernas, las caderas, el torso, los brazos, la espalda y el pecho

---

*Para el caso de la mujer que pesa 150 libras (68 kg). Si usted pesa más, quemará más calorías; si pesa menos, quemará menos.

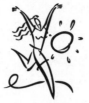

¡Triunfo!

Gigi perdió peso en la piscina

Una llamada telefónica realmente puede cambiar la vida de una mujer. "Recuerdo cuando la enfermera de la consulta de mi médico me habló para decirme que tenía el colesterol un poco elevado —cuenta Gigi Carnes, una conservadora de 39 año que cuida la granja histórica Muscoot Farm en Katonah, Nueva York—. Cuando le pregunté qué significaba eso, hasta se puso a gritarme. '¡Necesita comer mejor! —exclamó—. ¡Tiene que perder peso!'"

Gigi dice que no pudo negar que tenía un problema. Pesaba 310 libras (141 kg) y usaba una talla 28.

"Irónicamente, cuando ella habló yo estaba a la mitad de una comida de muslos de pollo fritos, ensalada de col y una enorme caja de papas a la francesa, mientras un plato de helado de vainilla rico y cremoso me aguardaba a un lado —indica Gigi—. Simplemente dejé de comer y pensé: 'Dios mío, tiene razón'". Gigi salió y se fue directamente a una librería para averiguar cómo comer bien. Al poco tiempo adoptó una alimentación baja en grasa y en calorías. "No me maté de hambre. Seguí con tres comidas completas diariamente, para un total de unas 1,200 calorías".

Más o menos por la misma época en que Gigi empezó a comer mejor, un club de natación cercano abrió para iniciar la temporada anual en mayo. "De niña me encantaba nadar —afirma—. Y una vez, en 1979 cuando perdí 30 libras (14 kg), nadé mucho. Pero el resto del tiempo, lo único que hacía al meterme a una piscina (alberca) era chapotear. En realidad no se le podía llamar ejercicio".

En esta ocasión, Gigi se puso su traje de baño para nadar. Nadaba cinco días a la semana, a veces seis durante las calurosas semanas del verano. "El peso simplemente empezó a derretirse —afirma—.

Para julio necesitaba amarrarme los *shorts* con un cordón para mantenerlos arriba. Nadar evidentemente estaba funcionando".

A menos de un año de que empezó a nadar con regularidad, Gigi había bajado 160 libras (72 kg).

¿Y cómo le hizo para ponerse su traje de baño y meterse a la piscina cuando pesaba 310 libras, si a muchísimas mujeres más delgadas les da demasiada pena meterse a nadar? "Me concentro en mis metas de natación, no en mi peso —indica (Gigi está orgullosa de poder nadar 1 milla/1.6 km en sólo 44 minutos)—. Además, no es tan intimidante como una se imaginaría por los comerciales de la tele. La mayoría de las personas que van a los gimnasios y los clubes de natación en realidad no se ven tan hermosas. En una piscina se conoce el aspecto de las mujeres reales y así se facilita no sentir vergüenza por cómo se ve una".

De hecho, a Gigi le encanta ponerse un traje de baño. "¡Tengo 29 trajes de baño! —afirma—. Los trajes de baño en oferta son mi debilidad". Acompaña sus trajes de cinco gafas protectoras (*goggles*) diferentes y 14 gorras de baño distintas que hacen juego con los trajes.

Gigi piensa que dos cosas clave le permitieron bajar de peso con éxito. En primer lugar, eligió una actividad que le fascina. "Siempre que hago planes, mi primera prioridad es ver cómo hacerle para tener la oportunidad de nadar", indica.

En segundo lugar, Gigi dice que "estaba dispuesta a renunciar a mis viejos hábitos a fin de dar paso a otros nuevos y más saludables. Estaba abierta a probar alimentos diferentes y una nueva forma de vida. Cuando se empiezan a ver los resultados y el plan se concreta, todo vale la pena".

Aprovéchelo al MÁXIMO

Apodérese de la piscina

Si usted elige nadar como ejercicio aeróbico, quemará más calorías si pasa del crol básico y agrega otros estilos a su repertorio, en opinión de Jane Katz, Ed.D., profesora de Salud y Educación Física en la Universidad de la Ciudad de Nueva York. "La mejor manera de aprender nuevos estilos es tomando una clase de natación como ejercicio —indica—. El instructor le ayudará a nadar de manera más eficiente y corregirá cualquier error que esté cometiendo".

Los siguientes estilos harán más exigente —e interesante— el tiempo que pase en la piscina (alberca).

Bracee boca arriba. El estilo de dorso (de espaldas) es maravilloso como complemento del crol y quema muchísimas calorías (345 por media hora si usted pesa 150 libras/68 kg). Si no le agrada tener la cara metida en el agua, le gustará este estilo.

Colóquese de costado. El estilo de costado no es el que más calorías quema (249 por media hora si pesa 150 libras), pero es una forma relajante de enfriarse y de trabajar los músculos oblicuos ubicados a los lados del torso. Y tonificar los oblicuos significa moldear la cintura.

Vuele como mariposa. El estilo mariposa es uno de los más difíciles de dominar, pero vale la pena desde el punto de vista de las calorías que quema (351 por media hora si usted pesa 150 libras). No todos los instructores les enseñan este estilo a los principiantes, pero si lo domina se sentirá como la mujer más poderosa de la piscina.

Tómese esto a pecho. El estilo de pecho se reinventó desde que usted aprendió a nadar en el campamento de verano. Ahora requiere más fuerza en las piernas y un movimiento de brazos más eficiente, rápido y restringido, el cual no fuerza los músculos tanto como el método antiguo, que requería extender los brazos por completo. El estilo de pecho también se ha vuelto más difícil. Pero sigue siendo una excelente forma de fortalecer los músculos pectorales (y levantar los senos). Quemará 330 calorías por media hora si pesa 150 libras.

Si usted tiene mucho sobrepeso, el hecho de liberar los huesos y articulaciones del peso de su cuerpo durante alrededor de una hora también puede significar un alivio físico. "Muchas mujeres descubren que tienen más energía cuando están en el agua", señala la Dra. Katz.

El calzado adecuado

Podría nadar descalza. No obstante, si lo va a hacer para ponerse en forma, los expertos recomiendan el calzado siguiente.

Aletas para nadar. Las aletas se consiguen en las tiendas de artículos de buceo o en las de artículos deportivos que venden equipo para deportes acuáticos. Le ayudan a nadar más rápido e intensifican el ejercicio que hace con las piernas. "Debido a que las aletas crean una mayor resistencia contra el agua para los músculos, usted patea más rápido —explica la Dra. Katz—. Búsquelas de largo mediano, no las extracortas. El largo es lo que le ayuda a nadar rápido".

Sandalias (chancletas) para la ducha (regadera). A fin de protegerse contra el pie de atleta, una desagradable infección de la piel que se contrae de los hongos que puede haber en las piscinas (albercas) y las duchas públicas y alrededor de ellas, querrá usar chancletas, sandalias o zapatillas para el agua para caminar hacia la piscina y también para ducharse, según comenta la Dra. Katz. Las chancletas y las sandalias que se venden en las tiendas de descuento están muy bien, afirma la experta. Las zapatillas para el agua se consiguen en las tiendas de artículos deportivos que venden equipo para deportes acuáticos.

Otros equipos esenciales

Empecemos por lo grande.

Una piscina. Es posible que vaya a nadar en un lago o en el mar. No obstante, la mayoría de las mujeres que nadan con regularidad probablemente se dediquen a dar vueltas a una piscina local, quizá en el gimnasio local.

Un traje de baño. Si usted se parece a muchas mujeres, la idea de usar un traje de baño en público le da vergüenza. "Sólo es cuestión de pasar de la orilla de la piscina al agua —indica la Dra. Katz—. Una vez que esté adentro, nadie podrá ver cómo se ve".

Una vez dicho eso, la Dra. Katz les recomienda a las mujeres que nadan para hacer ejercicio que compren un traje de baño para competencias de natación diseñado y fabricado por alguna compañía de ropa deportiva. "Vaya de compras primero a la tienda de artículos deportivos, no al almacén (tienda de departamentos) —dice—. No quiere algo para relajarse sino algo que mantenga todas las partes del cuerpo en su lugar y que le permita avanzar rápidamente en el agua". A las mujeres que van a nadar para hacer ejercicio les recomienda evitar los trajes de baño con faldas u otras capas de tela adicionales.

Afortunadamente, el traje de baño para competencias con su tradicional espalda alta, que se puede conseguir prácticamente en cualquier talla, favorece a casi todas las figuras, ya que cubre las asentaderas y la parte superior de los muslos mejor que los trajes de baño de moda que vienen con los muslos recortados muy arriba. A las mujeres de senos grandes la Dra. Katz les recomienda trajes de baño con soporte para ejercicio. "Los puede comprar en las tiendas especializadas en buena forma física donde los trajes de baño están diseñados para acomodar su figura".

Por último, la Dra. Katz tiene otra sugerencia para las mujeres que no gustan de ponerse traje de baño. "Vaya a nadar a un lugar que no sea dema-

siado elegante. Los clubes más caros tienden a fijarse más en el aspecto de la gente, mientras que la Y local ("Y" es la abreviatura de *Young Women's Christian Association*, una cadena de gimnasios públicos ubicados en todos los EE. UU.) atiende sin problemas a todo tipo de cuerpo".

Gafas protectoras (*goggles*). A fin de reducir al mínimo la cantidad de bacterias perjudiciales que contiene, hay que agregar al agua de una piscina cierta cantidad de cloro y otros desinfectantes químicos que llegan a irritar los ojos, así que le harán falta gafas protectoras. Son imprescindibles para dar vueltas en la alberca, afirma la Dra. Katz, porque le permiten ver las rayas indicadoras de los carriles al fondo de la piscina. Las gafas protectoras no son caras; compre unas en una tienda especializada en buena forma física donde alguien pueda ayudarle a encontrar las que mejor le queden. Para las nadadoras principiantes, la Dra. Katz recomienda unas gafas protectoras dotadas de buena visión periférica y acolchado alrededor del borde de cada ocular. Deberá percibir una ligera succión alrededor de los ojos, sólo la suficiente para mantener fuera el agua.

Una gorra de baño. Algunas piscinas públicas les piden a las mujeres (y a veces también a los hombres) que usen una gorra de baño. La gorra también ayuda a proteger su cabello de las sustancias químicas que hay en el agua, las cuales pueden resecar o decolorarle el pelo. Y si lo tiene largo, la gorra evita que se enrede mientras nada. Busque algo liso y sencillo en una tienda especializada en buena forma física. Una gorra de baño de silicona (*silicone bathing cap*) es lo mejor, porque no le jala el cabello tanto como otros materiales.

Jabón y un *scrubbie*. Las sustancias químicas de la piscina pueden resecar e irritarle la piel si no se ducha con jabón y se humecta la piel después de haber salido de la piscina, según afirma la Dra. Katz. Puede usar un jabón de pastilla y una toallita, pero de acuerdo con la Dra. Katz, el jabón líquido muchas veces es más fácil de llevar en la bolsa. Sólo tiene que exprimir un poco sobre un *scrubbie* (las bolas de nilón que se venden en la farmacia), enjabónese, enjuáguese bien y huméctese al salir de la ducha. Su piel se lo agradecerá.

Champú y acondicionador. Lávese el pelo con champú y acondicionador lo más pronto posible después de salir de la piscina, recomienda la Dra. Katz. "Pruebe un champú y acondicionador formulados para ayudar a eliminar el cloro; los podrá comprar en un salón de belleza".

Una playera (camiseta) o bata. Si le da pena caminar de la ducha o el vestidor a la piscina, la Dra. Katz sugiere taparse con alguna prenda.

Cómo empezar

"Nadar para hacer ejercicio no es lo mismo que darse un chapuzón cuando tiene calor y quiere refrescarse después de un día en el sol —señala la Dra. Katz—. Tiene que nadar a una velocidad constante durante 20 minutos por lo menos a fin de poner a latir su corazón y quemar grasa".

Comience con el crol. A menos que domine otro estilo (pecho, dorso/espalda, de costado o mariposa), probablemente querrá nadar de crol, que a veces se llama estilo libre. Antes de tratar de aprender varios estilos, simplemente concéntrese en desarrollar suficiente forma física para nadar de crol durante 10 minutos a la vez, dice la Dra. Katz.

Aprenda a girar. Cuando se nada, parece que los brazos y las piernas están haciendo toda la fuerza. Sin embargo, la verdadera fuente de la potencia de un nadador proviene de las caderas y del tronco, aunque usted no lo crea. "Los nadadores

Programas de natación

Para principiantes

Dé vueltas en la piscina (alberca) con el estilo libre hasta un total de entre 100 y 300 yardas (91 y 274 m) cada 2 días o por lo menos 3 veces por semana durante 1 a 2 meses. Si tiene que detenerse entre vuelta y vuelta al principio, no importa. Su meta es llegar a nadar sin parar durante 10 minutos. Si utiliza aletas quemará más calorías.

Nivel intermedio

Nade de 350 a 550 yardas (320 a 503 m) en aproximadamente 15 minutos sin parar, por lo menos 3 veces a la semana durante 2 meses.

Nivel avanzado

Nade entre 600 yardas (549 m) (24 veces una piscina de 25 yardas/22.8 m) y 880 yardas (805 m) a la vez sin parar, 3 veces a la semana. Combine diversos estilos, si así lo desea. Debe tardar más o menos 30 minutos.

"Este programa para principiantes está pensado para alguien que sabe nadar pero no ha nadado vueltas con regularidad —explica Jane Katz, Ed.D., profesora de Salud y Educación Física en la Universidad de la Ciudad de Nueva York—. Usando aletas, empezará nadando lentamente e irá aumentando su velocidad de manera gradual a lo largo de varios meses".

No se olvide de hacer calentamiento antes de nadar y de enfriarse después, indica la Dra. Katz. "Necesita hacer por lo menos 5 minutos de ejercicio en el agua y estiramientos antes de empezar a dar vueltas. A fin de calentarse, camine en la parte baja de la piscina o flote en posición vertical moviendo los pies".

Para enfriarse, haga los estiramientos de "El estiramiento es esencial" en la página 204. Quédese en la parte baja de la piscina y utilice los escalones o la orilla de esta si necesita apoyarse en algo. También puede estirarse en el vestidor antes y después de nadar, sugiere la Dra. Katz.

eficientes siempre están efectuando un movimiento giratorio —afirma la Dra. Katz—. Nunca están quietos en el agua". La clave está en moverse desde las caderas, volviendo la cabeza hacia un lado para respirar mientras el otro brazo sale del agua, y luego empezar a girar hacia el otro lado para el siguiente aliento y su brazada.

Vuelva la cabeza e inhale. Si no ha dado vueltas a una piscina desde hace mucho tiempo, quizá se sienta algo torpe al tratar de dar ritmo a su respiración. Al respirar, gire toda la cabeza hacia un lado junto con el cuerpo. Su boca saldrá un poco del agua para inhalar. Conforme su cuerpo gire de nuevo hasta recuperar la línea recta, exhalará lentamente en el agua, haciendo burbujas. Continúe girando el cuerpo hacia el otro lado, sacando la boca del agua para volver a inhalar. Alternar lados de esta forma ayuda a equilibrar su brazada, indica la Dra. Katz. Una vez que sea una nadadora competente, podrá alternar lados para respirar tras cada tercera brazada.

Ponga la cabeza al frente, no la barbilla. La cabeza y no la barbilla debe ser lo que encabece su camino por el carril de la piscina, afirma la Dra. Katz. Su cuerpo debe adoptar la posición recta de menor resistencia al agua, de modo que esté viendo el fondo de la piscina. No se preocupe por chocar con la pared. Cuando vea el final de la raya negra de su carril, empiece a darse la vuelta y regrese otra vez.

Respete las reglas. Si se ha inscrito en unas instalaciones acuáticas, la YWCA o un gimnasio, es muy posible que termine compartiendo la piscina con otros nadadores, así que tendrá que aprender las reglas con las que se comparten los carriles. En algunos clubes los nadadores nadan en círculo, pegados al lado derecho del carril y dándose la vuelta en contra de las manecillas del reloj al final del carril. En otras piscinas, cada nadador ocupa un lado del carril; es decir, usted deberá permanecer de un lado de la raya negra que marca el centro del carril.

Patinaje de navaja

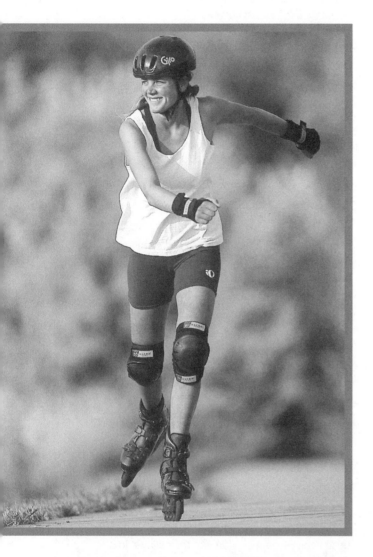

¿Quiere hacer ejercicio sin sentir que se trata de ejercicio? Pruebe el patinaje de navaja (patinaje en línea). No tiene nada que ver con la experiencia algo temblorosa que tal vez recuerde de los patines que usó en su infancia. De hecho el patinaje de navaja brinda un movimiento tan uniforme que casi tendrá la impresión de estar volando, según afirma Kalinda Mathis, la directora ejecutiva de la Asociación Internacional de Patinaje de Navaja, ubicada en Wilmington, Carolina del Norte, y también una patinadora entusiasta.

Además, si está buscando una forma de quemar un montón de calorías y reducir sus muslos al mismo tiempo, el patinaje de navaja puede ser perfecto para usted.

"El patinaje de navaja le dará unas piernas por las que se matarán —opina Carolyn Bradley de Wayne, Pensilvania, una examinadora con el programa de certificación de instructores de la Asociación Internacional de Patinaje de Navaja—. Es uno de los mejores ejercicios que puede hacer".

Beneficios moldeadores

Si está dispuesta a intentarlo, puede esperar los siguientes resultados si practica el patinaje de navaja con regularidad.

- Tonificará y fortalecerá las piernas y el torso, incluyendo las pantorrillas, los muslos, las asentaderas y en menor grado, la panza.

- Estará haciendo un ejercicio cardiovascular más o menos comparable con correr, pero sin estresar sus articulaciones en la misma medida.

- Quemará aproximadamente la misma cantidad de grasa y calorías que si trotara en una estera mecánica (caminadora, *treadmill*), usara una máquina trepadora (escaladora) o *stepper* o remara, pero se divertirá mucho más.

En resumen

Calorías quemadas*
340–476 por hora, dependiendo de qué tan vigorosamente patina usted

Potencial moldeador
Tonifica las piernas, especialmente las pantorrillas y las partes interna y externa de los muslos, así como las asentaderas y el abdomen

*Para el caso de la mujer que pesa 150 libras (68 kg). Si usted pesa más, quemará más calorías; si pesa menos, quemará menos.

¡Triunfo!

Nicole perdió el "peso del estrés" patinando

Nicole G. Lambros de hecho ya sabía lo que su médico le diría. Con sus 5 pies y 2 pulgadas (1.57 m) de estatura y 140 libras (64 kg) de peso, la maquilladora y estilista de 34 años de Sunrise, Florida, estaba consciente de que había acumulado un exceso de "peso del estrés" después de haberse divorciado, mientras se acostumbraba a su nueva vida del otro lado del país y como madre soltera.

"Mi médico me dijo que tenía que perder 20 libras (9 kg) y me mandó con una nutrióloga —indica Nicole—. La nutrióloga me dijo que podría perder el peso en 1 mes si tomaba pastillas y seguía su dieta. Sin embargo, me costaría $600, y no tenía $600".

A la mañana siguiente, Nicole se puso sus tenis y salió a caminar. Caminar se convirtió en correr. Muy pronto corría 2 millas (3 km) al día, pero se aburría, así que se puso los patines de navaja (en línea) de su hijo.

"Mi hijo tenía unos *Rollerblades*, y cuando fue a ver a su papá durante el verano me los puse y salí disparada", cuenta Nicole con una risita.

Nicole contaba con cierta ventaja. De niña practicó el patinaje artístico, así que el de navaja se le dio fácilmente. De hecho dejó impresionadísimos a unos hombres solteros divorciados que se quedaron atónitos al ver con qué rapidez aprendía a equilibrarse, girar y parar. "¡Ya sabías patinar!", la acusaron.

"Me encantó desde el primer instante", admite. El único cambio que tuvo que hacer en compara-

ción con el patinaje artístico fue en cuanto al frenar, que en los patines de navaja se hace con la parte de atrás y en los artísticos, con la de adelante.

Su recién descubierta habilidad atlética sorprendió a Nicole, que admite sentirse tan intimidada por los cuerpos duros de las mujeres de su gimnasio que es incapaz de hacer ejercicio ahí. Había renunciado al patinaje artístico a los 16 años y su último coqueteo con los deportes se dio en la secundaria (escuela media). El patinaje de navaja fue la primera actividad que llamó su atención ya de adulta.

Después de 6 meses, Nicole empezó a notar grandes cambios en su cuerpo, sobre todo en las asentaderas, pero también en las piernas, músculos abdominales, baja espalda, brazos y pecho. No se puso a dieta, pero empezó a perder peso: 10 libras (5 kg), 15 (7 kg) y finalmente 20 al cabo de 1 año.

"Unas clientas mías que son entrenadoras personales me preguntaron: '¿Qué estás haciendo? ¡Te ves muy bien!'", comenta la esteticista. Su médico quedó asombrado y muy contento.

Ahora Nicole patina todas las mañanas y le encanta cómo se ve y se siente. No obstante, afirma que los cambios en su vida van más allá de lo físico.

"El patinaje me ha abierto la mente. Es mi antidepresivo natural", dice.

Beneficios psicológicos

Dicho en términos sencillos, dedicarse al patinaje de navaja parece más un juego que una obligación. Y esa es una ventaja importante en un mundo en el que los adultos contamos con pocas oportunidades para despreocuparnos de

todo y divertirnos al aire libre y, más aún, con la velocidad.

"Uno está al aire libre, no en el gimnasio. Se mueve rápidamente. La palabra que muchas personas utilizan para describir la sensación es 'libertad'", indica Mathis.

Usted puede patinar sola, concentrándose en sus pensamientos, o con gente. Incluso puede hacerlo en compañía de sus hijos, resolviendo el problema de las mamás con muchas ocupaciones que no encuentran una hora adecuada para hacer ejercicio.

Ya sea que prefiera practicarlo a solas o como una actividad social, de acuerdo con Mathis el patinaje de navaja alivia el estrés.

El calzado adecuado

Los patines de navaja no se parecen en nada a los aparatos de metal que usted fijaba a sus zapatos con una llave para patines cuando estaba en la primaria. En términos generales, un patín de navaja se parece más a un sólido patín de cuchilla provisto de una serie de ruedas y cojinetes así como de un freno, todo ello integrado a un botín de doble cubierta con una hebilla y amarres.

El principal criterio para elegir un patín es la comodidad, según explica Mathis. En vista de que los precios empiezan desde $100, más o menos, y unos patines de buena calidad le costarán entre $150 y $300, tiene sentido rentar patines de varios estilos y marcas antes de tomar su decisión definitiva. Algunas tiendas de equipo deportivo los rentan por día.

Patines de mujer para pies de mujer. La mayoría de las mujeres prefieren los patines diseñados especialmente para la mujer, dice Mathis. Se fabrican con una horma (el molde que se usa para hacer el calzado) más estrecha que los patines para hombre.

Póngase primero un patín recreativo. En comparación con los patines recreativos, los especiales para hacer ejercicio (*fitness skates*) son más ligeros y tienen un botín más bajo y ruedas más grandes (entre 76 y 80 milímetros, en comparación con entre 72 y 76 milímetros). Como principiante probablemente querrá empezar con un patín recreativo; posteriormente tal vez quiera cambiarlo por un patín de alto rendimiento para hacer ejercicio, si llega a aficionarse a sesiones de ejercicio muy intensas en superficies amplias y lisas.

Otros equipos esenciales

Cuando camina o corre, por lo general avanza a una velocidad de entre 3 y 8 millas (5 y 12 km) por hora, que es un paso bastante tranquilo. Por su parte, los patinadores de navaja andan sobre superficies duras a una velocidad mucho mayor, que puede variar entre 10 y 25 millas (16 y 40 km) por hora. Una piedrita, una grieta profunda en la acera (banqueta) o algún otro objeto puede atorar las ruedas. Tarde o temprano se caerá. Y a menos que utilice equipo de protección, puede fracturarse la muñeca, el brazo o la clavícula, según advierte el Dr. Richard A. Schieber del Centro Nacional para la Prevención y el Control de las Lesiones en Atlanta, Georgia. Por lo tanto, necesitará lo siguiente.

Muñequeras (*wrist guards*). Cuando se caiga tenderá a hacerlo hacia delante y extenderá la mano para amortiguar su caída. Unas muñequeras acolchadas de plástico disiparán el impacto, pues se deslizarán por el suelo al chocar con él, protegiendo la muñeca contra un esguince o una fractura. "Las muñequeras son imprescindibles", afirma el Dr. Schieber.

Rodilleras (*knee pads*) y coderas (*elbow pads*). Las lesiones de las rodillas y los codos son menos comunes que las de las muñecas, pero de todas formas querrá protegerse de raspones y otras heridas. Este equipo de protección ayudará a amortiguar su caída, para que no deje por ahí parte de la piel.

Cascos. Ya que un choque contra el pavimento o un vehículo puede tener consecuencias catastróficas, usted querrá proteger su cerebro. Es posible que un casco para ciclista sea mejor que uno para patinaje de navaja, ya que aquel debe cumplir con ciertos estándares. Todos los cascos para ciclista que se fabrican o se venden en los Estados Unidos tienen que cumplir con los estándares federales de seguridad impuestos por la Comisión de Seguridad de los Productos Vendidos al Consumidor (o CPSC por sus siglas en inglés). El Dr. Schieber recomienda un casco para ciclista certificado por la CPSC, pero dice que cualquiera es mejor que ninguno.

Ropa. Lo que usted se ponga para salir a

patinar debe permitirle acomodar su equipo de protección, así que es posible que unos pantalones de mezclilla (mahones, *jeans*) no sean cómodos con unas rodilleras. Además, la ropa debe ser cómoda y no restringir sus movimientos. La mayoría de los patinadores usan *shorts* para hacer ejercicio cuando hace calor y mallones (*leggings*) cuando hace frío, así como prendas cómodas arriba que les permitan balancear los brazos libremente.

Cómo empezar

El patinaje de navaja tal vez parezca fácil, pero no se engañe pensando que puede ponerse los patines y salir inmediatamente a la acera. Al ver a los muchachos del barrio (colonia) pasar a toda velocidad, definitivamente no parece un deporte difícil. Pero si no sabe lo que está haciendo —cómo detenerse o protegerse durante una caída—, podría lastimarse.

"Aprender algunos movimientos básicos y usar el equipo correcto puede reducir al mínimo sus posibilidades de lastimarse", afirma el Dr. Craig Young, director médico de Medicina Deportiva en el Colegio Médico de Wisconsin en Milwaukee.

Fíjese en cómo frenar. Un estudio realizado con más de 300 patinadores de navaja recreativos por los médicos del departamento de Cirugía Ortopédica en el Colegio Médico de Wisconsin, en Milwaukee, descubrió que casi el 15 por ciento se detenía desviándose hacia el pasto. Otro 3 por ciento se paraba cayéndose a propósito. Ninguno de los dos métodos es muy divertido.

Frenar correctamente con unos patines de navaja no es difícil, según indica Mathis, pero tampoco se les da de manera natural a los principiantes. Para ahorrarse tiempo y cardenales (moretones, magulladuras), hable a una tienda de artículos deportivos que venda patines de navaja o bien a su departamento local de parques y recreación y apúntese a una clase individual o de grupo, para que un instructor le enseñe a deslizarse, dar pasos y parar, que es lo más importante.

El Dr. Schieber está de acuerdo. Definitivamente recomienda tomar clases con un instructor (a diferencia de un amigo). "En el patinaje de navaja se avanza rápidamente desde el primer paso

Programas de patinaje de navaja

Para principiantes

Patine de 15 a 25 minutos, alternando entre 10 pasos lentos y 10 rápidos.

Nivel intermedio

Patine durante 40 minutos, empezando con 10 pasos rápidos y luego 10 lentos. A continuación alterne entre 20 pasos rápidos y 10 lentos.

Nivel avanzado

Patine durante 60 minutos con pasos más breves y rápidos. Recorte el deslizamiento entre los pasos.

Conforme se sienta más cómoda con los patines, podrá intensificar su sesión de ejercicio doblando más la cintura, según indica el Dr. Craig Young, director médico de Medicina Deportiva en el Colegio Médico de Wisconsin en Milwaukee. "Así se trabajan más fuerte los grupos de músculos grandes de las piernas", explica.

Algunos patinadores experimentados adoptan una posición parecida a la de los patinadores de velocidad al pasar por una curva, con las manos entrelazadas a sus espaldas e inclinándose mucho sobre las piernas. Con esta técnica el ejercicio se concentrará en las asentaderas, afirma el Dr. Young.

Puede intensificar su ejercicio aeróbico y quemar más calorías si patina contra el viento o subiendo una colina, recomienda el Dr. Young. Y desde luego puede intentar el patinaje sobre hielo; se ejercitará con una intensidad semejante.

—apunta—. Quizá no cuente con el equilibrio y la agilidad necesarios desde el principio y tiene que aprender a caerse. Acuérdese de que el patín está sujeto a su pie. No puede bajarse simplemente al primer indicio de problemas".

Localice un lugar liso y seguro para empezar. Bradley, una antigua patinadora artística, sugiere un estacionamiento vacío, quizá temprano por la mañana en fin de semana, o bien un sendero para bicicletas poco transitado. "Definitivamente no patine en la calle desde el principio", advierte.

El sitio ideal para el patinaje de navaja es una pista de patinaje, según agrega el Dr. Schieber.

Relájese. Doble las rodillas y mantenga las manos frente a usted al deslizar los pies lenta y uniformemente el uno delante del otro, indica Mathis. Pronto logrará establecer el ritmo fácilmente.

Perfecciónese con la práctica. Es posible que al principio el patinaje de navaja le resulte un poco incómodo, reconoce Mathis. Practíquelo con regularidad, en sesiones breves pero regulares. "La práctica realmente lleva a la perfección en el patinaje de navaja. El cuerpo empieza a aprenderse de memoria la posición que debe ocupar encima de sus patines para estar cómoda", afirma.

Remar

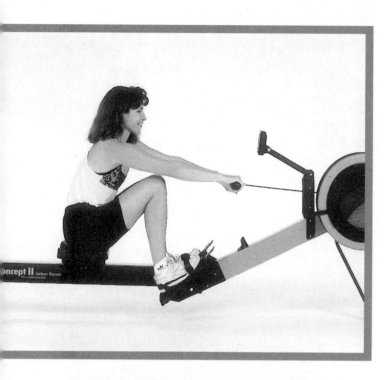

En resumen

Calorías quemadas*
De 240 a 360 por media hora

Potencial moldeador
Tonifica todo el cuerpo, sobre todo los músculos de los muslos, las asentaderas, el abdomen, la espalda y los brazos

*Para el caso de la mujer que pesa 150 libras (68 kg). Si usted pesa más, quemará más calorías; si pesa menos, quemará menos.

Una máquina para remar no es más que un aparato de aspecto sencillo diseñado para simular la acción de transportarse a sí mismo en una pequeña embarcación por la superficie de aguas tranquilas, y todo en la comodidad de su casa. Por su parte, remar al aire libre quema casi el mismo número de calorías como los ejercicios de resistencia al peso como esquiar a fondo (a campo traviesa). Y remar bajo techo, bajo sus propias condiciones, es una manera excelente de ejercitar el abdomen, las asentaderas y los muslos al máximo.

Además, si la parte superior de su cuerpo anhela algo que hacer mientras trabaja el abdomen, asentaderas y muslos, remar es el ejercicio adecuado para usted, según indica J. Zack Barksdale, un fisiólogo especializado en ejercicio del Instituto Cooper de Aeróbicos en Dallas, Texas. Se trata de un fabuloso ejercicio de alta intensidad que utiliza prácticamente todos los músculos en una secuencia fluida. Puesto que remar no trabaja con peso, también es un ejercicio muy bueno para las mujeres con problemas en las rodillas o tobillos débiles, ya que no estresa las articulaciones de las piernas.

"Remar es un ejercicio maravilloso para alguien que quiere bajar de peso —comenta Barksdale—. Realmente incrementa su potencia aeróbica, lo cual significa que quemará muchas calorías al hacerlo".

Beneficios moldeadores

Usted puede esperar lo siguiente si rema con regularidad.

■ Quemará muchísimas calorías, ya que estará usando las cuatro extremidades mientras trabaja el corazón, lo que consume más calorías que el ejercicio que se limita al cuerpo de la cintura para abajo, según explica Barksdale.

■ Desarrollará músculos abdominales fuertes y bien tonificados porque los contraerá al remar.

Al contraer los músculos abdominales de forma regular se fortalecen. Y cuando los músculos de una mujer se fortalecen, se tonifican y desarrollan más forma, aunque no se abulten. Las piernas y asentaderas también trabajarán muchísimo, así que de igual manera se harán fuertes y perderán grasa.

- Una ventaja adicional es que tonificará y fortalecerá los brazos, una parte del cuerpo que les causa problemas a muchas mujeres conforme se acercan a la madurez.

Beneficios psicológicos

Remar le da energía y produce las endorfinas generadoras de un buen estado de ánimo (unas sustancias químicas que relajan y provocan euforia). Si a usted le gusta estar sola y no le interesan las clases de aeróbicos ni otras formas de ejercicio en grupo, remar le permite hacer ejercicio a la hora que quiera y al ritmo que más le convenga, ya sea en casa o en un gimnasio.

Si le encanta estar con otras personas —y competir con ellas— tome una clase de remo bajo

Aprovéchelo al MÁXIMO

Hágalo en el agua

A la mayoría de las mujeres que reman para bajar de peso les basta con hacerlo en un gimnasio o en casa. Holly Metcalf no es una de ellas. Metcalf remó en los equipos olímpico y nacional de 1981 a 1987 y formó parte de un equipo que ganó la medalla de oro en 1984. Para las mujeres que quieren aprovechar al máximo remar, hacerlo como parte de un equipo en el agua es el no va más.

"A las remeras les encanta la fuerza que sienten en todo el cuerpo, y esta sensación se multiplica cuando pertenecen a un equipo de remo —explica Metcalf—. Se percibe cómo la fuerza de todas trabaja en conjunto. Lo que importa ahí es la suma de las potencias".

Únase a un equipo femenino de remo. Si tiene ganas de trasladar su experiencia de remar al agua, Metcalf sugiere que se ponga en contacto con un colegio o una secundaria (preparatoria) local para ver si tienen un entrenador de remo. Esta persona probablemente estará enterada de algún equipo máster para mujeres (pensado para las cuarentonas o mayores) cerca de usted, siempre y cuando viva cerca de un lago o río grande. Se trata de un compromiso importante, ya que la mayoría de los equipos practican temprano por la mañana o bien por la noche. La frecuencia depende de su calendario de entrenamiento y carreras. No obstante, prácticamente es posible garantizar que esta actividad le ayudará a ponerse en forma.

"Un bote para ocho personas pesa unas 250 libras (113 kg), mientras que los más pequeños pesan bastante menos —indica Metcalf—. Por lo tanto se requiere trabajo de equipo no sólo para remar, sino también para cargar y cuidar el bote". Llevar un pesado bote del cobertizo al agua no sólo agrega otra tarea al trabajo del equipo, sino que también hace las veces de otro ejercicio de fortalecimiento.

Aprenda el argot. Si usted se une a un equipo de remo tendrá que aprender las palabras que las otras remeras ya conocen. Por ejemplo, *coxswain* o timonel, que se pronuncia *cox-in*. El timonel es el líder del equipo, la persona que se sienta en la parte delantera del bote y no rema, sino que les grita órdenes a las demás. Usted llegará a entender términos como *back it down* (remen hacia atrás) y *let it run* (dejen de remar).

techo (donde los participantes reman cada quien en su propia máquina, pero la instructora hace de líder del grupo), según sugiere Holly Metcalf, la presidenta y fundadora del Instituto Row as One, una escuela y campamento de remo para mujeres ubicado en South Hadley, Massachusetts. Comuníquese con el gimnasio de su localidad y pregunte si dan clases de remo. Recibirá buenas instrucciones para remar y mejorará sus habilidades y resistencia a la vez que rompe con la monotonía.

El calzado adecuado

Para todo fin práctico, la mayoría de las mujeres que quieren hacer ejercicio remando simplemente compran una máquina para remar y la ponen a funcionar en sus salas, sótanos o algún otro espacio del que dispongan para hacer ejercicio. Pero eso no significa que pueda remar con el calzado que sea. Use tenis de corte bajo para que los tobillos se puedan mover, indica Metcalf. También recomienda ponerse mallas y una camiseta para hacer ejercicio. "La ropa holgada, como unos *shorts* y una playera (camiseta), puede atorarse en la máquina y no le permitirá moverse con la misma fluidez".

Otros equipos esenciales

Si se parece a muchas mujeres, es muy posible que usted misma o algún miembro de su familia ya tenga una máquina para remar bajo techo guardada en alguna parte del garaje (cochera) o del sótano. Si tiene más de 2 años de antigüedad, quizá le convendría pensar en comprar una nueva o en usar una máquina para remar en un gimnasio o centro para la buena forma física, en opinión de Barksdale. Revise la máquina vieja para asegurarse de que no haya empezado a chirriar ni se haya estropeado en el transcurso de los años. De ser así, tal vez le haga falta un poco de aceite para que vuelva a funcionar bien.

A menos que tenga los hombros muy fuertes, quizá le convendría más no usar una máquina vieja para remar. Muchas de las máquinas fabricadas en los años 80 utilizan dos "remos" que se mueven de forma independiente el uno del otro (en lugar de una polea), así como un sistema de resistencia impulsado por pistones. Ambas características pueden hacer que el ejercicio sea estresante para la articulación de los hombros y los músculos pequeños, como el supraespinoso, el infraespinoso, el redondo menor y el subescapular, advierte Barksdale.

Busque lo siguiente:

Equipo estable con un asiento amplio y apoyos ajustables para los pies. Las únicas partes de su cuerpo que tocan la máquina para remar son las manos, los pies y las asentaderas. El tamaño de los apoyapies debe ajustarse fácilmente. Y cuando rema, el aparato debe permanecer estable y bien apoyado sobre el piso.

Si usted tiene las asentaderas grandes, ponga especial atención en cómo cabe en el asiento. Debe entrar cómodamente en este. Asimismo, una barriga voluminosa puede interferir con su rango de movimiento y obligarla a extender las piernas hacia los lados, estresando los ligamentos de las rodillas. También puede forzarla a encorvar la espalda al remar, lo cual podría provocarle problemas en esta parte del cuerpo. Si tiene que perder mucho peso, quizá tenga que esperar a reducir un poco el tamaño de la panza y las asentaderas antes de incluir remar en su programa de ejercicio, según indica Barksdale. O bien puede empezar con una máquina reclinada si tiene mucho sobrepeso, sugiere.

Resistencia por aire o por agua. Tanto la resistencia por aire como por agua permiten un movimiento más suave que las máquinas de resistencia por pistones más antiguas y simulan mejor la experiencia de remar al aire libre. La marca *WaterRower* de hecho utiliza un volante de agua como resistencia, de modo que usar esta máquina se parece mucho a remar al aire libre sobre agua. Es posible ajustar el nivel del agua a fin de incrementar o disminuir la resistencia. El ritmo y la resistencia ajustable al viento del modelo *Concept II* (que se halla en la mayoría de los gimnasios) también imitan la sensación de remar en un río. Ambos modelos pueden comprarse por correo.

Espacio. Las máquinas para remar bajo techo son largas, llegan a medir por lo menos 6 pies (1.83 m). Por lo tanto, si va a adquirir una debe asegurarse de disponer de suficiente espacio en su casa.

Cómo empezar

Cuando se hace correctamente, remar es un movimiento fluido que involucra todo el cuerpo. Las manos sujetan la barra con los dedos hacia arriba y los pulgares hacia abajo, mientras los pies descansan sobre los apoyapies y las asentaderas se acomodan en el asiento. El asiento se desliza por un riel mientras las piernas se flexionan y se extienden. Los brazos se enderezan y se doblan rítmicamente conforme usted se impulsa mediante el movimiento de remar.

Una vez dicho esto, remar se ve más fácil de lo que es, según apunta Barksdale. Aunque el asiento esté ajustado correctamente, se requiere una buena postura y mucha flexibilidad. A fin de evitar cualquier tipo de estrés para los músculos o las rodillas, haga calentamiento durante varios minutos antes de empezar a remar y asegúrese de no doblar las rodillas en un ángulo menor de 90 grados, agrega el experto. Estire los músculos de las piernas, sobre todo los músculos de la corva (ubicado en la parte posterior de los muslos), antes de subirse a la máquina para remar.

Conforme empiece a remar, deslícese hacia atrás. Los brazos deben adoptar un ángulo de 90 grados con respecto al cuerpo, y los omóplatos deben moverse hacia atrás y el uno hacia el otro. Conforme se desliza al frente, los brazos deben enderezarse lo más que se lo permita la cuerda o la cadena. Tómese el tiempo para remar correctamente. Y si es propensa a sufrir problemas de la baja espalda, asegúrese de que alguien le enseñe la técnica adecuada antes de comenzar con su programa de ejercicio en la máquina para remar.

A continuación le diremos cómo proceder, paso a paso.

El ataque. Este es el primer movimiento de la serie y comienza con usted sentada cerca del frente de la máquina para remar. Las manos sostienen la barra, con los brazos extendidos, y se encuentra un poco inclinada al frente. Las rodillas deben estar dobladas en un ángulo de 90 grados, con las espinillas perpendiculares al piso.

La pasada. Con este movimiento usted empieza a deslizarse hacia atrás. Las piernas se enderezan y, conforme las manos pasan por encima de las rodillas, el torso empieza a moverse hacia atrás y los brazos comienzan a doblarse.

La salida. Doble los codos y acerque la barra hacia el abdomen. (Enderece las piernas sin extender las rodillas totalmente).

La recuperación y la preparación. A fin de regresar al ataque y reanudar el movimiento, estire y enderece los brazos y gire desde las caderas. Ahora deje que las rodillas suban lentamente y se doblen en un ángulo de 90 grados conforme usted vuelva a deslizarse hacia la parte delantera de la máquina para remar.

Lo que no debe hacer

Al remar, lo que no debe hacer es tan importante como lo que sí.

No extienda completamente las rodillas ni los codos en cualquiera de los dos extremos del movimiento, según indica Barksdale. Si bien tendrá las piernas y los brazos "extendidos", podrá proteger sus articulaciones si las mantiene flojas, relajadas y ligeramente flexionadas.

Use la espalda y las piernas por igual, en lugar de concentrarse en el movimiento que hace el torso al jalar. "Los brazos y las piernas deben realizar un movimiento rítmico fluido, como si formaran parte del aparato", explica Barksdale.

Por último, no se rinda. Aprender a remar correctamente requiere mucho tiempo, según Metcalf. "Remar les gusta a las personas a quienes les agradan los desafíos mentales y físicos —comenta—. Al principio se exigirá mucho mentalmente porque tendrá que aprender la forma y la técnica correctas. El desafío físico de un ejercicio fuerte se le presentará más adelante".

Programas de remo

Para principiantes

Reme durante 20 minutos por lo menos 2 veces por semana. Use poca resistencia, pero no tan poquita que la mueva el impulso mismo.

Nivel intermedio

Reme con fuerza durante 30 segundos y luego con calma durante otros 30 segundos. Trate de trabajar de 20 a 40 minutos por lo menos 3 veces por semana.

Nivel avanzado

Si usted está remando en este nivel avanzado, haga calentamiento durante 5 a 10 minutos y luego mantenga un ritmo constante de alta intensidad durante 40 a 60 minutos. No vaya a pasar de un ángulo de 90 grados al doblar las rodillas. Haga ejercicios de enfriamiento. Repita este programa 4 ó 5 días a la semana.

Muchas máquinas para remar ofrecen una lectura digital de la distancia recorrida, el tiempo que ha pasado y las calorías consumidas, de modo que podrá mantenerse al tanto de sus avances y nivel de intensidad. Algunos modelos también están disponibles con monitores del ritmo cardíaco. Es posible programar ciertas máquinas para tomar el tiempo de sus intervalos de descanso y trabajo si desea hacer un entrenamiento en intervalos.

"Cuando empiece a remar por primera vez, no trate de hacerlo lo más rápido posible —recomienda J. Zack Barksdale, un fisiólogo especializado en ejercicio del Instituto Cooper de Aeróbicos en Dallas, Texas—. Se cansará demasiado pronto y no quemará toda la grasa que probablemente desea quemar. En cambio, haga calentamiento en una bicicleta estacionaria y luego pásese a la máquina para remar y trabaje a una velocidad moderada durante 20 minutos, si puede". Trabajar por más tiempo, en lugar de rápidamente, le ayudará a quemar más grasa.

Una vez que se haya acostumbrado a la máquina para remar, trate de ir aumentando la intensidad durante 30 segundos a la vez y luego bájela durante otros 30 segundos. Al principio sólo podrá repetir este patrón durante 20 minutos (si acaso), indica Barksdale. No obstante, con el tiempo puede tratar de llegar a una sesión de ejercicio de alrededor de 40 minutos. Asegúrese de hacer calentamiento durante 5 minutos y de estirar los músculos de la corva (ubicados en la parte posterior de los muslos) y la baja espalda antes de remar. Enfríese durante 5 a 10 minutos después de haber remado. Una vez que su ritmo cardíaco haya bajado de 90 latidos por minutos, puede parar sin riesgo alguno para su salud. Barksdale sugiere utilizar una estera mecánica (caminadora, *treadmill*) o bicicleta estacionaria para su calentamiento.

Finalmente estará lista para mantener la velocidad durante más tiempo. Propóngase lograr una sesión de ejercicio de alta intensidad y entre 40 y 60 minutos de duración. De nueva cuenta asegúrese de hacer calentamiento al principio y de enfriarse al final de su sesión.

Saltar la cuerda

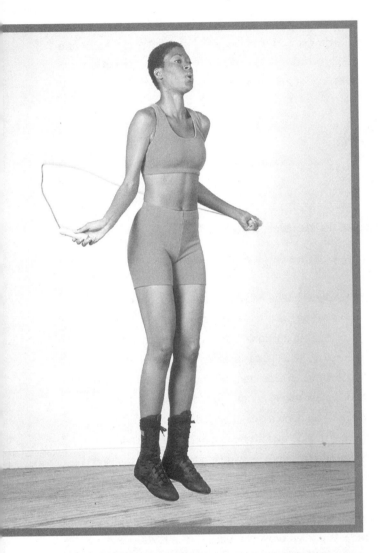

Para una mujer con muchas cosas que hacer y un presupuesto reducido, saltar la cuerda (brincar la cuica) es lo máximo en lo que se refiere a quemar calorías. No requiere mucho tiempo, es económico y de alta intensidad.

Beneficios moldeadores

Las mujeres que quieren bajar de peso son las candidatas ideales para saltar la cuerda, según indica el Dr. Ken Solis, un médico de la sala de urgencias en el Hospital Comunitario Beaver Dam de Greenfield, Wisconsin. Entre sus recompensas están las siguientes:

- Quemará calorías, muchísimas calorías. Saltar la cuerda se parece a correr en lo que se refiere al número de calorías quemadas.

- Mejorará su resistencia, coordinación, equilibrio y ritmo de movimientos.

- Fortalecerá los huesos al igual que los músculos; esta es una gran ventaja, ya que ayuda a prevenir la osteoporosis.

El calzado adecuado

En vista de que rebotará mucho sobre la parte anterior de las plantas de los pies, es importante que use los tenis indicados. De otro modo podría hacerse un esguince en el tobillo o desgarrarse un tendón. Necesitará un buen par de tenis para aeróbicos o para entrenamiento múltiple (*cross-training shoes*) a fin de contar en los sitios apropiados con el acolchado y el apoyo que le hacen falta, según indica Carla Sottovia, una fisióloga especializada en ejercicio de Dallas, Texas. Cuando esté en la tienda, olvídese de sus inhibiciones y póngase a brincar para asegurarse de que los tenis le queden bien. En cuanto a esos viejos tenis para correr de su clóset, úselos mejor para otros deportes, recomienda Sottovia.

En resumen

Calorías quemadas*
110–130 por sesión de 10 minutos

Potencial moldeador
Quema muchas calorías. Endurece los músculos de las asentaderas y los muslos. También desarrolla los músculos de las pantorrillas.

*Para el caso de la mujer que pesa 150 libras (68 kg). Si usted pesa más, quemará más calorías; si pesa menos, quemará menos.

Otros equipos esenciales

Hubo una vez en que una vieja cuerda de tendedero le hubiera servido para saltar. Ahora cuenta con muchas más opciones. También debe escoger el sostén (brasier, ajustador) y el tapete indicado. Tiene las siguientes posibilidades.

Que gire para que se agilice. La cuerda debe girar dentro de los mangos o junto a ellos, para que no se vaya torciendo mientras usted salta, según señala el Dr. Solis.

Elija la correcta. Hay cuerdas para saltar de muchos materiales. Quizá quiera empezar con una cuerda segmentada (también conocida como cuerda con cuentas o *beaded rope*) o con una hecha de algodón tejido o de algún material sintético. Las cuerdas segmentadas o con cuentas tienen un

¡Triunfo!

Cómo Heidi perdió 4 pulgadas de sus caderas

Heidi Zarder trabajaba como instructora de ejercicio en grupo en Germantown, Wisconsin. Ahora bien, ser instructora de ejercicio no es precisamente un empleo sedentario. No obstante, después de su tercer parto se empezó a preguntar si alguna vez lograría deshacerse de las libras de más que había acumulado durante el embarazo. Su rutina de ejercicio normal simplemente no le estaba dando buenos resultados.

Entonces empezó a saltar la cuerda (brincar la cuica) 8 meses después de nacer su hija. "Ahí estuvo la diferencia —afirma Heidi—. En 1 mes perdí 4 pulgadas (10 cm) de las caderas".

De hecho el nuevo ejercicio derivó de su profesión. "La YMCA (*Young Men's Christian Association*, una cadena de gimnasios públicos ubicados en todos los EE. UU.) local quería que dirigiera clases que combinaran diferentes formas de ejercicio —indica Heidi—. Para una semana programaron saltar la cuerda. A fin de enseñarlo tuve que practicar yo misma".

Heidi tenía una terraza de madera detrás de su casa y ahí decidió saltar. "Me aseguré de no saltar ni rebotar demasiado fuerte —explica—. Trabajaba de 10 a 15 minutos, observando mi reflejo en la puerta del patio. Cuando me cansaba entraba a la casa y volvía a salir a practicar cuando sentía estar lista".

Heidi sabía que había llegado a un punto muerto en sus esfuerzos por perder peso y saltar la cuerda fue el impulso adicional que le hizo falta para deshacerse de las últimas libras de más. "Muchas de las personas que asisten a clases de aeróbicos con banca y aeróbicos nunca bajan de peso —señala Heidi—. Se debe a que alcanzan un punto muerto y necesitan algo que les haga quemar más calorías. Saltar la cuerda puede ayudar a superar ese punto muerto".

Sin embargo, tuvo un problema imprevisto: cómo controlar la vejiga. "Después de tres hijos, los rebotes podían provocar fugas —dice Heidi—. A fin de controlarlo simplemente evité tomar bebidas con cafeína. Limité la cantidad de agua que bebía antes de hacer ejercicio. En cambio, tomaba mucha agua *mientras* hacía ejercicio".

Ahora, cuando da clases de aeróbicos, Heidi incluye saltar la cuerda. La innovación ha gustado mucho en las clases que da en un colegio local. "Es excelente para la coordinación —opina Heidi—. Pero casi todos lo usan como medio para perder peso. Simplemente quema muchas calorías".

Aprovéchelo al
MÁXIMO

¡Salte con satisfacción!

Saltar la cuerda (brincar la cuica) es un ejercicio intenso, pero también puede ser divertido si pone música de fondo y quizá tenga a unos niños o amigas que la acompañen. Además, es práctico cuando sale de viaje. Sólo tiene que llevarse su cuerda y sus zapatos para saltar y podrá hacerlo adondequiera que vaya. Es una forma excelente de asegurarse de hacer ejercicio mientras esté en algún hotel, de acuerdo con Carla Sottovia, una fisióloga especializada en ejercicio de Dallas, Texas.

Tenga presentes los siguientes puntos conforme saltar la cuerda se convierta en parte de su vida, según recomienda el Dr. Ken Solis, un médico de la sala de urgencias en el Hospital Comunitario Beaver Dam de Greenfield, Wisconsin.

Haga un cuidadoso calentamiento. Empiece de manera fácil, saltando con ambos pies. Espere unos minutos a que se le calienten los músculos antes de tratar de saltar más rápido. Una vez que se sienta a gusto y se haya calentado bien saltando con ambos pies, podrá intentar un ligero paso de trotar, opina el Dr. Solis.

Alterne entre saltos de alto y de bajo impacto. "No espere mantener un ritmo de alto impacto saltando la cuerda durante media hora —indica el Dr. Solis—. Tiene que combinarlo con movimientos de bajo impacto". Cuando se detenga a recuperar el aliento, intente marchar sin avanzar durante un rato.

Inténtelo en intervalos. Para una sesión de ejercicio de alta intensidad en intervalos, puede combinar saltar la cuerda con el entrenamiento en circuito. Por ejemplo, después del calentamiento puede alternar saltar la cuerda con planchas (lagartijas), fondos de tríceps y sentadillas (cuclillas).

Mezcle los movimientos. Saltar la cuerda admite muchas variaciones. Observar a algunos practicantes avanzados de este deporte le dará algunas ideas. Una posibilidad es el salto de talón: al brincar, ponga una pierna delante de su cuerpo como si quisiera pisar algo con el talón. Parece una variación de un baile cosaco sin la sentadilla baja ni el sombrero chistoso.

Si se siente más ambiciosa, puede tratar de cruzar y abrir los brazos al saltar, pero no se sorprenda si al principio se enreda. O bien aterrice con los pies separados en el primer salto y luego júntelos en el segundo, sin dejar de manejar la cuerda. Si quiere conocer algunas variaciones difíciles —incluyendo pasos como el Giro del Samurai o la Rotación de 360 Grados—, no se pierda el campeonato mundial de salto de cuerda, que se trasmite cada año por la cadena ESPN.

Busque compañía. Saltar la cuerda en grupo le ayuda a evitar el aburrimiento y a mantener su rutina de ejercicio. Muchas clases se ofrecen junto con las de *kick boxing* o artes marciales y también en los gimnasios de aeróbicos. Probablemente la podrán informar en un gimnasio o las escuelas de *kick boxing* o artes marciales de su localidad. Simplemente llame y pregunte.

cordón de nilón al centro en el que vienen ensartadas unas cuentas cilíndricas de plástico que parecen fideos huecos. Una cuerda tejida de nilón, algodón o polipropileno (*polypropylene*) se asemeja a la cuerda tradicional para saltar y no le arderá igual si llega a golpearse la espalda, según advierte el Dr. Solis por experiencia propia.

Cuando haya progresado un poco, tal vez quiera cambiar a una cuerda de velocidad (*speed rope*) o a la cuerda conocida como *licorice rope*. Ambas son de plástico vinílico, ligeras y rápidas. Las de cuero son igualmente rápidas que las de velocidad, pero se gastan más pronto. Algunas personas que ya saltan la cuerda en un nivel avanzado y tienen una excelente condición física eligen cuerdas lastradas que llegan a pesar hasta 6 libras

(3 kg). Huelga decir que usted no querrá una cuerda lastrada hasta que haya adquirido mucha confianza con su manejo de la cuerda y el ritmo de sus movimientos, según indica el Dr. Solis.

Calcule la comodidad de la cuerda. Cuando una cuerda tiene el largo apropiado, puede sostenerla a la altura de la cintura casi sin mover las manos. Además, librará su cabeza y pies sin pro-

Programas para saltar la cuerda

Para principiantes

De 5 a 20 minutos de saltar a una velocidad tranquila con ambos pies, poniendo atención en la técnica. Empiece con 5 sesiones de 1 minuto intercaladas entre otros ejercicios. Trabaje hasta que la mitad de su sesión de ejercicio consista en intervalos de saltar la cuerda de 1 minuto cada uno. Realice esta combinación 3 ó 4 veces por semana.

Nivel intermedio

De 20 a 40 minutos de saltar con ambos pies —o de alternar entre saltar con un pie y con los dos—, 3 ó 4 veces por semana. Salte en intervalos de 2 minutos interrumpidos por 3 minutos de otra actividad, de modo que esté saltando las dos terceras partes del tiempo.

Nivel avanzado

Alterne 3 minutos de saltar la cuerda con 3 minutos de otras actividades, para un total de 40 a 60 minutos.

Cuando se trata de elegir un ejercicio aeróbico, piense en saltar la cuerda (brincar la cuica) como el polo opuesto de caminar. Al caminar se requieren unos 50 minutos para quemar 100 calorías, mientras que usted fácilmente quemará más de 100 calorías en sólo 10 minutos de saltar la cuerda. Por otra parte, al caminar la mayoría de las personas podemos mantener un buen paso durante por lo menos 1 ó 2 horas, tiempo que equivaldría a un maratón saltando la cuerda.

Una vez que haya dominado el ritmo general de saltar,

trate de alargar su sesión de ejercicio hasta que pueda saltar de 2 a 3 minutos antes de tomar un descanso. En ese punto, saltar la cuerda ya puede servir como el segmento aeróbico de un programa de ejercicios en intervalos. "Salte hasta por 3 minutos y luego haga 3 minutos de levantamiento de pesas o trabajo de resistencia —sugiere Carla Sottovia, una fisióloga especializada en ejercicio de Dallas, Texas—. Notará un gran cambio en la forma de su cuerpo de la cintura para abajo si alterna las rutinas para esta parte con saltar la cuerda a una intensidad alta unas cuantas veces por semana".

En vista de que es prácticamente imposible saltar a lo largo de toda su sesión de ejercicios, combine el trabajo con la cuerda con intervalos de otras actividades cardiovasculares. Para variar su programa, puede incorporar cosas como sentadillas (cuclillas), caminar rápidamente alrededor del gimnasio o montar una bicicleta estacionaria, según sugiere el Dr. Ken Solis, un médico de la sala de urgencias en el Hospital Comunitario Beaver Dam de Greenfield, Wisconsin.

También puede aprovechar la cuerda como la parte de alta intensidad de algún otro ejercicio menos intenso que usted haga regularmente. Por ejemplo, si le gusta caminar, puede recorrer su ruta de costumbre y luego volver a casa para saltar la cuerda durante 1 ó 2 minutos, según indica Sottovia. Este ejercicio elevará su ritmo cardíaco e incrementará la intensidad de su rutina.

Sólo tiene que recordar que hace falta un buen número de intentos para manejar el ritmo de la cuerda al girar y coordinarla con los brincos de los pies. Aunque haya saltado la cuerda con frecuencia cuando era más joven, su cuerpo no recordará al instante los movimientos que hacía, además de que debe considerar el factor del envejecimiento. Es posible que los músculos de las piernas se quejen de maneras que nunca lo hicieron antes. Tenga paciencia consigo misma.

blema alguno. (Si tiene que hacer círculos con los brazos para saltarla, la cuerda es demasiado corta; si rebota y le golpea los tobillos, es demasiado larga). A fin de encontrar un largo cómodo, pise la cuerda a la mitad con un pie o ambos y levante los mangos lo más alto que pueda. Si le llegan a las axilas tendrá lo que necesita, según afirma el Dr. Solis. Algunas cuerdas son ajustables y otras pueden recortarse con sólo agregar un par de nudos cerca de los mangos.

Que su busto no brinque con sus brincos. A estas alturas usted probablemente ya sepa si se siente más cómoda usando un sostén deportivo. De hecho, para este deporte quizá incluso prefiera ponerse dos. A las mujeres que usan un sostén talla 36 o más grande normalmente les va mejor poniéndose dos sostenes para correr el uno encima del otro, y luego una playera (camiseta) ajustada o una camiseta sin mangas encima de eso, según afirma Sottovia.

Elija el espacio. "Si bien es cómodo saltar la cuerda en casa, a veces resulta difícil encontrar un lugar donde disponga de suficiente espacio arriba y alrededor de usted", explica el Dr. Solis. Si usted es de estatura mediana requerirá un techo de por lo menos 9 pies (2.74 m) de altura y mucho espacio a su alrededor. El césped no sirve porque la cuerda se enreda con el pasto, y la alfombra aminora su ritmo. Por lo tanto, quizá opte por el sótano, el garaje (cochera) o el patio. Eso está muy bien, siempre y cuando se coloque sobre una superficie hasta cierto punto elástica, como madera o goma (hule) dura, según indica el Dr. Solis. No querrá brincar sobre concreto o losa dura, advierte. Estas superficies no rebotan en absoluto y son la muerte para sus articulaciones.

Trasládese al tapete. Usted puede convertir una alfombra gruesa en una superficie adecuada para saltar utilizando un tapete de plástico de los que normalmente se venden para colocarse debajo de un escritorio o una silla de oficina, según afirma el Dr. Solis. Se venden en las tiendas grandes de artículos para oficina.

A fin de convertir el piso de un garaje o un cuarto de guardar en una superficie amable para sus articulaciones, invierta en losa de plástico para en-samblar (*plastic interlocking tiles*), sugiere Budd Pickett, director ejecutivo de la Federación Estadounidense de Saltadores de Cuerda Amateurs. No se trata de tapetes suaves, sino del piso que se utiliza en canchas bajo techo para deportes como vóleibol, gimnasia y saltar la cuerda, explica. También le servirá un tapete o un piso de goma dura, de acuerdo con el Dr. Solis. Evite los tapetes blandos para aeróbicos porque dan demasiado de sí, agrega.

Cómo empezar

"Si apenas está comenzando y no ha saltado la cuerda en años, no se proponga hacerlo durante determinado tiempo", sugiere el Dr. Solis. En cambio, comience de manera muy gradual.

Sáltese el saltito adicional. Empiece por saltar con ambos pies, pero trate de hacerlo sin ese saltito adicional que a veces se da en el intervalo entre cada vez que baja la cuerda. Salte a una altura que apenas alcance a librar la cuerda y pásese la cuerda por encima de la cabeza rápidamente, para que no le quede tiempo para ese saltito adicional. Empiece al ritmo más relajado que pueda sin tener que agregar el saltito.

Pedalee con los pies. Para variarle al ejercicio, trate de cambiar de un pie al otro al saltar. El movimiento se parece más a pedalear una bicicleta o a trotar a un paso fácil que a saltar arriba y abajo. Usted controla la intensidad dependiendo de la velocidad con la que "trota" a través de su cuerda.

Conserve una postura lo más erguida posible.

Meta los codos y relaje las muñecas. Debe mantener los codos pegados a sus costados y apenas mover los brazos al saltar la cuerda. Hágala girar mediante un movimiento relajado de los antebrazos y muñecas.

Bájele al brinco. "No hay necesidad de desprenderse más de 1 pulgada (2.5 cm) del suelo", afirma Sottovia. Debe elevarse apenas lo suficiente para que la cuerda pueda librar el espacio entre sus pies y el tapete.

Deténgase a descansar cuando lo desee. Si se cansa después de 1 ó 2 minutos de saltar, tómese un descanso y vuélvalo a intentar cuando tenga ganas.

Spinning

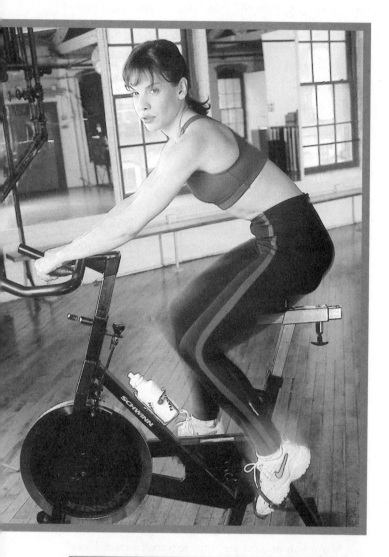

El *spinning*, un ejercicio que también se conoce como "ciclismo de estudio", en lo fundamental es una versión bajo techo del ciclismo de calle. Se practica sobre una bicicleta de ejercicio con un diseño especial y se acompaña con música o una serie de visualizaciones.

Aunque aborrezca el ciclismo estacionario, el *spinning* le encantará. En primer lugar, se parece más a la auténtica experiencia de andar en bicicleta que el ciclismo estacionario. La bicicleta para el *spinning* cuenta con una rueda lastrada, el volante, que aumenta de velocidad cuando usted pedalea, de modo que tiene la sensación de estar realmente bajando (o subiendo) cerros o de simplemente recorrer un camino rural. También puede ponerse de pie en una bicicleta para *spinning* a fin de aumentar su potencia para subir los "cerros" (y de esta forma trabajar otros músculos de las piernas). Por último, el *spinning* es una actividad de grupo. Un instructor especializado dirige su recorrido, a veces con visualizaciones, a veces con trabajo de velocidad y a veces mediante una combinación de todos los movimientos que es capaz de hacer. El resultado es uno de los ejercicios más intensos —y aptos a crear dependencia— que la mayoría de las mujeres han hecho en sus vidas, según afirma Ron Crawford, un instructor de *spinning* de Niles, Ohio.

En resumen

Calorías quemadas*
Más o menos 535 por clase de 45 minutos

Potencial moldeador
Adelgaza las asentaderas y los muslos, además de tonificar los músculos abdominales

*Para el caso de la mujer que pesa 150 libras (68 kg). Si usted pesa más, quemará más calorías; si pesa menos, quemará menos.

Beneficios moldeadores

Usted puede esperar lo siguiente cuando practica el *spinning* con regularidad.

- Quemará de 600 a 800 calorías por hora, más o menos las mismas que remando en una máquina a la velocidad de una competencia.

- Tonificará todo el cuerpo de la cintura para abajo, sobre todo las asentaderas y la cara anterior de los muslos.

- Si realiza muchos intervalos de pararse y sentarse (conocidos como saltos), fortalecerá los músculos abdominales.

Beneficios psicológicos

El *spinning* es una experiencia que involucra tanto la mente como el cuerpo. El instructor hará una selección entre diversos "recorridos", y cada uno le brindará un placer mental particular. Por ejemplo, algunos instructores de *spinning* dirigen a sus pupilos en viajes imaginarios por el sur de Francia o la costa de California. Otros manejan intervalos que simulan una carrera. Y otros simplemente hacen que todos cierren los ojos y estén muy conscientes de cómo se siente su cuerpo conforme pedalean con diversas intensidades y posiciones.

"Casi es una experiencia *zen* —opina Deborah Gallagher, una entrenadora personal e instructora de *spinning* de Vacaville, California—. Uno se mueve de manera repetitiva al compás de la música, pero no tiene que preocuparse por su coordinación. Cuando miro a mis alumnos percibo la alegría en sus semblantes".

El calzado adecuado

Al igual que los pedales en las bicicletas tradicionales de carreras, los de la bicicleta para *spinning* cuentan con una especie de jaula para sostener el tenis, así como con un seguro para los tenis de ciclismo. "Sujetar el pie en el pedal con el seguro le ayuda a mover las piernas de manera más uniforme —explica Crawford—. Pero la sensación de los tenis de ciclismo no le gusta a todo el mundo". La mayoría de los fabricantes de pedales de bicicleta utilizan un seguro universal, lo cual significa que casi todos los tenis de ciclismo encajan en cualquier pedal de bicicleta, ya sea para *spinning* u otra.

Otros equipos esenciales

Muy pocas personas compran sus propias bicicletas para *spinning*, porque gran parte de la atracción de este deporte radica en el ambiente de grupo. Por lo tanto, es probable que se inscriba en una clase. Si lo hace, Gallagher le sugiere llevar lo siguiente.

Agua. Las bicicletas para *spinning* incluyen un portabotellas, por una muy buena razón: necesitará mantenerse hidratada durante la clase. La mayoría de los portabotellas aceptan una botella pequeña de agua. De preferencia use una provista de una tapa de presión, a fin de no tener que interrumpir su ejercicio para abrir la botella.

Una toalla. Necesitará una pequeña toalla de mano no sólo para secarse el sudor de la frente sino también para limpiar la bicicleta antes de que la use otra persona.

Pantaloncillos de ciclista (quizá). Al igual que cualquier bicicleta, la del *spinning* puede irritar unas asentaderas delicadas (y otros puntos sensibles). "Los pantaloncillos de ciclista cuentan con un acolchado especial en las asentaderas para protegerla —indica Gallagher—. Están disponibles en la mayoría de las tiendas de artículos deportivos".

Un asiento de gel (*gel seat*). Algunos gimnasios proporcionan asientos de bicicleta rellenos de gel, mientras otros le piden llevar el suyo. "Los asientos de gel, que están disponibles en las tiendas de artículos deportivos, dan mucho más de sí que un asiento tradicional de bicicleta —señala Gallagher—. Algunas personas prefieren los asientos de gel a los pantaloncillos de ciclista, sobre todo si usted no se ve muy bien en pantaloncillos ajustados o si no los encuentra de su talla".

Cómo empezar

El *spinning* es un ejercicio duro tanto aeróbico como para el cuerpo de la cintura para abajo. Al igual que siempre, usted tiene que empezar poco a poco y progresar gradualmente.

Tome una clase para principiantes. "La mayoría de los gimnasios ofrecen una clase para principiantes llamada '*Begin to Spin*' (Iníciese en el *spinning*) —dice Crawford—. El instructor le enseñará a ajustar su bicicleta para que la pueda usar de manera segura y cómoda". Hay que ajustar la bicicleta a su estatura. Si el asiento está muy bajo y la tensión de los pedales muy alta, por ejemplo, es posible que le duelan las rodillas.

Las clases para principiantes no son tan

intensas como las sesiones de *spinning* de nivel intermedio o avanzado. Los instructores explicarán las órdenes que se utilizan en clase, como "continúe la cadencia" o "bájele". También revisarán su técnica, ya sea caminando entre los alumnos o desde su propia bicicleta. La mayoría de los gimnasios cuentan con espejos en las paredes, así que usted también podrá revisar su posición mientras trabaja.

Los cinco movimientos básicos del *spinning* son los siguientes:

Sentado en plano (seated flat). Se trata de la posición básica de sentarse en la bicicleta. La utilizará para el calentamiento, el enfriamiento y el trabajo de velocidad.

Sentado en subida (seated hill). Esta posición es más o menos la misma que la de sentado en plano, pero al incrementar la resistencia del volante sus asentaderas se deslizarán un poco hacia atrás a fin de aumentar la potencia de las piernas al pedalear. Trate de mantener relajado el cuerpo de la cintura para arriba. Lo más importante es que no ponga

¡Triunfo!

Las clases de *spinning* le ayudaron a Denise a recuperar una talla 8

Denise Carissimo, la directora de admisión en el Colegio Trumbull de Administración de Empresas en Warren, Ohio, empezaba a tener la sensación de que su vida se estaba estancando. Con sólo 34 años de edad, esta madre soltera de un hijo de 9 años sentía que ya había pasado su mejor momento. Además, estaba subiendo de peso y sus asentaderas se hacían cada vez más anchas.

"Normalmente usaba una talla 8 —dice Denise—. Sin embargo, con trabajos entraba a mi ropa talla 10. En realidad debía estar usando una talla 12. Y simplemente sentí que había llegado la hora de un cambio".

Denise se dirigió al gimnasio con las mejores intenciones. "Dedicaba 30 minutos por sesión a la máquina trepadora (escaladora) y la estera mecánica (caminadora, *treadmill*), pero me pareció aburrido y nada cambió", indica.

Entonces se metió por primera vez a una clase de *spinning*.

"Enseguida quedé fascinada —afirma Denise—. Empecé a ir al *spinning* tres veces por semana durante 40 minutos por sesión. El nivel de intensidad

era fabuloso. Me hacía sentir viva y llena de emoción. El contar con diversos instructores con distintas personalidades y gustos musicales me ayudó a seguir motivada. ¡Y a pesar de que no cambié mi alimentación empecé a perder pulgadas como loca!"

Denise notó la diferencia al cabo de 2 a 3 meses. "La mitad inferior de mi cuerpo está más delgada y me siento mejor. Mi cintura está brevísima. Incluso las pantorrillas se ven más esbeltas".

Esas pulgadas cambiaron por completo el ajuste de su ropa. Empezó a entrar cómodamente otra vez en su vieja ropa talla 8. "Sigo pesando lo mismo, pero nadie lo diría por cómo me veo".

"Percibo todos los beneficios del *spinning* no sólo en mi cuerpo sino también en mi personalidad", indica Denise. En lugar de salir de juerga prefiere ir al *spinning*. "El *spinning* es una actividad social", señala. Denise ha encontrado a muchas nuevas amigas en sus clases, incluyendo a dos mujeres que perdieron más de 100 libras (45 kg) cada una.

énfasis en empujar los pedales para abajo con mayor fuerza. Los movimientos de las piernas deben permanecer fluidos aunque esté trabajando arduamente.

De pie en subida (standing hill). Una vez que la resistencia la obligue a aumentar la fuerza que hace con las piernas, su reacción natural será ponerse de pie. Su pedaleo se hará más lento, pero las piernas trabajarán muy intensamente y sentirá la resistencia de la bicicleta. De esta forma no sólo quemará muchas calorías sino que también trabajará en serio los músculos de las piernas y las asentaderas.

Correr (running). En realidad no se trata de correr, pero las piernas se moverán rápidamente. Estando de pie, disminuirá la resistencia del volante, adelantará las piernas y el torso un poco al asiento y pedaleará lo más rápido posible —con menos resistencia que en la posición de pie en subida— sin perder el control de la bicicleta. Los practicantes del *spinning* por lo general "corren" después de un buen calentamiento a fin de subir su ritmo cardíaco y alcanzar el siguiente nivel de esfuerzo.

Saltar (jumping). De nueva cuenta no se trata de saltar realmente, pero es un movimiento de muy alta intensidad. Con la bicicleta en un nivel de resistencia relativamente alto y uniforme, hará un poco de trabajo en intervalos. Sin modificar el ritmo del pedaleo, es decir, la cadencia, se pondrá de pie durante una cantidad medida de tiempo y luego se sentará por la misma cantidad de tiempo. Tiene que asegurarse de no echar su peso hacia delante ni de bajar las piernas con fuerza; el movimiento debe ser suave y fluido. Algunos instructores cambian la duración de los intervalos de una cuenta de cuatro a otro número.

Varíe la posición de las manos. En vista de

Programas de *spinning*

Para principiantes

Tome clases para principiantes 2 veces a la semana sin incluir saltos. Mantenga esta intensidad durante 4 a 6 semanas.

Nivel intermedio

Avance a 3 clases por semana. A fin de trabajar las piernas, aumente un poco la velocidad de su pedaleo.

Nivel avanzado

Después de 2 a 3 meses de realizar este ejercicio con regularidad (3 veces por semana), estará lista para el esfuerzo máximo. Incluya saltos y otros movimientos intensos como el sprint (pedaleo de alta velocidad con una resistencia de ligera a moderada, como si estuviera apurándose a llegar a la meta en una carrera).

Incluso el *spinning* para principiantes es un ejercicio intenso. Necesita tomar las cosas con calma a fin de ir aumentando con cuidado su velocidad, resistencia y aguante, según advierte Deborah Gallagher, una entrenadora personal e instructora de *spinning* de Vacaville, California. "Se tarda de 3 a 4 semanas en empezar a notar un fortalecimiento de los músculos y los tejidos conjuntivos de las piernas. Si bien puede participar en todo tipo de recorridos, es importante tomar las cosas con calma y no ejecutar las diferentes posiciones a las carreras".

No necesariamente puede anticiparse al tipo de recorrido que un instructor ofrecerá, indica Gallagher. No obstante, en términos generales un principiante debe mantener un nivel bajo de resistencia y darse tiempo para acostumbrarse a los diferentes instructores y recorridos disponibles: sentado en plano, sentado en subida, de pie en subida, correr y saltar.

Y acuérdese: ¡nada de competir!

que el *spinning* simula un recorrido en bicicleta por la calle, la posición de las manos también variará según lo que esté haciendo, indica Gallagher.

Juntas. Esta posición se utiliza estando sentada. Ponga las manos la una junto a la otra, sin apretar el manubrio (timón) con demasiada fuerza. Debe tener los codos y los hombros relajados siempre, con los nudillos un poco más arriba que las muñecas. Los codos deben abrirse un poco.

Más abiertas. Esta posición se utiliza para estar sentada en subida así como para saltar. Las manos deben estar separadas un poco y relajadas. No sujete el manubrio con demasiada fuerza.

En los extremos del manubrio. Esta posición se utiliza sólo para estar de pie en subida. Las manos deben sostener los extremos del manubrio, con los nudillos vueltos hacia fuera y los dedos alrededor de la barra. "Esta es la posición que se utiliza

cuando sale en bicicleta con otros y trata de alcanzarlos", afirma Gallagher.

Equilibre su velocidad (qué tan rápido pedalea) con la resistencia (qué tan duro es pedalear). Querrá conservar un poco de resistencia en el volante, pues de otra forma tendrá la sensación de que sus piernas se están moviendo sin control alguno.

Trabaje para usted misma. Si bien el *spinning* es una actividad de grupo, no implica ninguna competencia. "Nadie sabe qué nivel de resistencia está usando —dice Crawford—. Y nadie la obligará a ponerse de pie cuando todos los demás lo hacen ni a saltar si todos los demás están saltando". Concéntrese en la sensación que la experiencia del recorrido le produce a usted, recomienda el instructor, y no se compare con nadie más en la clase.

Tareas domésticas

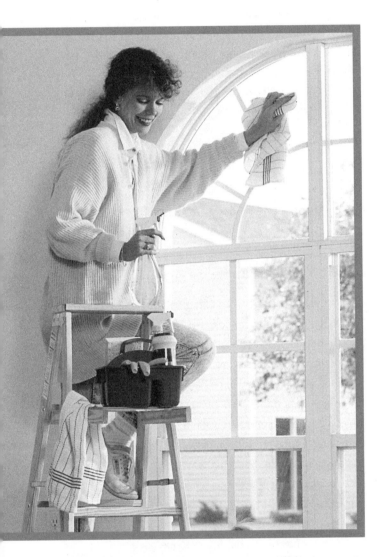

Probablemente usted no esperaba escuchar estas palabras: ¡limpiar su casa cuenta como ejercicio!

Los expertos en salud y buena forma física, los investigadores de los Centros para el Control y la Prevención de las Enfermedades y la Dirección General de Salud Pública de los Estados Unidos están todos de acuerdo en que el "ejercicio cotidiano" de recoger las medias (calcetines) sucias, fregar los pisos y pararse frente a una estufa caliente califica como el tipo de actividad física de intensidad moderada que usted necesita para mantenerse sana y en forma.

"Quizá dedicar de 15 a 20 minutos a pasar la aspiradora por unas cuantas habitaciones no parezca mucho, pero a la larga las personas que ejecutan bastantes tareas domésticas cosecharán beneficios importantes en lo que se refiere al consumo de calorías, la buena forma física y la salud", indica Russell Pate, Ph.D., un fisiólogo especializado en el ejercicio en la Universidad de Carolina del Sur en Columbia.

Beneficios moldeadores

El trabajo doméstico ocupa todos los grupos principales de músculos, por lo que aumenta la fuerza, la resistencia y la flexibilidad, según afirma Thomas P. Martin, Ph.D., profesor del departamento de Salud, Buena Forma Física y Deportes en la Universidad Wittenberg de Springfield, Ohio. Ahora le diremos cómo.

- Recoger cosas tiradas, llevarlas de una habitación a otra o bien cargarlas escalera arriba o abajo —un reto aún mayor— trabaja los músculos de los brazos, los hombros, las piernas y las asentaderas, según explica el Dr. Martin, mientras que los de la espalda y el abdomen ayudarán a estabilizar su cuerpo.

- Al empujar una aspiradora trabajará principalmente la parte superior del torso, pero caminar de un extremo de la casa al otro con la aspiradora involucrará las piernas y el abdomen.

En resumen

Calorías quemadas*
De 30 a 50 por período de 10 minutos

Potencial moldeador
Tonifica los brazos, los hombros, el pecho, la espalda, las asentaderas, el abdomen y las piernas

---

*Para el caso de la mujer que pesa 150 libras (68 kg). Si usted pesa más, quemará más calorías; si pesa menos, quemará menos.

■ Fregar el piso o lavar las ventanas ayuda a conservar la fuerza de los brazos y la espalda, mientras que el estiramiento que implican estas tareas la mantiene flexible, de acuerdo con el Dr. Pate.

El esfuerzo que invierte en limpiar su casa también quema calorías de manera eficiente, sobre todo cuando se trata de tareas más agotadoras como fregar los pisos o subir y bajar las escaleras cargando objetos pesados, apunta el Dr. Martin.

Cómo empezar

Cualquiera que haya pasado todo un fin de semana haciendo una limpieza general de su casa, para luego despertar tiesa y adolorida el lunes por la mañana, sabe que incluso los ejercicios informales requieren ciertas precauciones. Usted necesitará tomar en cuenta lo siguiente.

Prepárese poco a poco. Progrese paulatinamente hasta que pueda realizar tareas domésticas

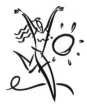

¡Triunfo!

Se le fueron su señora de la limpieza. . . ¡y sus libras de más!

Julie Cooney de Riverside, Illinois, decidió empezar a hacer ejercicio con regularidad cuando se acercaba a los 50 años de edad. Había acumulado varias libras durante la menopausia, explica, y si bien no tenía demasiado sobrepeso tampoco estaba en forma.

Por lo tanto, se obligó a ir al gimnasio para el que su hija le había regalado una membresía de un año.

"Fui una vez y lo detesté —recuerda—. Hay que vestirse, organizarse, ir en coche hasta el lugar, encontrar un sitio para estacionarse, desvestirse, ponerse la ropa de ejercicios, encontrarles el paso a los demás en la clase, desvestirse otra vez, meterse a la ducha (regadera). . . ¡todo eso!

"Me pregunté: '¿Qué hago aquí? Puedo hacer más ejercicio en casa'".

Más o menos por esa época, la señora que le hacía la limpieza le informó que se retiraría y Cooney decidió no sustituirla. En cambio, volvió a tomar posesión de su trapeador, aspiradora y ropa sucia y convirtió la limpieza de su casa en un régimen de ejercicio.

"Trato de hacerlo todo de manera muy delibe-rada —indica Cooney, quien ahora tiene 61 años—. Tengo que pasar la aspiradora por tres pisos, además de trapear pisos de madera en toda la casa. Todo el tiempo me la paso recogiendo cosas y subiendo y bajando escaleras para guardarlas. Tengo que lavar muchas ventanas; cuando lo hago, me estiro lo más que puedo y alterno los brazos. Para lavar la ropa tiro todo al piso. Luego lo ordeno con una especie de movimiento de ballet: me doblo para recoger cada prenda y la lanzo con un movimiento amplio del brazo, la ropa blanca a la derecha y la oscura a la izquierda.

"Siempre hay tareas domésticas que hacer y pienso que lo mejor es aprovecharlas al máximo", afirma Cooney. Hace tareas de limpieza ocasionales a lo largo de toda la semana y luego una limpieza semanal grande. Este programa la ha mantenido en forma y delgada.

"Realmente es una manera maravillosa de mantenerse en forma —opina Cooney—. Mido 5 pies con 7 pulgadas (1.7 m), peso más o menos 125 libras (57 kg) y tengo buen tono muscular y flexibilidad. Me siento muy bien, mejor que de cuarentona".

durante mucho tiempo, sobre todo si son extenuantes. "No se convierta en una atleta de la limpieza general —recomienda el Dr. Martin—. La gente comete este error todo el tiempo. Le hacen una limpieza grande a toda su casa una vez al año, pero si no lo han hecho desde el año anterior todo el cuerpo termina adolorido".

Empiece con estiramientos al levantarse. Señoras, vamos a ser sinceras: hay pocas de nosotras dispuestas a detenerse para estirar los músculos de la corva (ubicados en la parte posterior de los muslos) antes de agarrar la escoba. "No sé cuánta gente va a hacer estiramientos antes de barrer la alfombra —dice el Dr. Martin—. Sería bonito, pero probablemente sea más práctico ejecutar una rutina sencilla de estiramientos todos los días al levantarse de la cama por la mañana".

Alterne sus actividades. A fin de no trabajar demasiado algún músculo en particular, cambie de una tarea a otra, sugiere el Dr. Pate. "Es buena idea involucrar diversos grupos musculares en el trabajo y desplazar el estrés de una articulación a otra y de unos tejidos a otros". Por ejemplo, pase la aspiradora un rato, luego ponga la ropa a lavar y a continuación limpie el lavamanos del baño.

Evalúe su esfuerzo. Si ha llevado una vida bastante sedentaria y está decidida a entregarse a sus tareas domésticas con fervor, asegúrese de ponerle atención a cómo se siente en cada momento, advierte el Dr. Martin. Los expertos en cuestiones de ejercicio lo llaman "evaluar su esfuerzo percibido". "Pregúntese cómo se siente con respecto a la intensidad con la que está trabajando —indica—. Si se siente como si tuviera que obligar a su cuerpo a moverse, si está cansada o le falta aliento, tómelo con calma y búsquese otra actividad menos extenuante".

Acomódese adecuadamente. Los movimientos muchas veces exigentes que las tareas domésticas le imponen, como doblarse, levantar objetos, torcer su cuerpo o estirarse, entre otros, pueden hacer estragos en sus músculos y articulaciones, según afirma el Dr. Pate. "Mi recomendación general sería no obligarse a adoptar posiciones a las que no esté acostumbrada o que

Programas para ejercitarse haciendo tareas domésticas

De baja intensidad

Lavar la ropa en máquina, tender las camas, planchar, lavar los platos (trastes), guardar las compras del supermercado, cocinar, pasar la aspiradora

De intensidad moderada

Barrer el garaje (cochera), la acera (banqueta) o alguna otra superficie fuera de la casa, lavar ventanas, trapear enérgicamente

De alta intensidad

Mover los muebles de la casa, cargar cajas pesadas, subir escaleras, ya sea cargando objetos o no

Puede hacer que casi cualquier tarea cotidiana sea aeróbica si se propone elevar su ritmo cardíaco, según afirma Thomas P. Martin, Ph.D., profesor del departamento de Salud, Buena Forma Física y Deportes en la Universidad Wittenberg de Springfield, Ohio. Simplemente monitoree su ritmo cardíaco mientras trabaja. "Para empezar, aspire a más o menos el 50 por ciento de su ritmo cardíaco máximo aproximado".

Utilice la siguiente fórmula para calcular su ritmo cardíaco máximo: 220 menos su edad. Por ejemplo, si tiene 40 años su ritmo cardíaco máximo aproximado es 180, lo cual le da un ritmo de 90 latidos por minuto como el 50 por ciento.

"Al aumentar su resistencia, suba gradualmente a niveles más altos. Trabaje más rápido o de manera más constante, sin detenerse para luego volver a empezar. Sin embargo, no se pase del 85 al 90 por ciento de su ritmo cardíaco máximo", advierte el Dr. Martin.

le parezcan anormales. Sobre todo no lo haga una y otra vez o durante mucho tiempo".

Por ejemplo, no se ponga a gatas para fregar el piso durante media hora si no está acostumbrada a esta posición. En cambio, adóptela por unos cuantos minutos, cambie a otra tarea y regrese al piso más tarde, pero sólo si se siente bien. Y evite estirarse para adoptar posturas dignas de una contorsionista a fin de alcanzar algo debajo del sofá o detrás del refrigerador.

Dóblese y levante las cosas de manera inteligente. Las tareas domésticas llegan a imponer un gran esfuerzo a su baja espalda, que es muy vulnerable. Utilice la técnica correcta para protegerse: doble las piernas para bajar y luego levantarse, no la espalda.

Trabaje 30 minutos al día. Los expertos en pérdida de peso recomiendan un mínimo de 30 minutos diarios de una actividad física de moderada intensidad, según indica el Dr. Martin. "Por lo general nos referimos a caminar rápidamente o algo equivalente. Barrer la alfombra equivaldría a eso. Manejar la aspiradora, lavar las ventanas, fregar los pisos: todo eso cuenta como ese tipo de actividad".

Sin embargo, —al igual que con cualquier tipo de ejercicio—, si ha llevado una vida bastante sedentaria hasta ahora empiece con entre 10 y 15 minutos de tareas domésticas 2 ó 3 días por semana y progrese desde ahí.

Tenis

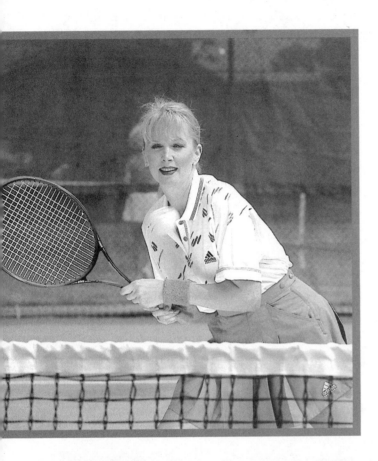

En resumen

Calorías quemadas*
Quema 475 calorías por hora en un partido muy competitivo

Potencial moldeador
Tonifica los glúteos, el cuádriceps, los músculos de la corva (ubicados en la parte posterior de los muslos) y los músculos de las pantorrillas

---

*Para el caso de la mujer que pesa 150 libras (68 kg). Si usted pesa más, quemará más calorías; si pesa menos, quemará menos.

El tenis sí que es un deporte de mujeres. Chris Evert, Martina Navratilova, Billie Jean King, Martina Hingis: todas han sido grandes tenistas. Sin embargo, no tiene que jugar como una profesional para desarrollar un cuerpo del que se pueda enorgullecer.

"Cuando veo a las mujeres que juegan tenis regularmente en nuestro club, todas están en bastante buena forma", afirma Jim Coyne, el director de tenis en el Claremont Resort de Berkeley, California.

Si no ha jugado tenis desde que sacó de la circulación su vieja raqueta de madera después de la universidad, descubrirá que el equipo ha mejorado. Sin embargo, aún se juega en una cancha rectangular provista de una red. Las reglas y la forma de llevar el marcador son las mismas. Quizá le hagan falta algunas lecciones para darle un repaso a su técnica, pero si está buscando una manera divertida de incluir más ejercicio en su vida vale la pena que tome en cuenta este deporte secular. Aunque nunca haya empuñado una raqueta, definitivamente vale la pena intentarlo. Y ni siquiera tiene que usar una faldita blanca y medias (calcetines) con borlas en los talones, a menos que así lo desee.

Beneficios moldeadores

El brazo que use para jugar tenis se hará más fuerte y mejor torneado, pero este deporte principalmente trabaja el cuerpo de la cintura para abajo. Si usted lo juega con regularidad, puede esperar lo siguiente.

- Los glúteos (los músculos de las asentaderas), cuádriceps (los de la parte anterior de los muslos), los músculos de la corva (ubicados en la parte posterior de los muslos) y los músculos de las pantorrillas se trabajarán a fondo gracias a que el tenis la obliga a arrancar y detenerse rápidamente, así como a realizar movimientos laterales.

El calzado adecuado

En este deporte es importante usar los tenis correctos. Los tenis para correr y para entrenamiento múltiple (*cross-trainers*) no están hechos para los movimientos laterales constantes de este juego, según señala Paul van der Sommen, el dueño del Club de Tenis Oneonta en Oneonta, Nueva York, donde asimismo da clases. "Si usted usa tenis diseñados para practicar este deporte, corre menos riesgo de lesionarse los tobillos al jugar".

Debe fijarse en lo siguiente, afirma Barrett Bugg, un especialista en Ciencias del Ejercicio con la Asociación Estadounidense de Tenis, ubicada en Key Biscayne, Florida.

Buen apoyo para el arco. Unos tenis bien diseñados para los deportes de raqueta contarán con un buen apoyo para los arcos de los pies así como con un acolchado especial en la parte anterior del pie, donde ejercerá la presión más fuerte.

Si el apoyo para el arco se siente demasiado alto, pruebe otro estilo de tenis.

Espacio para los dedos. Debe haber suficiente espacio en la puntera para mover los dedos y evitar ampollas. Esto significa no más de ¼ pulgada (8 mm) entre la punta de los dedos y la puntera o la punta del tenis. La puntera es lo que sufre el mayor desgaste en este deporte, así que asegúrese de que esta sea de cuero (piel) o de goma (hule), no de tela, la cual se gastaría antes.

Suelas anchas. El piso —es decir, la parte inferior del tenis— debe ser más ancho que la cara, o sea, la parte del tenis arriba de la suela. De otra forma no obtendrá suficiente apoyo lateral al moverse de un lado al otro de la cancha. Busque un cambrillón de acetato de vinilo etílico (o *EVA* por sus siglas en inglés) o de poliuretano. Algunos tenis tienen aire o gel en el cambrillón, así que apriételo. El cambrillón debe dar de sí un poco. La

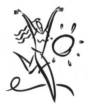

¡Triunfo!

Ronda perdió peso y ganó tranquilidad

Cuando Ronda Sorensen empezó a jugar tenis, lo que ansiaba no era el ejercicio sino poder conversar con adultos. Había renunciado a su trabajo a fin de quedarse en casa con sus dos hijos pequeños y extrañaba hablar con otros adultos durante el día.

Jugar tenis resolvió el problema y le ofreció un beneficio adicional. Una vez que empezó a jugar regularmente, perdió unas 10 libras (5 kg). "La gente siempre dice que me veo más delgada —afirma esta mujer de 38 años de Alameda, California—. Y creo que también soy más fuerte".

Ronda también cree en la magia mental del

tenis. "Si has tenido un mal día —con los hijos, por ejemplo— es mucho mejor ponerse a golpear unas pelotas que enojarse con los niños. Cuando regreso a casa de jugar tenis, soy una mamá apacible".

Ronda juega tres sets de tenis 3 ó 4 días a la semana. Por lo común pasa de 1½ a 2 horas diarias en la cancha. Incluso participó en un torneo amateur en Florida, lo cual también le ayudó a mantenerse en forma.

"He mejorado y quiero hacerlo más todavía —dice Sorensen—. El juego simplemente me encanta".

Aprovéchelo al
MÁXIMO

Tips para disfrutar del tenis

En 1996, durante el Abierto de Australia, Brenda Shultz-McCarthy ejecutó el servicio de tenis más rápido jamás registrado por una mujer: 122 millas (195 km) por hora. Sin embargo, usted no tiene que lanzar sus pelotas hasta el otro condado para mejorar su juego de tenis y sacar el máximo provecho de este deporte como ejercicio. Una vez que haya dominado las bases, tome las siguientes medidas para aprovechar el juego lo más posible.

Juegue singles. Tiene que cubrir más cancha y devolver más pelotas cuando juega singles, así que hará más ejercicio, según indica Jim Coyne, el director de tenis en el Claremont Resort de Berkeley, California.

Juegue con alguien que sea bueno, pero no demasiado. Si la habilidad de su adversario se parece a la suya es más probable que tenga enfrentamientos largos y que haga mucho ejercicio, según afirma Barrett Bugg, un especialista en Ciencias del Ejercicio con la Asociación Estadounidense de Tenis, ubicada en Key Biscayne, Florida. Una compañera de juego que lo hace mejor que usted puede mejorar su juego y aumentar el ejercicio que hace si la pone a trabajar intensamente con sus tiros, pero no tan intensamente que no los pueda devolver.

En el lenguaje del tenis, por ejemplo, un servicio as (*ace*) es un servicio tan fuerte o colocado con tal habilidad que el otro jugador no puede devolverlo. Si usted se enfrenta a adversarios que le pegan tan fuerte a la pelota que usted rara vez puede devolverla, no hará mucho ejercicio, según explica Paul van der Sommen, el dueño del Club de Tenis Oneonta en Oneonta, Nueva York, donde asimismo da clases.

Juegue sola. Aunque a veces no encuentre con quién jugar, de todas formas puede practicar. Búsquese una pared contra la cual rebotar las pelotas. O bien rente una máquina de pelotas que se las lance en la cancha. "Las máquinas de pelotas son fabulosas —afirma Van der Sommen—. No cometen errores y no gimen ni se quejan".

plantilla del tenis debe ser de una tela que respire y controle la humedad.

El número correcto. Compre tenis diseñados para jugar tenis medio número más grande que su número normal, para que le quepan las gruesas medias (calcetas) utilizadas en este deporte.

Medias gruesas. Busque unas medias gruesas de una tela que aparte la humedad de su piel o de una mezcla de fibra sintética con algodón, que brinden un acolchado adicional para absorber los impactos y evitar las ampollas. Las mejores son las tobilleras (*ankle-length socks*), ya que incluso con borlas en el talón las medias bajas tienden a meterse en los tenis. Algunos jugadores usan dos pares de medias para reducir al mínimo la posibilidad de ampollarse y aumentar al máximo la absorción de la humedad y el acolchado, según agrega Bugg.

Otros equipos esenciales

El tenis no requiere mucho equipo. Usted necesitará lo siguiente:

La raqueta indicada. Los principiantes deben comprar una raqueta ligera de tamaño extragrande, la cual mejorará sus posibilidades de hacer contacto con la pelota, según indica Coyne. Si su raqueta es demasiado pesada se le cansará el brazo. Por otra parte, si es demasiado ligera la estará agitando como una varita mágica y no aprenderá la técnica correcta en los golpes.

Busque una raqueta con una tensión mediana

en las cuerdas, a fin de que absorba los impactos y le proporcione potencia. En cuanto al mango, la punta del dedo medio debe quedar separada de la arruga que hay en la base del pulgar por el ancho de un dedo cuando sujeta el mango.

Si piensa jugar en un club, pregunte en la tienda si le permiten rentar o pedir prestada una raqueta por un día, para ver si el modelo le gusta como para comprarlo.

Pelotas nuevas. Todas las pelotas de tenis se crearon iguales, según Van der Sommen. Por lo tanto, si las encuentra más baratas en una tienda de descuento, cómprelas. Las pelotas duran más en un clima más cálido. Si es verano o vive en algún lugar como Florida, donde hace calor durante todo el año, puede usar las mismas pelotas dos o tres veces, de acuerdo con el experto. Si hace frío pierden su capacidad de rebote una vez que juega con ellas. En este caso, úselas sólo en una ocasión.

Ropa de juego. Algunos clubes de tenis tienen un código de vestir que les exige a las mujeres usar una falda o un vestido al jugar tenis y a los hombres, una camisa con cuello. Otros le permiten llevar *shorts*. Algunos sólo admiten ropa completamente blanca o bien colores claros. Si está jugando en una cancha pública —en un parque local o en la secundaria (preparatoria) de su comunidad— puede ponerse lo que le plazca, por supuesto.

Lo que se ponga debe ser cómodo, pero no demasiado suelto ni muy ajustado. Si se pone ropa demasiado grande, es posible que el exceso de tela haga más lentos sus movimientos. Por su parte, la ropa demasiado ajustada puede restringir sus movimientos y no permitirle a su piel respirar. Si lleva *shorts* en lugar de una falda para tenis, fíjese que tengan las piernas anchas y aberturas laterales para permitirle moverse con libertad. Use un sostén (brasier, ajustador) deportivo para controlar los rebotes y sujetar los senos cómodamente mientras juega.

La tela de algodón es tradicional para el tenis, pero lo mejor es que se encuentre mezclada con telas sintéticas como *Lycra* o *Supplex*, que les ayudan a las prendas a conservar su forma por más tiempo y las hacen más resistentes a las arrugas.

Cómo empezar

No tiene que ser rica ni competitiva para disfrutar el tenis. "Es maravilloso aprender este deporte si no se pone el énfasis en ganar", opina Van der Sommen. Las siguientes sugerencias le ayudarán a empezar.

Tome clases. Las clases particulares de tenis fácilmente llegan a costar $60 la hora, según indica Van der Sommen. Una opción más económica son las clínicas o clases de no más de cuatro participantes. Infórmese en su colegio comunitario local con respecto a las clínicas y los talleres de tenis.

No deje que la presionen para contratar de una vez toda una serie de clases (o una membresía en un club) hasta que no haya tomado por lo menos una clase, advierte Van der Sommen. Así sabrá si le agrada el instructor de tenis y el juego mismo.

Fíjese en si el instructor de tenis llega con un cubo (cubeta, balde) medio lleno de pelotas o bien con cuatro cubos o un carrito de supermercado lleno de pelotas, indica Van der Sommen. Le servirá como un buen indicio de la cantidad de práctica y de instrucciones que le ofrecerá. "Entre más le pegue a la pelota, más mejorará", afirma. Y asegúrese de que no queden pelotas tiradas en la cancha mientras practica. Si pisa una accidentalmente mientras juega, puede torcerse el tobillo.

Elija su cancha. El pasto es la peor superficie para aprender a jugar tenis y la arcilla, la mejor, según Van der Sommen. No obstante, si apenas está empezando busque una cancha bajo techo, recomienda. No habrá sol que la deslumbre ni aire para desviar sus tiros, así como menos distracciones visuales, de modo que verá mejor la pelota.

Haga calentamiento. No va a poder hacer ejercicio si tiene que quedarse sentada en la línea de banda por un desgarre muscular, así que haga calentamiento antes de jugar. Empiece caminando rápidamente o trotando a paso cómodo y luego haga estiramientos durante varios minutos, sugiere Coyne.

Los músculos de las pantorrillas pueden tensarse sobre todo, así que estire los cuádriceps y los músculos de la corva antes de cada partido, durante el mismo y después, recomienda Van der Sommen.

Programas de tenis

Para principiantes

Disfrute un juego no competitivo durante por lo menos media hora contra alguien de igual o mayor habilidad que usted.

Nivel intermedio

Juegue de manera competitiva durante 45 minutos a 1 hora.

Nivel experimentado

Dedique de 1 hora a 90 minutos a un juego tipo torneo.

Un partido tradicional de tenis femenino consiste en un grupo de sets. La duración de cada set varía, pero termina cuando alguna de las jugadoras ha ganado 6 juegos, según explica Barrett Bugg, un especialista en Ciencias del Ejercicio con la Asociación Estadounidense de Tenis, ubicada en Key Biscayne, Florida. No son muchas las personas capaces de ganar en un ambiente competitivo sin mucho esfuerzo, agrega el experto. Las adversarias juegan a ganar más de tres sets. Si el marcador se empata en 6-6 pasan a la muerte súbita, que es de 12 puntos. Cuando esto sucede, la primera jugadora en llegar a 7 puntos gana, según indica Bugg.

La intensidad del ejercicio depende de la cantidad de peloteo que se dé en el juego, según afirma Bugg. Por lo tanto, si usted o su adversaria está anotando muchos puntos fácilmente, quizá quiera alargar la duración del juego, explica.

Por el contrario, si quería jugar durante 1 hora, por decir algo, pero su raqueta se le hace pesadísima después de 45 minutos, hágale caso a su cuerpo. "Si los músculos se le empiezan a sentir tan tensos y fatigados que ni siquiera es capaz de sujetar la raqueta, déjelo para otro día. De otra forma estará adolorida al día siguiente", advierte Bugg.

Trotar

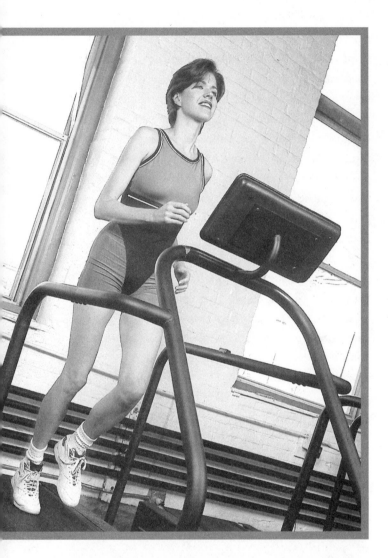

Trotar es un ejercicio que le rinde más que caminar, ya que utiliza los mismos grupos musculares pero quema calorías más rápidamente, según afirma Ellen Glickman-Weiss, Ph.D., profesora de Fisiología del Ejercicio en la Universidad Estatal Kent en Ohio.

"En términos generales puede contar con quemar 100 calorías por milla (1.6 km) —indica la Dra. Glickman-Weiss—. Caminar una milla puede tomarle de 15 a 20 minutos; trotando tardará la mitad. Ambos ejercicios son excelentes en cuanto a los beneficios que aportan a la forma física en general", explica la experta. Trotar puede definirse simplemente como correr despacio e implica menos riesgo de lesiones que correr de lleno, a la vez que proporciona grandes beneficios aeróbicos.

Beneficios moldeadores

Ya sea que trote en una estera mecánica (caminadora, *treadmill*) o en un parque cubierto de rocío, correr despacio le brinda un montón de recompensas físicas.

- Trabajará los grupos de músculos tanto grandes como pequeños de las pantorrillas, los muslos, las asentaderas y las caderas, así como los músculos de la cintura y el abdomen.

- Quemará calorías y consumirá sus depósitos de grasa en grande.

- Acelerará su metabolismo incluso cuando sus zapatos para correr estén guardados en el clóset. De acuerdo con un grupo de investigadores de la Universidad de Colorado, el metabolismo basal (cuando están descansando) de las corredoras de mediana edad permanece constante conforme envejecen, mientras que las mujeres sedentarias acumulan peso y grasa corporal ya que su metabolismo basal se va haciendo más lento. A la larga, las corredoras de mayor edad

En resumen

Calorías quemadas*
102 por milla (1.6 km)

Potencial moldeador
Tonifica las pantorrillas, los muslos, las asentaderas y en menor grado, el abdomen

*Para el caso de la mujer que pesa 150 libras (68 kg). Si usted pesa más, quemará más calorías; si pesa menos, quemará menos.

queman hasta 600 calorías adicionales por semana (¡lo que se traduce en 9 libras/4 kg de peso perdido al año!) incluso cuando están descansando. "Esta cifra ni siquiera toma en cuenta

las calorías que queman al correr", señala Pamela P. Jones, profesora de Kinesiología y Fisiología Aplicada en la Universidad de Colorado en Boulder.

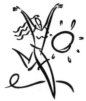

¡Triunfo!

La segunda fue la vencida para Cynthia

Cynthia Smith no se propuso bajar de peso. "En realidad sólo quería hacer algo que mejorara mi salud en general", explica la ejecutiva de ventas de 45 años de Venice, California.

No obstante, Cynthia sabía que le convenía perder unas cuantas libras. "Tenía un poco de peso adicional en las caderas y el abdomen y me sentía pesada —recuerda—. Simplemente no me sentía atractiva". Había probado "métodos varios" para hacer dieta acompañados de una rutina de patines de ruedas como ejercicio aeróbico antes de que se inventaran los patines de navaja (en línea). Sin embargo, se tomó las dietas con mucha despreocupación y el patinaje no le sirvió para deshacerse de sus libras adicionales. Por lo tanto, empezó a buscar una rutina de ejercicio que pudiera coordinar con su saturada agenda de viajes y que fuera divertida.

"Corrí un poco de veinteañera y me encantó", comenta Cynthia. Así que decidió intentarlo de nuevo.

"El primer día definitivamente corrí demasiado rápido —admite—. Regresé a casa después de ¼ de milla (400 m) solamente, sin aliento y desanimada". No obstante, otra corredora amiga la convenció para que bajara la velocidad y sólo trotara; al cabo de 2 semanas pudo completar una vuelta de 2 millas (3.2 km) cerca de su casa sin detenerse. Con el tiempo avanzó a entre 30 y 40 minutos de trotar al anochecer, ya sea en la playa o la calle.

Este segundo intento de Cynthia de trotar rindió sus frutos, tanto en el sentido físico como en el mental. "Después de unos pocos meses de trotar empecé a sentirme más en forma y tonificada —recuerda—. Bajé de 134 libras (61 kg) a 124 libras (56 kg) y una talla de vestir, y mi ropa me quedaba mejor". Con sus 5 pies y 6 pulgadas (1.68 m) de estatura, Cynthia afirma que las 10 libras (5 kg) que perdió no fueron el único beneficio. "Simplemente me siento mucho más tonificada y sana", afirma. Además, trotar eliminó sus antojos de alimentos pesados y engordadores. "En cambio, siempre quiero cenar algo ligero, como una ensalada con pavo (chompipe), o bien pescado y verduras frescas".

Cuando empezó a observar cambios positivos en su cuerpo, Cynthia se puso a levantar pesas en el gimnasio al que pertenecía desde antes, pero que rara vez había visitado. Y efectivamente esta actividad sirvió para tonificar aún más sus caderas, piernas y abdomen.

"Además, mis salidas para trotar son terapéuticas —agrega Cynthia—. Me despejan la mente y me dan ideas". No siempre tiene ganas de calzarse los zapatos para correr y salir. "Sin embargo, siempre me siento mejor, física y emocionalmente, después de haber terminado —declara—. Trotar después de un día difícil en el trabajo es excelente para aliviar la tensión. Todo lo que se acumula a lo largo del día de alguna forma simplemente se esfuma".

Aprovéchelo al
MÁXIMO

Aumente el tiempo, no la velocidad

Si usted eligió trotar como deporte pero le cuesta trabajo practicarlo todas las veces que quisiera —o está empezando a aburrirse—, hágalo más divertido, según sugiere Ellen Glickman-Weiss, Ph.D., profesora de Fisiología del Ejercicio en la Universidad Estatal Kent en Ohio. Ella ofrece las siguientes recomendaciones.

Reajuste su rutina. Si usted corre al aire libre, cambie de ruta, invite a amigos a acompañarla o convierta su sesión de ejercicio en una actividad familiar. Mientras que la Dra. Glickman-Weiss por lo general disfruta estar sola cuando corre, por ejemplo, a veces invita a su esposo a trotar con ella. Y de vez en cuando su hijo de 8 años la acompaña en sus patines de navaja (en línea).

Colabore con una buena causa. La próxima vez que vea anunciada en el periódico una carrera de 5 kilómetros por una buena causa, inscríbase, recomienda la Dra. Glickman-Weiss. La competencia, la playera (camiseta) gratuita y la oportunidad de ayudar a reunir fondos para causas como el cáncer de mama, la artritis o la investigación del Alzheimer la motivarán a perseverar con su programa de ejercicio.

Si ha estado trotando regularmente a una velocidad cómoda —unas 6 millas (10 km) por hora— y no ha obtenido los resultados que desea, su mejor opción es aumentar la distancia, no la velocidad, indica la Dra. Glickman-Weiss. Un estudio de 1,837 mujeres que corrían por razones de recreo (no para competir) demostró que aquellas que corrían el mayor número de millas a la semana tenían las cinturas y las caderas más estrechas, independientemente de la velocidad a la que trotaban.

No tiene que correr todos los días. Cuando se corre demasiado rápido —o con demasiada frecuencia— aumenta el riesgo de tener problemas de las rodillas, las caderas o los tendones o alguna otra lesión común. De 3 a 5 días a la semana está muy bien. Y si apenas está empezando, no debería correr más de 15 millas (24 km) por semana, advierte la Dra. Glickman-Weiss. A partir de ese punto, el estrés sobre sus músculos, articulaciones, tendones y ligamentos sería mayor que los beneficios moldeadores. Hay otras formas mejores de obtener el máximo rendimiento de sus esfuerzos que llevar al cuerpo al límite todo el tiempo. Ahora le diremos cómo.

Aumente su distancia semanal en no más de un 10 por ciento. Si está trotando 3 días a la semana durante 30 minutos por día, por ejemplo, y recorre 3 millas (5 km) diarias, aumente su distancia en no más de 1 milla (1.6 km) en total durante la primera semana y así sucesivamente, indica la Dra. Glickman-Weiss.

Sírvase de superficies suaves y lisas. Si corre al aire libre, lo podrá hacer por más tiempo a la vez que reduce los impactos al mínimo si se queda en una pista suave, lisa y sin peralte de ceniza o una superficie artificial. También le servirá un sendero suave y liso de tierra, afirma la Dra. Glickman-Weiss. Evite el asfalto y el concreto.

Alterne sus actividades. Nadar, aeróbicos acuáticos y ciclismo o bien una máquina trepadora (escaladora), de remar o de esquiar a fondo (a campo traviesa) brindarán a sus pies y piernas un grato descanso del golpeteo constante de correr, además de trabajar otros grupos musculares diferentes de los que usaría si corriera solamente, según dice la Dra. Glickman-Weiss.

El calzado adecuado

Afortunadamente para las corredoras, los fabricantes han logrado grandes avances en el diseño de tenis que se ajustan al tamaño y al estilo para correr de prácticamente cualquier mujer, a precios que por lo general fluctúan entre $50 y $100. La Dra. Glickman-Weiss le recomienda fijarse en lo siguiente.

Tenis para *sus* pies. Lea las descripciones y críticas de tenis para correr para ayudarse a decidir cuál de las docenas de marcas y modelos puede adecuarse mejor a sus necesidades, sugiere la Dra. Glickman-Weiss. Asimismo le conviene consultar a vendedores informados en las tiendas de artículos deportivos o de tenis. Llévese sus tenis viejos cuando vaya a comprar un nuevo par. Las áreas desgastadas indican si usted corre más con la parte exterior o interior del pie y dónde requiere más apoyo.

Menee los deditos. Una puntera (la parte del tenis donde van los dedos) ancha es fundamental para que la parte anterior de su pie cuente con suficiente espacio cuando el impulso de correr lo empuja hacia delante. Es posible que las mujeres de pies anchos quieran conocer los tenis para correr diseñados de manera específica para mujeres por empresas como Ryka, que fabrica tenis exclusivamente para mujeres, o bien New Balance y Saucony, entre otras.

Dibujo y materiales para todo clima y cualquier superficie. Si piensa salir a correr cuando esté lloviendo o nevando, busque unos tenis hechos de alguna tela resistente a las inclemencias del tiempo, con un dibujo exterior de centro duro. Si corre en estera mecánica, desde luego no tiene que tomar en cuenta esta consideración.

Repuestos según los requiera. Cómprese un nuevo par de tenis cada 6 meses o cada 600 millas (960 km) recorridas. En este punto empiezan a deshacerse aunque todavía se vean bien. Puede prolongar la vida de sus tenis para correr si los usa sólo con este fin.

El empleo de la estera mecánica

Si la lluvia, el aguanieve y la nieve le impiden salir a trotar, intente hacerlo en una estera mecánica en el gimnasio. Si persevera (y puede permitirse el gasto), tome en cuenta la posibilidad de adquirir una para su casa. A fin de ahorrar dinero, búsquela en una tienda de equipo deportivo de segunda mano.

Anímese con un aparato amable para sus articulaciones. Algunas esteras mecánicas cuentan con una suspensión integrada —parecida a los amortiguadores de un coche— a fin de reducir al mínimo el impacto que sufran unas caderas o rodillas débiles, según explica Edmund Burke, Ph.D., profesor de Ciencias del Ejercicio en la Universidad de Colorado en Colorado Springs.

Trabajar con este tipo de máquina se asemeja al impacto de trotar sobre una superficie blanda, según indica la Dra. Glickman-Weiss. Asimismo son más sólidas y más adecuadas para que personas con sobrepeso caminen o troten sobre ellas que las unidades ligeras que se pueden meter debajo de la cama, agrega la experta.

Póngala a prueba. Si decide hacer la compra, acuda a un acreditado salón de exposición y ventas de artículos para hacer ejercicio, vestida para la acción. Corra en muchas esteras mecánicas y fíjese que tengan una plataforma con amortiguadores, una cinta lo bastante ancha y larga para que usted se sienta cómoda y barandales (pasamanos) que le gusten.

Debe poder detenerse. A fin de que pueda detenerse sin arriesgarse a sufrir una lesión, asegúrese de que la estera mecánica cuente con un dispositivo que pare la cinta de inmediato en caso de que se meta en problemas, aconseja el Dr. Burke.

Cómo empezar

A menos de que ya esté en forma, prepárese gradualmente para trotar. Para empezar camine y luego vaya aumentando primero la distancia y después la intensidad de sus caminatas.

Trote despacio durante 10 minutos, luego 15 y finalmente 20. Nunca debe faltarle tanto el aire que no pueda conversar con otra persona mientras trota, según advierte la Dra. Glickman-Weiss. Cuando esté lista para más, corra durante más tiempo, no más rápido.

Programas de trotar

Para principiantes

Alterne trotar y caminar durante 20 minutos al día, de 3 a 5 días por semana.

Nivel intermedio

Trote durante 40 minutos por los menos 4 ó 5 días a la semana.

Nivel avanzado

Trote durante 1 hora, hasta 5 veces por semana, y no se pase de 30 millas (48 km) por semana. Más allá de esta distancia en realidad no obtiene beneficios adicionales y sí aumenta el riesgo de sufrir una lesión.

A fin de asegurarse de estar trabajando lo bastante fuerte (pero no demasiado), manténgase al tanto de su ritmo cardíaco al trotar, según indica Ellen Glickman-Weiss, Ph.D., profesora de Fisiología del Ejercicio en la Universidad Estatal Kent en Ohio.

Para determinar su ritmo cardíaco ideal para el ejercicio —una intensidad que no sea ni demasiado leve ni demasiado alta—, reste su edad de 220. Multiplique el resultado por 0.6 para obtener el límite inferior del ritmo cardíaco que debe alcanzar al hacer ejercicio. A continuación multiplique aquel mismo número por 0.9 para sacar el límite máximo que no debe rebasar.

Asegúrese de que su ritmo cardíaco permanezca dentro de ese margen al hacer ejercicio. Primero tómese el pulso al caminar o marchar sin avanzar. Coloque el índice y dedo medio (nunca el pulgar, que cuenta con su propio pulso) sobre la parte interna de la muñeca debajo del pulgar o bien debajo de la mandíbula al lado de la tráquea. Cuente los latidos durante 15 segundos. A fin de obtener su ritmo cardíaco, multiplique esta cuenta por cuatro. Si le resulta difícil tomarse el pulso mientras hace ejercicio, compre un reloj deportivo que monitoree el ritmo cardíaco, sugiere la Dra. Glickman-Weiss.

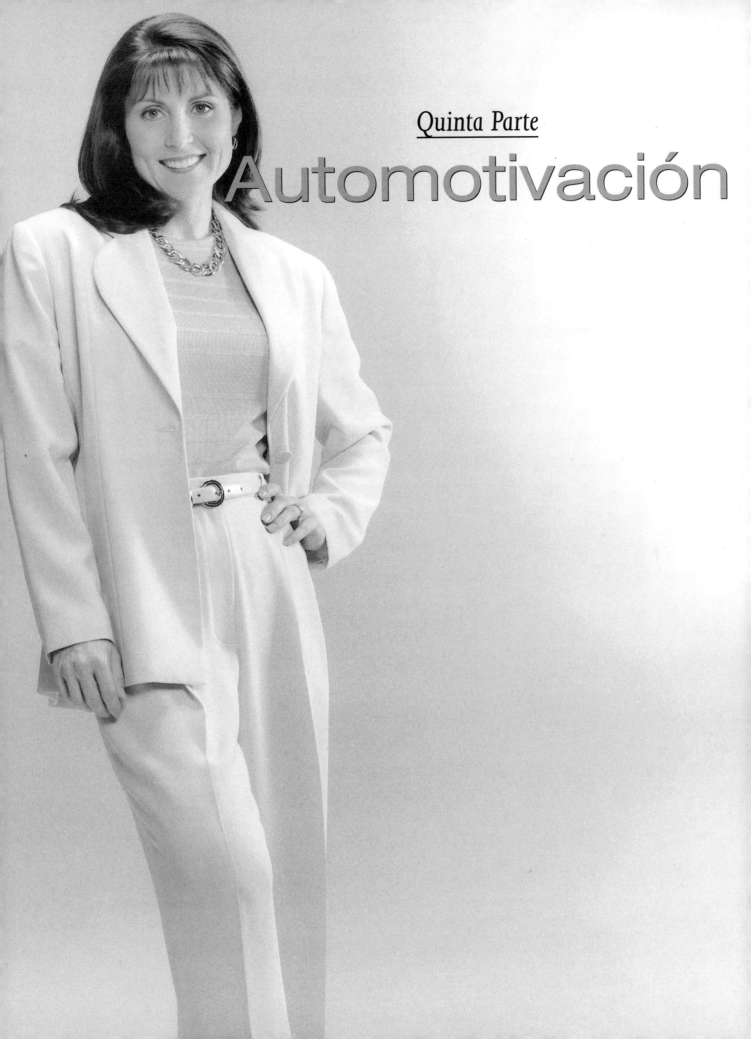

Quinta Parte

Automotivación

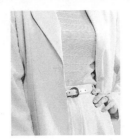

Su nueva actitud alimenticia

La mujer promedio que ha tratado de perder peso ha perdido 100 libras (45 kg), subido 125 libras (57 kg) y seguido 15 dietas, según lo indica Debra Waterhouse, R.D., una nutrióloga de Oakland, California.

La verdad es que la mayoría de las personas que pierden peso de manera permanente no lo logran por medio del régimen drástico perfecto ni con una bebida mágica en polvo que derrita las células de grasa, afirma Waterhouse. La clave para controlar el peso corporal durante toda la vida no se encuentra en la panza, las asentaderas ni los muslos, sino en el cerebro.

Las mujeres que pierden peso sin recuperarlo tienen éxito porque cambian sus hábitos alimenticios y su forma de pensar en la comida, explica Waterhouse. Sus cuerpos y actitudes no representan obstáculos para ellas sino vehículos para salir adelante. Asimismo, no fijan sus esperanzas en una celebridad o en algún otro personaje que les dicte la respuesta infalible acerca de qué y cuándo comer. En cambio, confían en sí mismas.

¿Cómo puede *usted* desarrollar una nueva actitud alimenticia? Analice las actitudes pasadas de moda que posiblemente la mantengan atrapada en el vertiginoso tiovivo (caballitos, carrusel) de las dietas y canalice su energía hacia estrategias más eficaces, estrategias nuevas que le permitan ejercer el control sobre su alimentación.

Arregle sus hábitos alimenticios

A continuación le presentamos algunos modos de pensar comunes pero contraproducentes acerca de la comida, así como las estrategias para modificarlos que recomiendan los expertos en el control del peso. Aproveche sus sugerencias para reformar su actitud alimenticia.

Actitud vieja: *Lo único que tengo que hacer es persuadirme de no comer tanto.*

Actitud nueva: *Voy a hacer algunos cambios en mi entorno alimenticio: en lo que compro, en dónde guardo la comida, en cómo preparo los alimentos, en dónde como, en qué hago mientras como y en cómo pido de comer en los restaurantes.*

Cultivar una nueva actitud alimenticia significa tomar decisiones significativas con respecto a la comida, no confiar en la fuerza de voluntad para evitar las tentaciones, según afirma Kelly Brownell, Ph.D., director del Centro para los Trastornos Alimenticios y del Peso de la Universidad de Yale en New Haven, Connecticut. El Dr. Brownell les indica a las personas cómo planear sus menús, hacer una lista de compras e ir a la tienda con el estómago lleno. Estas estrategias consagradas por la tradición realmente funcionan.

"Si su refrigerador parece una barra de ensaladas porque hizo sus compras de manera inteligente, sólo sufrirá daños menores si su determinación flaquea", señala el Dr. Brownell.

Algunas otras sugerencias del Dr. Brownell son las siguientes:

- No haga nada más mientras esté comiendo.
- Coma a la misma hora siempre.
- Coma en un solo lugar.
- No se acabe toda la comida de su plato.

Actitud vieja: *Se aproxima la temporada navideña (la fiesta de la oficina, la boda de mi prima o algún otro festín), así* que ni siquiera tiene caso tratar de cuidar lo que estoy comiendo en este momento.

Actitud nueva: *Voy a desarrollar estrategias que me permitan manejar las situaciones tentadoras.*

"¡No ponga pretextos, asuma el control!", insiste Laurie L. Friedman, Ph.D., directora adjunta del Centro Johns Hopkins para el Control del Peso en Baltimore, Maryland. ¿La invitaron a una reunión en temporada navideña? Ofrézcase a llevar una ensalada, un entremés o un postre bajo en calorías, incluso un plato de frutas exóticas. De esta forma no se hartará de tarta de queso por falta de opciones, afirma la experta. Si decide probar la tarta de queso, coma una pequeña porción y disfrútela. Pero nunca se abandone a la merced de la comida o la situación.

"En un bufé les sugiero a las personas recorrerlo y realmente revisarlo todo antes de elegir. Escoja sólo unas pocas cosas, las que se le antojen más", recomienda la Dra. Friedman.

Actitud vieja: *A partir de hoy nunca volveré a comer chocolate (o papas a las francesa o hamburguesas con queso o pastelillos bávaros de crema).*

Actitud nueva: *Puedo comer lo que quiera de vez en cuando. Sólo necesito ponerme límites y respetarlos.*

No todas las complacencias tienen que convertirse en comilonas, opina la Dra. Friedman. "Es posible que ciertos alimentos les gusten mucho a algunas mujeres o provoquen una comilona en su caso —señala—. Mientras están tratando de bajar de peso les pido que de manera temporal eviten ciertos alimentos que posiblemente frustren sus esfuerzos. Pero jurar que evitarán las papas a la francesa para siempre es una promesa inútil.

"La meta a largo plazo es la moderación", agrega la Dra. Friedman. Asimismo comenta que para muchas personas los alimentos altos en grasa pierden un poco de su atractivo una vez que se han acostumbrado a comer cosas más saludables.

Cuando las mujeres a las que la Dra. Friedman asesora sí tienen un antojo incontrolable de hamburguesas con queso y tocino, les pide que pongan mucha atención al sabor y la textura de cada mordida. "A veces la idea o el olor del alimento es más rico que el sabor real cuando se lo comen", indica. Después de una o dos mordidas, es posible que el placer se debilite y pueda dejar de comer.

Actitud vieja: *Bueno, claro que me comí un bote de helado al final de un día de alimentación totalmente sana. Soy una cerda, no tengo autocontrol y merezco verme así.*

Actitud nueva: *Nadie es perfecto. Voy a reflexionar acerca de por qué sucedió esto, tomar medidas para evitarlo la próxima vez y dejarme en paz a mí misma.*

No evalúe sus esfuerzos para adelgazar en blanco y negro, diciéndose a sí misma que es perfecta cuando come alimentos saludables en porciones razonables o bien lo peor de lo peor cuando se come un gran trozo de pastel (bizcocho, torta, cake). Tarde o temprano esto resultará en el entorpecimiento de todos sus esfuerzos.

En cambio, no pierda la verdadera dimensión de las cosas. En el curso de 1 mes, un error de 2,000 calorías no influirá mucho.

El verdadero peligro radica en cargarse de sentimientos de culpabilidad y desesperación por no ser perfecta, indica el Dr. Brownell. Si esto sucede, lo más probable es que reaccione comiendo aún más.

Actitud vieja: *Simplemente voy a seguir la dieta alta en proteínas y baja en carbohidratos que le funcionó a mi amiga. Sé que es una moda, pero ella perdió peso muy rápidamente.*

Actitud nueva: *Necesito identificar mis propias actitudes alimenticias y diseñar las estrategias que me funcionen mejor.*

La teoría en la que se basan las dietas altas en proteínas es la de que, si el cuerpo no dispone de carbohidratos, recurrirá a la grasa acumulada para obtener energía. Una dieta alta en proteínas depende principalmente de la carne, los huevos y otras fuentes animales de proteínas, mientras reduce al mínimo el pan, las papas y otros carbohidratos.

Esta dieta funciona a corto plazo porque controla las calorías y usted pierde mucho peso procedente del agua. El problema es que a la larga no es sana. Los alimentos de origen animal suelen ser altos en grasa y no brindan suficientes vitaminas, minerales o fibra. Además, cuando restringe los carbohidratos su cuerpo descompone la masa muscular no adiposa, que es justamente lo que no quiere hacer si desea tonificar los músculos. Peor aún, esta dieta somete a su cuerpo a un estado de inanición de carbohidratos. Su cuerpo empieza a descomponer la grasa almacenada, pero también cae en un estado peligroso llamado cetosis, en el que se sufre diarrea, dolores de cabeza, debilidad, presión sanguínea baja, fatiga e insomnio. Es más, consumir demasiada proteína estresa demasiado sus riñones.

Así que olvídese de la dieta alta en proteínas o de cualquier dieta de moda. Los expertos insisten en que cualquier dieta que elimina ciertos grupos alimenticios y depende mucho de otros es insensata desde el punto de vista de la nutrición. Además, no contribuye en nada a ayudarle a fomentar patrones alimenticios realistas.

Para lograr esto, indica el Dr. Brownell, "evalúe sus fuerzas y debilidades y elija los alimentos y las técnicas culinarias que más le ayuden".

Empiece por llevar un diario alimenticio de todo lo que come durante 1 semana. Lleve la cuenta de las calorías y divida el total entre siete. Apunte la hora en que come, qué está haciendo al mismo tiempo y qué siente.

Un diario alimenticio le ayudará a identificar los hábitos alimenticios "automáticos" como comer sin pensar aunque no tenga hambre ni esté apreciando la comida realmente. Al poner atención en lo que come también podrá descubrir los patrones que posiblemente estén frustrando sus esfuerzos por perder peso. ¿Se salta las comidas y luego come en exceso? ¿Tiende a comer alimentos más altos en grasa y en calorías después de las 10:00 P.M.?

"Una vez que las personas saben qué situaciones implican un riesgo para ellas, pueden evitarlas o bien planear por adelantado cómo manejarlas", indica la Dra. Friedman. Pueden llevarse tortitas de arroz y una merienda (botana, refrigerio, tentempié) de gelatina al trabajo para recuperar fuerzas por la tarde, o bien decidir que no comerán frente al televisor, afirma la experta.

Llevar un diario alimenticio sistemático incluso puede ayudarle a mantenerse firme durante la época más difícil del año, la temporada navideña, afirma Raymond C. Baker, Ph.D., un psicólogo del Centro Médico St. Francis en Peoria,

Illinois. Este experto estudió a 38 personas que estaban a dieta para ver quién subía y quién bajaba de peso entre fines de noviembre y el Año Nuevo.

"¡Y quién lo iba a decir!, las personas que monitorearon sus dietas más cuidadosamente perdieron más peso", indica el Dr. Baker. Quienes monitorearon menos sus dietas de hecho subieron de peso a pesar de estar inscritos en un programa para perderlo.

"Sea su propia científica —pide el Dr. Baker—. Vea qué le funciona a usted". Observó que muchas de las personas que no vuelven a subir de peso siguen monitoreando lo que comen a la larga, durante 1 año o más. De esta forma descubren los patrones que suelen desarrollar a lo largo del tiempo, en lugar de darle demasiada importancia a un solo día malo o a una semana excelente.

Actitud vieja: *No como más que ensaladas, pero aún así subo de peso. Mi problema está en mis genes.*

Actitud nueva: *Es posible que controlar mi peso me resulte más difícil que a otras mujeres, pero voy a ser sincera conmigo misma acerca de lo que como.*

La mayoría de las personas comen mucho más de lo que creen, acordándose de un bistec de 3 onzas (84 g) cuando en realidad lo era de 8 onzas (227 g) u olvidándose del pastelillo que recogieron al pasar por el cuarto de las meriendas en el trabajo. En el diario alimenticio todo cuenta, incluso las papas a la francesa que tomó del plato de su hija, afirma Felicia Busch, R.D., una dietista de St. Paul, Minnesota.

Comer comida chatarra sí importa si consume varias meriendas al día, señala Busch.

También debe pensar en qué está comiendo precisamente. Una ensalada empapada con un aliño (aderezo) espeso y cremoso o basado en aceite y rematada con una ensalada de macarrones con mayonesa contiene la misma cantidad de grasa y calorías que un plato de pasta con salsa de crema, agrega Anne Dubner, R.D., una dietista y asesora en nutrición de Houston, Texas.

Por último, póngase a pensar si no habrá llevado una alimentación sumamente baja en calorías durante tanto tiempo que su metabolismo se volvió más lento. Las mujeres que de manera sistemática consumen menos de 1,200 calorías al día llegan a un punto en el que queman menos calorías, de modo que sus intentos por bajar de peso resultan infructuosos, explica Dubner. Según la nutrióloga, usted puede normalizar la situación en unos cuantos meses ingiriendo por lo menos 1,200 calorías al día y haciendo ejercicio para reajustar su metabolismo.

Actitud vieja: *Estoy muy estresada ahora. Comeré de manera más sensata cuando las cosas se calmen.*

Actitud nueva: *Es posible que las cosas nunca se calmen. Tengo que encontrar otras formas de hacerles frente aparte de la comida.*

El estrés en realidad sólo es un eufemismo de algo que los psicólogos ven como una auténtica caja de Pandora de emociones diversas. El Dr. Baker les recomienda a las personas inscritas en su programa de control del peso que se detengan a analizar las verdaderas emociones que se esconden detrás del estrés. ¿Están aburridos cuando comen? ¿Enojados? ¿Abrumados? ¿Tristes?

Pregúntese lo mismo. Una vez que haya decidido qué es lo que la molesta podrá hallar mejores alternativas a comer hasta que desaparezca la sensación, indica el Dr. Baker. Si se siente abrumada, tómese el tiempo para organizarse en lugar de ir corriendo a la caja de los donuts (donas). Si está triste, piense en una manera de consolarse que no implique comida. Puede darse un baño de bañadera (bañera, tina) caliente salpicado de lavanda (espliego, alhucema, *lavender*) e iluminado por la luz de las velas mientras escucha música. Si está enojada, salga a correr o a caminar rápidamente.

Para manejar el estrés constante o de largo plazo, los expertos recomiendan aprender técnicas de meditación o de respiración profunda.

Actitud vieja: *No tengo fuerza de voluntad. Si las galletitas (cookies) están ahí voy a acabarme toda la bolsa.*

Actitud nueva: *Soy una adulta capaz de tomar decisiones razonadas acerca de lo que como, y lo haré.*

Pregúntese a sí misma: "¿Estoy tomando la decisión consciente de comerme esto o me estoy dejando llevar por mis emociones? ¿Estoy tratando de evitar el trabajo en este proyecto, así que en cambio me pongo a comer?".

Una vez que haya aprendido a diferenciar entre un "deseo" y una "decisión", comenzará a tener una relación mucho más relajada con la comida, afirma Dubner. "Una decisión es algo razonado. Un deseo es algo emocional", explica.

A fin de analizar sus "deseos" más a fondo, piense en qué se le antoja y por qué, y luego sustitúyalo por algo que le satisfaga pero que contenga menos grasa y calorías, recomienda Dubner. Por ejemplo, si está a punto de atacar las galletitas con doble ración de chispitas (pedacitos) de chocolate, pregúntese qué le atrae de ellas, lo crujiente o lo dulce. ¿Le bastaría con una zanahoria crujiente acompañada de aliño estilo *ranch* sin grasa? ¿O bien una taza de chocolate caliente preparado con leche descremada?

Si decide que después de todo realmente desea una galletita, póngase a pensar si puede comer sólo una o dos. Si no puede entonces coma más, dice Dubner, pero tenga presente que la decisión es suya. Su cerebro no se encuentra a la merced de un torrente caudaloso de necesidades que la arrastran río abajo sin que usted pueda hacer nada. Pensar su decisión a fondo le evitará entregarse a una comilona sin control.

Actitud vieja: *Traté de contar las calorías y de medir las porciones por un tiempo. Pero luego parecí perder el control por completo y comí más que nunca. No creo que pueda comer con moderación, sobre todo cuando se trata de algo como galletitas Oreo. Se hicieron para comerse por bolsas enteras delante del televisor.*

Actitud nueva: *No voy a obligarme a seguir una dieta rígida. Aprenderé a alimentarme más sanamente para toda la vida.*

Vuelva a probar el método de controlar las porciones, sugiere Dubner. No obstante, en esta ocasión úselo como guía o herramienta, no como medida de restricción extrema. Mida una sola vez los alimentos que le gustan. Échele un ojo a su contenido de grasa y calorías, para que tenga una idea general de cuánto agregan a su consumo total de alimentos del día. Pero no tiene que pesar y medir todos sus alimentos diariamente. "Eso sólo la volvería loca", afirma la nutrióloga.

Actitud vieja: *Una parte de la atracción de los ali-*

mentos es la camaradería que producen. En mi oficina, compartir el chocolate es una forma de enlace común entre las mujeres con las que trabajo. Hablamos de él, lo compartimos y nos lo regalamos.

Actitud nueva: *Voy a apreciar a mis amigas por quiénes son y no por lo que comemos juntas. Voy a pedirles que hagan lo mismo.*

Si le cuesta trabajo ser firme en sus propósitos, no es la única. El Dr. Baker ha encontrado que muchos de los hombres y mujeres que participan en su programa de control del peso tienen problemas para comunicar sus necesidades a los demás. Él aconseja hacerse cargo de la situación. ¿Qué pasaría si les propusiera a sus amigas amantes del chocolate que todas comieran de manera saludable durante un mes?

"A veces hay otras personas en el grupo que también están luchando", indica el Dr. Baker. Con su nuevo plan podrían seguir disfrutando la parte de su amistad que implica cocinar y comer, sin necesidad de que usted sacrifique algo que le es importante: ponerse en forma. Quizá podría organizar una cena a la que cada quien lleve una sopa o una ensalada, o bien preparar almuerzos saludables que puedan intercambiar durante el descanso en el trabajo.

Además, no les reste crédito a sus amigas. ¿Realmente sólo la invitan a la fiesta porque lleva el pastel de chocolate o más bien disfrutan su compañía? Si la quieren desearán lo mejor para usted. Explique las razones que la motivan a querer hacer algunos cambios y solicite su ayuda. Tal vez se sorprenda con la calidez de sus respuestas.

Actitud vieja: *Mi madre y hermana son unas fanáticas de la comida saludable. Crecí obligada a esconder los Twinkies. Incluso de adulto tengo la sensación de que siguen presionándome para que baje de peso, y ahora mi marido se ha unido a sus filas. Siempre fui rebelde, así que mi primera reacción es comer todo lo que me encuentre.*

Actitud nueva: *Voy a asumir la responsabilidad de mi propio bienestar. Necesito olvidarme de los demás y ponerme a bajar de peso lenta y pacientemente, a mi manera.*

Para alguien que come Twinkies a manera de venganza la comida es un arma, no un alimento ni un placer, afirma Dubner. Si usted come para com-placer o molestar a otra persona ha perdido contacto con su voz interior, con esa que la guiará hacia los alimentos que pueda disfrutar mientras cumple con las metas personales que tenga para su cuerpo y su vida.

Analice su motivación para cambiar sus patrones alimenticios, sugiere Waterhouse. ¿Cómo se siente cuando come de más? Por otra parte, ¿cómo se siente cuando come sanamente durante todo el día y luego sale a caminar? ¿Cuáles son sus metas personales en cuanto a su forma física y salud?

Valórese a sí misma y permita que la motivación para el cambio surja desde su interior, sugiere Waterhouse. Tal vez se lleve la grata sorpresa de que la alimentación saludable le ha servido como trampolín para otros cambios en su vida.

Actitud vieja: *Conozco a mujeres que se mantienen delgadas porque hacen ejercicio todo el tiempo y comen grandes platos de trigo bulgur, tofu y otros frijoles (habichuelas) y cereales. Pero eso a mí no me conviene. Me niego a renunciar a toda la diversión en mi vida y a comer alimentos extraños.*

Actitud nueva: *No voy a comer los alimentos que detesto, pero probaré cosas nuevas. Tomar decisiones para lograr un estilo de vida saludable es divertido y hacer algo bueno para mí misma me satisface.*

¿Quién dice que los alimentos "extraños" saben feo? Al igual que el personaje renuente del conocido cuento de Dr. Seuss, *Huevos verdes con jamón*, quizá quiera recuperar un poco del espíritu de aventura que seguramente la animó cuando abandonó la mesa de su madre por primera vez, dice Busch. Tal vez descubra que su amiga no sólo come el *tabbouleh* porque le hace bien. ¡Realmente le gusta comérselo porque sabe delicioso!

Visite las tiendas de comestibles desconocidos en sus días de degustación y pruebe un poco de las ofertas gratuitas de la semana, sugiere Busch. Las personas a las que nunca se les ocurriría comer pescado crudo en forma de *sushi* —un alimento bajo en calorías y en grasa— quizá cambien de opinión si prueban una versión vegetariana. Además, comer pescado crudo implica cierto riesgo, agrega la experta.

(continúa en la página 348)

Su diario alimenticio personal

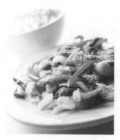

De acuerdo con los expertos, la mejor forma de obtener una idea exacta de lo que come es llevando un diario alimenticio durante 3 días. Sáqueles fotocopia a estas páginas y siga registrando posteriormente lo que come, incluyendo sus meriendas (botanas, refrigerios, tentempiés) y bebidas. Esto le ayudará a tomar en cuenta su alimentación en general, en lugar de concentrarse en los alimentos "buenos" o "malos" que haya incluido en una comida en particular.

Fecha

Desayuno

Almuerzo

Cena

Meriendas

Bebidas

Fecha

Desayuno

Almuerzo

Cena

Meriendas

Bebidas

Fecha

Desayuno

Almuerzo

Cena

Meriendas

Bebidas

Fecha

Desayuno

Almuerzo

Cena

Meriendas

Bebidas

Fecha

Desayuno

Almuerzo

Cena

Meriendas

Bebidas

Fecha

Desayuno

Almuerzo

Cena

Meriendas

Bebidas

Fecha

Desayuno

Almuerzo

Cena

Meriendas

Bebidas

"Una sugerencia que les hago a casi todos es que compren una cosa que nunca hayan probado cada vez que vayan a la tienda de comestibles", dice Busch.

Más allá de las nuevas opciones, es posible que esté subestimando la cantidad de alimentos saludables que ya le gustan, afirma Dubner.

Cada grupo alimenticio contiene muchísimas selecciones. Por lo tanto, si aborrece el trigo *bulgur* y el requesón, coma pan integral de trigo y una porción individual de pudín (budín). Encontrará otras sugerencias en la sección "Nuevas comidas que puede probar" que se repite a lo largo de la Segunda Parte de este libro.

Actitud vieja: *Conozco a mujeres que pueden comer lo que quieran y seguir delgadas como un palo. Soy bajita y subo de peso por sólo pensar en la comida. No es justo.*

Actitud nueva: *Voy a concentrarme en verme y sentirme lo mejor posible y dejar de pensar en las cosas que no puedo cambiar.*

La vida en efecto es injusta. Empiece por aceptar eso, dicen los expertos. Sus antecedentes genéticos, metabolismo, estructura ósea y tipo de cuerpo contribuyen todos a crear a la persona que usted ve cuando se asoma al espejo, reconoce Dubner.

"Si usted está destinada a ser una persona redonda, nunca será una persona flacucha como Vitola", afirma Dubner. No obstante, puede hacer ejercicios y alimentarse sanamente para lograr una figura bien proporcionada y firme. Como ventaja adicional, puede tener un corazón sano y huesos fuertes.

No se compare con la mujer delgada que está comiendo la hamburguesa con doble tocino más papas a la francesa, advierte Dubner. "Usted no sabe cuánto ejercicio hace. Quizá sea su primera comida del día, lo cual no sería muy saludable".

Actitud vieja: *Perdí 50 libras (23 kg). Por fin puedo comer lo que quiera.*

Actitud nueva: *Mi nueva actitud alimenticia es saludable y productiva. Por supuesto puedo permitirme un postre especial de vez en cuando, pero mi cambio a una alimentación saludable es algo que mantendré durante toda la vida.*

"Si subió de peso para empezar, es propensa a recuperarlo", indica Dubner. El síndrome del "ya estoy bien" es la principal razón por la que la gente vuelve a subir de peso, sin importar lo emocionados que se hayan sentido al lograr su meta.

Continúe con su diario alimenticio y revíselo de vez en cuando para encontrar sus puntos vulnerables. Si en realidad nunca pudo renunciar a esa merienda a altas horas de la noche, asegúrese de tener una reserva de palomitas (rositas) de maíz (cotufo) y *pretzels* en su cocina. "A veces es mucho más fácil cambiar de alimento que de comportamiento", señala Dubner.

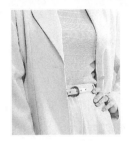

Sugerencias sencillas para ejercicios eficaces

Muy bien, se ha convencido: hacer algún tipo de ejercicio para quemar calorías varias veces por semana es la única forma en que podrá deshacerse de las libras que ya no desea tener. Hacer contracciones abdominales, levantamientos de pierna y otros ejercicios de resistencia para la panza, asentaderas, caderas y muslos es la única manera en que adelgazará y tonificará el abdomen, asentaderas y muslos. La pregunta es *cuándo* va a hacer todo este ejercicio. Los expertos están de acuerdo en que no siempre es fácil encontrar tiempo y motivación suficiente para ello.

"Después de un largo día en el trabajo es más fácil depositarse delante del televisor que salir a correr o caminar —indica Joyce Nash, Ph.D., una psicóloga clínica de San Francisco y Menlo Park, California—. A fin de superar la trampa del tiempo, programe el ejercicio en su agenda y trátelo como una cita importante", sugiere la experta.

Comenta Lisa Hoffman, una entrenadora personal de la ciudad de Nueva York, que muchas de las mujeres a quienes asesora le preguntan cómo se mantiene motivada. Y la verdad, dice, es que "a veces se sentirá muy motivada para hacer ejercicio y en otras ocasiones no tendrá ganas de nada. Me pasa incluso a mí".

El ritmo frenético de la vida no ayuda.

"No conozco a ninguna mujer, ya sea una madre o una mujer que trabaja o ambas cosas, que no esté sumamente ocupada, buscando con desesperación tiempo para sí misma", señala Liz Neporent, una fisióloga especializada en ejercicio de la ciudad de Nueva York.

Los conflictos entre diversas obligaciones también se encargan de acabar con los planes.

"A las mujeres se nos ha programado socialmente para pensar primero en los demás —dice la Dra. Nash—. Poner nuestras necesidades en primer lugar o incluso considerarlas como equivalentes a las de los demás nos hace sentirnos sumamente culpables. Pensamos: 'No puedo ir al gimnasio, tengo que cuidar a los niños hoy o hacer horas extras en la oficina'".

La clave del éxito radica en anticiparse a los problemas, según afirma Judith Young, Ph.D., la directora ejecutiva de la Asociación Nacional de Deportes y Educación Física en Reston, Virginia. "Identifique las cosas que pueden impedirle llevar a cabo sus propósitos y haga planes para manejarlas", sugiere.

Las expertas recopilaron la siguiente lista de los principales obstáculos para hacer ejercicio, incluyendo sugerencias prácticas para vencer cada uno de ellos.

Problema: *Detesta hacer ejercicio.*

Solución: *Busque actividades que realmente disfrute.*

Sólo porque su cuñada sale a correr, su vecina hace recorridos larguísimos en bicicleta y sus amigas de la oficina asisten religiosamente a sus clases de aeróbicos no significa que usted tenga que imitarlas. Opte por la danza del Medio Oriente, el entrenamiento elíptico, el patinaje de navaja (en línea) o simplemente caminar, si eso le complace, recomiendan las expertas.

Problema: *Ha intentado hacer ejercicio antes, pero lo dejó después de dos o tres sesiones.*

Solución: *Comunique sus intenciones a su familia y amistades. Así será más probable que persevere con su programa.*

Problema: *Hace ejercicio todos los días durante la primera semana, luego se distrae y para la tercera semana lo ha abandonado por completo.*

Solución: *Empiece por hacer ejercicio sólo dos veces por semana. Así le quedará espacio para que desee hacer más, en lugar de programarse para fracasar por no haber cumplido con ambiciones más exigentes.*

Problema: *Tiene demasiadas cosas que hacer y muy poco tiempo.*

Solución: *Hay muchas personas en la misma situación, afirma Neporent. De acuerdo con las encuestas, la mayoría de las personas que quieren hacer ejercicio pero no lo hacen le echan la culpa a la falta de tiempo. Sin embargo, sí puede encontrar el tiempo. Ahora le diremos cómo.*

- Determine cuál es la mejor hora del día para usted, sugiere la Dra. Young. Algunas mujeres se levantan temprano para hacer ejercicio a primera hora de la mañana y acabar antes de que el mundo despierte. Otras no pueden funcionar antes de haberse tomado dos tazas de café, por lo que prefieren dejar sus ejercicios para más avanzado el día.

- Haga citas para hacer ejercicio. Apúntelas en su agenda diaria o pegue un recado en la puerta del refrigerador. Esto le ayudará a adoptar la costumbre de hacer ejercicio y también le enseñará a su familia a tomar en cuenta y respetar su régimen de actividades físicas. Acomode otras citas en torno a sus sesiones de ejercicio, no al revés.

- Hágalo durante 10 minutos. Diversos estudios han demostrado que acumular 30 minutos de ejercicio diario por partes de 10 minutos tiene efectos positivos en cuanto a la quema de calorías y el fortalecimiento del corazón, indica Neporent.

- Intente lo siguiente: Camine 10 minutos antes de trabajar y otros 10 a la hora del almuerzo, y finalice el día con 10 minutos después de cenar.

- Haga ejercicio con videos cortos. Varios videos de ejercicios incluyen toda una semana de rutinas cortas de no más de 15 minutos cada una en el mismo cassette. Haga una rutina al día y regrese el video al finalizar la semana.

- Camine alrededor de la cuadra en lo que su cena está lista, en lugar de ponerse a esperar que el pan de carne (*meat loaf*) salga del horno.

- Hable por teléfono por un aparato con altavoz o inalámbrico mientras trabaja en la estera mecánica (caminadora, *treadmill*) o la bicicleta o ejecuta una rutina de estiramientos. De hecho es una oportunidad excelente para tomar el "examen de conversación" de la intensidad del ejercicio: la respiración debe estar lo suficientemente controlada para que pueda sostener su parte de la conversación.

Problema: *Mi familia me necesita. Los niños lloriquean cuando no estoy disponible y mi esposo dice que no le hago caso.*

Solución: *Incluya a su familia en el ejercicio.*

- Inscríbase en un gimnasio que ofrezca servicios de guardería o actividades para niños. Usted podrá hacer sus ejercicios mientras entretienen a su pequeño.

- Haga ejercicio mientras su hijo juega fútbol soccer o *softball*, recomienda la Dra. Young. En lugar de soñar despierta en la banca, camine, corra o ande en bicicleta.

- Utilice a los más pequeños como ayudantes, sugiere la Dra. Young. Siente a su bebé cerca de sus pies y haga medias abdominales en dirección hacia ella, diciendo "¡cucú!" al enderezarse. O bien siéntese en una silla, acomode a su niña pequeña con las piernas abiertas sobre sus tobillos y espinillas, sosténgale las manos y haga que rebote suavemente arriba y abajo para trabajar sus cuádriceps, propone la experta.

- Anime a su esposo para acompañarla en el ejercicio. Esta solución puede servirle de incentivo para llevar a cabo su rutina y aliviar al mismo tiempo la sensación de culpabilidad que se puede producir por "abandonar" a su cónyuge para hacer algo para sí misma, apunta Hoffman.

Si aún tiene problemas, hable con su familia, dice la Dra. Nash. Explíqueles qué cambios quiere hacer, por qué son importantes para usted y la ayuda que necesitará que le presten. Por ejemplo: "Quiero salir a caminar tres veces a la semana por la mañana, así que tendrán que levantarse a

Respuestas rápidas a pretextos comunes

Hay días en que fuerzas externas pretenden convencerla de saltarse sus ejercicios. ¿Debe insistir de todas maneras o tomarlo con calma? Los expertos le ofrecen los siguientes consejos.

"Tengo dolores (cólicos) menstruales". Definitivamente es legítimo dejar de hacer ejercicio si tiene dolores menstruales intensos o un sangrado fuerte. No obstante, es posible que un poco de ejercicio de hecho le sirva para aliviar esos dolores, según lo indica la Dra. Rosemary Agostini, profesora de Ortopedia en la Universidad de Washington en Seattle. Póngase a hacer ejercicio por unos minutos para ver cómo se siente.

"Tengo gripe". Si está enferma, guarde sus tenis. Hacer ejercicio en tales condiciones probablemente sólo la haga sentirse peor, sobre todo si tiene fiebre, afirma la Dra. Agostini. Cuando su cuerpo está luchando contra un virus, necesita descanso y muchos líquidos para reunir sus fuerzas contra el invasor. Dése tiempo —y permiso— de esperar a que amaine, recomienda la experta.

"Está lloviendo y hace frío". Traiga siempre un pequeño paraguas plegadizo para que no tenga que perderse su caminata si empieza a llover, o póngase ropa impermeable para correr, sugiere Liz Neporent, una fisióloga especializada de la ciudad de Nueva York. Cuando haga frío tápese bien, empezando por una capa interior permeable al sudor de una tela sintética que aparte la humedad de su piel, como el polipropileno (*polypropylene*) o el *CoolMax*. Agregue una capa media aislante de corderito o lana para alejar el frío y termine con una capa exterior impermeable o a prueba de viento, de *Gore-Tex*, por ejemplo.

"Está demasiado oscuro para hacer ejercicio al aire libre cuando llego a casa". Póngase ropa blanca y equipo reflector para protegerse contra el tránsito cuando salga en la oscuridad, aconseja Judith Young, Ph.D., la directora ejecutiva de la Asociación Nacional de Deportes y Educación Física de Reston, Virginia. Si hace ejercicio en un gimnasio de noche y le preocupa su seguridad, vaya con una amiga o por lo menos pídale a alguien del gimnasio que la acompañe hasta su coche después de su sesión de ejercicio.

"Los viajes de negocios y las vacaciones me echan a perder mi rutina". Encuentre formas de incluir el ejercicio en sus planes de viaje, sugiere la Dra. Young. En los aeropuertos propóngase caminar al lado de las aceras (banquetas) mecánicas, pero más rápido que estas. Al llegar a su destino, recorra los sitios de interés a pie. Alójese en un hotel con instalaciones para hacer ejercicio o llévese una cuerda para saltar. Meta un video de ejercicio a su equipaje y póngalo en la videocasetera (VCR) de su habitación del hotel. Y tome en cuenta la posibilidad de unas vacaciones activas dedicadas a excursionar, andar en bicicleta o esquiar.

desayunar solos". Si sus planes les causan dificultades, negocie una solución con ellos.

Problema: *A mi familia no parece molestarle que haga ejercicio, pero aun así me siento culpable cuando los dejo para eso.*

Solución: *Dígase a sí misma que merece un poco de tiempo para cuidar su cuerpo, indica la Dra. Nash.*

■ Piense en sí misma como un ejemplo positivo para sus hijos, sugiere la Dra. Young. Su rutina les demostrará los beneficios del ejercicio, como tener más energía y un mejor estado de ánimo. Insista aún más en este hecho llevándose a su hijo a sus caminatas o salidas en bicicleta.

Problema: *Trabaja en una oficina durante todo el día y parece imposible hacer ejercicio.*

Solución: *Sea creativa y flexible.*

■ Negocie un horario flexible para trabajar, recomienda Hoffman. Haga los arreglos necesarios para entrar más tarde, a fin de poder ir al gimnasio antes de entrar a trabajar, o bien para entrar más temprano, para que pueda hacer ejercicio después de salir. Otra posibilidad es que alargue su jornada de trabajo para que pueda tomarse más tiempo a la hora del almuerzo y hacer ejercicio.

■ Haga ejercicio en la oficina. Cierre la puerta y haga contracciones abdominales o planchas (lagartijas), sugiere Neporent. Si no cuenta con privacía, haga ejercicios sentada, como "escribir el alfabeto" con los dedos de sus pies, lo cual trabaja las espinillas y pantorrillas. Trace cada letra de la A a la Z en el piso con el dedo gordo de cada pie. También puede fortalecer los muslos apretando y soltando los músculos estando sentada.

Problema: *Le toca el turno nocturno.*

Solución: *Ninguna regla afirma que no pueda hacer ejercicio en un horario poco común, señala la Dra. Young. Siempre y cuando duerma lo suficiente y cuente con un lugar seguro para hacer ejercicio —en máquinas en su casa, por ejemplo—, no hay motivo por el que no pueda hacer ejercicio a la 1:00 A.M. después de haber salido de trabajar a medianoche.*

Problema: *Tiene dificultades para seguir motivada cuando hace ejercicio sola.*

Solución: *Convierta su hora de ejercicio en una oportunidad para reuniones sociales.*

■ Si una amiga la invita a ver una película o a ir a cenar, sugiera que en cambio hagan una excursión juntas.

■ Dígales a sus compañeras de trabajo que piensa caminar a la hora del almuerzo e invítelas a acompañarla si le gustaría hacerlo con alguien.

■ Consígase a una compañera de ejercicio. Hacer ejercicio sola puede ser un descanso grato, pero a veces el comprometerse a hacerlo con otra persona aumenta la probabilidad de que realmente lo lleve a cabo, según afirma la Dra. Young. Es-coja a alguien que tenga a la mano, como una vecina de su misma cuadra, cuyos intereses en cuanto a ejercicio y habilidades se parezcan a los suyos. Queden de acuerdo desde el principio en que ambas adoptarán una actitud positiva y se apoyarán mutuamente en lugar de criticarse, agrega la experta.

■ Cultive a un compañero en línea. Si cuenta con acceso a Internet a través de una computadora, envíe mensajes electrónicos acerca de sus sesiones de ejercicio a compañeros de ejercicio en línea.

Problema: *No puede pagar mucho equipo caro, membresías de gimnasios ni ropa sofisticada para hacer ejercicio.*

Solución: *Mantenga las cosas sencillas.*

■ Adopte un ejercicio sencillo como caminar, trotar o usar videos de ejercicios, sugiere Neporent.

■ Amortice las cuotas de su gimnasio. El costo por visita disminuye cada vez que vaya, así que entre más ejercicio haga, más barato le saldrá. Supongamos que la cuota anual es de $500, lo cual es bastante caro si sólo va una vez. Asista dos veces y le habrá costado $250 por visita; cuatro veces y el precio será de $125, y así sucesivamente. Por lo tanto, si va tres veces por semana durante un año, le saldrá en $3.20 por visita.

■ Inscríbase en un gimnasio donde pueda pagar por mes o por sesión. Y sólo vaya cuando tenga que hacerlo, como cuando hace demasiado frío para hacer ejercicio al aire libre.

■ Pida ropa para hacer ejercicio en lugar de otros regalos en su cumpleaños, Navidad, Januká u otras ocasiones especiales. Lo mismo cabe decir respecto a equipos para hacer ejercicio como los accesorios para aeróbicos acuáticos, los videos de aeróbicos, los asientos de gel para la bicicleta y así sucesivamente.

Problema: *Le gustaría ir al gimnasio, pero es mucha molestia desplazarse hasta allá, sobre todo cuando hace mal tiempo, así que muchas veces termina saltándose su sesión de ejercicio.*

Solución: *Haga ejercicio en casa.*

- Una estera mecánica con motor, bicicleta estacionaria o video de ejercicio funciona perfectamente como actividad aeróbica, afirma Hoffman. Y puede hacer sus ejercicios para adelgazar los abdominales, las caderas, los muslos y las asentaderas en casa sobre un tapete.

- A fin de recrear la atmósfera de un gimnasio y ayudarle a cuidar su técnica, agregue un espejo al lugar donde hace ejercicio, sugiere Neporent.

- Dígale a su familia que necesita un poco de tiempo para sí misma, indica Neporent. A menos que hagan ejercicio con usted, se trata de su tiempo, no del momento indicado para ayudarles a sus hijos a redactar la reseña de un libro.

Problema: *Su peinado y maquillaje se descomponen cuando hace ejercicio y tiene que regresar a trabajar después.*

Solución: *Ocuparse del sudor resolverá ambos problemas, de acuerdo con Paula Begoun, una maquillista profesional. Con el sudor el pelo crespo (chino) se ve más crespo y el pelo lacio, sin vida. También puede hacer que el maquillaje se corra y manche. Además, la sal del sudor queda atrapada debajo del maquillaje y le irrita la piel.*

- Recójase el pelo para apartarlo de su cuello sudoroso, indica Begoun. Así se mantendrá más fresca y habrá menos probabilidades de que se le humedezca el cabello, lo cual destruiría prácticamente cualquier peinado.

- Evite usar maquillaje cuando haga ejercicio, sugiere Begoun. Es posible que la combinación del maquillaje con el sudor le irrite la piel. Si no quiere quitarse y volver a aplicar el maquillaje para una rápida sesión de ejercicio a la hora del almuerzo, utilice un maquillaje "permanente" que no gotee ni se corra. Para evitar que se manche, séquese el sudor cuidadosamente dándose toquecitos con un paño suave al hacer ejercicio.

Problema: *Tiene la intención de hacer ejercicio, pero la mitad del tiempo se le olvida su ropa o tiene demasiada prisa para juntar su equipo antes de salir a trabajar.*

Solución: *Anticípese. Prepare su ropa de ejercicio desde el día anterior o guarde una muda en su escritorio en el trabajo, recomienda Hoffman.*

Problema: *Empieza con entusiasmo, pero simplemente parece imposible seguir motivada.*

Solución: *Tenga presente por qué lo hace.*

- Apunte sus razones. Anote tanto los beneficios del ejercicio y de ponerse en forma como el costo de no hacerlo, sugiere la Dra. Nash. Por ejemplo: "Beneficio del ejercicio: me veo mejor con mi ropa. Costo de no hacer ejercicio: me siento gorda, cansada y mal con respecto a mí misma". Exponga su lista en un lugar visible.

- Ensaye sus ejercicios mentalmente. Su cuerpo logra lo que su mente crea, afirma la Dra. Nash. Al despertar por la mañana y antes de levantarse, dedique unos cuantos instantes a imaginarse cómo hace ejercicio. Rodéese de pósters que la inspiren así como de imágenes de mujeres realizando varios tipos de ejercicio.

- Otórguese una estrella dorada. En un calendario que muestre un mes a la vez, pegue una estrella dorada autoadherente por cada día que haga ejercicio. O utilice pegatinas diferentes para designar actividades distintas, como caritas felices para sus recorridos en bicicleta y estrellas para sus caminatas rápidas.

- Repase sus avances. Se sentirá más motivada si compara sus avances con sus metas iniciales más o menos cada 2 meses, indica Neporent.

- Entrénese para una meta ambiciosa. Una vez que se haya adaptado a la rutina de hacer ejercicio con regularidad, incremente su motivación trabajando para un evento especial, recomienda Hoffman. Por ejemplo, si camina o corre, inscríbase en una carrera local de 5 o de 10 kilómetros.

Problema: *Algunos días resulta fácil hacer ejercicio, pero a veces se requiere muchísimo esfuerzo.*

Solución: *Tenga presente que esos días difíciles llegarán y enfréntelos. Les pasa incluso a las personas más entusiastas del ejercicio, afirma Hoffman. Un día usted corre alrededor de la cuadra sin esfuerzo ni preocupación alguna, y al siguiente tiene que contar cada minuto y anda con la sensación de estar cargando un bulto de cemento en la espalda. Espere los días mentalmente duros y simplemente haga lo posible para acabar, consciente de que mañana será otro día. No obstante, si lo que* la detiene es una molestia física (en lugar de mental), *tome las cosas con calma*, agrega la experta.

Problema: *Reacciona con frustración a cualquier revés y se rinde.*

Solución: *Debe saber que las recaídas son normales. Quizá sus viejos hábitos reaparecieron o su vida se volvió tan frenética que no hizo ejercicio durante 1 ó 2 semanas. Simplemente vuelva a su programa lo más pronto posible y no pierda tiempo regañándose por ello*, indica Hoffman.

Problema: *Lleva meses haciendo ejercicio, pero ha empezado a aburrirse y ya no la emocionan las actividades que antes disfrutaba.*

Solución: *Se trata de indicios de que su régimen de ejercicio se está anquilosando, según los expertos. A fin de renovar su interés en los ejercicios, tome en cuenta las siguientes sugerencias:*

- Cambie de aires. Si normalmente hace ejercicio bajo techo, sumando millas en una estera mecánica o una bicicleta estacionaria, cámbiese al aire libre para probar un ambiente nuevo y refrescante, sugiere la Dra. Young. O bien deje de correr alrededor de la cuadra y haga ejercicio bajo techo.

- Intente una actividad totalmente nueva. Si siempre ha realizado ejercicios solitarios, inscríbase en un deporte de equipo, como vóleibol, o en uno de parejas, como tenis. O bien métase a una clase de entrenamiento para correr un maratón.

- Vea la televisión o escuche música con audífonos mientras camina en una estera mecánica o levanta pesas. Compre un atril de plástico que se encaje en la consola de la bicicleta estacionaria o máquina trepadora (escaladora) que tiene en casa, a fin de sostener algún material de lectura —como unas revistas de ejercicio que la motiven— y una botella de agua, sugiere Neporent. No obstante, por razones de seguridad no use audífonos tipo *walkman* al salir a la calle. No podrá escuchar los ruidos del tránsito ni poner atención a su entorno.

- Ocasionalmente aproveche sus sesiones de ejercicio al máximo. Si siempre hace 25 contracciones abdominales, por ejemplo, póngase a hacer todas las que pueda sin sufrir calambres musculares, dice la Dra. Young. Si corre, vaya a una pista local y corra 1 milla (1.6 km) lo más rápido que pueda, tomando su tiempo con un cronómetro.

- Pruebe nuevos juguetes para hacer ejercicio. Los monitores del ritmo cardíaco, los tubos y las ligas de ejercicio, las pelotas para ejercicio y el equipo para ejercicios acuáticos harán que sus sesiones sean más divertidas y exigentes. Averigüe qué aparatos nuevos están disponibles para su actividad favorita o intente algo totalmente nuevo con ellos.

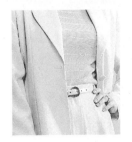

Adelgace al instante. . .
¡con estilo!

No tiene que esperar a tener un cuerpo a su medida para encontrar el vestido indicado para una noche de juerga, los pantalones de mezclilla (mahones, *jeans*) perfectos para ocasiones informales o bien un fabuloso conjunto para la oficina. Puede encontrar ropa que favorezca su figura *ahora*, ya sea que apenas acabe de empezar su programa de ejercicio o que lleve tiempo haciendo ejercicio diligentemente y aún le falte perder unas cuantas pulgadas (o centímetros). Con el estilo, el color y los detalles indicados, ni siquiera se fijará en sus puntos problemáticos, ni tampoco lo hará nadie más.

Sugerencias para adelgazar de los expertos en modas

Puede estar tranquila: No tendrá que comprarse todo un clóset de ropa nueva para adelgazar al instante la panza, asentaderas y muslos (a menos que así lo desee). Empiece con unas cuantas prendas clave: innovadora ropa interior moldeadora (una versión moderna de la faja) así como un saco que la pueda acompañar a todas partes, unos pantalones de mezclilla atractivos y una falda o unos pantalones que favorezcan su figura. Luego combine estas piezas con prendas que ya tenga a fin de crear conjuntos "nuevos" que la harán verse muy bien. Sin embargo, primero tome en cuenta algunas indicaciones generales de las expertas de la industria.

Vístase en capas, por ahora. Una vez que haya terminado de adelgazar y esté en forma, quizá pueda usar vestidos y conjuntos que se amolden a su figura. Hasta entonces es mejor hacer trampa con un saco o una blusa suelta que facilite la transición de arriba abajo en su silueta, según indica Liria Mersini, dueña de la línea de ropa Cello en Santa Mónica, California.

Vestirse con capas actualmente va más allá de las blusas sueltas sin gracia de antaño. Las capas modernas siguen siendo sencillas, pero también más sofisticadas. Un saco tipo guardapolvo de lana ligera que hace juego con un vestido entallado, por ejemplo, es excelente para todas las figuras porque oculta sus puntos problemáticos a la vez que crea la ilusión de delgadez. También puede probar un chaleco corto encima de una blusa de algodón que le llegue a los muslos (una combinación informal fabulosa para cualquiera que tenga muy gruesa la parte superior de los muslos o la cintura).

No suponga que más es mejor. A veces cubrir el cuerpo con mucha tela de la cintura para abajo llama la atención sobre un punto problemático en lugar de ocultarlo, afirma Nancy Nix-Rice, una asesora de imagen de St. Louis, Misuri. El estilo correcto usará la cantidad justa de tela: ni mucha ni muy poca para su tipo de figura.

Sea audaz. Una blusa o un saco interesante puede desviar la atención de la panza, las asentaderas y los muslos, señala Nix-Rice. Utilice blusas adornadas con colores vivos, cuentas o telas texturizadas.

Aproveche el negro en beneficio suyo. Cualquiera a quien su peso le haya dado pena alguna vez ha confiado en el efecto adelgazador de usar colores oscuros, sobre todo el negro. No obstante, el negro por sí solo llega a ser aburrido y deprimente. Lo mismo sucede con el azul marino y el marrón, que en algunas temporadas sustituyen al negro. Por lo tanto, Nix-Rice extiende este concepto. Sugiere ponerse un color liso oscuro o apagado abajo y acompañarlo con una blusa estampada o de color claro. Esta táctica hará que su cuerpo se vea mejor proporcionado y al mismo tiempo le dará un poco de vida a su guardarropa, afirma.

Escoja una tela que trabaje a su favor, no en su contra. Ciertos materiales producen una silueta delgada y se estiran cuando usted se sienta. La sensual tela de punto goza de mucha popularidad por su buena recuperación y vuelo, según indica Peggy Lutz, la diseñadora y dueña de Peggy Lutz Plus en Sebastopol, California. Otras telas son adecuadas cuando se cortan al bies (de forma diagonal con respecto a la trama o el tejido de punto de líneas verticales y horizontales). La tela se corta "con el hilo" y al unirse las piezas la prenda terminada cuelga perfectamente tanto de arriba abajo como atravesando el cuerpo. La ropa cortada al bies (*bias-cut*) es más cara, pero también más elástica y cuelga mejor. El efecto es espléndido. La prenda se amolda a los contornos de su cuerpo sin pegarse ni estirarse.

Fíjese en la comodidad. Trate de moverse con la ropa. Siéntese y camine. Entre más cómoda se sienta, menos llamará la atención sobre sus áreas problemáticas al preocuparse por ellas y hacerles pequeños ajustes.

Busque detalles con líneas verticales. Incluso una costura discreta en un saco o unos pliegues en un pantalón pueden influir favorablemente, de acuerdo con Katie Arons de Hollywood, California, una conocida modelo de tallas extragrandes.

Prefiera la ropa tipo sastre. Si tiene sobrepeso, no caiga en la trampa de pensar que debe usar ropa holgada y suelta. No es así. La ropa tipo sastre —los trajes entallados y semientallados y los vestidos, las faldas y los pantalones clásicos— favorece más (y es más apropiada para la oficina). En muchos casos, los reglamentos de las empresas exigen ropa tipo sastre, la mayoría de las veces un traje. Las profesionales también necesitan trajes para trabajar. No obstante, para verse lo mejor posible una mujer con sobrepeso debe elegir su ropa tipo sastre con cuidado.

Use lo que le quede. Si bien es posible que le cueste trabajo admitir que ya no le cabe la talla más pequeña que antes usaba, es importante ser sincera consigo misma y realista. Usar una prenda que se baje en la parte de atrás cuando usted se sienta, que se arrugue a lo largo de las costuras laterales o que se ahueque debajo de las asentaderas sólo llamará la atención sobre sus puntos problemáticos.

Piense en ropa en tallas extragrandes. Los diseñadores y los fabricantes que ofrecen ropa extragrande (la cual empieza desde la talla 14) se especializan en crear prendas y conjuntos diseñados para adelgazar al instante la panza, asentaderas y muslos.

Pantalones de mezclilla que le quedan *y* tienen estilo

Las mujeres de todas las edades usan pantalones de mezclilla. Y se ofrece una gama de estilos tan amplia que usted podrá conseguir pantalones cómodos y favorecedores sin renunciar al estilo, aunque no pueda ponerse los cortes esbeltos y estrechos que se venden para adolescentes.

A fin de determinar cuál es el mejor pantalón de mezclilla para su figura, repase las siguientes sugerencias con respecto a los estilos que adelgazan al instante la panza, asentaderas o muslos presentadas por las expertas Norma Willis, gerente de patrones para las marcas *Lee* y *Riders* en Merriam, Kansas, y Sarah Schwennsen, gerente de diseño de pantalones y faldas de mujer para Levi Strauss and Company en San Francisco, California.

Corte semi-amplio (*relaxed fit*)

Usted quiere: Pantalones de mezclilla que le oculten los muslos o le den espacio a unas asentaderas generosas. Si el problema son sus muslos, necesita una silueta que desvíe los ojos de estos. Si tiene unas asentaderas grandes, necesita un corte que le proporcione suficiente espacio para que los

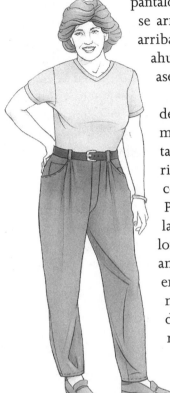

pantalones sean cómodos, no se arruguen en la parte de arriba de los muslos ni se ahuequen debajo de las asentaderas.

Busque: Pantalones de mezclilla que tengan más tela en las asentaderas y la parte superior de las piernas, así como un frente plano. Puede usar pliegues en la cintura que se prolonguen por piernas más amplias, pero no quiere envolver los muslos con muchas yardas o metros de tela. Schwennsen recomienda el pantalón 519 corte campana *flare* con ajuste a la cadera de *Levi's* (*Levi's 519 Low-Cut Relaxed Flare*) para obtener un ajuste relajado en las caderas y los muslos y una apertura amplia para bota, o bien el *555 Guy's Fit*, que tiene ajuste a la cadera y piernas rectas. (Ambos pantalones también resuelven varias preocupaciones más de ajuste y apariencia).

Piernas con apertura amplia para bota (*boot-cut legs*)

Usted quiere: Pantalones de mezclilla que no hagan énfasis en sus asentaderas o muslos.

Busque: Piernas que se extiendan rectas hasta la rodilla y luego se abran un poco hacia el tobillo. Este corte que ahora se llama para bota no es el mismo estilo dramático de campana que las mujeres usaban en los años 60. Su forma desvía la atención de la cintura y la dirige hacia los tobillos.

Si no se siente cómoda con la apertura para bota, opte por piernas rectas de la cadera al tobillo. Evite una pierna estrecha, ya que el corte angosto en los tobillos y las pantorrillas sólo llamará la atención sobre los muslos, caderas y cintura.

Ajuste a la cadera (*low-rise waist*)

Usted quiere: Pantalones de mezclilla que le den una apariencia plana a su estómago.

Busque: Pantalones de mezclilla con ajuste a la cadera, que queden a la altura del ombligo o un poco debajo de este. Una cintura alta cubre toda la panza y se aloja en la cintura, haciendo énfasis en la barriga.

En cuanto a unas asentaderas voluminosas, los expertos no están de acuerdo en cuanto a qué es lo mejor: unos pantalones de mezclilla con ajuste a la cadera alrededor de todo el cuerpo o sólo adelante. De acuerdo con Schwennsen, es mejor el ajuste a la cadera alrededor del cuerpo, ya que queda menos tela en las asentaderas, por lo que parecen sobresalir menos. Willis, por su parte, prefiere el ajuste a la cadera adelante y una cintura completa atrás, para que la espalda no quede expuesta cuando se siente. Es menos probable que los pantalones de mezclilla que cuentan con más tela en la entrepierna o con un frente relajado de cintura alta se bajen cuando usted se sienta. Mídase ambos estilos y decida cuál le funciona a usted.

Bolsa completa (*full-span pocket*)

Usted quiere: Un apoyo para contener el bulto de su estómago y un estilo elegante que sea cómodo.

Busque: Pantalones de mezclilla provistos de una bolsa completa, que discretamente mantiene la panza en su lugar. Hecha de dos pedazos de tela que se extienden desde las costuras laterales hasta el centro de adelante, esta bolsa le proporciona una "faja" firme de tela que controla la barriga.

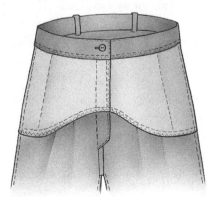

Detalles en las bolsas

Usted quiere: Adelgazar al instante sus asentaderas.

Busque: Un buen ajuste además de bolsas de parche que no sean demasiado grandes ni demasiado pequeñas ni estén colocadas muy abajo.

Las bolsas exteriores también adelgazan las asentaderas muchísimo porque interrumpen su superficie, siempre y cuando sean bien proporcionadas y colocadas correctamente. Evite las bolsas de parche pequeñas y tenga presente que si están muy bajas, parecerá que sus asentaderas se han caído.

Seleccione sus *shorts*

El simple hecho de que sus caderas, muslos o asentaderas requieran trabajo no significa que tenga que renunciar a los *shorts*. Es posible que su primer impulso sea elegir una prenda que cubra la mayor superficie posible, como unos *shorts* sueltos de tela de *pants* o de "pierna de elefante". Resístase. Si su cuerpo tiene forma de manzana —con una barriga salida pero caderas esbeltas— se verá muy bien de *shorts*, según afirma Rita Farro en su libro *Life Is Not a Dress Size* (La vida no es una talla de vestir). Lo mismo sucede si tiene forma de pera, con caderas y muslos gruesos que se estrechan hacia rodillas, pantorrillas y tobillos esbeltos. No obstante, cualquiera que sea su figura encontrará *shorts* que le brinden comodidad, ajuste y estilo.

Escoja las mejores características de los estilos disponibles —cortos, tipo *boxer* o *cargo*— y apéguese a ellos. Básese en la siguiente guía preparada por Gail Grigg Hazen de Saratoga, California, autora de *Fantastic Fit for Every Body* (Un ajuste fantástico para cualquier cuerpo), que ha vestido a muchas mujeres con figuras iguales a la suya.

Cintura elástica

Usted quiere: Un ajuste relajado y cómodo cuando se mueva y se sienta.

Busque: Una cinturilla provista de añadidos elásticos en los costados o atrás.

Si usted lleva una buena cantidad de peso en la panza, asentaderas o muslos, necesita unos *shorts* lo bastante amplios para dar cabida a sus curvas cuando se siente o se doble. Sin duda ya descubrió que las cinturillas armadas tienden a mantenerse inmóviles cuando usted se mueve. Las elásticas dan mucho de sí, pero producen pliegues poco favorecedores en la cintura y las caderas. La solución son unos añadidos elásticos laterales en la cinturilla o bien una cinturilla elástica en la espalda.

En vista de que las mujeres cuyo peso se concentra de la cintura para abajo muchas veces tienden a tener poca cintura, Grigg Hazen también recomienda una cinturilla estrecha. Una cinturilla ancha acortaría aún más la distancia entre el diafragma y la cintura.

Piernas gruesas

Usted quiere: Restarle importancia a la apariencia de su panza.

Busque: *Shorts* con piernas sueltas de arriba.

Si usted lleva su exceso de peso en la cintura y el abdomen pero tiene unas asentaderas y caderas esbeltas, resulta tentador presumir estos atributos escogiendo unos *shorts* que se amolden a sus piernas. Esta estrategia resultaría contraproducente, ya que el mismo estilo que se amolda a esas bonitas piernas también se pega a la barriga, creando una protuberancia en la cintura. Su mejor opción son unos *shorts* sueltos de las caderas y las piernas. También puede ayudarse a meter la panza temporalmente con unas bolsas completas (que muchas veces aparecen en los pantalones de mezclilla para corregir este problema de la figura).

Shorts más largos

Usted quiere: Llamar la atención sobre su cintura esbelta y desviarla de unas asentaderas anchas y muslos gruesos.

Busque: *Shorts* de pierna un poco más amplia, con un dobladillo ancho que caiga a la mitad del muslo (vea la página 359).

Las piernas no necesitan contar con una campana dramática, pero deben cubrir las partes más gruesas y favorecer la cintura.

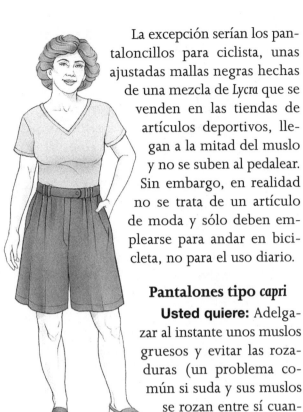

La excepción serían los pantaloncillos para ciclista, unas ajustadas mallas negras hechas de una mezcla de *Lycra* que se venden en las tiendas de artículos deportivos, llegan a la mitad del muslo y no se suben al pedalear. Sin embargo, en realidad no se trata de un artículo de moda y sólo deben emplearse para andar en bicicleta, no para el uso diario.

Pantalones tipo *capri*

Usted quiere: Adelgazar al instante unos muslos gruesos y evitar las rozaduras (un problema común si suda y sus muslos se rozan entre sí cuando camina).

Busque: Un estilo para el calor que le llegue debajo de la rodilla, hecho de telas sueltas que aparten el sudor de la piel, como ramina o seda.

Ropa diaria que favorece

Desde que la ropa de trabajo se volvió informal, se ha borrado la distinción entre la ropa para la oficina y la diaria. Según su profesión, un pantalón caqui y un conjunto de chaqueta y suéter de punto bastará para el viernes informal. O bien puede ponerse un chaleco elegante con una blusa y falda y guardar el saco para los días que tenga que asistir a una reunión (junta).

Si lleva la mayor parte de su peso en la panza, las asentaderas o los muslos, combinar prendas separadas es su mejor opción. Puede ajustar cada pieza a una parte específica del cuerpo. Vestirse en capas es particularmente útil, indica Arons. Póngase una blusa, camisa o saco largo y suelto encima de un vestido o blusa entallada, con pantalones o una falda. Use algodón o rayón en el ve-

rano, gamuza o franela en el otoño y lana en el invierno.

A fin de adelgazar al instante la panza, los muslos o las asentaderas, fíjese en las siguientes características.

Una falda estrecha

Usted quiere: Una falda que dé espacio a unas asentaderas protuberantes o muslos gruesos cuando la usa con un saco recto tipo sastre.

Busque: Una falda de corte generoso en las piernas provista de una cinturilla armada, frente entallado, pliegues delanteros planos, dobladillo estrecho y apertura posterior.

Si la falda cae recta de las caderas al dobladillo, fácilmente le dará una apariencia cuadrada a su figura, según afirma Nix-Rice. A fin de que funcione bien, una falda recta debe descansar sobre el cuerpo, no pegarse demasiado a este. La experta sugiere una falda que se estreche un poco al descender de la cadera hacia el dobladillo. Las líneas convergentes estrecharán y alargarán su figura. Así se verá más esbelta sin renunciar a la comodidad.

A fin de arreglar una prenda que compró, empiece a estrecharla justo debajo del punto más grueso de los muslos.

Para obtener una apariencia elegante y un ajuste cómodo en ropa de confección, sin contratar a una costurera profesional, busque una cinturilla elástica en la parte posterior o a los lados. Y opte por una apertura posterior.

"Una falda con apertura se ve maravillosa en una mujer con unas asentaderas redondas", indica Lutz.

Un dobladillo esculpido

Usted quiere: Una falda que compense unas asentaderas amplias.

Busque: Una falda más larga de atrás o subida en el frente. Si usa pantalones y sus asentaderas requieren más tela, se la piden "prestada" al frente. No obstante, si se pone un vestido o una falda, las asentaderas simplemente suben la prenda en la parte de atrás, lo cual resulta en un dobladillo disparejo. La solución es un dobladillo asimétrico e intencionalmente disparejo. Quizá tenga que visitar una tienda especializada en tallas extragrandes, pero la búsqueda vale la pena. Pida un dobladillo más corto al frente, también conocido como dobladillo irregular.

Si no encuentra una falda con el dobladillo delantero levantado, compre faldas que le lleguen a la mitad de la pantorrilla o más abajo. Si su falda le llega al tobillo y se sube en la parte posterior, nadie se dará cuenta.

Una blusa de línea A

Usted quiere: Taparse la panza, sobre todo si lleva pantalones o una falda que contrasta con su blusa o tiene la cinturilla alta.

Busque: Una blusa de línea A que pueda ponerse encima de una falda estrecha o pantalones de pierna recta.

Pruebe lo que la diseñadora Lutz llama una blusa tipo trapecio hecha de una tela elástica o que caiga suavemente y se use larga, de modo que si se para con los brazos a sus costados la prenda termina en algún sitio entre las puntas de los dedos y las rodillas. Puede obtener un efecto semejante con menos tela si usa una casaca recta con aperturas en las costuras laterales, lo cual resulta en una línea A cuando camina. Las aperturas laterales también agregan más líneas verticales al conjunto.

Pantalones de frente plano

Usted quiere: Unos pantalones que adelgacen al instante la panza, las caderas y los muslos.

Busque: Características y detalles de construcción que reduzcan las protuberancias al mínimo con la menor cantidad de tela posible.

La mayoría de las indicaciones para comprar pantalones de mezclilla (vea la página 356) también son válidas para los pantalones de vestir. Además, es más fácil encontrar unos pantalones de vestir que metan la panza, principalmente porque el forro se corta un poco más estrecho que los pantalones, por lo que funciona como un apoyo interno.

Las prendas de calidad con frecuencia incluyen bolsas extendidas que empiezan desde la costura lateral y terminan en la costura delantera central o la apertura delantera. Si le gusta llevar pantalones con pliegues, busque un forro de buena calidad o las bolsas extendidas, lo que evitará que la panza abra los pliegues.

A fin de adelgazar al instante tanto la panza como las asentaderas, evite las braguetas. Para obtener una línea más fluida, busque un cierre (cremallera) posterior o botones escondidos en una bolsa en la costura lateral. Por razones semejantes, evite los pantalones provistos de un cierre lateral en la cadera, según advierte Nix-Rice. Si tiene sobrepeso, invariablemente se torcerá y sobresaldrá.

Falda tipo *sarong*

Usted quiere: Una falda que desvíe la atención de sus caderas, muslos y panza.

Busque: Faldas provistas de una pieza de tela adicional que cubre la parte delantera del cuerpo y se amarra de un lado. Este estilo se llama *sarong* y se está volviendo cada vez más popular tanto para uso informal como en la oficina, sobre todo cuando se acompaña con un saco que llegue hasta la punta de los dedos y haga juego con la falda. La segunda capa de tela funciona porque engaña al ojo y crea la ilusión de que el volumen adicional proviene de la falda, no de su barriga. Y la línea diagonal descendente contribuye al efecto adelgazador. (Asegúrese de que la tela que le cubre la panza no esté llena de arrugas ni completamente estirada. El *sarong* tiene que caer suavemente sobre el abdomen para que la segunda capa no llame la atención sobre sus puntos problemáticos).

Fíjese en la forma del dobladillo y asegúrese de que la falda se estreche entre la rodilla y el dobladillo, en lugar de abrirse.

Ropa para la oficina que favorece su figura

Aparte de los viernes informales, el uniforme extraoficial de muchas mujeres trabajadoras siguen siendo pantalones, faldas y sacos tipo sastre. Los expertos están de acuerdo en que su ropa para la oficina debe quedarle perfecta para darle un aspecto eficaz y profesional. Si su único punto problemático es la panza, le resultará más fácil. No obstante, si su cuerpo tiene forma de pera o de guitarra, es difícil encontrar trajes de confección que ajusten bien.

La mujer que posee unas asentaderas y muslos gruesos necesita ropa con diseños especiales. Las prendas deben verse muy bien cuando se ponga de pie, pero ser cortadas con la forma y el espacio indicados para que se extiendan cuando usted se siente. A menos que el diseñador haya comenzado con una modelo dueña de la clásica figura de pera o guitarra, la prenda no le quedará. Y no le servirá de nada comprar una talla más grande.

Si usted tiene forma de pera y debe llevar un traje a trabajar, tome en cuenta contratar a una costurera o un sastre. Un experto puede cortar las prendas de manera que las variaciones en su figura se noten lo menos posible. Si esta opción está fuera de su alcance, siga las indicaciones para pantalones de frente plano y faldas estrechas que dimos arriba. Luego tenga presentes los siguientes consejos para comprar un saco.

Un saco corto

Usted quiere: Un estilo que desvíe la atención de su cuerpo de la cintura para abajo.

Busque: Sacos a la cintura. Si bien un saco corto lo revela todo si su figura es triangular, hará que el ojo de quien la observa suba a su rostro, que es justo donde lo quiere, indica Nix-Rice. Para incrementar este efecto, elija un saco hecho de una tela con textura o uno que cuente con adornos interesantes, como bordados decorativos en el cuello o ribetes, por ejemplo.

Las mujeres que desean definir sus cinturas deben probar un saco aún más corto, conocido como bolero o torera, recomienda Lutz. La forma del bolero incluye costuras ligeramente alargadas en los hombros que equilibran el torso de una figura triangular. Lutz sugiere combinar el bolero con una blusa de tirantes y una falda de seis piezas a las pantorrillas. A fin de unir el conjunto visualmente, agregue un cinturón (correa) de 3 pulgadas (8 cm) de ancho.

Si no se siente a gusto llamando la atención sobre la cintura, piense en usar prendas separadas que sean del mismo color o estampado.

Saco estilo *kimono*

Usted quiere: Un saco relajado que complemente varios estilos de vestido y falda, a la vez que adelgace al instante su panza, asentaderas y muslos.

Busque: Un saco que no sea entallado de una tela suave, que cuelgue recto o pueda amarrarse al frente con un cinturón de tela, mangas de tres cuartos y un dobladillo que le llegue a las puntas de los dedos cuando extienda los brazos hacia abajo.

Un dobladillo de este largo es excelente para adelgazar visualmente, sobre todo si ambas costuras están abiertas desde el dobladillo hasta la cintura. Combine el saco estilo *kimono* con un vestido tipo camiseta (playera), el cual se ensancha en las caderas y tiene una apertura en una costura lateral, sugiere la diseñadora Lutz. Si no posee un vestido de este tipo, pruebe cualquier vestido de silueta y escote sencillos.

Un saco con vuelo

Usted quiere: Un saco que desvíe la atención de su panza o que oculte sus asentaderas (o ambas cosas).

Busque: Un saco suave cortado con forma de línea A que apenas roce las asentaderas y muslos. Este estilo con vuelo agrega caché al instante a cualquier vestido o blusa con falda o pantalón. Evite las telas voluminosas, que agregarán una o dos tallas a su forma. Un sensual tejido de punto o gabardina ligera tienen el efecto contrario.

Escoja un dobladillo que quede cerca de la rodilla, donde la pierna se estrecha más. En un ambiente de oficina creativo puede ponerse un saco tipo guardapolvo, que es un saco con vuelo cuyo dobladillo llega al tobillo.

Sin importar el largo que escoja, no se preocupe por cómo cerrarlo. Un saco con vuelo de preferencia se lleva abierto, de manera que usted cuenta con dos largas líneas verticales en la apertura central delantera, lo cual es muy deseable. Póngase prendas entalladas debajo.

Ropa interior moldeadora

Si va a agregar un solo artículo a su guardarropa durante todo el año, que sea una prenda íntima moldeadora: una combinación de sostén (brasier, ajustador) y pantaletas (calzones, blúmers) y otras prendas íntimas de una sola pieza que metan sus protuberancias cómodamente.

Un número cada vez mayor de mujeres están reemplazando su ropa interior con estas prendas maravilla. Nada elimina tantas libras y endurece tantas partes del cuerpo en cosa de segundos. De hecho, la compañía de ropa interior Bali ha bautizado una de sus líneas como *Inches Slimmer* o "pulgadas más delgada", y afirma que las pantaletas "eliminan pulgadas al instante". La modelo de tallas extragrandes Katie Arons afirma que este tipo de ropa interior le permite lucir lo mejor posible en sus sesiones fotográficas.

"Me permite usar ropa que de otra forma no podría modelar —afirma Arons—. Puedo ponerme una faja y luego enfundarme algo entallado en las caderas". ¿Y cuál es su prenda moldeadora favorita? Pantimedias (medias nilón). Las *Ultimate Smoothers* de *Givenchy* son cómodas, resistentes y tan eficaces como una faja, de acuerdo con Arons. "Puedo llevarlas todos los días".

Las mallas, que con frecuencia se utilizan para dar un aspecto más informal, son una excelente oportunidad para aprovechar los colores. Combine sus zapatos y medias con su ropa para lograr un color continuo desde la cintura hasta el piso, sugiere Nix-Rice.

Uno para todos

Usted quiere: Sostener la panza, sostener y endurecer las asentaderas y piezas que alisen el torso.

Busque: Una combinación (fondo, sayuela) a la cadera, una combinación de cuerpo entero, pantaletas largas o recortadas de la pierna.

Independientemente del estilo o del fabricante, estos artículos realmente le sostienen la panza, las asentaderas y los muslos. A diferencia de las fajas de antaño, la nueva ropa interior moldeadora es cómoda. Puede escoger entre control ligero, mediano o firme. Aunque le haga falta el control firme, la tela sigue siendo suave y flexible y los dobladillos muchas veces se quedan en su lugar sin una cinta elástica gruesa y dura que corte la circulación. Busque las prendas con control completo armadas con piezas separadas de tela en los muslos y la panza a fin de alisar y aplanar estas áreas.

Si bien la ropa interior moldeadora mantiene todos esos tejidos temblorosos en su sitio, no todas las prendas les brindan apoyo adicional a las asentaderas. Las pantaletas *Sleek Shaper Longleg* de *Playtex* cumplen con todos los requisitos.

Sin importar qué elija, fíjese en su comodidad y calidad. Al probarse estas prendas muévase realmente: siéntese, dóblese y camine varias veces por el pasillo del probador. Esto es importante, porque los dobladillos tienden a subir si la prenda no cuenta con sujetadores (partes elásticas que la mantengan en su lugar) o si son de mala calidad. Los sujetadores no deben cambiar de lugar. De otra forma, podría terminar jalando el dobladillo a escondidas —ya que ahora lo tiene enroscado en la cintura— a la mitad de una reunión de trabajo o de una salida por la noche con su amor. Evite los sujetadores que parecen pegamento opaco repartido en líneas serpenteantes en el dobladillo. No sostienen muy bien y conforme la prenda envejezca se desprenderán pedacitos parecidos a gusanos cuando camine.

Trajes de baño

Si usted está pensando en incluir sesiones de natación en su agenda para las vacaciones, querrá contar con un traje de baño a la altura de la ocasión. Y también querrá verse bien. Todavía es posible encontrar trajes de baño con faldas de volantes, si ese es su estilo. Sin embargo, los trajes con faldas no son la única manera de ocultar los defectos de su figura cuando entra al agua.

Cuando entre a un probador para medirse un nuevo traje, no se contemple con ojos demasiado críticos. Esto es *importantísimo*. Los demás serán mucho menos propensos a fijarse en sus puntos problemáticos si usted se acepta a sí misma y muestra una actitud confiada.

¿De una pieza o dos? Algunos expertos en modas afirman que un traje de una pieza es la única opción. Otros opinan que cualquiera de los dos puede verse muy bien, siempre y cuando escoja el estilo apropiado. Usted misma tiene que decidir qué le va mejor a su físico.

"Lo que me importa es ver a las mujeres en trajes que les encanten, con colores que las iluminen, divirtiéndose de lo lindo en el agua, ya sea solas o acompañadas —comenta Alice Ansfield, la editora de *Radiance: The Magazine for Large Women* (Radiance: la revista para mujeres corpulentas)—. Las mujeres de todos los tamaños pueden disfrutar las piscinas (albercas), los lagos y los océanos del mundo. . . y bien que deberían hacerlo".

Ansfield lo ha de saber: Todos los años, *Radiance* publica fotografías de sus lectoras vestidas con traje de baño, donde se muestran muchos estilos favorecedores para varias formas de cuerpo. Una mujer con una figura triangular o de forma de pera, por ejemplo, se ve bien con un traje que dirija el ojo del observador hacia arriba.

A fin de encontrar un traje de baño que colabore con su cuerpo y no trabaje en su contra,

---

Piense muy bien las hombreras

El *look* de apoyador de fútbol americano tan popular en los años 80 desapareció hace mucho, al menos por el momento. No obstante, las hombreras siguen presentes y siempre han ayudado a darles forma a los sacos entallados.

Si usted tiene caderas y muslos gruesos, las hombreras pueden ayudarle a equilibrar las proporciones más grandes de su cuerpo de la cintura para abajo, según indica Nancy Nix-Rice, una asesora de imagen de St. Louis, Misuri. Sin embargo, no exagere, o bien terminará viéndose más robusta en general. El consejo de la experta es el siguiente: si sus hombros tienen una línea suave e inclinada, puede usar hombreras más gruesas. Si ya tiene hombros cuadrados, use solamente hombreras delgadas u olvídese de ellas por completo.

tome en cuenta las siguientes indicaciones de los expertos.

Bustos dinámicos

Usted quiere: Desviar la atención de su panza, asentaderas y muslos.

Busque: Cualquier cosa con un diseño elegante o bonito arriba de la cintura.

Considere un volante, encaje o algún diseño interesante en la parte del busto, sugiere Ansfield. Un diseño o estampado diagonal sobre el frente del traje también funciona bien, al igual que tirantes anchos o un estilo *halter*.

Piernas recortadas

Usted quiere: Reducir el grosor de sus muslos.

Busque: Una pierna recortada ligeramente más arriba.

Este estilo "estira" la pierna de modo que unos muslos gruesos se vuelven menos obvios. No obstante, tenga presente que una pierna muy recortada significa que habrá menos tela para cubrir unas asentaderas voluminosas.

También tome en cuenta la forma de sus muslos. Si tiene un bulto donde la pierna se une al cuerpo, una pierna recortada no se verá muy atractiva. En este caso busque una pierna larga (el llamado corte bajo/*boy cut*), que cubre y alisa la forma de sus caderas. En cuanto a los trajes de dos piezas, escoja la parte de abajo con piernas completas. Dicho de otra manera, el corte de la pierna debe coincidir con la articulación en la que las piernas se unen a las caderas.

Falda tipo *sarong* para el traje de baño

Usted quiere: Cubrir y adelgazar su panza y muslos.

Busque: Una prenda que pueda amarrar sobre las caderas de su traje de una o dos piezas.

Le servirá casi cualquier tela ligera y lavable. Un pareo, que es muy parecido a un *sarong*, simplemente consiste en un gran rectángulo de tela con el que usted envuelve su cuerpo de manera creativa a fin de cubrir su traje de baño.

Puede comprar faldas de quita y pon que se quitan antes de entrar al agua. Si quiere mantener todo cubierto incluso cuando esté en el agua, busque una versión más corta del *sarong*, hecha de tela de malla o alguna otra tela para traje de baño. Varios fabricantes venden trajes de baño de dos piezas que se manejan por separado de modo que usted pueda combinarlas a su gusto.

Trajes de noche

Ya sea que su estilo sea sofisticado, recatado, sensual o informal pero elegante, podrá encontrar ropa de vestir con el corte adecuado para su figura. Si está tratando de tonificar la panza, las asentaderas o los muslos, no tiene necesidad de ocultarse debajo de volantes (a menos que así lo desee). Por ejemplo, para una foto publicitaria con la que promovió su libro *Sexy at Any Size* (Sensual con cualquier tamaño), Katie Arons, que viste una talla 18, se puso un conjunto de dos piezas sumamente sensual, rematado por un saco transparente a los tobillos. La blusa sin mangas era entallada y la falda de una ligera línea A le llegaba a los tobillos, con una atrevida apertura central al frente. De acuerdo con Arons, quien se ha puesto muchos tipos y estilos de ropa a lo largo de su carrera como modelo, la clave para usar prendas entalladas está en completar el conjunto con una blusa o saco suelto. Aunque sea transparente o lo use abierto, nadie se fijará en su panza, asentaderas o muslos.

Si usted prefiere llevar pantalones en lugar de vestidos o faldas, incluso de noche, siga los consejos básicos de las páginas 360 a 362 para comprar pantalones dinámicos de terciopelo y un saco de raso que haga juego.

Entallado y corto

Usted quiere: Líneas elegantes que desvíen la atención de sus caderas y muslos.

Busque: Un vestido esbelto rematado con un precioso saco corto.

En el caso ideal, el saco debe llegar justo arriba de la cintura o hasta la misma. El frente abierto para dibujar dos líneas verticales, los hombros ligeramente ensanchados y lo corto del saco le proporcionarán al instante una figura hermosa y bien torneada.

Este estilo es particularmente favorecedor si se acompaña con un vestido esbelto que se abra hacia un dobladillo de línea A. No obstante, la selección de la tela es importante. Escoja una tela de peso mediano que se mueva con gracia y tenga un poco de elasticidad. El crepé se arruga encima de las protuberancias del cuerpo cuando se utiliza en una prenda entallada o semientallada.

Cintura con corpiño

Usted quiere: Un aspecto entallado, pero también ocultar sus asentaderas y muslos.

Busque: Un vestido con corpiño cuyo dobladillo llegue al piso o a la parte inferior de la pantorrilla y con el que luzca la parte superior del torso a la vez que se oculte la inferior. Debe contar con un corpiño entallado que se abra de súbito para formar una falda dramática de mucho vuelo, a partir de una cintura caída colocada en el borde superior de las caderas. Esta silueta dirige el ojo hacia abajo, alejándolo de los puntos problemáticos que ya no se ven debajo de la falda fruncida.

Una mujer con asentaderas o caderas anchas puede usar este estilo muy bien. Pero no pierda la esperanza si los primeros vestidos que se mida no funcionan. No todas las mujeres con forma de pera llevan sus pulgadas adicionales en el mismo lugar, de modo que simplemente es cuestión de encontrar una prenda compatible con su cuerpo. La cantidad de vuelo en la falda y la posición de la cintura varían.

Vestido o saco de línea A

Usted quiere: Un conjunto favorecedor que adelgace al instante su panza.

Busque: Vestidos y faldas de línea A, o bien un vestido semientallado y un saco con vuelo que haga juego. El busto de este estilo de vestido o falda con vuelo llega a variar mucho y le puede cubrir todo o bien revelar bastante. Incluso cambia el ancho del dobladillo. Lo que todos tienen en común es la silueta que se ensancha al descender sobre la parte inferior de su cuerpo, creando la forma de una "A". En un vestido, la tela roza la cintura y se abre sobre las caderas.

Incluso un vestido tipo combinación, que por lo común se cree muy revelador, puede verse fabuloso. Escoja telas seductoras, pero tenga presente que si son de color claro y reflejan la luz, como el raso rosado, los demás le verán la panza.

El clásico estilo imperio

Usted quiere: Un estilo sofisticado que no la obligue a meter la panza durante toda la noche; un vestido clásico del que pueda estar segura que la favorece y adelgaza.

Busque: Una cintura estilo imperio, que está de moda y favorece cualquier tipo de cuerpo, según afirma Barbara Pflaumer de Alfred Angelo, un fabricante de ropa para bodas y de noche en Horsham, Pensilvania. El truco está en evitar una falda tiesa de mucho vuelo. El crepé, el raso y otras telas que caen de manera hermosa rozarán ligeramente su cuerpo de la cintura para abajo y lo ocultarán.

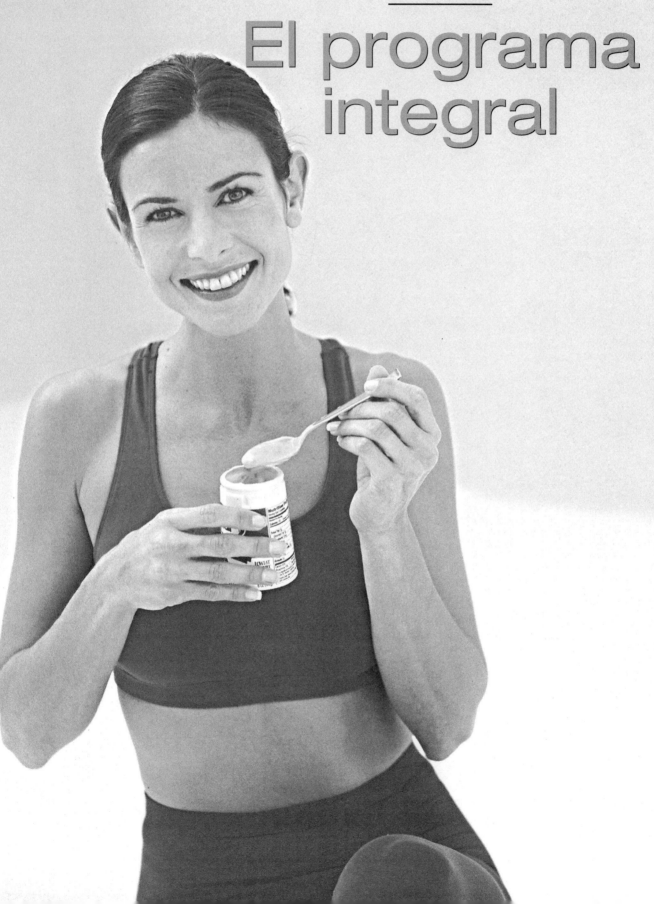

Sexta Parte

El programa integral

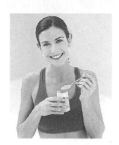

Un cuerpo a su medida en 28 días

Este libro ofrece todo lo que usted necesita para tener un cuerpo a su medida, desde consejos sobre lo que debe comer hasta recomendaciones acerca de cómo hacer ejercicio; incluso le enseña a aprovechar su vestuario para "adelgazar" sin bajar de peso. Sin embargo, puede que le sea difícil saber por dónde empezar. Por eso desarrollamos este programa. Quisimos integrar los consejos más importantes del libro y decirle paso a paso cómo puede tener el cuerpo que siempre ha anhelado. Aquí le vamos a decir qué debe comer y qué ejercicios le convienen hacer durante 28 días para lograr esta meta.

Empecemos primero por los alimentos. Kim Galeaz, R.D., una dietista de Indianápolis, Indiana, ha creado menús para 28 días que abarcan las tres comidas principales del día más meriendas (botanas, refrigerios, tentempiés). Estos sirven dos fines: le aportan nutrición adecuada mientras le ayudan a bajar de peso porque limitan las calorías y la grasa. Sin embargo, que conste que estas son *recomendaciones*, no una dieta que hay que seguir al pie de la letra. Si ve algo que no le gusta en el programa, no tiene la obligación de comerlo. En cambio, revise bien la segunda parte del libro y busque una comida del mismo grupo y sustitúyala. Ahora bien, debe asegurarse de que su sustitución sea del mismo grupo para no afectar al equilibrio alimenticio. Por ejemplo, no le conviene sustituir chocolate por pollo porque no le gusta una receta de pollo recomendada aquí. Lo que debe hacer en ese caso es revisar el capítulo sobre pollo en la página 107 y seleccionar

otra receta u otra forma de prepararlo —según las instrucciones que encontrará en ese capítulo— que le agrade el paladar.

Acuérdese también de que es importante preparar los alimentos según nuestras indicaciones, ya que no hacer eso le saboteará sus esfuerzos para adelgazar. Para seguir utilizando el ejemplo del pollo, supongamos que en uno de los días del plan ve un plato de pollo que no le gusta. Bien, puede remitirse a ese capítulo y seleccionar otra receta o preparar otro plato según le decimos. Pero lo que no debe hacer es preparar un plato de pollo como normalmente lo hace, dado que es muy probable que la receta que use emplee demasiada grasa o tenga muchas calorías, de manera que se irá completamente del plan y ganará peso en vez de perderlo. Parece mentira, ya sabemos, pero la verdad es que la cocina latina tiene mucha grasa y conduce al aumento de peso. Por lo tanto, déjese guiar por nosotras aun al sustituir ciertos platos y verá como esas libras de más se irán y la dejarán en paz.

El otro componente de este programa es el ejercicio, que hay que hacerlo 4 días a la semana. Para obtener los mejores resultados, recomendamos que haga 30 minutos de ejercicios aeróbicos junto con los que han sido específicamente diseñados para los abdominales, los muslos y las asentaderas. Igual que los menús, esta parte del programa no es un mandamiento. Bien puede ser que no haya forma de que pueda hacer ejercicio aeróbico por esa cantidad de tiempo. No importa. Empiece por 5 minutos y vaya aumentando la duración conforme mejore su forma física. Y sobre todo, debe escoger una actividad que disfrute. Repase bien la Cuarta Parte del libro y elija la que más le agrade. También fíjese en los programas recomendados para cada ejercicio aeróbico; estos le ayudarán a determinar durante cuánto tiempo debe hacerlo y cómo puede incrementar la duración gradualmente hasta llegar a los 30 minutos.

En cuanto a los ejercicios específicos para las "zonas problemáticas", le recomendamos repasar los ejercicios para los músculos abdominales, que empiezan en la pagina 163, más los que trabajan las asentaderas, caderas y muslos, que empiezan en la página 184. Así podrá familiarizarse con ellos antes de empezar con el programa. Además, observará que ofrecemos tres niveles distintos de intensidad: principiante, intermedio y avanzado. ¿Cómo saber en qué nivel está usted? Por lo general, las principiantes son las que nunca hacen ejercicio, las que están en el nivel intermedio hacen algún tipo de ejercicio básico, como caminar 3 ó 4 días a la semana, y las que están en el nivel avanzado hacen algún tipo de entrenamiento de resistencia más ejercicio aeróbico. Sea cual sea su nivel según este criterio, asegúrese de consultar al médico para que la revise *antes* de empezar este o cualquier otro programa de ejercicio.

Suponiendo que su médico le haya dado luz verde para ejercitarse, ¿está listo su paladar para probar los nuevos sabores que conducirán a la desaparición de sus kilos de más? ¿Le interesa saber cómo activarse a *su* manera? ¿Desea "domar" de una vez las zonas problemáticas de su cuerpo para tener la figura que siempre ha anhelado? Pues perfecto. Aquí tiene la tela, las tijeras, la cinta para medir y el hilo. Ahora le toca a usted el papel de costurera para crearse de una vez por todas un cuerpo a su medida.

Nota: El plan dietético que ofrecemos tiene un pequeño defecto, está un poco bajo en calcio. Por lo tanto, recomendamos que se tome un suplemento de calcio todos los días mientras sigue el plan.

Semana Nº 1 | # DÍA Nº 1

| **Menú moldeador** | **Ejercicios moldeadores** |

Menú moldeador

Desayuno

1 porción de Budín de Avena (véase la página 46)

1 taza de yogur de fresa

1 taza de jugo de naranja (china)

Merienda

1 plátano amarillo (guineo, banana)

½ taza de leche descremada (*fat-free milk*)

Almuerzo

1 porción de Asopao de pollo puertorriqueño (véase la página 137) acompañado de 2 cucharadas de queso parmesano rallado y 1 tortilla de maíz (elote, choclo) acompañada por una ensalada de 1½ taza de hojas frescas de espinaca, ¼ taza de rodajas de cebolla morada, 1 cucharada de pedazos de tocino (es decir, de la marca comercial llamada *Bacon Bits*) y 2 cucharadas de aliño (aderezo) bajo en grasa tipo *ranch* o francés

Merienda

½ porción (sólo 1 alcapurria) de Alcapurrias (véase la página 79)

Cena

3 onzas (84 g) de pechuga de pollo deshuesada sin pellejo con 2 cucharadas de Sofrito

½ taza de pasta tipo concha espolvoreada con cilantro fresco picado

1 taza de chícharos (guisantes, arvejas) del tipo *sugar snap*

Merienda

½ taza de yogur congelado bajo en grasa de chocolate

Total alimenticio diario

1,670 calorías, 27 gramos de grasa, el 15 por ciento de calorías provienen de la grasa

Ejercicios moldeadores

Actividad aeróbica

30 minutos (elija entre las actividades que se describen a partir de la página 223)

Ejercicios abdominales

(Descansar 30 segundos entre cada serie)

Nivel principiante

(5–10 repeticiones por serie, 1 serie de cada ejercicio)

1. Media abdominal 1 (página 163)
2. Inclinación de la pelvis (página 171)
3. Media abdominal cruzada 1 (página 174)
4. Contracción abdominal con las rodillas elevadas (página 166)
5. Levantamiento de rodilla (página 170)
6. Contracción lateral (página 177)

Nivel intermedio

Los mismos ejercicios que en el nivel principiante, sólo que 10 repeticiones por serie y 2 series de cada ejercicio.

Nivel avanzado

Los mismos ejercicios que en el nivel principiante, sólo que 10 repeticiones por serie y 3 series de cada ejercicio.

Estiramientos abdominales y de la espalda

(Sostenga cada estiramiento durante 20 a 30 segundos. Puede hacer estiramientos mientras descansa entre las series. O hágalos sólo al final, después de haber terminado los ejercicios de resistencia).

1. Media plancha (lagartija) (página 207)
2. Ovillo (página 207)
3. Medio giro (página 208)

Semana Nº 1 | **DÍA Nº 2**

Menú moldeador	Ejercicios moldeadores

Desayuno

2 rebanadas de pan enrollado de canela, tostado y acompañado de 1 cucharada de crema de cacahuate (maní) y ½ taza de cantaloup (melón chino) picado en trozos

Merienda

½ taza de uvas rojas frescas con 1 taza de leche descremada (*fat-free milk*)

Almuerzo

1 porción de Atún en recaíto (véase la página 58), 1 taza de pasta con forma de concha cocida, espolvoreada con perejil y 1 taza de espinaca congelada sofrita (salteada) con una gota de aceite de oliva y una pizca de ajo

Merienda

1 nectarina

Cena

1 porción de Ropa vieja de pollo (véase la página 110) con arroz y ½ *butternut squash* o *acorn squash* fresco al horno con 1 cucharada de margarina baja en grasa

Merienda

1 taza de leche de chocolate semidescremada al 1 por ciento (*low-fat chocolate milk*)

Total alimenticio diario

1,682 calorías, 38 gramos de grasa, el 20 por ciento de las calorías provienen de la grasa

Actividad aeróbica

30 minutos (elija entre las actividades que se describen a partir de la página 223)

Ejercicios para las caderas, los muslos y las asentaderas

Nivel principiante

(10 repeticiones por serie, 1 serie de cada ejercicio)

1. Extensión de pierna (página 184)
2. Levantamiento de pantorrilla (página 188)
3. Levantamiento lateral sobre del piso (página 194)
4. Media tijera hacia adentro (página 199)
5. Levantamiento de pierna boca abajo (página 189)
6. Abducción en pie (página 195)
7. Levantamiento de la pelvis (página 192)

Nivel intermedio

Lo mismo que en el nivel principiante, sólo que 10 repeticiones por serie y 2 series de cada ejercicio

Nivel avanzado

Los mismos ejercicios, sólo que 10 repeticiones por serie y 3 series de cada ejercicio

Estiramientos de las asentaderas, las caderas y los muslos

(Sostenga cada estiramiento durante 20 a 30 segundos. Puede hacer estiramientos mientras descansa entre las series. O hágalos sólo al final, después de haber terminado los ejercicios de resistencia).

1. Estiramiento de la cadera (página 209)
2. Estiramiento de la cadera y del cuádriceps (página 209)
3. Mariposa (página 210)
4. Estiramiento de los músculos las corvas (página 210)

| Semana N° 1 | **DÍA N° 3** |

Menú moldeador

Desayuno

2 huevos revueltos con salsa pico de gallo o picante

1 rebanada de pan de trigo integral tostado con 1 cucharadita de margarina baja en grasa

1 taza de jugo de toronja (pomelo)

Merienda

4 galletas (*crackers*) integrales con 1 onza (28 g) de queso *Colby Jack* rebanado

Almuerzo

1 taco de queso y frijoles (habichuelas): 1 tortilla de harina rellena de ⅓ taza de frijoles refritos, 2 cucharadas de queso *Monterrey Jack* y 1 cucharada de guacamole

1 jícama picada en tiras

Merienda

1 taza de mango en trozos

Cena

3 onzas (84 g) de bistec *sirloin* magro (bajo en grasa) picado en tiras y 1 taza de verduras chinas

sofritas al estilo asiático junto con la carne

1 taza de arroz integral (*brown rice*)

1 galletita china (*fortune cookie*)

1 taza de melón tipo *honeydew* picado en cubitos

Merienda

4 galletas integrales *graham* de chocolate

1 taza de leche descremada (*fat-free milk*)

Total alimenticio diario

1,695 calorías, 43 gramos de grasa, el 23 por ciento de las calorías provienen de la grasa

Ejercicios moldeadores

Ninguno. Descansar.

| Semana Nº 1 | # DÍA Nº 4 |

Menú moldeador

Desayuno

1 porción de Compota de frutas (véase la página 65)

1 rebanada de pan enrollado de canela, tostado, con 1 cucharadita de margarina baja en grasa

1 taza de jugo de naranja (china)

Merienda

1 porción de Budín de avena (véase la página 46)

Almuerzo

1 porción de Lasaña de carne de res y espinacas (véase la página 96) acompañada por una ensalada consistente en 1½ tazas de hojas frescas de espinaca mezcladas con lechuga romana y 4 tomates (jitomates) pequeños y 2 cucharadas de aliño (aderezo) tipo italiano bajo en grasa

Merienda

4 galletas (*crackers*) integrales con 1 onza (28 g) de queso *Colby Jack* rebanado

Cena

2 fajitas de pollo, preparadas con 2 onzas (56 g) de pechuga de pollo deshuesada y sin pellejo cocinada con ¼ taza de cebolla en rodajas, ½ taza de pimientos (ajíes, pimientos morrones) y chiles; se sirven en forma de tacos con 2 tortillas de harina, ½ taza de salsa tipo mexicano y 1 onza (28 g) de queso asadero rallado

Merienda

½ taza de uvas rojas frescas con ½ taza de leche descremada (*fat-free milk*)

Total alimenticio diario

1,687 calorías, 39 gramos de grasa, el 21 por ciento de las calorías provienen de la grasa

Ejercicios moldeadores

Actividad aeróbica

30 minutos (elija entre las actividades que se describen a partir de la página 223)

Ejercicios abdominales

(Descansar 30 segundos entre cada serie)

Nivel principiante

(5–10 repeticiones por serie, 1 serie de cada ejercicio)

1. Media abdominal 1 (página 163)
2. Inclinación de la pelvis (página 171)
3. Media abdominal cruzada 1 (página 174)
4. Contracción abdominal con las rodillas elevadas (página 166)
5. Levantamiento de rodilla (página 170)
6. Contracción lateral (página 177)

Nivel intermedio

Los mismos ejercicios que en el nivel principiante, sólo que 10 repeticiones por serie y 2 series de cada ejercicio.

Nivel avanzado

Los mismos ejercicios que en el nivel principiante, sólo que 10 repeticiones por serie y 3 series de cada ejercicio.

Estiramientos abdominales y de la espalda

(Sostenga cada estiramiento durante 20 a 30 segundos. Puede hacer estiramientos mientras descansa entre las series. O hágalos sólo al final, después de haber terminado los ejercicios de resistencia).

1. Media plancha (página 207)
2. Ovillo (página 207)
3. Medio giro (página 208)

Semana Nº 1	DÍA Nº 5

Menú moldeador	Ejercicios moldeadores

Menú moldeador

Desayuno

2 rebanadas de pan integral, tostado y acompañado de 1 cucharada de crema de cacahuate (maní) y 1 taza de mango picado en trozos

Merienda

1 taza de leche de chocolate semidescremada al 1 por ciento (*low-fat chocolate milk*)

Almuerzo

1 porción de Pizza de verduras (véase la página 105)

6 zanahorias cambray (*baby carrots*) acompañadas de 2 cucharadas de aliño (aderezo) estilo *ranch* sin grasa como *dip*

Merienda

4 galletas integrales *graham* de chocolate

1 taza de leche descremada (*fat-free milk*)

Cena

1 porción de Tacos al pastor, es decir, dos quesadillas (véase la página 145)

14 totopos (tostaditas, nachos) horneados acompañados de ¼ taza de salsa picante

Merienda

½ taza de yogur congelado bajo en grasa de fresa esparcido con 1 cucharadita de almíbar (sirope) de chocolate

Total alimenticio diario

1,748 calorías, 41 gramos de grasa, el 21 por ciento de las calorías provienen de la grasa

Ejercicios moldeadores

Actividad aeróbica

30 minutos (elija entre las actividades que se describen a partir de la página 223)

Ejercicios para las caderas, los muslos y las asentaderas

Nivel principiante

(10 repeticiones por serie, 1 serie de cada ejercicio)

1. Extensión de pierna (página 184)
2. Levantamiento de pantorrilla (página 188)
3. Levantamiento lateral sobre el piso (página 194)
4. Media tijera hacia adentro (página 199)
5. Levantamiento de pierna boca abajo (página 189)
6. Abducción en pie (página 195)
7. Levantamiento de la pelvis (página 192)

Nivel intermedio

Lo mismo que en el nivel principiante, sólo que 10 repeticiones por serie y 2 series de cada ejercicio

Nivel avanzado

Los mismos ejercicios, sólo que 10 repeticiones por serie y 3 series de cada ejercicio

Estiramientos de las asentaderas, las caderas y los muslos

(Sostenga cada estiramiento durante 20 a 30 segundos. Puede hacer estiramientos mientras descansa entre las series. O hágalos sólo al final, después de haber terminado los ejercicios de resistencia).

1. Estiramiento de la cadera (página 209)
2. Estiramiento de la cadera y del cuádriceps (página 209)
3. Mariposa (página 210)
4. Estiramiento de los músculos las corvas (página 210)

| Semana Nº 1 | **DÍA Nº 6** |

Menú moldeador

Desayuno

1 porción de Tortilla española con papas y cebolla (véase la página 73)

1 rebanada de pan de trigo integral tostado con 1 cucharadita de margarina baja en grasa

1 taza de jugo de naranja (china)

Merienda

½ porción de Pan dulce (véase la página 85)

Almuerzo

1 taco de res, preparado con 2 onzas (56 g) de carne de res molida extramagra (baja en grasa) cocida, 2 cucharadas de queso *Cheddar*, lechuga rallada y tomate (jitomate) picado en cubitos, todo envuelto con 1 tortilla de harina integral y acompañado de 1 taza de totopos (tostaditas, nachos) horneados acompañados de ½ taza de salsa picante

1 taza de leche descremada (*fat-free milk*)

Merienda

1 kiwi fresco

Cena

3 onzas de lomo de cerdo (*pork loin*) sin hueso cocinado en 2 cucharadas de Recaíto (véase la página 58)

1 papa mediana al horno con 1 cucharadita de margarina baja en grasa

1 taza de *zucchini* (calabacita)

1 taza de leche descremada

Merienda

½ taza de leche de chocolate semidescremada al 1 por ciento (*low-fat chocolate milk*)

1 galletita *chocolate chip* pequeña

Total alimenticio diario

1,725 calorías, 45 gramos de grasa, el 23 por ciento de las calorías provienen de la grasa

Ejercicios moldeadores

Ninguno. Descansar.

| Semana Nº 1 | **DÍA Nº 7** |

Menú moldeador

Desayuno

1 porción de Batido de fresa y plátano (véase la página 35), 1 *waffle* integral congelado acompañado de 1 cucharadita de margarina baja en grasa y 1 cucharada de sirope de arce (*maple*)

Merienda

1 trozo de hebras (tiras) de queso *mozzarella* (*string cheese*)

½ taza de jugo de verduras o de tomate (jitomate)

Almuerzo

1 porción de Enchiladas de queso (véase la página 128), es decir, 2 enchiladas

1 taza de jícama fresca, picada en palitos

Merienda

1 taza de fresas, arándanos y frambuesas frescas acompañada de 1 cucharada de sustituto de crema batida

Cena

1 porción de Picadillo (véase la página 111)

1 taza de cabezuelas de brócoli al vapor

1 nectarina

Merienda

1 porción de Pan dulce (véase la página 85)

Total alimenticio diario

1,630 calorías, 45 gramos de grasa, el 25 por ciento de las calorías provienen de la grasa

Ejercicios moldeadores

Ninguno. Descansar.

| Semana Nº 2 | **DÍA Nº 1** |

Menú moldeador | ## Ejercicios moldeadores

Desayuno

1 porción de Budín de avena (véase la página 46)

1 taza de yogur de fresa

1 taza de jugo de naranja (china)

Merienda

1 taza de mango picado en trozos

Almuerzo

Ensalada de atún en un panecillo *kaiser* o bolillo, preparada con 3 onzas (84 g) de atún en agua mezclado con 1 cucharada de mayonesa baja en grasa y 1 cucharada de apio picado; acompáñela de una ensalada de berro y lechuga con ¼ taza de nopales y ½ tomate (jitomate), picados, con 1 cucharada de aliño (aderezo) estilo *ranch* bajo en grasa y 1 carambola

Merienda

½ porción (sólo 1 alcapurria) de Alcapurrias (véase la página 79)

Cena

3 onzas de lomo de cerdo (*pork loin*) sin hueso cocinado en 2 cucharadas de Recaíto (véase la página 58)

1 papa mediana al horno con 1 cucharadita de margarina baja en grasa

1 taza de *zucchini* (calabacita)

1 palito de pan suave

1 taza de leche descremada (*fat-free milk*)

Merienda

Dulce de taco: Unte ½ cucharadita de margarina en una tortilla de harina y luego espolvoréele canela y azúcar. Caliente en el microondas y enróllelo.

Total alimenticio diario

1,680 calorías, 29 gramos de grasa, el 16 por ciento de las calorías provienen de la grasa

Actividad aeróbica

30 minutos (elija entre las actividades que se describen a partir de la página 223)

Ejercicios abdominales

(Descansar 30 segundos entre cada serie)

Nivel principiante

(5–10 repeticiones por serie, 1 serie de cada ejercicio)

1. Media abdominal 1 (página 163)
2. Inclinación de la pelvis (página 171)
3. Media abdominal cruzada 1 (página 174)
4. Contracción abdominal con las rodillas elevadas (página 166)
5. Levantamiento de rodilla (página 170)
6. Contracción lateral (página 177)

Nivel intermedio

Los mismos ejercicios que en el nivel principiante, sólo que 10 repeticiones por serie y 2 series de cada ejercicio.

Nivel avanzado

Los mismos ejercicios que en el nivel principiante, sólo que 10 repeticiones por serie y 3 series de cada ejercicio.

Estiramientos abdominales y de la espalda

(Sostenga cada estiramiento durante 20 a 30 segundos. Puede hacer estiramientos mientras descansa entre las series. O hágalos sólo al final, después de haber terminado los ejercicios de resistencia).

1. Media plancha (página 207)
2. Ovillo (página 207)
3. Medio giro (página 208)

| Semana Nº 2 | **DÍA Nº 2** |

| **Menú moldeador** | **Ejercicios moldeadores** |

Menú moldeador

Desayuno

2 rebanadas de pan enrollado de canela, tostado y acompañado de 1 cucharada de crema de cacahuate (maní) y 1 taza de cantaloup (melón chino) picado en trozos

Merienda

1 taza de jugo de verduras o de tomate (jitomate)

Almuerzo

1 porción de Asopao de pollo puertorriqueño (véase la página 137) acompañado de 2 cucharadas de queso parmesano rallado, 2 tortillas de maíz (elote, choclo) y ½ taza de leche descremada (*fat-free milk*)

Merienda

½ taza de arándanos frescos

1 trozo de hebras (tiras) de queso *mozzarella* (*string cheese*) (¾ onza/21 g)

Cena

Tiras de bistec *sirloin* y verduras chinas sofritas al estilo asiático

1 taza de arroz integral (*brown rice*)

1 galletita china (*fortune cookie*)

1 taza de cubitos de melón tipo *honeydew*

Merienda

1 taza de leche descremada

Total alimenticio diario

1,618 calorías, 37 gramos de grasa, el 21 por ciento de las calorías provienen de la grasa

Ejercicios moldeadores

Actividad aeróbica

30 minutos (elija entre las actividades que se describen a partir de la página 223)

Ejercicios para las caderas, los muslos y las asentaderas

Nivel principiante

(10 repeticiones por serie, 1 serie de cada ejercicio)

1. Extensión de pierna (página 184)
2. Levantamiento de pantorrilla (página 188)
3. Levantamiento lateral sobre el piso (página 194)
4. Media tijera hacia adentro (página 199)
5. Levantamiento de pierna boca abajo (página 189)
6. Abducción en pie (página 195)
7. Levantamiento de la pelvis (página 192)

Nivel intermedio

Lo mismo que en el nivel principiante, sólo que 10 repeticiones por serie y 2 series de cada ejercicio

Nivel avanzado

Los mismos ejercicios, sólo que 10 repeticiones por serie y 3 series de cada ejercicio

Estiramientos de las asentaderas, las caderas y los muslos

(Sostenga cada estiramiento durante 20 a 30 segundos. Puede hacer estiramientos mientras descansa entre las series. O hágalos sólo al final, después de haber terminado los ejercicios de resistencia).

1. Estiramiento de la cadera (página 209)
2. Estiramiento de la cadera y del cuádriceps (página 209)
3. Mariposa (página 210)
4. Estiramiento de los músculos las corvas (página 210)

Semana N⁰ 2 | DÍA N⁰ 3

Menú moldeador

Desayuno

2 huevos revueltos con salsa pico de gallo o picante

1 rebanada de pan de trigo integral tostado con 1 cucharadita de margarina baja en grasa

1 taza de jugo de toronja (pomelo)

Merienda

1 taza de leche de chocolate semidescremada al 1 por ciento (*low-fat chocolate milk*)

Almuerzo

1 taco de queso y frijoles (habichuelas): 1 tortilla de harina rellena de ⅓ taza de frijoles refritos, 2 cucharadas de queso *Monterrey Jack* y 1 cucharada de guacamole

1 jícama, picada en tiras

Merienda

4 galletas (*crackers*) integrales con 1 onza (28 g) de queso *Colby Jack* rebanado

Cena

1 porción de Picadillo (véase la página 111)

1 taza de cabezuelas de brócoli al vapor

1 taza de uvas moradas

Merienda

1 ración de totopos (tostaditas, nachos) horneados (aproximadamente 15 totopos) con ⅓ taza de salsa tipo mexicano

Total alimenticio diario

1,665 calorías, 55 gramos de grasa, el 30 por ciento de las calorías provienen de la grasa

Ejercicios moldeadores

Ninguno. Descansar.

Semana Nº 2	**DÍA Nº 4**

Menú moldeador	**Ejercicios moldeadores**

Menú moldeador

Desayuno

1 taza de avena con 2 cucharaditas de azúcar morena (mascabado)

1 cucharada de pasas

1 taza de leche descremada (*fat-free milk*)

Merienda

1 porción de Pan dulce (véase la página 85)

Almuerzo

1 taco de res, preparado con 2 onzas (56 g) de carne de res molida extramagra (baja en grasa) cocida, 2 cucharadas de queso *Cheddar*, lechuga rallada y tomate (jitomate) picado en cubitos, todo envuelto con 1 tortilla de harina integral y acompañado de ½ taza de frijoles (habichuelas) pintos rematados con 2 cucharadas de queso *Monterey Jack* y 1 taza de leche descremada

Merienda

8 zanahorias cambray (*baby carrots*) acompañadas de 2 cucharadas de aliño (aderezo) estilo *ranch* sin grasa como *dip*

Cena

2 fajitas de pollo, preparadas con 2 onzas (56 g) de pechuga de pollo deshuesada y sin pellejo cocinada con ¼ taza de cebolla en rodajas, ½ taza de pimientos (ajíes, pimientos morrones) rojos y verdes y chiles; se sirven en forma de tacos con 2 tortillas de harina, ½ taza de salsa tipo mexicano y 1 onza (28 g) de queso asadero rallado

Merienda

1 taza de cantaloup (melón chino) y melón tipo *honeydew* picado en trozos

Total alimenticio diario

1,684 calorías, 43 gramos de grasa, el 23 por ciento de las calorías provienen de la grasa

Ejercicios moldeadores

Actividad aeróbica

30 minutos (elija entre las actividades que se describen a partir de la página 223)

Ejercicios abdominales

(Descansar 30 segundos entre cada serie)

Nivel principiante

(5–10 repeticiones por serie, 1 serie de cada ejercicio)

1. Media abdominal 1 (página 163)
2. Inclinación de la pelvis (página 171)
3. Media abdominal cruzada 1 (página 174)
4. Contracción abdominal con las rodillas elevadas (página 166)
5. Levantamiento de rodilla (página 170)
6. Contracción lateral (página 177)

Nivel intermedio

Los mismos ejercicios que en el nivel principiante, sólo que 10 repeticiones por serie, 2 series de cada ejercicio.

Nivel avanzado

Los mismos ejercicios que en el nivel principiante, sólo que 10 repeticiones por serie, 3 series de cada ejercicio.

Estiramientos abdominales y de la espalda

(Sostenga cada estiramiento durante 20 a 30 segundos. Puede hacer estiramientos mientras descansa entre las series. O hágalos sólo al final, después de haber terminado los ejercicios de resistencia).

1. Media plancha (página 207)
2. Ovillo (página 207)
3. Medio giro (página 208)

Semana Nº 2 | DÍA Nº 5

| Menú moldeador | Ejercicios moldeadores |

Desayuno

1 porción de Compota de frutas (véase la página 65)

1 rebanada de pan enrollado de canela, tostado, con 1 cucharadita de margarina baja en grasa

1 taza de jugo de naranja (china)

Merienda

2 galletas integrales *graham* de chocolate

1 taza de leche descremada (*fat-free milk*)

Almuerzo

1 porción de Atún en recaíto (véase la página 58)

1 taza de pasta con forma de concha cocida espolvoreada con perejil

1 taza de cabezuelas de brócoli cocidas a vapor

Merienda

½ taza de fresas frescas picadas en rodajas

Cena

1 porción de Bistec empanizado (véase la página 40) con ½ taza de maíz descascarado (*hominy*) o arroz blanco y 1 taza de espinaca cocida, sazonada con ajo, pimienta y una gota de aceite de oliva

Merienda

1 taza de yogur bajo en grasa de limón verde (lima, *key lime*)

Total alimenticio diario

1,740 calorías, 43 gramos de grasa, el 22 por ciento de las calorías provienen de la grasa

Actividad aeróbica

30 minutos (elija entre las actividades que se describen a partir de la página 223)

Ejercicios para las caderas, los muslos y las asentaderas

Nivel principiante

(10 repeticiones por serie, 1 serie de cada ejercicio)

1. Extensión de pierna (página 184)
2. Levantamiento de pantorrilla (página 188)
3. Levantamiento lateral sobre el piso (página 194)
4. Media tijera hacia adentro (página 199)
5. Levantamiento de pierna boca abajo (página 189)
6. Abducción en pie (página 195)
7. Levantamiento de la pelvis (página 192)

Nivel intermedio

Lo mismo que en el nivel principiante, sólo que 10 repeticiones por serie, 2 series de cada ejercicio

Nivel avanzado

Los mismos ejercicios, sólo que 10 repeticiones por serie, 3 series de cada ejercicio

Estiramientos de las asentaderas, las caderas y los muslos

(Sostenga cada estiramiento durante 20 a 30 segundos. Puede hacer estiramientos mientras descansa entre las series. O hágalos sólo al final, después de haber terminado los ejercicios de resistencia).

1. Estiramiento de la cadera (página 209)
2. Estiramiento de la cadera y del cuádriceps (página 209)
3. Mariposa (página 210)
4. Estiramiento de los músculos las corvas (página 210)

Semana Nº 2	**DÍA Nº 6**

Menú moldeador

Desayuno

1 porción de Batido de fresa y plátano (véase la página 35)

1 *waffle* integral congelado acompañado de 1 cucharadita de margarina baja en grasa y 1 cucharada de sirope de arce (*maple*)

Merienda

1 taza de arándanos frescos

Almuerzo

1 porción de Lasaña de carne de res y espinacas (véase la página 96) acompañada por una ensalada consistente en 1½ taza de hojas frescas de espinaca mezcladas con lechuga romana y 4 tomates (jitomates) pequeños y 2 cucharadas de aliño (aderezo) tipo italiano bajo en grasa

1 rebanada de pan italiano rociada con aceite de oliva en aerosol y una pizca de ajo en polvo

Merienda

1 tangelo fresco

½ taza de leche descremada (*fat-free milk*)

Cena

1 porción de Ropa vieja de pollo (véase la página 110) con arroz

1 taza de rodajas de *zucchini* (calabacita) cocido al vapor

Merienda

2 galletas integrales *graham* de chocolate

1 taza de leche descremada

Total alimenticio diario

1,682 calorías, 31 gramos de grasa, el 17 por ciento de las calorías provienen de la grasa

Ejercicios moldeadores

Ninguno. Descansar.

| Semana Nº 2 | **DÍA Nº 7** |

Menú moldeador

Desayuno

1 porción de Tortilla española con papas y cebolla (véase la página 73) acompañada de ¼ taza de queso asadero rallado y 1 plátano amarillo (guineo, banana)

Merienda

1 rebanada de pan tostado de canela con pasas con 2 cucharaditas de crema de cacahuate (maní)

Almuerzo

1 porción de Enchiladas de queso (véase la página 128), es decir, 2 enchiladas

1 taza de jícama fresca, picada en palitos

Merienda

½ taza de leche de chocolate semidescremada al 1 por ciento (low-fat chocolate milk)

1 galletita chocolate chip pequeña

Cena

3 onzas (84 g) de pechuga de pollo deshuesada sin pellejo con 2 cucharadas de Sofrito

1 taza de pasta tipo concha espolvoreada con cilantro fresco picado

1 taza de chícharos (guisantes, arvejas) del tipo sugar snap

½ taza de leche descremada (fat-free milk)

Merienda

½ taza de piña (ananá) fresca picada en trozos

Total alimenticio diario

1,688 calorías, 56 gramos de grasa, el 30 por ciento de las calorías provienen de la grasa

Ejercicios moldeadores

Ninguno. Descansar.

Semana Nº 3   # DÍA Nº 1

Menú moldeador	Ejercicios moldeadores

Menú moldeador

Desayuno

1 huevo revuelto con salsa pico de gallo o picante, 1 rebanada de pan de trigo integral tostado con 1 cucharadita de margarina baja en grasa, 1 taza de jugo de toronja (pomelo)

Merienda

1 taza de leche descremada (*fat-free milk*)

1 kiwi

Almuerzo

1 porción de Lasaña de carne de res y espinacas (véase la página 96)

1 taza de cabezuelas de brócoli al vapor

Merienda

1 porción de Arroz con dulce a lo puertorriqueño (véase la página 116)

Cena

1 chuleta de cerdo de 3 onzas (84 g) asada a la parrilla con 1 cucharada de Recaíto (véase la página 58)

1 papa al horno con 1 cucharada de margarina baja en grasa

1 taza de *zucchini* (calabacita)

1 taza de leche descremada

Merienda

½ taza de fresas frescas picadas con 1 cucharada de crema batida

Total alimenticio diario

1,709 calorías, 32 gramos de grasa, el 17 por ciento de las calorías provienen de la grasa

Ejercicios moldeadores

Ejercicios abdominales

(Descansar 30 segundos entre cada serie)

Nivel principiante

(10 repeticiones por serie, 2 series de cada ejercicio)

1. Media abdominal 2 (página 164)

2. Levantamiento de cadera 2 (página 172)

3. Media abdominal cruzada 2 (página 175)

4. Levantamiento de cadera 1 (página 169)

5. Contracción lateral (página 177)

6. Levantamiento lateral de tijera (página 179)

Nivel intermedio

Los mismos ejercicios que en el nivel principiante, sólo que 10 repeticiones por serie y 3 series de cada ejercicio.

Nivel avanzado

Los mismos ejercicios que en el nivel principiante, sólo que 10 repeticiones por serie y 4 series de cada ejercicio.

Estiramientos abdominales y de la espalda

(Sostenga cada estiramiento durante 20 a 30 segundos. Puede hacer estiramientos mientras descansa entre las series. O hágalos sólo al final, después de haber terminado los ejercicios de resistencia).

1. Media plancha (página 207)

2. Ovillo (página 207)

3. Medio giro (página 208)

Semana Nº 3 | DÍA Nº 2

Menú moldeador	Ejercicios moldeadores

Menú moldeador

Desayuno

1 porción de Batido de fresa y plátano (véase la página 35)

1 *waffle* integral congelado acompañado de 1 cucharadita de margarina baja en grasa y 1 cucharada de sirope de arce (*maple*)

Merienda

1 taza de cantaloup (melón chino) y melón tipo *honeydew* picado en trozos

Almuerzo

1 taco de res, preparado con 2 onzas (56 g) de carne de res molida extramagra (baja en grasa) cocida, 2 cucharadas de queso *Cheddar*, lechuga rallada y tomate (jitomate) picado en cubitos, todo envuelto con 1 tortilla de harina integral y acompañado de 1 taza de jícama fresca, picada en palitos y 1 taza de leche descremada (*fat-free milk*)

Merienda

½ porción (sólo 1 alcapurria) de Alcapurrias (véase la página 79)

Cena

1 porción de Atún en recaíto (véase la página 58)

¾ taza de fideo cocido espolvoreado con cilantro fresco

1 taza de chícharos (guisantes, arvejas) del tipo *sugar snap* al vapor

½ taza de yogur congelado bajo en grasa de chocolate

Merienda

1 ración de totopos (tostaditas, nachos) horneados (aproximadamente 15 totopos) con ⅓ taza de salsa tipo mexicano

Total alimenticio diario

1,642 calorías, 39 gramos de grasa, el 21 por ciento de las calorías provienen de la grasa

Ejercicios moldeadores

Actividad aeróbica

30 minutos (elija entre las actividades que se describen a partir de la página 223)

Ejercicios para las caderas, los muslos y las asentaderas

Nivel principiante

(10 repeticiones por serie, 2 series de cada ejercicio)

1. Arcos (página 185)
2. Extensión de pierna hacia atrás (página 190)
3. Media tijera (página 200)
4. Abducción en pie (página 195)
5. Extensión de la pierna doblada (página 191)
6. Levantamiento de la pelvis (página 192)
7. Sentadilla (cuclilla) (página 186)

Nivel intermedio

Lo mismo que en el nivel principiante, sólo que 10 repeticiones por serie y 3 series de cada ejercicio

Nivel avanzado

Los mismos ejercicios, sólo que 10 repeticiones por serie y 4 series de cada ejercicio

Estiramientos de las asentaderas, las caderas y los muslos

(Sostenga cada estiramiento durante 20 a 30 segundos. Puede hacer estiramientos mientras descansa entre las series. O hágalos sólo al final, después de haber terminado los ejercicios de resistencia).

1. Estiramiento de la cadera (página 209)
2. Estiramiento de la cadera y del cuádriceps (página 209)
3. Mariposa (página 210)
4. Estiramiento de los músculos las corvas (página 210)

Semana Nº 3	# DÍA Nº 3

Menú moldeador

Desayuno

1 porción de Pan dulce (véase la página 85)

1 taza de jugo de naranja (china)

Merienda

1 taza de leche de chocolate semidescremada al 1 por ciento (*low-fat chocolate milk*)

Almuerzo

1 rebanada de Pizza de verduras (véase la página 105), una ensalada consistente en 1½ tazas de lechuga romana, 4 tomates (jitomates) pequeños y 2 cucharadas de aliño (aderezo) estilo italiano bajo en grasa

1 nectarina

Merienda

4 galletas (*crackers*) integrales con 1 onza (28 g) de queso *Colby Jack* rebanado

Cena

1 porción de Picadillo a lo cubano (véase la página 111)

1 taza de cabezuelas de brócoli al vapor

½ taza de piña (ananá) picada en trozos

½ taza de leche descremada (*fat-free milk*)

Merienda

1 porción de Arroz con dulce a lo puertorriqueño (véase la página 116)

Total alimenticio diario

1,714 calorías, 44 gramos de grasa, el 23 por ciento de las calorías provienen de la grasa

Ejercicios moldeadores

Ninguno. Descansar.

| Semana Nº 3 | **DÍA Nº 4** |

Menú moldeador

Desayuno

2 rebanadas de pan enrollado de canela, tostado y acompañado de 1 cucharada de crema de cacahuate (maní) y ½ taza de cantaloup (melón chino) picado en trozos

Merienda

1 porción de Budín de avena (véase la página 46)

Almuerzo

3 onzas de tiras de bistec *sirloin* y verduras chinas sofritas al estilo asiático

1 taza de arroz integral (*brown rice*)

1 galletita china (*fortune cookie*)

Merienda

1 taza de mango en trozos

2 galletas integrales *graham* de chocolate

Cena

2 fajitas de pollo, preparadas con 2 onzas (56 g) de pechuga de pollo deshuesada y sin pellejo cocinada con ¼ taza de cebolla en rodajas, ½ taza de pimientos (ajíes, pimientos morrones) y chiles; se sirven en forma de tacos con 2 tortillas de harina, ½ taza de salsa tipo mexicano y 1 onza (28 g) de queso asadero rallado

½ taza de leche descremada (*fat-free milk*)

Merienda

1 taza de leche de chocolate semidescremada al 1 por ciento (*low-fat chocolate milk*)

Total alimenticio diario

1,683 calorías, 40 gramos de grasa, el 21 por ciento de las calorías provienen de la grasa

Ejercicios moldeadores

Ejercicios abdominales

(Descansar 30 segundos entre cada serie)

Nivel principiante

(10 repeticiones por serie, 2 series de cada ejercicio)

1. Media abdominal 2 (página 164)
2. Levantamiento de cadera 2 (página 172)
3. Media abdominal cruzada 2 (página 175)
4. Levantamiento de cadera 1 (página 169)
5. Contracción lateral (página 177)
6. Levantamiento lateral de tijera (página 179)

Nivel intermedio

Los mismos ejercicios que en el nivel principiante, sólo que 10 repeticiones por serie y 3 series de cada ejercicio.

Nivel avanzado

Los mismos ejercicios que en el nivel principiante, sólo que 10 repeticiones por serie y 4 series de cada ejercicio.

Estiramientos abdominales y de la espalda

(Sostenga cada estiramiento durante 20 a 30 segundos. Puede hacer estiramientos mientras descansa entre las series. O hágalos sólo al final, después de haber terminado los ejercicios de resistencia).

1. Media plancha (página 207)
2. Ovillo (página 207)
3. Medio giro (página 208)

| Semana Nº 3 | **DÍA Nº 5** |

Menú moldeador

Desayuno

1 porción de Budín de Avena (véase la página 46)

1 taza de yogur de limón

1 taza de jugo de naranja (china)

Merienda

1 plátano amarillo (guineo, banana)

Almuerzo

1 taco de res, preparado con 2 onzas (56 g) de carne de res molida extramagra (baja en grasa) cocida, 2 cucharadas de queso *Cheddar*, lechuga rallada y tomate (jitomate) picado en cubitos, todo envuelto con 1 tortilla de harina integral y acompañado de 8 zanahorias cambray (*baby carrots*) y 2 cucharadas de aliño (aderezo) estilo *ranch* sin grasa como *dip* y 1 taza de leche descremada (*fat-free milk*)

Merienda

4 galletas (*crackers*) integrales con 1 trozo de hebras (tiras) de queso *mozzarella* (*string cheese*) (¾ onza/21 g)

Cena

1 porción de Ropa vieja de pollo (véase la página 110) con arroz

½ *butternut squash* o *acorn squash* fresco al horno con 1 cucharada de margarina baja en grasa

½ taza de yogur de chocolate sin grasa

Merienda

Dulce de taco: Unte ½ cucharadita de margarina en una tortilla de harina y luego espolvoréele canela y azúcar. Caliente en el microondas y enróllelo.

Total alimenticio diario

1,621 calorías, 38 gramos de grasa, el 21 por ciento de las calorías provienen de la grasa

Ejercicios moldeadores

Actividad aeróbica

30 minutos (elija entre las actividades que se describen a partir de la página 223)

Ejercicios para las caderas, los muslos y las asentaderas

Nivel principiante

(10 repeticiones por serie, 2 series de cada ejercicio)

1. Arcos (página 185)
2. Extensión de pierna hacia atrás (página 190)
3. Media tijera (página 200)
4. Abducción en pie (página 195)
5. Extensión de la pierna doblada (página 191)
6. Levantamiento de la pelvis (página 192)
7. Sentadilla (página 186)

Nivel intermedio

Lo mismo que en el nivel principiante, sólo que 10 repeticiones por serie y 3 series de cada ejercicio

Nivel avanzado

Los mismos ejercicios, sólo que 10 repeticiones por serie y 4 series de cada ejercicio

Estiramientos de las asentaderas, las caderas y los muslos

(Sostenga cada estiramiento durante 20 a 30 segundos. Puede hacer estiramientos mientras descansa entre las series. O hágalos sólo al final, después de haber terminado los ejercicios de resistencia).

1. Estiramiento de la cadera (página 209)
2. Estiramiento de la cadera y del cuádriceps (página 209)
3. Mariposa (página 210)
4. Estiramiento de los músculos las corvas (página 210)

| Semana N⁰ 3 | **DÍA N⁰ 6** |

Menú moldeador

Desayuno

1 porción de Tortilla española con papas y cebolla (véase la página 73)

1 rebanada de pan de trigo integral tostado con 1 cucharadita de margarina baja en grasa

½ taza de jugo de toronja (pomelo)

Merienda

1 taza de mango picado en trozos

Almuerzo

1 porción de Enchiladas de queso (véase la página 128), es decir, 2 enchiladas

una ensalada consistente en 1 taza de hojas fresca de espinaca, ¼ taza de cebolla morada en rodajas, 1 cucharadita de trocitos de tocino (es decir, de la marca comercial llamada *Bacon Bits*) y 2 cucharadas de aliño (aderezo) estilo *ranch* o francés

Merienda

1 taza de leche de chocolate semidescremada al 1 por ciento (*low-fat chocolate milk*)

Cena

1 porción de Bistec empanizado (véase la página 40) con ½ taza de maíz descascarado (*hominy*) o arroz blanco

1 taza de cabezuelas de brócoli cocidas a vapor

Merienda

10 totopos (tostaditas, nachos) acompañados de ¼ taza de salsa tipo mexicano o pico de gallo

½ taza de leche descremada (*fat-free milk*)

Total alimenticio diario

1,753 calorías, 49 gramos de grasa, el 25 por ciento de las calorías provienen de la grasa

Ejercicios moldeadores

Ninguno. Descansar.

| Semana Nº 3 | **DÍA Nº 7** |

Menú moldeador

Desayuno

1 taza de avena con 1 cucharadita de azúcar morena (mascabado)

2 cucharadas de pasas

1 taza de leche descremada (*fat-free milk*)

1 taza de jugo de naranja (china)

Merienda

1 taza de yogur de fresa

Almuerzo

1 taco de queso y frijoles (habichuelas): 1 tortilla de harina rellena de ⅓ taza de frijoles refritos, 2 cucharadas de queso *Monterrey Jack* y 1 cucharada de guacamole

1 jícama picada en tiras

1 carambola

Merienda

1 taza de leche de chocolate semidescremada al 1 por ciento (*low-fat chocolate milk*)

1 galletita *chocolate chip* pequeña

Cena

1 porción de Tacos al pastor (véase la página 145), es decir, dos tacos

una ensalada consistente en 1½ tazas de hojas de espinaca mezcladas con lechuga romana con 4 tomates (jitomates) pequeños y 2 cucharadas de aliño (aderezo) bajo en grasa estilo *ranch* o italiano

1 taza de uvas rojas

Merienda

2 tazas de palomitas (rositas) de maíz (cotufo) bajas en grasa para microondas

Total alimenticio diario

1,647 calorías, 35 gramos de grasa, el 19 por ciento de las calorías provienen de la grasa

Ejercicios moldeadores

Ninguno. Descansar.

| Semana Nº 4 | **DÍA Nº 1** |

| **Menú moldeador** | **Ejercicios moldeadores** |

Menú moldeador

Desayuno

2 rebanadas de pan enrollado de canela, tostado y acompañado de 1 cucharada de crema de cacahuate (maní) y 1 porción de Compota de frutas (véase la página 65)

Merienda

1 taza de leche descremada (*fat-free milk*)

Almuerzo

1 porción de Pizza de verduras (véase la página 105)

1 taza de sopa de minestrón de lata

1 taza de leche descremada

Merienda

1 plátano amarillo (guineo, banana)

Cena

1 porción de Ropa vieja de pollo (véase la página 110) con arroz

½ *butternut squash* o *acorn squash* fresco al horno con 1 cucharada de margarina baja en grasa

Merienda

½ taza de jugo de verduras o de tomate (jitomate)

4 galletas integrales bajas en grasa

Total alimenticio diario

1,685 calorías, 28 gramos de grasa, el 15 por ciento de las calorías provienen de la grasa

Ejercicios moldeadores

Ejercicios abdominales

(Descansar 30 segundos entre cada serie)

Nivel principiante

(10 repeticiones por serie, 2 series de cada ejercicio)

1. Media abdominal 2 (página 164)

2. Levantamiento de cadera 2 (página 172)

3. Media abdominal cruzada 2 (página 175)

4. Levantamiento de cadera 1 (página 169)

5. Contracción lateral (página 177)

6. Levantamiento lateral de tijera (página 179)

Nivel intermedio

Los mismos ejercicios que en el nivel principiante, sólo que 10 repeticiones por serie y 3 series de cada ejercicio.

Nivel avanzado

Los mismos ejercicios que en el nivel principiante, sólo que 10 repeticiones por serie y 4 series de cada ejercicio.

Estiramientos abdominales y de la espalda

(Sostenga cada estiramiento durante 20 a 30 segundos. Puede hacer estiramientos mientras descansa entre las series. O hágalos sólo al final, después de haber terminado los ejercicios de resistencia).

1. Media plancha (página 207)

2. Ovillo (página 207)

3. Medio giro (página 208)

| Semana Nº 4 | # DÍA Nº 2 |

Menú moldeador

Desayuno

1 taza de avena con 1 cucharadita de azúcar morena (mascabado)

1 cucharada de pasas

1 taza de leche descremada (*fat-free milk*)

1 taza de jugo de naranja (china)

Merienda

½ taza de yogur congelado bajo en grasa de chocolate con un poquito de almíbar (sirope) de chocolate

Almuerzo

1 porción de Asopao puertorriqueño (véase la página 137) y dos palitos de pan pequeños y suaves más una ensalada consistente en 1½ tazas de hojas de espinaca mezcladas con lechuga romana y 4 tomates (jitomates) pequeños y 2 cucharadas de aliño (aderezo) bajo en grasa

Merienda

1 ración de totopos (tostaditas, nachos) horneados (aproximadamente 15 totopos) con ⅓ taza de salsa tipo mexicano

Cena

Picadillo (véase la página 111)

1 taza de cabezuelas de brócoli al vapor

1 nectarina

Merienda

½ taza de mango picado en trozos

Total alimenticio diario

1,674 calorías, 32 gramos de grasa, el 17 por ciento de las calorías provienen de la grasa

Ejercicios moldeadores

Ejercicios para las caderas, los muslos y las asentaderas

Nivel principiante

(10 repeticiones por serie, 2 series de cada ejercicio)

1. Arcos (página 185)

2. Extensión de pierna hacia atrás (página 190)

3. Media tijera (página 200)

4. Abducción en pie (página 195)

5. Extensión de la pierna doblada (página 191)

6. Levantamiento de la pelvis (página 192)

7. Sentadilla (página 186)

Nivel intermedio

Lo mismo que en el nivel principiante, sólo que 10 repeticiones por serie y 3 series de cada ejercicio

Nivel avanzado

Los mismos ejercicios, sólo que 10 repeticiones por serie y 4 series de cada ejercicio

Estiramientos de las asentaderas, las caderas y los muslos

(Sostenga cada estiramiento durante 20 a 30 segundos. Puede hacer estiramientos mientras descansa entre las series. O hágalos sólo al final, después de haber terminado los ejercicios de resistencia).

1. Estiramiento de la cadera (página 209)

2. Estiramiento de la cadera y del cuádriceps (página 209)

3. Mariposa (página 210)

4. Estiramiento de los músculos las corvas (página 210)

| Semana Nº 4 | **DÍA Nº 3** |

Menú moldeador

Desayuno

2 rebanadas de pan integral tostado y acompañado de 1 cucharada de crema de cacahuate (maní) y 1 taza de cantaloup (melón chino) picado en trozos

Merienda

1 porción de Compota de frutas (véase la página 65)

Almuerzo

1 porción de Enchiladas de queso (véase la página 128), es decir, 2 enchiladas

8 zanahorias cambray (*baby carrots*) acompañadas de 2 cucharadas de aliño (aderezo) estilo *ranch* sin grasa como *dip*

½ taza de leche descremada (*fat-free milk*)

Merienda

1 porción de Budín de avena (véase la página 46)

Cena

3 onzas (84 g) de pechuga de pollo deshuesada sin pellejo con 2 cucharadas de Sofrito

1 taza de pasta tipo concha espolvoreada con cilantro fresco picado

1 taza de tirabeques (arvejas mollares, *sugar snap peas*)

½ taza de leche descremada

Merienda

½ porción (sólo 1 alcapurria) de Alcapurrias (véase la página 79)

Total alimenticio diario

1,629 calorías, 33 gramos de grasa, el 18 por ciento de las calorías provienen de la grasa

Ejercicios moldeadores

Ninguno. Descansar.

Semana Nº 4   # DÍA Nº 4

Menú moldeador	Ejercicios moldeadores

Desayuno

1 porción de Batido de fresa y plátano (véase la página 35)

1 *waffle* integral congelado acompañado de 1 cucharadita de margarina baja en grasa y 1 cucharada de sirope de arce (*maple*)

Merienda

4 galletas integrales *graham* de chocolate

½ taza de mango picado en trozos

Almuerzo

1 porción de Tacos al pastor (véase la página 145), es decir, dos tacos

1 taza de jícama fresca, picada en palitos

1 taza de leche descremada (*fat-free milk*)

Merienda

2 galletas integrales bajas en grasa

1 trozo de hebras (tiras) de queso *mozzarella* (*string cheese*) (¾ onza/21 g)

Cena

3 onzas de lomo de cerdo (*pork loin*) sin hueso cocinado en 2 cucharadas de Recaíto (véase la página 58)

1 papa mediana al horno con 1 cucharadita de margarina baja en grasa

1 taza de *zucchini* (calabacita)

1 taza de leche descremada

1 taza de fresas, arándanos y frambuesas frescas acompañada de 1 cucharada de sustituto de crema batida

Merienda

1 taza de leche de chocolate semidescremada al 1 por ciento (*low-fat chocolate milk*)

Total alimenticio diario

1,717 calorías, 32 gramos de grasa, el 17 por ciento de las calorías provienen de la grasa

Ejercicios abdominales

(Descansar 30 segundos entre cada serie)

Nivel principiante

(10 repeticiones por serie, 2 series de cada ejercicio)

1. Media abdominal 2 (página 164)

2. Levantamiento de cadera 2 (página 172)

3. Media abdominal cruzada 2 (página 175)

4. Levantamiento de cadera 1 (página 169)

5. Contracción lateral (página 177)

6. Levantamiento lateral de tijera (página 179)

Nivel intermedio

Los mismos ejercicios que en el nivel principiante, sólo que 10 repeticiones por serie y 3 series de cada ejercicio.

Nivel avanzado

Los mismos ejercicios que en el nivel principiante, sólo que 10 repeticiones por serie y 4 series de cada ejercicio.

Estiramientos abdominales y de la espalda

(Sostenga cada estiramiento durante 20 a 30 segundos. Puede hacer estiramientos mientras descansa entre las series. O hágalos sólo al final, después de haber terminado los ejercicios de resistencia).

1. Media plancha (página 207)

2. Ovillo (página 207)

3. Medio giro (página 208)

| Semana Nº 4 | DÍA Nº 5 |

Menú moldeador

Desayuno

2 huevos revueltos con salsa pico de gallo o picante

1 rebanada de pan de trigo integral tostado con 1 cucharadita de margarina baja en grasa

Merienda

½ taza de leche de chocolate semidescremada al 1 por ciento (*low-fat chocolate milk*)

1 galletita *chocolate chip* pequeña

Almuerzo

2 fajitas de pollo, preparadas con 2 onzas (56 g) de pechuga de pollo deshuesada y sin pellejo cocinada con ¼ taza de cebolla en rodajas, ½ taza de pimientos (ajíes, pimientos morrones) y chiles; se sirven en forma de tacos con 2 tortillas de harina, ½ taza de salsa tipo mexicano y 1 onza (28 g) de queso asadero rallado

Merienda

1 taza de leche de chocolate semidescremada al 1 por ciento (*low-fat chocolate milk*)

Cena

Tiras de bistec *sirloin* y verduras chinas sofritas al estilo asiático

1 taza de arroz integral (*brown rice*)

1 galletita china (*fortune cookie*)

1 taza de cubitos de melón tipo *honeydew*

Merienda

1 plátano (guineo, banana)

Total alimenticio diario

1,692 calorías, 42 gramos de grasa, el 22 por ciento de las calorías provienen de la grasa

Ejercicios moldeadores

Ejercicios para las caderas, los muslos y las asentaderas

Nivel principiante

(10 repeticiones por serie, 2 series de cada ejercicio)

1. Arcos (página 185)

2. Extensión de pierna hacia atrás (página 190)

3. Media tijera (página 200)

4. Abducción en pie (página 195)

5. Extensión de la pierna doblada (página 191)

6. Levantamiento de la pelvis (página 192)

7. Sentadilla (página 186)

Nivel intermedio

Lo mismo que en el nivel principiante, sólo que 10 repeticiones por serie y 3 series de cada ejercicio

Nivel avanzado

Los mismos ejercicios, sólo que 10 repeticiones por serie y 4 series de cada ejercicio

Estiramientos de las asentaderas, las caderas y los muslos

(Sostenga cada estiramiento durante 20 a 30 segundos. Puede hacer estiramientos mientras descansa entre las series. O hágalos sólo al final, después de haber terminado los ejercicios de resistencia).

1. Estiramiento de la cadera (página 209)

2. Estiramiento de la cadera y del cuádriceps (página 209)

3. Mariposa (página 210)

4. Estiramiento de los músculos las corvas (página 210)

Semana Nº 4 | **DÍA Nº 6**

Menú moldeador

Desayuno

1 porción de Pan dulce (véase la página 85)

1 taza de jugo de naranja (china) enriquecido con calcio

Merienda

½ taza de fresas picadas en rodajas

Almuerzo

1 porción de Atún en recaíto (véase la página 58)

½ taza de pasta con forma de concha cocida, espolvoreada con perejil, y 1 taza de espinaca congelada sofrita (salteada) con una pizca de ajo

Merienda

1 kiwi

Cena

1 porción de Lasaña de carne de res y espinacas (véase la página 96) acompañada por una ensalada consistente en 1½ tazas de hojas frescas de espinaca mezcladas con lechuga romana y 4 tomates (jitomates) pequeños y acompañadas de 2 cucharadas de aliño (aderezo) estilo italiano bajo en grasa

Merienda

½ taza de yogur congelado bajo en grasa de chocolate

½ taza de leche descremada (*fat-free milk*)

Total alimenticio diario

1,710 calorías, 31 gramos de grasa, el 16 por ciento de las calorías provienen de la grasa

Ejercicios moldeadores

Ninguno. Descansar.

Semana Nº 4 | **DÍA Nº 7**

Menú moldeador

Desayuno

1 porción de Compota de frutas (véase la página 65)

1 rebanada de pan enrollado de canela, tostado, con 1 cucharadita de margarina baja en grasa

1 taza de leche descremada (*fat-free milk*)

Merienda

2 galletas integrales bajas en grasa y 1 taza de yogur de frambuesa bajo en grasa

Almuerzo

1 porción de Asopao de pollo puertorriqueño (véase la página 137) acompañado de 2 cucharadas de queso parmesano rallado y 2 tortillas de maíz (elote, choclo) acompañada por una ensalada de 1½ tazas de hojas frescas de espinaca, ¼ taza de rodajas de cebolla roja, 1 cucharada de pedazos de tocino (es decir, de la marca comercial llamada *Bacon Bits*) y acompañada de 2 cucharadas de aliño (aderezo) bajo en grasa estilo *ranch* o francés

Merienda

1 tangelo o 1 naranja (china)

Cena

1 porción de Picadillo a lo cubano (véase la página 111)

1 taza de cabezuelas de brócoli al vapor

1 carambola

Merienda

Dulce de taco: Unte ½ cucharadita de margarina en una tortilla de harina y luego espolvoréele canela y azúcar. Caliente en el microondas y enróllelo.

Total alimenticio diario

1,635 calorías, 43 gramos de grasa, el 24 por ciento de las calorías provienen de la grasa

Ejercicios moldeadores

Ninguno. Descansar.

Un cuerpo a su medida ¡para siempre!

¡Felicidades! Si está leyendo esto, ha seguido el programa durante 4 semanas y es muy probable que haya experimentado buenos resultados. Ahora la pregunta del millón es: ¿y ahora qué sigue?

La respuesta sencilla es: lo mismo. Es decir, usted debe seguir con el programa que tenemos aquí para siempre. Si no, es muy probable que vuelva a aumentar de peso otra vez. A fin de cuentas, es muy sencillo. Sin comer bien ni hacer ejercicio, ganamos peso. Al cambiar nuestra forma de vida, bajamos de peso, llegamos a un peso ideal para nosotras y en este nos mantenemos, siempre y cuando sigamos con esa nueva forma de vida. Usted acaba de cambiar su vida durante 4 semanas. Ya se acostumbró a comer bien y cocinar de manera saludable. También se acostumbró a hacer tanto ejercicios aeróbicos como los que atacan a sus zonas problemáticas. Por lo tanto, si quiere seguir perdiendo peso o mantenerse en un buen peso, tan sólo tiene que seguir con esa costumbre.

¿Qué fácil, no? Pues no. . . y nosotras lo sabemos. Bien podría aburrirse comiendo una y otra vez sólo las comidas recomendadas en este plan. Pero no hay problema. Siéntase libre de experimentar con las variaciones que quiera, sustituyendo las comidas que no se le apetecen por otras que sí le gustan. Ahora bien, dése cuenta de que este plan fue diseñado para tener un equilibrio alimenticio que asegura la buena nutrición. Por lo tanto, si un día no quiere comer trozos de mango, bien puede probar otra fruta, como una manzana, pero *no* un pedazo de pastel (bizcocho, torta, *cake*)

de chocolate. Si no quiere comer ropa vieja de pollo algún día, no debe sustituirlo por un pudín o unas papitas fritas. En cambio, para hacer sustituciones, lo mejor es remitirse a los distintos capítulos sobre diversos alimentos en la Segunda Parte del libro. Ahí encontrará múltiples sugerencias para preparar todo tipo de comidas de manera adelgazadora. Por ejemplo, hay varias recetas y sugerencias para platos de carne de res, pescado y dulces, por mencionar unos pocos. Hasta tendrá a la mano opciones saludables de restaurantes de comida rápida que puede utilizar cuando no tenga tiempo de cocinar y necesite sustituir algún alimento en el plan.

Sin embargo, al hacer esto debe tener presente otro aspecto clave del plan: el tamaño de las porciones. Aunque haga sustituciones con ciertos alimentos, debe estar muy consciente de las porciones para que sean las mismas que se han recomendado en el plan. Si no, corre peligro de comer demasiado y subir de peso. Así que si quiere cambiar una merienda de ½ taza de mango en trozos por uvas, no se vaya a comer una taza entera de uvas o dos sino siga con esa ½ taza. De lo contrario se le puede ir la mano con las porciones, las calorías y por consiguiente puede sabotear sus esfuerzos para seguir bajando de peso y/o mantenerse en un buen peso.

Ahora bien, entendemos perfectamente que aun con las variaciones que usted haga, no podrá seguir el plan todos los días. Siempre hay bodas, días de fiesta u otras ocasiones especiales en que quiera comer lo que le dé la gana. Muy bien. Hágalo. No tiene nada de malo darse un gusto de vez en cuando. Lo único que debe tener presente es que no debe dejar que estos gustitos se conviertan en costumbre. Si no se mide con los gustos, puede caer en la misma trampa y subir de peso de nuevo. La clave está en equilibrar los gustos ocasionales —vamos a suponer, un gusto cada 15 días o algo así— con comidas y porciones sanas que comerá durante el resto del tiempo. Si tiene esto presente, podrá disfrutar de los eventos especiales todo lo que quiera sin volver a ganar peso.

También debe reconocer que en cualquier momento puede sufrir una recaída, es decir, pasar una semana o dos o aún más tiempo comiendo pizzas y hamburguesas o dulces o cualquier otro alimento que conduce al sobrepeso. Todas pasamos por etapas de estrés en nuestras vidas o nos cuesta trabajo acostumbrarnos a la nueva forma de comer indicada aquí y terminamos regresando a nuestros patrones alimenticios anteriores. O bien podemos empezar entusiasmadas por hacer los ejercicios y los dejamos. Si esto sucede, primero que nada, no se sienta mal. Es normal y puede pasarle a cualquiera. Muchas personas se sienten culpables como si hubieran cometido algún pecado, pero no es así. No hay que sentirse mal, sino simplemente reconocer que ha recaído y prometerse que de nuevo va a empezar con el programa al día siguiente. Y luego hacerlo sin poner excusas. Pero lo que no puede hacer es pensar que por culpa de una recaída no hay esperanza para usted o que está destinada a tener sobrepeso. Nadie tiene ese tipo de destino. Y cualquiera que se cae puede volver a levantarse.

Muy bien, ya sabe lo que tiene que hacer en cuanto a la alimentación después de la quinta semana. En cuanto al ejercicio, lo que debe hacer es seguir aumentando la cantidad de tiempo en que hace su ejercicio aeróbico. Con el tiempo, su meta es poder hacer algún tipo de ejercicio aeróbico durante 30 minutos cada sesión y realizar 4 sesiones a la semana. Los expertos indican que esta cantidad es lo ideal para mantenerse en forma y saludable. Con respecto a los ejercicios para las zonas problemáticas, lo que hará en el futuro depende de cómo empezó el programa. Es decir, si empezó en el nivel de principiante, después de 4 semanas probablemente ha llegado a realizar por lo menos 2 series de cada ejercicio. Debe seguir avanzando cuando se sienta que pueda con el fin de terminar con 5 series de cada ejercicio. Tómese su tiempo para llegar a esta meta para evitar lesiones y siga lo que le diga su cuerpo para ir avanzando. En el caso de mujeres que empezaron en el nivel intermedio, después de la cuarta semana están realizando 3 series de cada ejercicio. Ellas también pueden seguir hasta llegar a realizar 5 series. Las mujeres de nivel avanzado deben estar realizando 4 series de cada ejercicio después de seguir el programa durante 4 semanas y también pueden avanzar a realizar 5 series de cada ejercicio según cómo se sientan. Al llegar usted a realizar 5 series de cada ejercicio moldeador, ya se estará ejercitando suficientemente para mantenerse en forma. A continuación en la siguiente página le ofrecemos un programa para seguir según su nivel de forma física a partir de la quinta semana.

Bueno, pues lo único que le queda ahora es seguir. Después de estas 4 semanas, ya está en el camino de tener un cuerpo a su medida, al no ser que lo haya logrado ya. Ha tomado control de su vida para hacerla más saludable. Tiene la oportunidad de mantener ese control —y esa figura— por el resto de su vida. Aprovéchela. Sabemos que lo logrará.

—Las editoras de *Prevention en Español*

Semana Nº 5 en adelante

Ejercicios abdominales

Nivel principiante

(10 repeticiones por serie, 3 series de cada ejercicio)

1. Media abdominal 3 (página 165)
2. Media abdominal cruzada 3 (página 176)
3. Contracción abdominal con las rodillas elevadas (página 166)
4. Levantamiento de cadera 2 (página 172)
5. Contracción abdominal con las rodillas elevadas y abiertas (página 167)
6. Levantamiento lateral de tijera (página 179)
7. Levantamiento de rodilla con contracción (página 173)

Nivel intermedio

Lo mismo que en el nivel principiante, sólo que 10 repeticiones por serie y 4 series de cada ejercicio.

Nivel avanzado

Lo mismo que en el nivel principiante, sólo que 10 repeticiones por serie y 5 series de cada ejercicio.

Estiramientos abdominales y de la espalda

(Sostenga cada estiramiento durante 20 a 30 segundos. Puede hacer estiramientos mientras descansa entre las series. O hágalos sólo al final, después de haber terminado los ejercicios de resistencia).

1. Media plancha (página 207)
2. Ovillo (página 207)
3. Medio giro (página 208)

Ejercicios para las caderas, los muslos y las asentaderas

Nivel principiante

(10 repeticiones por serie, tres series de cada ejercicio)

1. Sentadilla (página 186)
2. Extensión de la pierna doblada (página 191)
3. Levantamiento de la pelvis con una pierna (página 202)
4. Levantamiento de rodilla del piso (página 197)
5. Cruzamiento con la rodilla doblada (página 193)
6. Levantamiento lateral de rodilla (página 198)
7. Tijeras (página 203)

Nivel intermedio

Lo mismo que en el nivel principiante, sólo que 10 repeticiones por serie y 4 series de cada ejercicio.

Nivel avanzado

Lo mismo que en el nivel principiante, sólo que 10 repeticiones por serie y 5 series de cada ejercicio.

Estiramientos de las asentaderas, las caderas y los muslos

(Sostenga cada estiramiento durante 20 a 30 segundos. Puede hacer estiramientos mientras descansa entre las series. O hágalos sólo al final, después de haber terminado los ejercicios de resistencia).

1. Estiramiento de la cadera (página 209)
2. Estiramiento de la cadera y del cuádriceps (página 209)
3. Mariposa (página 210)
4. Estiramiento de los músculos las corvas (página 210)

Créditos fotográficos

Glosario

Algunos de los términos usados en este libro no son muy comunes o se conocen bajo distintos nombres en distintas partes de América Latina. Por lo tanto, hemos preparado este glosario para ayudarle. Esperamos que le sea útil.

Aceite de canola   Este aceite viene de la semilla de colza y es bajo en grasa saturada. Sinónimo: aceite de colza. En inglés: *canola oil*.

Ají   *Véase* **Pimiento**.

Albaricoque   Fruta originaria de la China cuyo color está entre un amarillo pálido y un naranja oscuro. Se parece al melocotón, pero es más pequeño. Sinónimos: chabacano, damasco. En inglés: *apricot*.

Aliño   Un tipo de salsa, muchas veces hecha a base de vinagre y algún tipo de aceite, que se les echa a las ensaladas para darles más sabor. Sinónimo: aderezo. En inglés: *salad dressing*.

Arándano agrio   Una baya roja de sabor agrio usada para elaborar postres y bebidas. Sinónimo: arándano rojo. En inglés: *cranberry*. En latín: *Vaccinium macrocarpon*.

Arándano azul   Una baya azul pariente del arándano agrio. En inglés: *blueberry*.

Bagel   Panecillo en forma de rosca con un hueco en el centro. Se cocina en agua hirviendo, luego se hornea. Se puede preparar con una gran variedad de sabores y normalmente se sirve tostado y untado con queso crema.

Batatas dulces   Tubérculos cuyas cáscaras y pulpas tienen el mismo color amarillo-naranja. No se deben confundir con las batatas de Puerto Rico (llamadas boniatos en Cuba), que son tubérculos redondeados con una cáscara rosada y una pulpa blanca. Sinónimos de batata dulce: boniato, camote, moniato. En inglés: *yams* o *sweet potatoes*.

Biscuit   Un tipo de panecillo muy popular en los EE. UU. Sinónimo: bisquet.

Bistec   Filete de carne de res sacado de la parte más gruesa del solomillo. Sinónimos: bife, churrasco, biftec. En inglés: *beefsteak* o *steak*.

Brownie   Un pastel (vea la definición de este en la página 409) cremoso de chocolate cortado en trozos cuadrados; a veces se rellena con frutos secos.

Cacahuate   Un tipo de fruto seco que proviene de una hierba leguminosa. Se come de varias formas, entre ellas crudas, tostadas o en forma de mantequilla. Sinónimos: cacahuete, maní. En inglés: *peanut*.

Cacerola   Una comida horneada en un recipiente hondo tipo cacerola. Sinónimo: guiso. En inglés: *casserole*. También puede ser un recipiente metálico de forma cilíndrica que se usa para cocinar. Por lo general, no es muy hondo y tiene un mango o unas asas. Sinónimo: cazuela. En inglés: *saucepan*.

Calabaza   Fruta del género *Curcubita* con una pulpa de color naranja-amarillo. Hay muchas variedades de esta fruta, entre ellas la de tamaño mediano de color naranja que se consigue en muchas tiendas que venden alimentos latinos. También hay la grande que se conoce como calabaza de Castilla. Esta es muy común en los Estados Unidos, en particular durante el otoño. Figura en el día de fiesta llamado *Halloween*. En este libro nos referimos a todo tipo de calabaza, entre ellos los que inglés se llaman *squash*, que son calabazas pero que tienen una forma y color algo diferente. Entre los tipos de squash que tratamos están el *butternut squash* y el *acorn squash*. No pudimos encontrar términos castellanos por estas variedades de calabaza, así dejamos sus nombres en inglés y le aconsejamos que las busque bajo su nombre en inglés.

Cantidad Diaria Recomendada Esta es la cantidad general recomendada de un nutriente dado, sea un mineral, una vitamina u otro elemento nutritivo. Las Cantidades Diarias Recomendadas, conocidas en inglés como *Daily Values* o por las siglas inglesas *DV*, fueron establecidas por el Departamento de Agricultura de los Estados Unidos y La Dirección de Alimentación y Fármacos de los Estados Unidos. Se encuentran en las etiquetas de la mayoría de los productos alimenticios preempaquetados en los EE. UU. Corresponden a las necesidades nutritivas generales de los adultos de 18 años y mayores. Si desea averiguar sobre las necesidades específicas de niños, consulte a su médico o a un nutriólogo.

Carnes frías (tipo fiambre) Carnes frías de varios tipos, entre ellos jamón, boloña, pavo, rosbif y *salami*, que normalmente se comen en sándwiches (emparedados) a la hora del almuerzo en los EE. UU. En inglés: *lunchmeat*.

Cebollín Una variante de la familia de las cebollas. Tiene una base blanca que todavía no se ha convertido en bulbo y hojas verdes que son largas y rectas. Ambas partes son comestibles. Son parecidos a los chalotes, y la diferencia está en que los chalotes son más maduros y tienen el bulbo ya formado. Sinónimos: cebolla de rábano, escalonia, cebolla de cambray, cebollino. En inglés: *scallion*.

Cebollino Hierba que es pariente de la cebolla y los puerros (poros). Tiene tallos verdes y brillantes con un sabor suave parecido al de la cebolla. Se consiguen frescos durante todo el año. Algunos hispanos le dicen "cebollín" al cebollino, por tanto debe consultar la definición de este que aparece arriba. Sinónimos: cebolletas, cebollines. En inglés: *chives*.

Champiñón *Véase* **Hongo.**

Chícharos Semillas verdes de una planta leguminosa eurasiática. Sinónimos: alverjas, arvejas, guisantes, *petit pois*. En inglés: *peas*.

Chile *Véase* **Pimiento.**

Chili Plato de origen texano que consiste en carne molida condimentada por chiles frescos o en polvo. Algunas veces lleva frijoles (habichuelas).

Chirimoya Una baya verdosa con pepitas negras y pulpa blanca de sabor muy agradable. En inglés: *custard apple*.

Chirivía Una planta de origen europeo con un tallo acanalado de 9 a 12 centímetros de alto, hojas parecidas a las del apio, flores pequeñas y amarillas; su raíz es fusiforme y blanca. Típicamente se hierve y se sirve untada con mantequilla. Sinónimo: chiriva, chiviría, pastinaca. En inglés: *parnsip*.

Comelotodos　Chícharos (vea la definición de estos en la página 405) que no están bien desarrollados con vainas delgadas y planas; se cultivan para comerse enteras. Sinónimos: arvejas chinas. En inglés: *snow peas*.

Cuscús　Un platillo del Africa del Norte que consiste en pasta de semolina (trigo sin germen ni salvado) que se cocina al vapor sobre la parte superior de una olla de dos partes.

Feta　Un queso griego hecho de leche de cabra. Es blanco, salado y muy desmenuzable.

Fettuccine　Fideos delgados y planos utilizado en varios platos, entre ellos, *fettuccine Alfredo*, que consiste en estos fideos en una salsa rica hecha de mantequilla, queso parmesano rallado, crema espesa y mucha pimienta negra molida.

Filet mignon　Un corte de carne que es tierno, pequeño y no tiene huesos que procede de la parte gruesa del lomo del animal. Algunos hispanos le dicen filete de ternera al *filet mignon*, pero en este libro recomendamos el *filet mignon* de res madura, no de ternera.

Frijoles　Una de las variedades de plantas con frutos en vaina del género *Phaselous*. Vienen en muchos colores: rojos, negros, blancos, etcétera. Sinónimos: alubia, arvejas, caraotas, fasoles, fríjoles, habas, habichuelas, judías, porotos, trijoles. En inglés: *beans*.

Frijoles de caritas　Frijoles pequeños de color beige con una "carita" negra. Sinónimos: guandúes, judías de caritas. En inglés: *black-eyed peas*.

Frittata　Un tipo de omelette (tortilla) italiano que tiene los ingredientes mezclados con los huevos. A diferencia de los otros tipos de omelettes, no se dobla y se cocina por mucho tiempo a fuego lento.

Fruto seco　Alimento común que generalmente consiste en una almendra comestible encerrada en una cáscara. Entre los ejemplos más comunes de este alimento están las almendras, las avellanas, los cacahuates (maníes), los pistachos y las nueces. Aunque muchas personas utilizan el término "nueces" para referirse a los frutos secos en general, en realidad "nuez" significa un tipo común de fruto seco en particular.

Fudge　Un caramelo semiblando hecho de mantequilla, azúcar y varios aromatizantes, entre ellos chocolate, vainilla y arce (*maple*).

Galletas y galletitas　Tanto "galletas" como "galletitas" se usan en Latinoamérica para referirse a dos tipos de comidas. El primer tipo es un barquillo delgado no dulce (en muchos casos es salado) hecho de trigo que se come como merienda o que acompaña una sopa. El segundo tipo es un tipo de pastel (vea la definición de este en este glosario) plano y dulce que normalmente se come como postre o merienda. En este libro, usamos "galleta" para describir los barquillos salados y "galletita" para los pastelitos pequeños y dulces. En inglés, una galleta se llama "*cracker*" y una galletita se llama "*cookie*".

Graham crackers   Galletitas (vea la definición de estas en este glosario) dulces hechas de harina de trigo integral.

Granola   Una mezcla de copos de avena y otros ingredientes como azúcar morena (mascabado), pasas, cocos y frutos secos. Se prepara al horno y se sirve en pedazos o barras.

Gravy   Una salsa hecha del jugo (zumo) de la carne asada.

Guiso   Este término tiene variaciones regionales. Para algunos hispanos, se refiere a la comida horneada en un recipiente hondo que en inglés se llama *casserole*. Pero para otros, se refiere a un platillo que generalmente consta de carne y verduras que se cocina en una olla a una temperatura baja con poco líquido. Sinónimo: *estofado, guisado*. En inglés: *stew*.

Haba   Frijol plano de color oscuro (vea la definición de este en la página 406) de origen mediterráneo que se consigue en las tiendas de productos naturales. En inglés: *fava bean*.

Habas blancas   Frijoles planos de color verde pálido originalmente cultivados en la ciudad de Lima en el Perú. Sinónimos: alubias, ejotes verdes chinos, frijoles de Lima, judías blancas, porotos blancos. En inglés: *lima beans*.

Habichuelas verdes   Frijoles verdes, largos y delgados. Sinónimos: habichuelas tiernas, ejotes. En inglés: *green beans* o *string beans*.

Hongo   Variedad del *fungi* de la clase *Basidiomycetes*. Hay muchas variedades, entre ellas *shiitake* del Japón y el *Italian brown* de Italia. La variedad pequeña blanca se conoce como champiñón o seta. En inglés los hongos en general se llaman *mushrooms* y los champiñones se llaman *button mushrooms*.

Hummus   Salsa medio-oriental hecha de garbanzos aplastados sazonados con jugo de limón, ajo y aceite de oliva o bien aceite de sésamo (ajonjolí).

Integral   Este término se refiere a la preparación de los cereales (granos) como arroz, maíz, avena, pan, etcétera. En su estado natural, los cereales tienen una capa exterior muy nutritiva que aporta fibra dietética, carbohidratos complejos, vitaminas del grupo B, vitamina E, hierro, cinc y otros minerales. No obstante, para que tengan una presentación más atractiva, muchos fabricantes les quitan las capas exteriores a los cereales. La mayoría de los nutriólogos y médicos recomiendan que comamos los cereales integrales (excepto en el caso del alforjón o trigo sarraceno) para aprovechar de los nutrientes que aportan. Estos productos se consiguen en algunos supermercados y en las tiendas de productos naturales. Entre los productos integrales más comunes están el arroz integral (*brown rice*), el pan integral (*whole-wheat bread* o *whole-grain bread*), la cebada integral (*whole-grain barley*) y la avena integral (*whole oats*).

Magdalena   Un pastel (vea la página 409) redondo y pequeño que normalmente se hornea en una cacerola para preparar *muffins*. A veces el molde para las magdalenas se forra con papel aluminio que se quita antes de comerlas. Sinónimos: mantecadas, panquecitos. En inglés: *cupcakes*.

Malanga
Esta raíz alargada tiene el aspecto de una zanahoria deforme y es de cáscara color café. Su pulpa firme es rosada, amarilla o color crema, y su sabor evoca a los de la papa y los frijoles (habichuelas). La malanga sabe mejor cocida con agua hirviendo, al vapor o en agua a fuego lento. Tradicionalmente sirve para acompañar carnes saladas, salchichas condimentadas o guisos (estofados) como el sancocho. Sinónimos: yautía.

Magro (a)
Con un bajo contenido de grasa.

Mancuerna
Una pesa de mano que consiste en una barra que une dos pesas a cada lado. A veces es un equipo sólido y en otros casos es una barra con láminas de metal que se quitan o se agregan para restar o añadir peso según se desea.

Melocotón
Fruta originaria de la China que tiene un color amarillo rojizo y cuya piel es velluda. Sinónimo: durazno. En inglés: *peach*.

Merienda
En este libro, es una comida entre las comidas principales del día, sin importar ni lo que se come ni a la hora en que se come. Sinónimos: bocadillo, bocadito, botana, refrigerio, tentempié. En inglés: *snack*.

Nuez
Un fruto seco que proviene de una de las variedades de los árboles del género *Juglans*. Las variedades más populares de esta nuez son la nuez inglesa o pérsica y la nuez negra. Sinónimo: nuez nogal. En inglés: *walnut*.

Olla para asar
Cualquier plato o cacerola de metal, cristal o cerámica con una superficie grande, costados bajos, y que no lleva tapa. Esta se usa para asar alimentos en el horno. Sinónimos: charola. En inglés: *roasting pan*.

Palomitas de maíz
Granos de maíz cocinados en aceite o a presión hasta que formen bolas blancas. Sinónimos: rositas de maíz, rosetas de maíz, copos de maíz, cotufo, canguil.

Pan árabe
Un tipo de pan plano con forma de rueda originario del Medio Oriente que se prepara sin levadura. Se abre de manera horizontal, lo cual forma un "bolsillo" que se puede rellenar con varios ingredientes y así crear un sándwich (emparedado). Sinónimo: pan de *pita*. En inglés: *pita bread*.

Panqueque
Un pastel (vea la definición de este en la página 409) plano generalmente hecho de alforjón (trigo sarraceno) que se dora por ambos lados en una plancha o sartén engrasada. Sinónimo: *hotcake*. En inglés: *pancake*.

Papas a la francesa
En este libro, las definimos como papas que han sido picadas en tiras delgadas o gruesas, remojadas en agua, secadas y fritas en abundante aceite hasta que estén doradas. En inglés: *French fries*.

Papitas fritas
Papas picadas en rodajas finas y fritas en abundante aceite. Por lo general se venden preempaquetadas en una variedad de sabores, cortes y grosores. En inglés: *potato chips*.

Parrilla   Esta rejilla de hierro fundido se usa para asar diversos alimentos sobre brasas o una fuente de calor de gas o eléctrica en toda Latinoamérica, particularmente en Argentina y Uruguay. En inglés: *grill*. También puede ser un utensilio de cocina usado para poner dulces hasta que se enfríen. Sinónimo: rejilla. En ingles: *rack*.

Pastel   El significado de esta palabra varía según el país. En Puerto Rico, un pastel es un tipo de empanada servido durante las fiestas navideñas. En otros países, un pastel es una masa de hojaldre horneada que está rellena de frutas en conserva. No obstante, en este libro, un pastel es un postre horneado generalmente preparado con harina, mantequilla, edulcorante y huevos. Sinónimos: bizcocho, torta, cake, panqué, queque, tarta. En inglés: *cake*.

Pastel blanco esponjoso   Un tipo de pastel (vea la definición de este arriba) ligero que se prepara sin levadura y con varias claras de huevo batidas. En inglés: *angel food cake*.

Pastrami   Un tipo de carne sazonada con sal y una pasta que puede contener ajo, canela, granos de pimienta, clavos, pimienta de Jamaica y semillas de coriandro. La carne se cura, se ahuma y se cocina. En los EE. UU. se come en sándwiches (emparedados).

Pay   Una masa de hojaldre horneada que está rellena de frutas en conserva. Sinónimos: pai, pastel, tarta. En inglés: *pie*.

Pimiento   Fruto de las plantas *Capsicum*. Hay muchísimas variedades de esta hortaliza. Los que son picantes se conocen en México como chiles, y en otros países como pimientos o ajíes picantes. Por lo general, en este libro nos referimos a los chiles o a los pimientos rojos o verdes que tienen forma de campana, los cuales no son nada picantes. En muchas partes de México, estos se llaman pimientos morrones. En el Caribe, se conocen como ajíes rojos o verdes. En inglés, estos se llaman *bell peppers*.

Queso azul   Un queso suave con vetas de moho comestible de color azul verdoso. En inglés: *blue cheese*.

Quiche   Un plato francés que consiste en una masa de hojaldre rellena con una natilla sabrosa hecha de huevos, crema, condimentos, jamón, mariscos o hierbas. Se hornea en un cacerola especial.

Requesón   Un tipo de queso hecho de leche descremada. No es seco y tiene relativamente poca grasa y calorías. En inglés: *cottage cheese*.

Round   Se refiere a carne de res sacada del área que empieza en los cuartos (traseros) del animal y se extiende hasta los tobillos de este. Hay varios cortes que se hacen en los EE. UU. de esta área. El *top round* es el más tierno y se saca de la parte interior de la pierna. Es un corte bastante bajo en grasa. *Eye of round* es otro corte de esta parte del animal.

Russet   Variedad de papa con forma elíptica, una cáscara áspera de color marrón y muchísimos ojos. Su pulpa blanca se vuelve seca y harinosa después de cocinar. Su contenido alto de almidón hace que sea una elección excelente si desea preparar una papa horneada, en puré o frita.

Salchichonería Tienda que vende carnes tipo fiambre como *salami*, jamón, salchicha de Boloña, pechuga de pavo picado en lonjas (lascas) y sándwiches (emparedados). También puede ser un departamento de un supermercado que venden esas carnes y sándwiches. Sinónimos: salsamentaria, charcutería y fiambrería. En inglés: *delicatessen*.

Shiitake Véase **Hongo**.

Sirloin En los animales del matadero, capa muscular que se extiende por entre las costillas y el lomo. Es tierno y hay varios subcortes hechos de este, como el *tenderloin*, un corte del músculo más tierno en esta área.

Soya Un alimento derivado del frijol de soya. Es alto en minerales y proteínas y es una parte esencial de la alimentación asiática. Hoy en día se usa como alternativa vegetariana a la carne de res y también como terapia alimenticia para las mujeres menopáusicas. Se consigue en las tiendas de productos naturales y en algunos supermercados.

Squash Véase **Calabaza**.

Tabbouleh Un platillo medio-oriental que consiste en trigo *bulgur* con tomates picados, cebolla, perejil, menta, aceite de oliva y jugo de limón. Se sirve frío, frecuentemente acompañado por pan crujiente.

Tazón Recipiente cilíndrico sin asas usado para mezclar ingredientes, especialmente al hacer postres y panes. Sinónimos: recipiente, bol. En inglés: *bowl*.

Tempeh Un alimento parecido a un pastel (vea la definición de este en la página 409) hecho de frijoles de soya. Tiene un sabor a frutos secos y a levadura. Es muy común en las alimentaciones asiáticas y vegetarianas.

Tirabeque Un tipo de chícharo (vea la definición de estos en la página 405) más desarrollado que el comelotodo con una vaina comestible y gruesa de sabor algo dulce. Igual que el tirabeque, se come con vaina y todo. Sinónimo: arveja mollar. En inglés: *sugar snap pea*.

Tocino canadiense Un tipo de tocino que proviene del lomo del cerdo. Normalmente se ahuma. Es bajo en grasa. Se vende en pedazos cilíndricos que se pueden picar de la manera que se desee. Aunque es más caro que el tocino normal, como se precocina, rinde más porciones por libra. En inglés: *Canadian bacon*.

Tofu Un alimento un poco parecido al queso que se hace de la leche de soya cuajada. Es soso pero cuando se cocina junto con otros alimentos, adquiere el sabor de estos.

Toronja Esta fruta tropical es de color amarillo y muy popular en los EE. UU. como comida en el desayuno. Sinónimos: pamplemusa, pomelo. En ingles: *grapefruit*.

Tostadas francesas Un plato para desayunar preparado al pasar pan por una mezcla de huevos y leche y luego freírlo hasta que se dore por ambos lados. Normalmente se sirve con miel (sirope, almíbar). Sinónimos: torrejas.

Yautía   *Véase* **Malanga**.

Zanahorias cambray   Zanahorias pequeñas, delgadas y tiernas que son 1½" (4 cm) de largo. En inglés: *baby carrots*.

Zucchini   Un tipo de calabaza con forma de cilindro un poco curvo y que es un poco más chico en la parte de abajo que en la parte de arriba. Su color varía entre un verde claro y un verde oscuro, y a veces tiene marcas amarillas. Su pulpa es color hueso y su sabor es ligero y delicado. Sinónimos: calabacín, calabacita, hoco, zambo, zapallo italiano. En inglés: *zucchini*.

Índice

Las referencias con letra **en negrilla** indican los temas principales tratados en el libro. Las referencias <u>subrayadas</u> indican que el material del texto se encuentra dentro de cajas.

A

C

Tabla de conversión

Estos equivalentes han sido redondeados un poco para facilitar la medición.

Medidas de Volúmen

EE. UU.	Imperial	Métrico
¼ cdita.	–	1 ml
½ cdita.	–	2 ml
1 cdita.	–	5 ml
1 cda.	–	15 ml
2 cda. (1 oz)	1 fl oz	30 ml
¼ taza (2 oz)	2 fl oz	60 ml
⅓ taza (3 oz)	3 fl oz	80 ml
½ taza (4 oz)	4 fl oz	120 ml
⅔ taza (5 oz)	5 fl oz	160 ml
¾ taza (6 oz)	6 fl oz	180 ml
1 taza (8 oz)	8 fl oz	240 ml

Medidas de Peso

EE. UU.	Métrico
1 oz	30 g
2 oz	60 g
4 oz (¼ lb)	115 g
5 oz (⅓ lb)	145 g
6 oz	170 g
7 oz	200 g
8 oz (½ lb)	230 g
10 oz	285 g
12 oz (¾ lb)	340 g
14 oz	400 g
16 oz (1 lb)	455 g
2.2 lb	1 kg

Medidas de Longitud

EE. UU.	Métrico
¼"	0.6 cm
½"	1.25 cm
1"	2.5 cm
2"	5 cm
4"	11 cm
6"	15 cm
8"	20 cm
10"	25 cm
12" (1')	30 cm

Tamaños de

EE. UU.	Sistema Métrico
Molde de 8"	Molde de 20 × 4 cm
Molde de 9"	Molde de 23 × 3.5 cm
Molde de 11" × 7"	Molde de 28 × 18 cm
Molde de 13" × 9"	Molde de 32.5 × 23 cm
Molde de 15" × 10"	Molde de 38 × 25.5 cm
Refractario de 1½ cuartos de galón	Refractario de 1.5 litros
Refractario de 2 cuartos de galón	Refractario de 2 litros
Refractario rectangular de 2 cuartos de galón	Refractario de 30 × 19 cm
Molde para pays de 9"	Molde para pays de 22 × 4 ó 23 × 4 cm
Molde redondo de lados despendibles de 7" ó 8"	Molde redondo de lados despendibles de 18 ó 20 cm
Molde para panes de 9" × 5"	Molde para panes de 23 × 13 cm ó 2 lb

Temperaturas

Fahrenheit	Centígrados	Gas
140°	60°	–
160°	70°	–
180°	80°	–
225°	105°	¼
250°	120°	½
275°	135°	1
300°	150°	2
325°	160°	3
350°	180°	4
375°	190°	5
400°	200°	6
425°	220°	7
450°	230°	8
475°	245°	9
500°	260°	–